食品機能性成分の吸収・代謝・作用機序

Absorption, Metabolism, and Mechanisms of Action of Functional Food Compounds

《普及版／ Popular Edition》

監修　宮澤陽夫

シーエムシー出版

はじめに

本書は，2013年に発刊された『食品機能性成分の吸収・代謝機構』の発展版であり，その後のこの領域の研究進展が著しいことによる。我が国のみにとどまらず，今後のアジア地域を含めた地球規模での高齢社会化が予測され，長寿高齢社会を維持し活性化するためにも，生活習慣病や認知症の予防に役立つ新食品の開発が望まれている。この背景には新たな治療薬開発の困難さや，国家財政に占める国民医療費の高騰がある。食品機能成分については，培養細胞実験などの試験管内試験で生理作用が観察されても，その化学構造が生体内では代謝を受けて構造変化していて機能性が期待できない場合がある。当然に作用機序も変化する。また，生理的な意味を持つ程度の量が消化管から吸収されない食品成分もある。特定保健用食品や機能性表示食品の開発にあたっては，その食品成分の消化，吸収，代謝，作用機序の科学的エビデンスの十分な理解と考察が必要である。例えば，食品抗酸化成分の血中の遊離型と代謝された抱合型では働き方が大きく異なる（宮澤ほか,「天然抗酸化物質の吸収と代謝」，化学と生物，**38**，104-114 (2000)）。生化学領域で頻用される試験管内試験では，食品成分の実際のからだの中での効能の評価は困難な場合が多い。やはり，動物試験やヒト介入試験によるからだの中での機能性の検証は必須である。

本書を取りまとめるにあたり，大変ご多忙の中を熱心にご執筆いただいた先生方には心からお礼申し上げる。本書を一読することにより，食品成分の吸収，代謝，作用機序の最先端が理解でき，機能性食品に関心のある研究者，栄養士，医師の方々のお役に立ち得ると信ずる。

なお，本書は株式会社シーエムシー出版の多大のご協力を得て出来上がったものであり感謝の意を表したい。

2018年3月18日

東北大学　教授・名誉教授
宮澤陽夫

普及版の刊行にあたって

本書は2018年に『食品機能性成分の吸収・代謝・作用機序』として刊行されました。普及版の刊行にあたり内容は当時のままであり加筆・訂正などの手は加えておりませんので，ご了承ください。

2024年12月

シーエムシー出版　編集部

執筆者一覧（執筆順）

宮澤陽夫	東北大学　未来科学技術共同研究センター／大学院農学研究科　教授，名誉教授
薩　秀夫	前橋工科大学　工学部　生物工学科　准教授
山本晃久	前橋工科大学　大学院工学研究科　生物工学専攻
鈴木大斗	前橋工科大学　大学院工学研究科　生物工学専攻
宮澤大樹	東京医科歯科大学　生体材料工学研究所　バイオエレクトロニクス分野　日本学術振興会特別研究員（PD）
田村　基	(国研) 農業・食品産業技術総合研究機構　食品研究部門　食品健康機能研究領域　栄養健康機能ユニット　主席研究員
田原　優	Visiting Assistant Professor, Department of Psychiatry and Biobehavioral Sciences, University of California Los Angeles
柴田重信	早稲田大学　理工学術院　教授
井上奈穂	山形大学　農学部　准教授
久保田真敏	新潟薬科大学　応用生命科学部　特任講師
門脇基二	新潟工科大学　工学部　理事／副学長／教授
安尾しのぶ	九州大学　大学院農学研究院　准教授
古瀬充宏	九州大学　大学院農学研究院　教授
吉澤史昭	宇都宮大学　学術院（農学部　生物資源科学科）　教授
小林淳平	神戸大学　大学院科学技術イノベーション研究科　特命助教
大島敏久	大阪工業大学　工学部　生命工学科　教授
原　博	北海道大学　大学院農学研究院　基盤研究部門　教授
松井利郎	九州大学　大学院農学研究院　生命機能科学部門　食料化学工学講座　教授
君羅好史	城西大学　薬学部　医療栄養学科　助手
真野　博	城西大学　薬学部　医療栄養学科　教授
前渕元宏	不二製油グループ本社㈱　未来創造研究所
神田　淳	㈱明治　商品開発研究所
中山恭佑	㈱明治　技術研究所
東　誠一郎	㈱明治　乳酸菌研究所
佐藤三佳子	日本ハム㈱　中央研究所　研究員
片倉善範	九州大学　大学院農学研究院　生命機能科学部門　准教授

三浦　　豊　東京農工大学　大学院農学研究院　応用生命化学部門　教授
西村直道　静岡大学　学術院農学領域　教授
園山　　慶　北海道大学　大学院農学研究院　基盤研究部門　生物機能化学分野　准教授
山口喜勇　松谷化学工業㈱　研究所　第一部２グループ　研究員
何森　　健　香川大学　名誉教授
渡部睦人　東京農工大学　農学部　硬蛋白質利用研究施設　産学連携研究員
野村義宏　東京農工大学　農学部　硬蛋白質利用研究施設　教授
福島道広　帯広畜産大学　生命・食料科学研究部門　食品科学分野　教授
北川真知子　松谷化学工業㈱　研究所　第一部２グループ　主査研究員
池田郁男　東北大学　未来科学技術共同研究センター　教授
西川正純　宮城大学　食産業学群　フードマネジメント学類　教授
菅原達也　京都大学　大学院農学研究科　応用生物科学専攻　教授
佐藤匡央　九州大学　大学院農学研究院　教授
森田有紀子　九州大学　大学院農学研究院
澤田一恵　築野食品工業㈱　研究開発本部　基礎研究部
松木　　翠　築野食品工業㈱　研究開発本部　基礎研究部
橋本博之　築野食品工業㈱　研究開発本部　基礎研究部　部長
仲川清隆　東北大学大学院　農学研究科　教授
川上祐生　岡山県立大学　保健福祉学部　栄養学科　准教授
池本一人　三菱ガス化学㈱　新潟研究所　主席研究員
松郷誠一　金沢大学　大学院自然科学研究科　教授
生田直子　神戸大学　大学院医学研究科　特命助教
津田孝範　中部大学　応用生物学部　食品栄養科学科　教授
小竹英一　(国研) 農業・食品産業技術総合研究機構　食品研究部門　食品分析研究領域　成分特性解析ユニット　上級研究員
立花宏文　九州大学　大学院農学研究院　生命機能科学部門　主幹教授
石見佳子　(国研) 医薬基盤・健康・栄養研究所　国立健康・栄養研究所　シニアアドバイザー
宅見央子　江崎グリコ㈱　商品開発研究所　マネージャー
永塚貴弘　東北大学　大学院農学研究科　准教授

執筆者の所属表記は，2018年当時のものを使用しております。

目　　次

【第Ⅰ編　吸収・代謝・作用効率に影響を与える因子】

第1章　腸管上皮トランスポーター　　薩　秀夫，山本晃久，鈴木大斗

第2章　食品ナノ粒子化　　宮澤大樹

第3章　腸内細菌　　田村　基

第4章　体内時計，時間栄養学　　田原　優，柴田重信

第５章　食品成分の相乗・相加・相殺作用　**井上奈穂**

【第Ⅱ編　機能性成分の吸収・代謝・作用機序】

第１章　アミノ酸

第２章　タンパク質・ペプチド

第３章　糖質・食物繊維

第4章　脂肪酸・油脂類

第5章　ビタミン様物質

第6章　植物二次代謝産物

第Ⅰ編
吸収・代謝・作用効率に影響を与える因子

第1章　腸管上皮トランスポーター

薩　秀夫[*1]，山本晃久[*2]，鈴木大斗[*3]

1　腸管上皮細胞

食品として摂取された栄養素・非栄養素をはじめとする食品成分は，消化管内で消化を受けた後，腸管，中でも多くは小腸にて吸収されることが知られている。小腸の長さはヒトで約6～7mといわれ，その内壁には0.5～1.5mm程度の絨毛が存在する。この絨毛の大部分を覆っているのが腸管上皮細胞であり，腸管上皮細胞の80%以上を占める吸収上皮細胞の管腔側の表面には，さらに1μm程度の微絨毛が存在している。したがって腸管上皮細胞の管腔側の表面積は200 m^2（およそテニスコート1面分）にも及ぶといわれ，より効率的に食品成分を吸収できる仕組みとなっている[1)]。このように腸管は体の中にありながら外界と広く接している器官であって，“内なる外”とも呼ばれる。また腸管上皮細胞は消化管の最前線に位置することから，外界と生体内を隔てる重要な境界の場である。腸管上皮細胞は，①栄養素をはじめとする食品成分の吸収機能，②生体異物の侵入を防ぐバリアー機能，③外界からの刺激を受容・認識し上皮細胞層下に存在する免疫系細胞をはじめとする異種細胞へとシグナルを伝達するシグナル変換機能，といった多様な役割を担っていることが知られている[2)]。中でも①食品成分の吸収機能は，食品として摂取された栄養素・非栄養素が外界から体内へと取り込まれることに関与しており，最も重要な機能の一つと考えられる。

本章では，食品成分の主な腸管上皮透過・吸収経路について具体例を紹介するとともに，腸管吸収の中心を担うトランスポーターについて概説する。さらに，他の食品成分による腸管上皮トランスポーターの制御・調節について，著者らの研究例を中心に紹介する。

2　腸管上皮における食品成分の主要な吸収経路

食品成分の腸管上皮細胞層の透過経路は，次の4つに大別される。すなわち，①トランスポーターを介した経路，②トランスサイトーシスを介したエネルギー依存的細胞内輸送経路，③細胞間隙を介した透過経路，④細胞内単純拡散経路，である（図1）。以下に，それぞれの透過経路を介して透過する食品成分の例について紹介することとする。

＊1　Hideo Satsu　前橋工科大学　工学部　生物工学科　准教授
＊2　Akihisa Yamamoto　前橋工科大学　大学院工学研究科　生物工学専攻
＊3　Hiroto Suzuki　前橋工科大学　大学院工学研究科　生物工学専攻

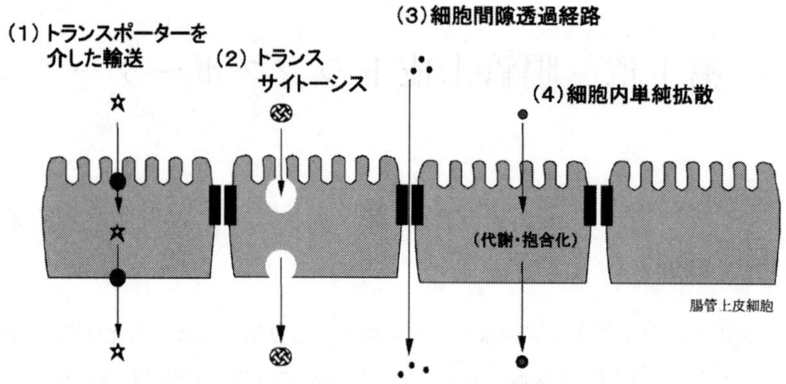

図1　食品成分の主要な腸管上皮細胞層透過経路

2.1　トランスポーターを介した吸収経路

トランスポーターは細胞膜表面に存在し，選択的な物質透過機構を持つ膜タンパク質である(図1中(1))。細胞膜脂質二重層を通過できない親水性の低分子化合物が基質となり，栄養素では単糖，アミノ酸やジ・トリペプチド，短鎖脂肪酸，ビタミン，ミネラルなどに対するトランスポーターの存在が明らかとなっている。また近年では，フラボノイドなど非栄養素成分の一部もトランスポーターの基質となり，輸送されることも知られている[3]。トランスポーターおよび腸管上皮トランスポーターについては，次節3にて詳細に概説する。

2.2　トランスサイトーシスを介したエネルギー依存的細胞内輸送経路

タンパク質をはじめとする比較的高分子の食品成分が，微量ではあるがそのまま吸収されている場合があると考えられる。腸管上皮細胞の一種であるM細胞と呼ばれる細胞では高分子のタンパク質が吸収されることが知られるが，吸収上皮細胞の場合は，図1中(2)のトランスサイトーシスを介していると考えられる。

その一例として，9個のアミノ酸からなるオリゴペプチドであるブラジキニンが挙げられる。ブラジキニンは血圧降下作用などが知られる生理活性ペプチドの一つである。ブラジキニンの腸管吸収を検討すべく，透過性膜上に培養した腸管上皮モデルCaco-2細胞を用いてブラジキニンの管腔側から基底膜側への透過量を検討した。その結果，ブラジキニンの管腔側から基底膜側への透過量は基底膜側から管腔側への透過量に比べて著しく大きく，ブラジキニンの透過に方向性があることが明らかとなった。また管腔側から基底膜側へのブラジキニンの透過は代謝阻害剤であるアジ化ナトリウムおよび微小管伸長の阻害剤であるコルヒチンによって顕著に阻害された。さらに細胞間隙を開く作用のあるcytochalasin Dで処理した場合でも細胞間隙経路(図1中(3))の透過マーカーは透過量が亢進したのに対し，ブラジキニンの透過量は変化がみられなかった。したがってこれらの結果より，ブラジキニンはトランスサイトーシスなどエネルギー依存的な細胞内透過経路を介して腸管上皮細胞層を透過していることが示唆された[4]。ただし，本結果よりすべての9残基程度のペプチドがトランスサイトーシスで輸送されるというわけではなく，オリゴペプチドの腸管上皮透過に関してはあくまでそれぞれのケースに応じて個別に検討すべきである。

2.3　細胞間隙を介した透過経路

腸管上皮細胞間には，タイトジャンクションと呼ばれる接着装置が存在している。タイトジャンクションはオクルディン，クローディン，ZOといったタンパク質によって構成されており，これらの構成タンパク質によって厳密に制御されている。通常は水やイオン，水溶性の低分子などが細胞間隙を透過すると考えられるが，またある種の食品成分も細胞間隙経路を介して腸管上皮細胞層を透過することが知られている（図1中(3)）。その一つとして，近年機能性表示食品の素材として用いられるヒアルロン酸が挙げられる。ヒアルロン酸はD-グルクロン酸とN-アセチル-D-グルコサミンとの二糖が連結した鎖状構造をとっており，分子量は数千Daから1,000万Daとされる。生体内では，皮膚などの水分保持，ナトリウムイオン保持，また潤滑剤としての役割などが知られている[5]。ヒアルロン酸の腸管上皮透過機構について解析することとし，腸管上皮モデルCaco-2細胞層の管腔側に400 kDaのヒアルロン酸を添加して透過実験を行ったところ，ヒアルロン酸は基底膜側には検出されず透過が認められなかった。そこで，ヒアルロン酸を分解する酵素であるヒアルロニダーゼで処理することによってヒアルロン酸を低分子化したところ，酵素分解物の分子量が小さくなるにつれてヒアルロン酸の透過量は増加がみられた。また低分子化したヒアルロン酸の透過は代謝阻害剤であるアジ化ナトリウム，およびナトリウムやプロトンイオン濃度変化によって影響を受けなかった。一方でサイトカラシンBによって細胞間隙を開けると低分子ヒアルロン酸の透過量は増加し，特に細胞間隙透過マーカーの透過量と低分子ヒアルロン酸の透過量は相関がみられた。これよりヒアルロン酸は，細胞間透過経路を介して腸管上皮細胞層を透過することが示唆された[6]。また，ヒアルロン酸と同じくムコ多糖の一種であり，機能性表示食品の素材として知られるコンドロイチン硫酸についても同様に腸管上皮透過機構を検討したところ，ヒアルロン酸同様低分子化することによって腸管上皮モデル細胞層の透過が観察され，その透過は細胞間経路を介していることが示唆された[7]。

2.4　細胞内単純拡散経路

一般に疎水性・脂溶性の高い食品成分は細胞内単純拡散経路によって腸管上皮細胞層を透過すると考えられ，特にフラボノイド，カロテノイドなどポリフェノール類をはじめとするフィトケミカル類は，細胞内単純拡散によって透過・吸収されるとされている（図1中(4)）。フラボノイドの中でもその構造中の水酸基がメトキシ化されているフラボノイドは，メトキシフラボノイドと総称される。メトキシフラボノイドは柑橘類に多く含まれるが，フラボノイドの中でも特に吸収率がよいとされ，抗炎症作用や抗肥満作用など様々な機能が報告されている[8,9]。そこでメトキシフラボノイドに注目することとし，シークワーサーに多く含まれるノビレチン，温州みかんに多く含まれるタンジェレチン，そしてヘスペレチンの腸管上皮透過機構を解析することとした。透過性膜上に培養し分化させたCaco-2細胞を用いてメトキシフラボノイドの透過実験を行った結果，いずれのメトキシフラボノイドも時間依存的な透過がみられ，透過量を比較した結果ノビレチンが最も多く，次いでヘスペレチン，タンジェレチンの順であった。次に代謝阻害剤であるアジ化ナトリウム共存下で透過実験を行ったところ，ノビレチンおよびタンジェレチンの透過は影響を受けなかったのに対し，ヘスペレチンの透過は顕著に抑制された。さらに透過実験時のイオン濃度を変化させることとし，ナトリウムイオン濃度を変化させたところいずれの透過量も変化しなかった。一方プロトンイオン濃度を変化させたところ，ノビレチン，タンジェレチンの透過量は変化がみられなかったのに対し，ヘスペレチンはプロトン濃度依存的に透過量の増加がみられた。これらの結果から，メトキシフラボノイドであるノビレチン，タンジェレチンは細胞内単純拡散経路にて透過し，一方ヘスペレチンはプロトン共輸送型のトランスポーターを介して透過することが示唆された。

以上，食品成分の様々な腸管上皮細胞層透過経路について，腸管上皮モデルCaco-2細胞を用いた著者らの研究例を紹介しながら概説した。次節では，食品成分の最も主要な吸収経路であると考えられるトランスポーターについて紹介する。

3　腸管上皮トランスポーター

トランスポーターは，上述のとおり低分子化合物の細胞膜通過を可能にする膜タンパク質である。トランスポーターは，一般にその構造は複数回の膜貫通領域を有することが示唆されてきたが，近年になってグルコーストランスポーター1（GLUT1）やグルコーストランスポーター5（GLUT5）の結晶構造が報告され，その構造が明らかになりつつある[10,11]。

遺伝子情報に基づく分類ではトランスポーターは，SLC（solute carrier）family と ABC（ATP binding cassette）family の2つに大別される。SLC ファミリーは現時点で65のファミリーに分かれ，およそ400種類のトランスポーター遺伝子が報告されている。個々のSLCトランスポーターファミリーに関する詳細な情報は，SLCトランスポーターファミリーのサイト（http://www.bioparadigms.org/slc/intro.htm）を参照されたい。SLCトランスポーターの特徴として，その輸送に直接的にATPの加水分解エネルギーを必要としない。またSLCトランスポーターには単一の基質を輸送するuniporter，複数の基質を共輸送するco-transporter，また複数の基質を対向輸送するexchangerと大きく分けて3つの輸送様式を持つものからなる。Uniporterは基質の，細胞内外の電気化学ポテンシャルの勾配（電荷を持たない物質においては濃度勾配）に従って輸送する。Co-transporterはNa^+またはH^+と基質の共輸送を行うものが多く知られている。この場合は細胞内外の電気化学勾配を利用して基質の濃度勾配に逆らう輸送が可能となり，栄養素を細胞へ取り込む際に有用である。Exchangerとしては細胞外のNa^+と細胞内のH^+を交換輸送するものが知られている。一方，ABCファミリーはATPの加水分解エネルギーを利用して基質の輸送を行い，現在約48種類の遺伝子が同定されている。なお，トランスポーターと同様な機能を有する膜タンパク質としてチャネルが知られる。トランスポーターとチャネルの違いとして，トランスポーターはチャネルとは異なりporeが全開とはならず，基質と結合すると毎回構造変化を起こして細胞内外の輸送を行う。すなわち，チャネルの基質輸送率は10^6～10^8個/秒であるのに対し，トランスポーターによる基質の輸送率は10^2～10^4個/秒と非常に遅い輸送となる。またトランスポーターはチャネルが内因性物質のみを基質とするのに対して，薬剤や環境化学物質，そしてフィトケミカルをはじめとする食品成分など外因性物質も基質として認識する。

したがってトランスポーターは，内因性物質である栄養素，また外因性物質である非栄養素といった食品成分の生体内外での動態に重要な分子であるが，特に腸管上皮におけるトランスポーターは他の組織におけるトランスポーターとは意味合いが異なる。すなわち，生体内におけるトランスポーターはあくまで生体内での食品成分の移動に関与するのに対し，腸管上皮トランスポーターは生体外と生体内との食品成分の移動，すなわち“内なる外”である消化管内腔から体内への吸収，あるいは体内から消化管内腔への排出を司る。

腸管上皮細胞の管腔側には実に多様なトランスポーターの発現が報告され，輸送される基質となる食品成分も極めて多岐に渡る（図2）。グルコースやフルクトースといった単糖，アミノ酸やジ・トリペプチド，短鎖脂肪酸などに加えて，ビタミンCの吸収を担うNa^+共輸送型ビタミンCトランスポーター1/2（SVCT1/2）と呼ばれるトランスポーターやカルシウムの吸収に関与するTRPV6（CaT1とも呼ばれる）といったトランスポーターなどビタミンやミネラルに対するトランスポーターも存在する。以下，糖質，タンパク質，脂質関連のトランスポーターについて簡単に記す。

単糖に関しては，グルコースはナトリウム共輸送型グルコーストランスポーター1（SGLT1），フルクトースはGLUT5によってそれぞれ腸管上皮細胞内に取り込まれ，基底膜側ではグルコーストランスポーター2（GLUT2）によって血液側へと輸送される。また近年では，消化管内グルコース濃度の上昇によって腸管上皮細胞内に存在するGLUT2が管腔側に移動し，SGLT1と

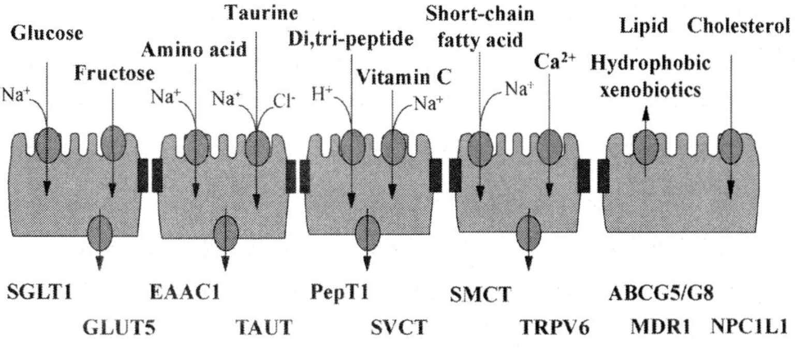

図2　腸管上皮細胞に発現するトランスポーターの一例

ともにグルコース吸収を担うとする報告もなされているが，実際にGLUT2がどのくらいグルコースの腸管吸収に寄与しているかは今後の研究が待たれるところである[12]。アミノ酸・ペプチド類については，ジ・トリペプチドはプロトン共輸送型ペプチドトランスポーター１（PepT1）によって輸送される。PepT1によって輸送されるペプチドは，２～３残基の長さであり，配列は関係しない。一方，腸管上皮におけるアミノ酸のトランスポーターを介した吸収は，極めて複雑である。1980年代は，おおよそ中性，塩基性，酸性，β-アミノ酸の４つのアミノ酸輸送系（アミノ酸輸送システムとも呼ばれる）に大別されていたが，1990年代からアミノ酸トランスポーターの分子クローニングが進むにつれ，輸送系は細分化され，現在では非常に複雑になっている。特に中性・塩基性アミノ酸については，ナトリウム依存・非依存の輸送系が複数存在しており，全容は明らかになっていない。また中性アミノ酸と塩基性アミノ酸の両方を輸送するトランスポーターも知られる。アミノ酸がこのように複数のアミノ酸トランスポーターを介して腸管吸収が行われている生理的意義として，アミノ酸，特に必須アミノ酸を含む中性・塩基性アミノ酸の腸管吸収が，特定のトランスポーターの遺伝子変異による吸収不全を防ぐためと考えられる。すなわち１種類のアミノ酸に対して複数の腸管上皮トランスポーターを用意しておくことで，１つのトランスポーターに変異があっても他のトランスポーターによって吸収され，タンパク質合成の素材であるアミノ酸の体内への供給を行うことができると考えられる。また脂肪酸については，ナトリウム共輸送型モノカルボン酸トランスポーター（SMCT）など短鎖脂肪酸のトランスポーターと長鎖脂肪酸トランスポーターは同定されているものの，中鎖脂肪酸に対するトランスポーターは未だ分子的実体が明らかでない。このように，３大栄養素の吸収に関わるトランスポーターについても未だ不明な点が存在するのが現状であり，さらなる研究の進展が期待される。

一方で，近年の機能性食品研究の進展により機能性食品成分として見出された植物由来のフィトケミカルなどは新たに食されるようになった食品成分であり，腸管上皮での吸収経路が不明なものも存在する。その一つとして著者らはα-リポ酸に注目し，その腸管上皮における吸収・動態について腸管上皮モデル細胞を用いて解析を進めたので紹介する。

α-リポ酸は2004年の食薬区分の改正により食品としての使用が許可されて以来，コエンザイムQ10などと同様に機能性食品およびサプリメントの素材として脚光を浴びるようになったが，一方でその腸管上皮での吸収機構については当時明らかとされていなかった。そこで腸管上皮モデルCaco-2細胞を用い，α-リポ酸透過機構の詳細な解析を進めた。透過性膜上に培養し分化させたCaco-2細胞の管腔側に，α-リポ酸を添加してインキュベートした後基底膜側への透過量を定量した結果，α-リポ酸の時間依存的・濃度依存的なCaco-2細胞層透過が検出された。そこで次にアジ化ナトリウムを共存させたところ，α-リポ酸の透過はアジ化ナトリウム処理によって顕著に抑制されることが明らかとなった。さらにα-リポ酸の透過は管腔側のナトリウム濃度に依存せず，一方プロトン濃度に依存して増加することが明らかとなった。そこでα-リポ酸がモノカルボン酸構造を有することから，α-リポ酸の透過には腸管上皮細胞に発現が認めら

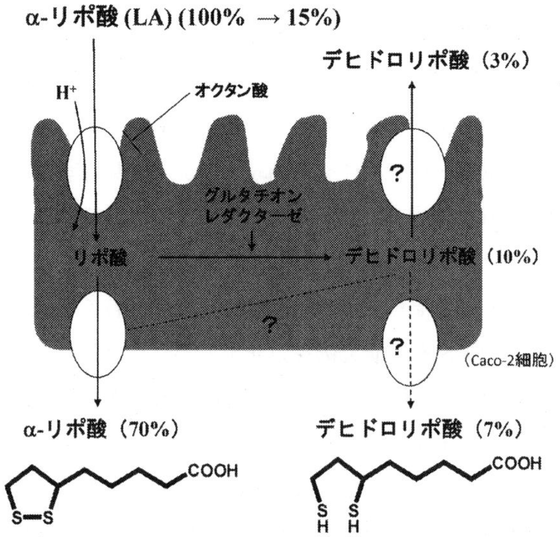

図3　α-リポ酸の腸管上皮モデルCaco-2細胞における吸収・動態

れるプロトン共輸送型モノカルボン酸トランスポーター1（MCT1）が関与していることが予想されたが，MCT1の主要な基質である乳酸を共存させてもα-リポ酸の透過は競合的な阻害を受けず，むしろその透過は炭素数6や8のヘキサン酸，オクタン酸といった中鎖脂肪酸によって強く阻害されることが示された。さらに，α-リポ酸の一部はCaco-2細胞内において還元酵素グルタチオンレダクターゼによってより抗酸化能の強いデヒドロリポ酸に還元されることも並行して見出された。これらの結果より，α-リポ酸は未だ分子レベルで明らかとなっていないプロトン共輸送型と考えられる中鎖脂肪酸トランスポーターを介して吸収されること，その一部は還元型のデヒドロリポ酸へ代謝されることが示唆された[13]（図3）。

4　腸管上皮トランスポーターの食品成分による制御・調節

食品は様々な栄養素・非栄養素成分を含んでいることから，サプリメントなどを除き実際に食品を摂取した際には，複数の食品成分が混合した状態で吸収されることとなる。したがってある種の食品成分がトランスポーターを介して腸管上皮細胞内に吸収される際には他の食品成分が共存しており，共存している食品成分が腸管上皮トランスポーター活性に影響を与えることは十分に考えられる。実際に医薬品の腸管吸収に対しては食品成分が作用する例は知られている。例えばグレープフルーツジュースで薬を飲んではいけないという話は有名であるが，これには腸管上皮トランスポーターが関与している。ある種の医薬品は腸管上皮で吸収された後，その一部は腸管上皮に発現する異物排出トランスポーターであるMDR1によって排出され，また一部は薬物代謝酵素によって代謝される。しかしながらグレープフルーツ中の成分にはMDR1および薬物代謝酵素を阻害する成分が含まれていることから，グレープフルーツジュースでその医薬品を服用した際には血中の医薬品濃度が水で服用した際に比べ3倍以上に増加することが報告されている[14]。このように食品成分が腸管上皮トランスポーターに及ぼす影響を解析することは，医薬品と食品あるいは食品同士の食べ合わせ等を考える上で重要である。

一方で，腸管上皮トランスポーター活性を食品成分によって制御することで生活習慣病などの疾病予防の可能性も考えられる。すなわち過剰な栄養素の摂取に起因する疾患をその栄養素を基質とする腸管上皮トランスポーターを阻害することによって予防するというアプローチである。著者らはこれまでフルクトース（果糖）に注目しその吸収に関わるGLUT5活性を制御する食品成分について検討してきたので，その研究例を紹介する。

近年世界的にも糖尿病の増加が懸念されているが，その一因として高フルクトースコーンシロップ（high fructose corn syrup：HFCS，日本では果糖ぶどう糖液糖と表記）の消費量の増加が挙げられている。HFCSは安価で甘みの強い甘味料であることから清涼飲料水などに広く使われているが，一方でフルクトースの過剰摂取は糖尿病に加え高血圧や肥満といった生活習慣病のリスクを高めることが示唆されている[15]。そこでフルクトース過剰摂取によるこれら疾患を予防することを目的として，腸管上皮におけるフルクトース吸収を阻害する食品成分を探索することとした。腸管上皮モデルCaco-2細胞を用いて，放射性標識したフルクトースの取込を阻害するフィトケミカルを探索した結果，メトキシフラボノイドの一種であるノビレチン，カテキン類の一種であるエピカテキンガレート（ECg）がフルクトース取込活性を顕著に阻害した。ノビレチンとECgはグルコース取込も阻害したものの，ロイシンやグリシルサルコシンの取込は阻害せず，単糖トランスポーターに特異的であることが示唆された。またノビレチンとECgがフルクトースのCaco-2細胞への取込だけでなく透過も阻害するかどうかを透過性膜上に培養したCaco-2細胞を用いて検討した。その結果ノビレチンとECgはフルクトースのCaco-2細胞層の透過を有意に阻害し，これらのフラボノイドはフルクトースの腸管上皮透過も阻害することが

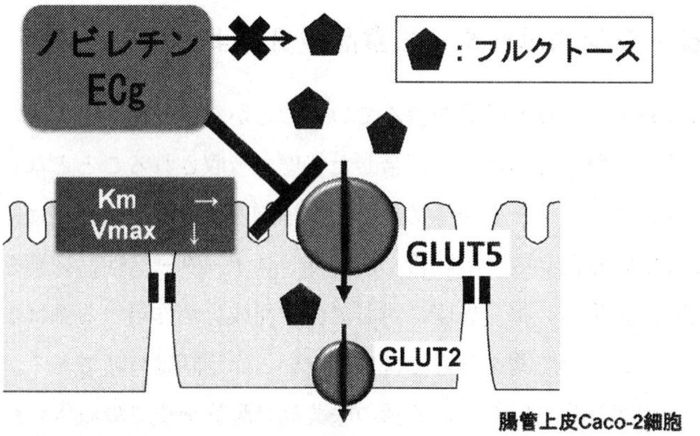

図4　腸管上皮モデルCaco-2細胞におけるフルクトース吸収に対する
ノビレチンおよびエピカテキンガレート（ECg）の阻害作用

示唆された（図４）[16]。さらに，ノビレチンおよびECgがGLUT5を実際に阻害しているのか確認するため，ヒトGLUT5発現ベクターをCHO細胞に安定に導入したGLUT5安定高発現細胞株を構築した。構築したGLUT5高発現株を用いて，GLUT5活性に対するノビレチン，ECgの影響を検討した結果，いずれのフラボノイドともに濃度依存的なGLUT5を介したフルクトース取込活性の阻害がみられ，実際にGLUT5を阻害していることが確認された。なお，構築したヒトGLUT5安定高発現細胞株を用いて新たにGLUT5活性を阻害するフィトケミカルのスクリーニングを行ったところ，ホップに含まれるキサントフモールなどがGLUT5を介したフルクトース取込活性を阻害することを見出した[17]。現在，これらの食品成分が*in vivo*においてもフルクトース吸収を阻害するか検討を進めている。

その他の例として，タウリンの吸収に関わるタウリントランスポーター活性が黒ゴマ抽出物によって阻害され，その阻害成分の一つがある種のリゾフォスファチジルコリン（LPC）であることを報告している[18]。また，異物排出トランスポーターであるMDR1活性を制御する食品成分を探索することとし約60種類の野菜・果実抽出物について検討した結果，ニガウリのエタノール抽出物が強いMDR1阻害活性を示した。さらにニガウリ抽出物の分画を進め，1-モノパルミチンが阻害成分の一つであることを見出した[19]。一方で，MDR1はその発現が核内受容体であるpregnane X receptor（PXR）によって制御されることからPXRを制御する食品成分を探索し，イチョウ葉に含まれるギンコライドA/BなどがPXRを活性化することでMDR1の転写活性およびmRNA/タンパク質発現量，そしてMDR1の異物排出活性を亢進することを報告している[20]。

5　終わりに

本章では，食品成分の主な腸管上皮透過経路について紹介し，その中心を担う腸管上皮トランスポーターについて概説するとともに，腸管吸収機構が不明であったα-リポ酸を例に，機能性食品成分の腸管上皮透過機構の解析例を示した。また，腸管上皮トランスポーター活性を制御する食品成分の研究例についても紹介した。

本章で示したように，非常に多くの食品機能成分の腸管吸収にトランスポーターが関与していることが明らかとなってきている。しかしながら一方で，トランスポーターをはじめ腸管上皮に発現し腸管上皮細胞層における食品成分の透過に関わっていながら未だ明らかとなっていない分子は多数存在すると推察される。今後さらにトランスポーターを中心に腸管上皮の物質輸送に関わる新たな分子が単離・同定され詳細に解析されていくことによって，食品機能性成分の腸管上皮透過機構がより詳細に明らかになっていくことが期待される。

文　献

1）河原克雅, 佐々木克典, 人体の正常構造と機能－Ⅲ, 消化管, 日本医事新報社 (2000)
2）H. Satsu, *Biosci. Biotechnol. Biochem.*, **81**(3), 419 (2017)
3）竹谷豊, 薩秀夫, 伊藤美紀子, 武田英二責任編集, 日本栄養・食糧学会監修, 栄養・食品機能とトランスポーター, 建帛社 (2011)
4）M. Shimizu *et al.*, *Peptides*, **18**(5), 681 (1997)
5）R. D. Price *et al.*, *J. Plast. Reconstr. Aesthet. Surg.*, **260**(10), 1110 (2007)
6）N. Hisada *et al.*, *Biosci. Biotechnol. Biochem.*, **72**(4), 1111 (2008)
7）M. Jin *et al.*, *Biosci. Biotechnol. Biochem.*, **74**(6), 1243 (2010)
8）T. Walle, *Semin. Cancer Biol.*, **17**(5), 354 (2007)
9）J. M. Assini *et al.*, *Curr. Opin. Lipidol.*, **24**(1), 34 (2013)
10）D. Deng *et al.*, *Nature*, **510**, 121 (2014)
11）N. Nomura *et al.*, *Nature*, **526**, 397 (2015)
12）O. J. Mace *et al.*, *J. Physiol.*, **582**(1), 379 (2007)
13）N. Takaishi *et al.*, *J. Agric. Food Chem.*, **55**(13), 5253 (2007)
14）K. S. Lown *et al.*, *J. Clin. Invest.*, **99**(10), 2545-2553 (1997)
15）L. Tappy and K. A. Lê, *Physiol. Rev.*, **90**(1), 23 (2010)
16）H. Satsu *et al.*, *Biosci. Biotechnol. Biochem.*, in press (DOI: 10.1080/09168451.2017.1387515)
17）薩秀夫, 大路樹, 柴田諒祐, フルクトース吸収阻害剤, 特開 2015-205827
18）K. Ishizuka *et al.*, *Biosci. Biotechnol. Biochem.*, **64**(6), 1166 (2000)
19）T. Konishi *et al.*, *Br. J. Pharmacol.*, **143**, 379 (2004)
20）H. Satsu *et al.*, *J. Agric. Food Chem.*, **56**(13), 5366 (2008)

第2章　食品ナノ粒子化

宮澤大樹*

1　はじめに

ナノスケールの物質の形状やサイズを制御することをナノテクノロジーという（図1）。ナノテクノロジーは，より大きなサイズでの検討と比較して，既存の製品や食品に新たな特性や機能を付与することができる可能性を秘め，食品応用への関心が，近年非常に高まってきている。筆者らは，2013年に出版された『食品機能性成分の吸収・代謝機構』に，「食品ナノ粒子の現在までの理解や安全性，将来への展望」という内容を紹介させて頂いた[1)]。その後，ここ数年間で食品ナノ粒子のみならず，それらを包括するナノテクノロジーの進展が大きいので，本章「食品ナノ粒子化」では，この研究領域の基本的知見や最近のアップデートについて紹介する。

2　食品由来のナノ粒子

ヒトが日常的に食する食品中には多種のナノ粒子が含まれており，タンパク質，炭水化物，脂肪などによって構成されるナノ粒子（カゼイン，アルギン酸，ミセル，コロイドなど）が存在する。一方で，経口摂取された食品は，消化器の様々な区間において機械的（咀嚼や蠕動，乳化な

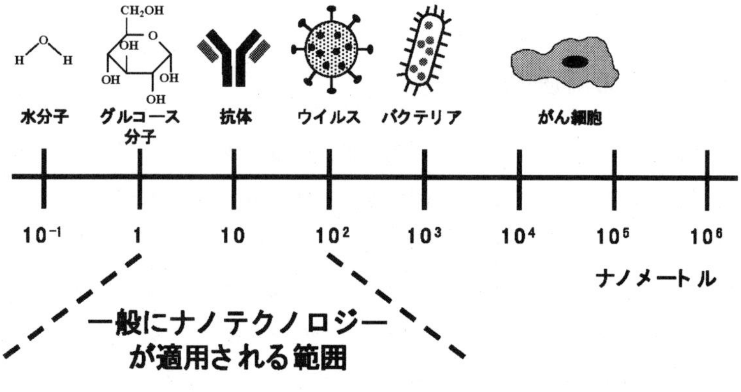

図1　ナノテクノロジーで検討される，サイズの分布
（文献20より引用・改変）

＊　Taiki Miyazawa　東京医科歯科大学　生体材料工学研究所　バイオエレクトロニクス分野
日本学術振興会特別研究員（PD）

ど）および化学的（様々な消化酵素との相互作用など）な刺激によって，その一部がナノスケールとなる。このような成分（単糖，アミノ酸，無機塩，ビタミンなど）は，小腸から吸収され門脈を経由し，肝臓に輸送されてから，血中に移行すると考えられている[2, 3]。また，消化器内で生成するナノ粒子もある。例えば，食品由来のカルシウムやリン酸イオンが小腸に存在することで，リン酸カルシウムナノ粒子が蓄積する[4]。また，植物性食品から摂取されたフェリチンナノ粒子は小腸上皮細胞から取り込まれ，鉄分として利用されるという報告もある[4]。このように，あらゆる食品の摂取において，ナノ粒子がその消化や吸収に密接に関与していることは明らかである。

3　無機ナノ粒子の生体への暴露

本章の食品という趣旨からは外れるが，食品由来のナノ粒子と，様々な製品の製造過程において副産物として生成するナノ粒子を区別することは重要である。例えば，先進国において，生体内に取り込まれている無機ナノ粒子は1日あたり10^{12}粒子以上であると推定されている[5]。また，いくつかの国ではすでに抗菌剤として，銀ナノ粒子を食品サプリメントや食品包装材料に使用している[6]。このようなナノ粒子は，ヒトの生活において吸入，経皮接触，経口摂取をはじめとした様々な経路で生体への暴露をもたらす可能性がある[7]。食品産業（食品添加物，食品包装，貯蔵など）で混入する可能性のある無機ナノ粒子としては，遷移金属（例えば，銀，鉄，チタン，亜鉛），アルカリ土類金属（カルシウムやマグネシウム），非金属（セレンやケイ酸塩）などがあり，食品産業へのナノテクノロジーの介入に伴い，このようなナノ粒子の安全性についても検討していく必要があろう。

4　食品ナノ粒子の用途

食品に新たな機能性を持たせるために，様々な食品や食品成分をナノ粒子にする応用研究（食品ナノ粒子）が報告されている[8]（表1）。例えば，生体に毒性が低いとみなされている材料（例えば，ポリ乳酸・グリコール酸共重合体（PLGA），ゼラチン，コラーゲンおよび乳タンパク質，脂質など）で構成されるナノ粒子を用いたアプローチは最も多く行われている[9]。食品をナノ粒子化することによって，食品の風味，色，質感の改変などが変化することが知られる。また，ナノ粒子内に食品成分を内包させることで，内包した食品成分の安定性の上昇や，バイオアベイラビリティの向上をもたらす。例えば，著者らはポリフェノールの一種であるクルクミンをPLGAに内包したナノ粒子を調製し，ラットに経口投与したところ，クルクミンをそのまま投与した時と比較して血中クルクミンの濃度曲線下面積（AUC）が上昇したことを確認している（図2）[10]。

表 1　食品にナノテクノロジーが適用できる可能性のある研究領域

応用範囲領域	応用例
農学 肥料や殺虫剤のナノ加工	殺虫剤
	遺伝子工学
	保存
	食品輸送
	土壌を確認するセンサー
食品加工学 高機能性食品	味や匂い成分のナノ粒子化
	ナノエマルション
	固化防止剤
栄養学 栄養効果の増大や調節	機能性食品
	栄養分の体内輸送
	栄養分やミネラルの効果増強
	飲料水の浄化
	サプリメントへの適応
生産工学 食品の包装や輸送	紫外線からの保護
	抗菌作用
	食品保護作用の高い容器
	夾雑物のセンサー

（文献 2 より引用・改変）

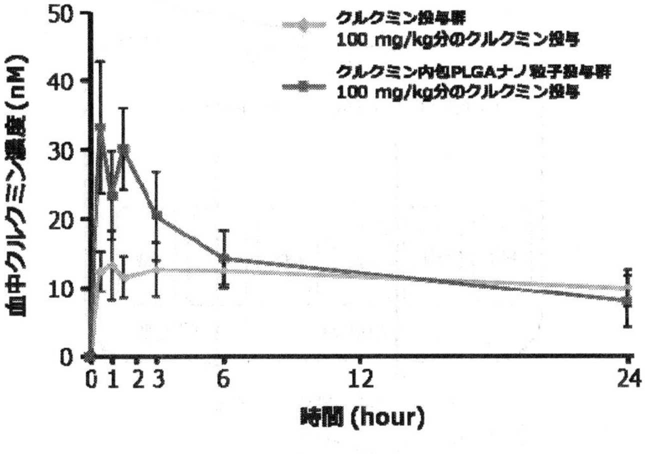

図 2　ラットにクルクミン，またはクルクミン内包ポリ乳酸・グリコール酸共重合体（PLGA）ナノ粒子を経口投与したときの血中クルクミン濃度の変化

（文献 10 より引用・改変）

5　食品ナノ粒子の体内動態

ナノ粒子が生体に取り込まれるには経口，経皮，および吸入経路などの様々な経路があるが，今回は本章のテーマである食品に関する経口経路を経た体内動態について紹介する[11]。上記で少し触れたように，経口摂取から小腸上皮を通過したナノ粒子は，門脈を介した肝臓への移行や腸間膜リンパ節を介してリンパ網様系や血流に入り，他の臓器へ移行するという報告がある。また，毛細血管にナノ粒子が透過することができ，それによって細胞外マトリックスに浸出することができるという報告もある。小腸において，ナノ粒子の吸収に大きく関与するといわれるのは以下の2つの経路である。①細胞間隙短経路（Paracellular route）：小腸上皮細胞間の間隙を通過する経路であるが，ナノ粒子の大部分は上皮細胞間のタイトジャンクションの存在によって吸収が妨げられる（図3A)。②経細胞路（Transcellular route）：ナノ粒子が，小腸上皮細胞がナノ粒子をトランスサイトーシスによって通過させる（図3B)。この小腸上皮細胞のトランスサイトーシスは，ナノ粒子のサイズに依存し，小さいほど通過しやすくなることが報告されている[12]。経口投与によって小腸上皮細胞から吸収されなかったナノ粒子は，尿や糞から体外に排出される。小腸上皮細胞を通過したナノ粒子は，血中に移行したとしても，血流中の単球や，肺，肝

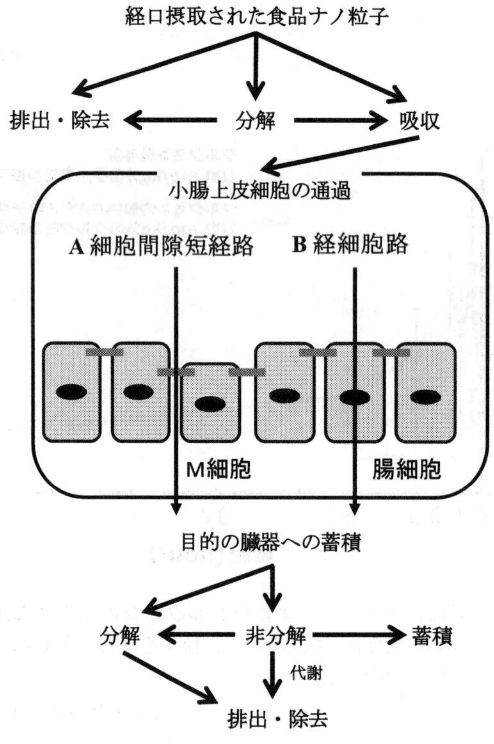

図3　経口投与における，食品ナノ粒子の代謝運命
（文献2より引用・改変）

臓，脾臓などの組織中のマクロファージによる食作用によって生体から除去される。よって，食品ナノ粒子のバイオアベイラビリティをさらに上昇させるには，このような食作用を回避するような構造を検討していく必要があるかもしれない。一方で，経口投与ではないが，著者らが過去に行ったナノ粒子の静脈投与の研究を紹介する。筆者らは，食品に含まれる抗酸化物質であるβカロテンをPLGAに内包したナノ粒子を調製し，その粒子表面を脳への蓄積が増加することが報告されているpolysorbate 80で覆い，ラットに尾静脈投与することで，脳への移行を確認しようとした。その結果，脳よりむしろ肺に高濃度でβカロテンが蓄積することを確認している（図4）[13]。目的とする臓器への蓄積だけでなく，他の臓器への蓄積を確認することも，ナノ粒子の副作用や挙動を理解するのに必要であろう。

6　食品ナノ粒子の安全性評価

食品ナノ粒子は，現状その安全性について明らかになっていない部分が多く，食品素材から構成されたナノ粒子の毒性や安全性について詳細を評価している報告は少ない。そこで，本節では様々な材料から構成されたナノ粒子を用いた安全性評価の報告を紹介し，食品ナノ粒子が引き起こす可能性のある潜在的リスクについて紹介する。

6.1　細胞毒性

細胞膜は，生理条件下では通常マイナスに帯電しており，プラスに帯電したナノ粒子と接着しやすいことが知られている。そこで，食品ナノ粒子においても，粒子表面をキトサンで覆うことで，プラスに帯電させて消化器への接着を強め，吸収率を上昇させる試みが行われている（図5）[14]。

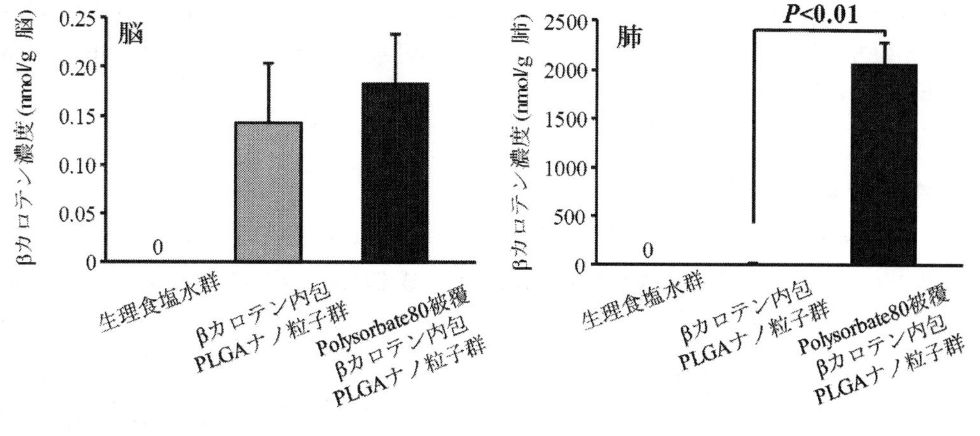

図4　ラットにβカロテン，βカロテン内包ポリ乳酸・グリコール酸共重合体（PLGA）ナノ粒子，またはPolysorbate 80被覆βカロテン内包PLGAナノ粒子を尾静脈投与したときの，投与1時間後の脳と肺のβカロテン濃度の変化

（文献13より引用・改変）

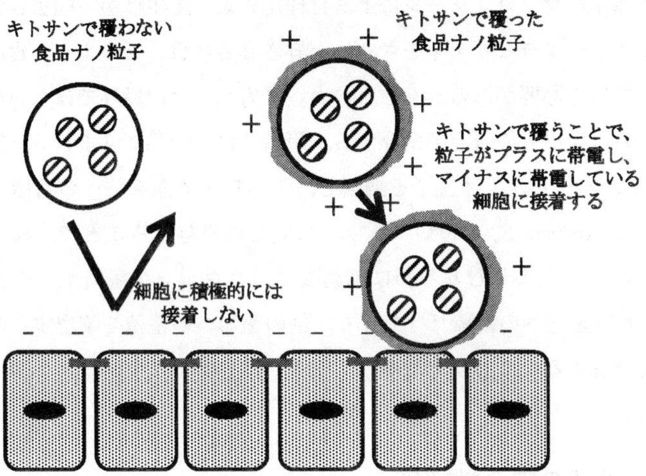

図5　キトサンで覆った食品ナノ粒子と，覆わない食品ナノ粒子の細胞膜への接着の違い
（文献14より引用・改変）

一方で，プラスに帯電した量子ドットやデンドリマーといった，細胞膜接着性のナノ構造体が細胞膜の浸透圧を変化させて，細胞死を引き起こすことが，Lovrić らによって報告されている[15]。ナノ粒子の形状も細胞毒性に関連し，例えば Yamamoto らは，樹枝状の酸化チタン粒子が紡錘形または球形粒子よりも高い細胞傷害性を有することを報告している[16]。

6.2　炎症

単球，マクロファージ，および組織におけるナノ粒子の蓄積は，炎症を生じ得る可能性がある。マクロファージを酸化チタンナノ粒子と直接インキュベートすると，インターロイキン(IL)-1αやIL-1βなどの炎症性サイトカインを含む，いくつかのサイトカインの産生をもたらすことが報告されている[17]。また，炭素ナノ粒子は，血小板や血管内皮細胞と相互作用し，局所的な炎症をもたらすことも報告されている[18]。

6.3　酸化ストレス

ナノ粒子の細胞への取り込みが起こると，ミトコンドリアとの相互作用によって，ミトコンドリアはフリーラジカルとして活性酸素種（ROS）の生成を増加させる可能性がある。細胞内の高レベルのROSの産生は，グルタチオンなどの細胞内における酸化防止剤を枯渇させ，酸化ストレスを上昇させる。この酸化的ストレスの増加は，特にNF-κB転写因子が関与し，炎症誘発性サイトカインの産生を増加させることによって一酸化窒素合成酵素の誘導を導き，例えば酸化窒素およびペルオキシナイトライトを生じ，反応性窒素種（RNS）を生じさせる。細胞内で上昇したROSおよびRNSは，DNAおよびタンパク質の損傷を引き起こし，細胞周期停止，アポトーシス，炎症，シグナル伝達経路の誘導，細胞内カルシウムおよび遺伝子活性化の増加などの多様な細胞事象を引き起こすと考えられている[19]。食品がナノスケールになると，他の状態と細胞応答や物性が大きく変化することから，思わぬ毒性や生理活性を起こす可能性があり，その安全性の評価が必須である。

7　おわりに

どのような食品素材・サイズ・物理的性質・化学的性質を持つ食品ナノ粒子が安全なのかについての基礎的情報は，近年の間に増加してきてはいるが，ヒトが安心して日常的に摂取できるまでには未だ至っていない。今後，ナノテクノロジーの進歩に伴い，様々な食品素材から構成されるナノ粒子が開発されていくことが予想されるが，それに伴い安全性などの評価についても網羅的に明らかにしていく必要があろう。

文　献

1） 宮澤大樹ほか, 食品機能性成分の吸収・代謝機構, シーエムシー出版 (2013)
2） A. Martirosyan and Y. J. Schneider, *Int. J. Environ. Res. Public Health*, **11**, 5720 (2014)
3） A. Scalbert and G. Williamson, *J. Nutr.*, **13**, 2073S (2000)
4） J. J. Powell *et al.*, *J. Autoimmun.*, **34**, J226 (2010)
5） C. Buzea *et al.*, *Biointerphases*, **4**, MR17 (2007)
6） P. Sanguansri and M. A. Augustin, *Trends Food Sci. Technol.*, **17**, 547 (2006)
7） S. Smita *et al.*, *Environ. Health*, **11**, S13 (2012)
8） Q. Chaudhry *et al.*, *Food Add. Contam. A*, **25**, 241 (2008)
9） D. M. Luykx *et al.*, *J. Agric. Food Chem.*, **56**, 8231 (2008)
10） T. Harigae *et al.*, *Int. J. Nanomedicine*, **11**, 3009 (2016)
11） C. Medina *et al.*, *Br. J. Pharmacol.*, **150**, 552 (2007)
12） P. Jani *et al.*, *J. Pharm. Pharmacol.*, **42**, 821 (1990)
13） T. Miyazawa *et al.*, *Int. J. Nanomedicine*, **10**, 7223 (2015)
14） M. A. Mohammed *et al.*, *Pharmaceutics*, **9**, E53 (2017)
15） A. Yamamoto *et al.*, *J. Biomed. Mater. Res. A*, **68**, 244 (2004)
16） A. S. Yazdi *et al.*, *Proc. Natl. Acad. Sci. USA*, **107**, 19449 (2010)
17） A. Radomski *et al.*, *Br. J. Pharmacol.*, **146**, 882 (2005)
18） A. Nel *et al.*, *Science*, **311**, 622 (2006)
19） F. Marano *et al.*, *Arch. Toxicol.*, **85**, 733 (2011)
20） W. C. Zamboni *et al.*, *Clin. Cancer Res.*, **18**, 3229 (2012)

第3章　腸内細菌

田村　基*

1　はじめに

近年，腸内菌叢が人の健康機能に関与していることが明らかにされつつある。腸内菌叢は，ヒトの消化管に生息する腸内細菌の集まりであり，消化管内には1人当たり500種類以上，100兆個以上の腸内細菌が生息しているとも言われている。腸内菌叢の構成は個人差が大きく，肥満状態では，痩せたヒトに比べてBacteroidetesのレベルが低くFirmicutesのレベルが高いことが見出されている[1]。

腸内菌叢は，消化管内において食品成分を代謝・分解し，水素，炭酸ガス，メタン，硫化水素，短鎖脂肪酸，アンモニア，N-ニトロソ化合物，アミン，フェノール化合物，インドール化合物などの種々の代謝産物を産生することが知られている[2,3]。また，ビタミンの産生や短鎖脂肪酸の産生を通じて宿主のビタミンやエネルギーを供給している（図1）。

摂取する食品成分は腸内菌叢に影響を及ぼしている。5％コーン油添加飼料，5％イワシ油添

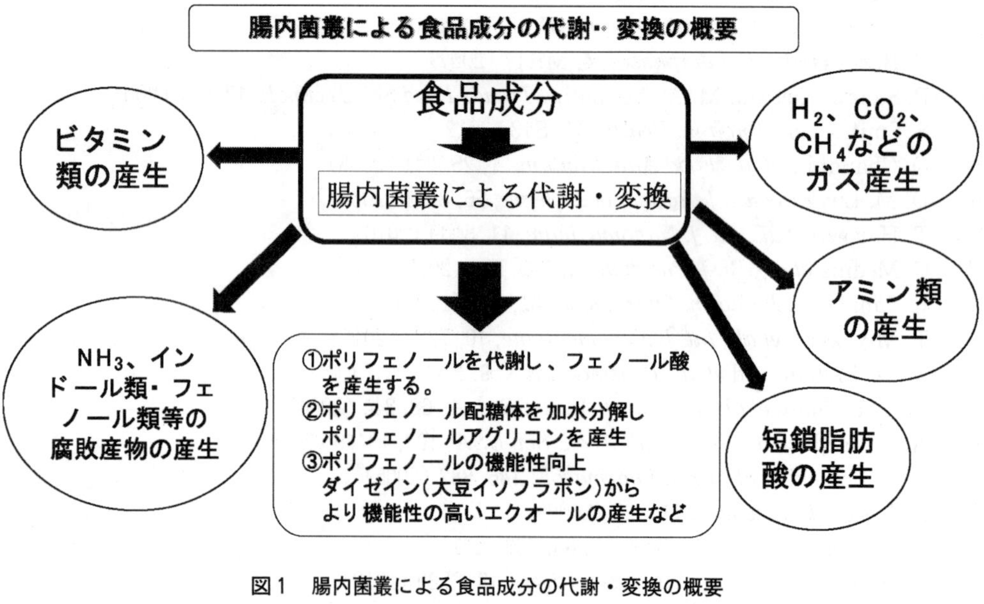

図1　腸内菌叢による食品成分の代謝・変換の概要

＊　Motoi Tamura　(国研)農業・食品産業技術総合研究機構　食品研究部門
食品健康機能研究領域　栄養健康機能ユニット　主席研究員

加飼料，5％中鎖油添加飼料をラットやマウスに4週間投与した場合，盲腸内容物の短鎖脂肪酸濃度はイワシ油で顕著な減少が認められ，腸内菌叢の中では *Enterococcus* が顕著な増加を示し，*Escherichia coli* も増加した[4]。ヒト試験では，高タンパク質，高脂肪食の西洋型食の摂取によって腸内菌叢の中では *Bacteroides* が増加した[5]。

メタボリックシンドローム予防に対する肥満予防の重要性が指摘されているが，肥満および2型糖尿病に腸内菌叢が関与していることが示唆されている[6]。

リポ多糖（LPS）は，グラム陰性細菌の細胞壁外膜の構成成分である。LPSを健常者へ投与すると血中と脂肪組織での炎症性サイトカイン濃度が上昇した[7]。高エネルギー食摂取による腸内菌叢のLPS増加が，炎症性サイトカインに影響を及ぼす可能性が示唆されている。高エネルギー食を与えたマウスにおいて，血中LPS濃度が高い傾向があった[8]。

腸内菌叢が宿主のエネルギー獲得に影響を及ぼしていることが明らかにされつつある。消化管組織に存在するアンジオポエチン様タンパク質4（Fiaf/Angptl4）は，リポ蛋白から脂肪酸を遊離するリポ蛋白リパーゼ（LPL）インヒビターであり，エネルギー代謝調節に重要である。このFiaf/Angptl4がコンベンショナルな腸内菌叢を有するマウスで抑制されることが，無菌マウスとの比較で明らかにされた[9,10]。腸内菌叢はこのFiaf/Angptl4の発現に影響をおよぼしている。

2　食物繊維，オリゴ糖

食物繊維は，水溶性食物繊維と水不溶性食物繊維とに大別されるが，これらの食物繊維は腸内菌叢への影響が異なることが報告されている。しかし，食品に含まれる食物繊維は，水溶性食物繊維と水不溶性食物繊維が共存している場合が多い。水溶性食物繊維と水不溶性食物繊維の割合が違えば腸内菌叢に及ぼす影響は異なってくると考えられる。腸内菌叢は，食物繊維を分解し，酢酸，酪酸，プロピオン酸などの短鎖脂肪酸を産生する。腸内菌叢の短鎖脂肪酸の産生パターンや消化管内での短鎖脂肪酸産生部位は，難消化性食物繊維の組み合わせによって変わってくる。組み合わせの異なる難消化性食物繊維をラットに投与すると，産生される短鎖脂肪酸の種類や消化管の短鎖脂肪酸産生部位に違いが生じた[11]。

腸内菌叢が産生する短鎖脂肪酸は，エネルギー源となるばかりでなく，宿主の生理に深く関与していることが明らかにされつつある。GPR41とGPR43は脂肪酸受容体ファミリーに属している。短鎖脂肪酸は，短鎖脂肪酸受容体GPR41とGPR43を活性化することが知られている。GPR41はプロピオン酸や酪酸等の短鎖脂肪酸によって活性化される。GPR43は，酢酸とプロピオン酸等の短鎖脂肪酸によって活性化される[12]。GPR41は，短鎖脂肪酸を認識し，エネルギー消費を介してエネルギー恒常性を維持する。GPR43は，短鎖脂肪酸を認識し，脂肪組織への過剰エネルギー蓄積を抑制してエネルギー恒常性の維持に働くことが明らかにされている[12]。食物繊維の腸内菌叢の代謝産物が，宿主のエネルギー代謝に影響を及ぼしているのである。

レジスタントスターチは，難消化性多糖であり，消化酵素で代謝されにくく，腸内菌叢によって代謝分解を受ける。レジスタントスターチには，腸内菌叢の酪酸産生を促進する効果があることが報告されている。レジスタントスターチとシュクロースの腸内菌叢への影響の違いをヒトの腸内菌叢を定着させたヒトフローララットを用いて検討したところ，レジスタントスターチ食は，シュクロース食に比べて盲腸内容物の腸内菌叢の構成が異なっていた[13]。化学発癌剤をラットに投与した場合，レジスタントスターチを投与したラットは，非投与群に比べて，結腸の腺癌の発生が有意に抑えられた。レジスタントスターチ摂取による酪酸産生の増加が，結腸の腺癌発生抑制に関与しているのかもしれない[14]。

オリゴ糖には，ガラクトオリゴ糖，フラクトオリゴ糖やキシロオリゴ糖，大豆オリゴ糖，イソマルトオリゴ糖や難消化性オリゴ糖などがあり，これらのオリゴ糖の消化液による消化性は低い。オリゴ糖は，主として腸内菌叢により代謝される。ビフィズス菌は，これらのオリゴ糖を利用可能な菌種が多く，オリゴ糖摂取によって，腸内において，ビフィズス菌を選択的に増やす効果が期待される。

フラクトオリゴ糖は，ヒトの消化酵素で分解されないが，*Bifidobacterium* spp.，*Bacteroides fragilis* group, *Peptostreptococcus* spp., *Klebsiella pneumoniae* 等の細菌には利用される。特に，ビフィズス菌により選択的に利用されることが特徴である。フラクトオリゴ糖 8 g を毎日 2 ヵ月間健康なヒトが摂取した場合，摂取前にビフィズス菌数が少なかったヒトでは，糞便中のビフィズス菌の菌数が増加し，短鎖脂肪酸量が増加した[15]。

ガラクトオリゴ糖は，腸内菌叢に影響する。1 日当たり 2.5 g のガラクトオリゴ糖を比較的ビフィズス菌の菌数が少ないヒト 20 名へ 3 週間投与した場合，糞便のビフィズス菌の菌数が有意に増加し，短鎖脂肪酸のイソ吉草酸とインドール濃度が減少し，腸内菌叢の構成や代謝の両方に影響を及ぼした[16]。

大豆オリゴ糖抽出物（23％がスタキオースで 7 ％がラフィノース）を 6 名の健常男性に 1 日 10 g， 3 週間投与した場合，糞便中のビフィズス菌の菌数が有意に増加した[17]。ラフィノースは大豆オリゴ糖にも含まれるオリゴ糖である。7 名の健常人にラフィノースを 1 日 15 g， 4 週間投与した場合，投与前に比べて糞便中のビフィズス菌の菌数が有意に増加し，lecithinase-negative *Clostridium* spp. と bacteroidaceae が有意に低下した[18]。

イソマルトオリゴ糖は，*Bacteroides fragilis* group やビフィズス菌には資化されるオリゴ糖である。このオリゴ糖を毎日 13.5 g，10 日間， 6 名の健常人に投与し，また，14 日間，18 名の老人に 2 週間投与したところ， 6 名の健常人では，イソマルトオリゴ糖摂取前に比べて糞便中のビフィズス菌数と総菌数が増加した。18 名の老人でも，12 名において，糞便中のビフィズス菌の菌数が増加した[19]。

ヒトミルクオリゴ糖中のビフィズス因子と推定されているラクト-N-ビオース I が開発されている。ラクト-N-ビオース I は，ビフィズス菌の増殖を促進した。特に，*Bifidobacterium bifidum* と *Bifidobacterium breve* に増殖促進効果があることが報告されている[20]。

ダイフラクトースアンハイドライドⅢは，2個のフラクトースが結合した環状二糖である。ダイフラクトースアンハイドライドⅢのヒトへの2ヵ月間の投与試験で，糞便中の有機酸量の増加傾向，糞便pHの減少傾向，全胆汁酸に対する二次胆汁酸の減少傾向が観察されている[21]。また，ダイフラクトースアンハイドライドⅢのラットへの投与で，酢酸を産生する *Ruminococcus* sp. M-1の増殖を刺激したことが報告されている[22]。

りんごの搾汁残渣を酵素分解して調製したりんごペクチンオリゴ糖を便秘ぎみのヒト7名を対象に1日1回5gを2週間摂取させた場合，排便回数が，投与前の3.0回/週から摂取開始2週目における1週間当たりの排便回数の平均が5.0回/週へと有意な増加が認められた。また，*in vitro* の腸内細菌を用いたペクチンオリゴ糖の資化試験では，ペクチンオリゴ糖は，*Bacteroides* では，*B. uniformis*，*B. vulgates*，*Bifidobacterium* では，*Bif. breve*，*Bif. dentium*，*Bif. longum* に資化された。しかし，りんごペクチンオリゴ糖は，*Clostridium* 属には資化されにくいことが示されている[23]。

3　ポリフェノール

腸内菌叢は，ポリフェノール類を代謝することで宿主のポリフェノールの消化吸収に影響を及ぼしている。しかし，これらの腸内菌叢の代謝産物は，エクオールのように様々な機能性を有している場合もあるが，そうでない低分子化合物もある。腸内菌叢は，ポリフェノールを代謝・分解し，低分子化するとともに，短鎖脂肪酸を産生して宿主の機能に影響を及ぼす。ポリフェノール類が，プレバイオティクスのような機能を発揮している可能性も示唆されている[24]。食事として摂取するポリフェノールの一部は，小腸から吸収されるが，ポリフェノールの多くは大腸に到達し，腸内菌叢の代謝・分解を受ける。消化管から吸収されたポリフェノールは，吸収細胞内でグルクロン酸や硫酸抱合体化を受ける。これらのポリフェノール抱合体は，肝臓においても代謝を受ける。吸収されて体内循環するポリフェノール抱合体は，最終的に腎臓を経由して尿へ排泄されるか，胆汁経路を介して十二指腸へと分泌される。胆汁経路を介して排泄されたポリフェノール抱合体は，大腸に存在する腸内菌叢の作用で脱抱合体化・代謝・分解されて，再吸収され腸肝循環する。吸収を免れたポリフェノール代謝物は，糞便に排泄される。ポリフェノールは，腸内菌叢の代謝・分解を受けて，フェノール酸を生成する場合がある。フェノール酸は，芳香環1つに対してカルボキシル基が直接もしくは炭素原子を介して結合している。フェノール酸には，ヒドロキシ桂皮酸とヒドロキシ安息香酸の2つのタイプに分類される。これらのフェノール酸は，モノカルボン酸トランスポーター（MCT）様輸送システムによって吸収されるもの，主として細胞間隙から吸収されるもの，受動拡散輸送により吸収されるものがある[25]。

フラボノイドはポリフェノールの一種である。腸内菌叢によるフラボノイドの代謝物には，フェニル酢酸類とフェニルプロピオン酸類があるが，これらの代謝物は，MCT様輸送システムによって吸収される[25]。

一方，ポリフェノールは，腸内菌叢の構成に対して影響を及ぼしている。ブドウポリフェノールは，高脂肪食を与えたC57BL/6Jマウスの腸内菌叢において，*Akkermansia muciniphila*を増加させた[26]。また，ヒト腸内菌叢のモデルを用いた*in vitro*でのポリフェノールの培養試験では，ポリフェノールがビフィズス菌の増殖を促進した[27]。

3.1 イソフラボン

主としてマメ科の植物に含まれているイソフラボンは，弱いエストロゲン作用を有しているため，フィトエストロゲンとも呼ばれている。フィトエストロゲンとは，女性ホルモンのように機能する外因性エストロゲンのことであり，植物エストロゲンとも呼ばれる。代表的なフィトエストロゲンには，大豆イソフラボンや植物リグナンなどがある。フィトエストロゲンには，閉経後の女性のエストロゲンを補充する役割が期待されている。腸内菌叢は，消化管内で大豆イソフラボンの一つダイゼインからジヒドロダイゼインを経由してエクオールを産生する。しかし，エクオール産生能は，ヒトによって個人差が大きく，50～70%のヒトは，エクオール産生能が非常に弱いことが知られている。腸内菌叢の個人差が，エクオール産生能の個人差を生み出す原因であると考えられている。エクオール産生に関与する腸内菌叢が，イソフラボン類の機能性発現を含めて生体内で重要な役割を担っていると考えられている。大豆イソフラボンからのエクオール産生者は，欧米人では25～35%と低く[28]，日本人のエクオール産生者は，50～60%と欧米人に比較して高いことが報告されている[29, 30]。大豆イソフラボンは，腸内菌叢によって代謝されることが知られている。大豆イソフラボン配糖体の一つダイジンは，種々のビフィズス菌[31]，大腸菌[32]，種々の乳酸菌[33]のβ-グルコシダーゼの作用でアグリコンであるダイゼインを産生する。また，ダイゼインの二重結合が還元されてジヒドロダイゼインを産生する。この反応には，*Clostridium* sp. strain TM-40[34]やstrain HGH6[32]等が関与している。ジヒドロダイゼインからは，腸内細菌の作用によって，*O*-desmethylangolensinを産生する場合と，エクオールを産生する場合とに分かれる。*O*-desmethylangolensin産生菌として報告されているのは，strain HGH 136[35]，strain SY8519[36]，*Eubacterium ramulus*[37]などがある。また，エクオールを産生する腸内細菌には，*Slackia strain* TM-30[38]，*Eggerthella* sp. Julong 732[39]，*Eggerthella* sp. YY7918[40]，*Lactococcus garvieae*（Lc 20-92）[41]，*Slackia isoflavoniconvertens* DSM 22006[42]，*Slackia* sp. strain NATTS.[43]，*Asaccharobacter celatus* AHU1763[44]，*Adlercreutzia equolifaciens*[45]などがある。

3.2 ケルセチン

ケルセチンの配糖体であるルチンは，ソバやオレンジ等の種々の柑橘類に含まれている。ルチンは，消化管の下部で吸収されることから，ルチンの消化・吸収には腸内菌叢の役割が重要である。ルチンのヒト糞便菌叢との培養によって3-hydroxyphenylacetic acidと3-(3-hydroxyphenyl)-propionic acidが，主要な代謝物として産生される。ルチンの腸内細菌による代謝性は，個人差が大きいことが報告されている[46]。*Bacteroides uniformis* と *Bacteroides ovatus* 等の腸内細菌は，ルチンの糖鎖部分を加水分解してケルセチンを産生する[47]。また，*Eubacterium ramulus*[48] や *Clostridium orbiscindens* が，ケルセチンを代謝して3, 4-dihydroxyphenylacetic acid と phloroglucinol などを産生する[49]。抗生物質を投与したマウスは，投与していないマウスに比べて，血漿ケルセチン濃度が有意に低値を示した[50]。ケルセチンのバイオアベイラビリティーには，腸内菌叢のケルセチン代謝・分解が影響していると考えられる。

3.3　エラグ酸

エラグ酸は，イチゴ，ラズベリー，クルミやザクロなどに含まれている。エラグ酸の抗酸化性，抗炎症作用やがん予防効果が期待されている[51]。また，エラグ酸の肥満および肥満に関連する疾病の改善効果が示唆されている[52]。しかし，エラグ酸の吸収性は低いと考えられている。一方，エラグ酸は，腸内菌叢によって urolithin へと代謝されるが，urolithin は，エラグ酸よりは吸収性が良く，生体内に吸収された後で，グルクロン酸や硫酸抱合体の形で血漿中を循環することが知られている。そのため，エラグ酸の抗炎症作用やがん予防効果の主体は，urolithin であると推察されている[53]。腸内菌叢は，エラグ酸を urolithin A や urolithin B に代謝することが知られている。Urolithin A と urolithin B は，エストロゲン活性を有していることが報告されている[51]。大豆イソフラボンの腸内菌叢の代謝産物であるエクオールと同様に，エラグ酸から urolithin A と urolithin B の産生には，腸内菌叢の役割が重要であるが，urolithin A と urolithin B の産生は，腸内菌叢のタイプによって異なることが報告されている。腸内菌叢は，エラグ酸代謝タイプによって A タイプ，B タイプ，0 タイプの 3 つに類別できることが報告されている[54]。A タイプは，urolithin A を産生するタイプ。B タイプは，urolithin A と urolithin B と isourolithin A を産生するタイプ。0 タイプは，urolithin A，urolithin B，isourolithin A を産生しないタイプである。エラグ酸から isourolithin A を産生するヒト由来の腸内細菌が分離された[54]。

3.4　カテキン

エピガロカテキンガレート，エピガロカテキン，エピカテキンが，緑茶の主要なカテキンである。(－)-エピカテキンや（＋)-カテキンは，比較的吸収が良いことが報告されている[55]。投与した flavan-3-ol のおよそ 2/3 が大腸まで到達することが報告されている[56]。大腸には腸内菌叢が存在することから，カテキンの吸収・代謝についても，腸内菌叢の影響が大きいことが推察される。エピガロカテキンガレート，エピガロカテキン，エピカテキンを糞便菌叢と *in vitro* で嫌気培養を行ったところ，エピガロカテキンガレートからは，腸内菌叢の作用でピロガロールが生成し，エピガロカテキンからは，腸内菌叢の作用で（－)-5-(3', 4', 5')-trihydroxyphenyl-γ-valerolactone，4-hydroxyphenylacetic acid 等が産生されることが推定されている。また，エピカテキンからは，腸内菌叢の作用で（－)-5-(3', 4')-dihydroxyphemyl-γ-valerolactone，

5-(3, 4)-dihydroxyphenyl-γ-valeric acid, 3-(3-hydroxyphenyl) propionic acid が産生され，3-(3-hydroxyphenyl) propionic acid からも 4-hydroxyphenylacetic acid が産生されることが推定されている[57]。*Adlercreutzia equolifaciens* MT4s-5, *Eggerthella lenta* JCM 9979, *Flavonifractor plautii* MT42 などの腸内細菌によるカテキン代謝が報告されている[58]。*In vitro* のカテキンの腸内細菌の代謝では，異なる腸内細菌が異なる反応に関与していることから，実際の腸内におけるカテキンの代謝・分解でも複数の腸内細菌が，異なる反応を分担してカテキンを代謝変換しているのであろう。研究の進展によって，ポリフェノールを代謝する腸内細菌の種類は今後増えていくと考えられる。

3.5 クロロゲン酸

クロロゲン酸（3-caffeoylquinic acid）は，キナ酸とコーヒー酸が脱水縮合したものであり，コーヒー豆に多く含まれている。クロロゲン酸の吸収には，小腸だけでなく，大腸および腸内菌叢も重要な役割を果たしていることが示唆されている[59]。クロロゲン酸とコーヒー酸をヒトに投与した場合，クロロゲン酸は1/3程度しか小腸からは吸収されないのに対し，コーヒー酸のほとんどは小腸で吸収された[60]。ヒト試験においてクロロゲン酸を摂取した場合，摂取量の70％が大腸に到達する。クロロゲン酸の吸収・代謝には，腸内菌叢の役割が重要であると考えられる。クロロゲン酸をラットに投与した場合，摂取したクロロゲン酸の57.4%がクロロゲン酸の腸内菌叢の代謝物であったことが報告されている[61]。腸内菌叢は，大腸においてクロロゲン酸を低分子化合物に代謝し，これらの低分子化合物が体内に吸収される。腸内菌叢の構成は個人差があるため，腸内菌叢のクロロゲン酸代謝産物の種類や量については，非常に個人差があると考えられる。クロロゲン酸の代謝産物の機能性についても様々な違いがあると推定されるため，腸内菌叢の違いは，クロロゲン酸の効果について大きく影響を及ぼすであろう。クロロゲン酸は，デキストラン硫酸を投与したマウスの大腸炎の症状を改善し，腸内菌叢の中でムチンの代謝菌として知られている *Akkermansia* の割合を増加させた[62]。クロロゲン酸のブタへの投与により，血清中のいくつかの遊離アミノ酸量が増加し，腸内菌叢の多様性も増加したことも報告されている[63]。*In vitro* の腸内菌叢のモデルにおいて，コーヒーサンプルとヒト糞便菌叢とを培養すると，4時間でクロロゲン酸が代謝されて，ディヒドロコーヒー酸とディヒドロフェルラ酸が産生した。クロロゲン酸の含有量の高いコーヒーは，対照区に比べて *Bifidobacterium* spp. の有意な増加をもたらしたことが報告されている[64]。

3.6 リグナン

植物リグナンには，セサミン，マタイレジノール，セコイソラリシレジノール，ピノレジノール，アルクチゲニン，ラリシレジノールなど種々の植物リグナンが存在する。アマニには植物リグナンが豊富に含まれる。アマニの主要なリグナンは，セコイソラリシレジノールジグルコシドである。腸内細菌は，セコイソラリシレジノールジグルコシドからエンテロジオールやエンテロラクトンを産生する。エンテロラクトンやエンテロジオールは哺乳類リグナンとも呼ばれている。セコイソラリシレジノールジグルコシドからのエンテロジオールやエンテロラクトンの産生には，複数の腸内細菌が関与している。セコイソラリシレジノールジグルコシドからは，糖の加水分解反応を行う *Bacteroides distasonis* DSM 20701^T，*Bacteroides fragilis* DIfE－05，*Clostridium cocleatum* DSM 1551^T，*Clostridium ramosum* DSM 1402^T 等の腸内細菌によってセコイソラリシレジノールが生成する。セコイソラリシレジノールからは *Eubacterium callanderi* DSM 3662^T，*Eubacterium limosum* DSM 20543^T，*Peptostreptococcus productus* DSM 2950^T，*Peptostreptococcus productus* DSM 3507 等の作用によって 2, 3－bis(3, 4－dihydroxybenzyl)butene－1, 4－diol が生成する。この反応は脱メチル化反応である。セコイソラリシレジノールからは *Peptostreptococcus productus* SECO-M+75m3 と *Clostridium scindens* DSM 5676^T，*Eggerthella lenta* DSM 2243^T との共培養によってエンテロジオールが産生される。エンテロジオールからは，*Lactonifactor longoviformis* DSM 17459^T の作用によって，エンテロラクトンが産生される[65]。腸内細菌が産生するエンテロジオールやエンテロラクトンは，複数の腸内細菌の働きで産生されるため，腸内菌叢の構成の違いは，これらの代謝物の産生量の違いを生み出すのであろう。ヒトのエンテロラクトン血漿濃度には差があることが報告されている[66]。ヒトの腸内菌叢のエンテロラクトンの産生能力の違いが，エンテロラクトンの血漿濃度の違いに影響しているのかもしれない。

ヒト試験で 9 人の成人女性にアマニを 7 日間投与して，尿中のリグナン類を測定した場合，セコイソラリシレジノールジグルコシドのアグリコンであるセコイソラリシレジノールよりも，腸内細菌の代謝産物であるエンテロラクトンやエンテロジオール量がはるかに多かったことが報告されている[67]。

腸内菌叢の中で特に，*Lactobacillus*－*Enterococcus* group の菌群が少ない男性では，血清エンテロラクトン濃度が低かったことが報告されている[68]。尿中エンテロラクトンが高い女性では，*Moryella* spp.，*Acetanaerobacterium* spp.，*Fastidiosipila* spp.，*Streptobacillus* spp. の割合が高いことも報告されている[69]。一方，ゴマは，リグナンを豊富に含むことから主要なリグナンの供給源であるとも考えられる。ゴマに含まれているリグナン主要成分はセサミンである。ヒト試験において，女性 3 人と男性 1 人にゴマを摂取させ，血漿中のリグナン類を測定した場合，血漿にセサミンが検出されたが，血漿エンテロラクトンやエンテロジオールの濃度は，セサミン濃度よりも高い濃度であった[70]。これらの結果は，腸内菌叢のリグナン代謝では，エンテロラクトンやエンテロジオールが産生される傾向を示している。

文　献

1） R. E. Ley *et al.*, *Nature*, **444**, 1022 (2006)
2） 光岡知足, 腸内細菌学雑誌, **15**, 57 (2002)
3） C. K. Yao *et al.*, *Aliment. Pharmacol. Ther.*, **43**, 181 (2016)
4） 森下芳行, 腸内細菌学雑誌, **12**, 1 (1998)
5） 森下芳行, 腸内細菌学雑誌, **12**, 57 (1999)
6） P. D. Cani *et al.*, *Curr. Opin. Clin. Nutr. Metab. Care*, **10**, 729 (2007)
7） P. D. Anderson *et al.*, *J. Clin. Endocrinol. Metab.*, **92**, 2272 (2007)
8） P. D. Cani *et al.*, *Diabetes*, **56**, 1761 (2007)
9） F. Backhed *et al.*, *Proc. Natl. Acad. Sci. USA*, **101**, 15718 (2004)
10） F. Backhed *et al.*, *Proc. Natl. Acad. Sci. USA*, **104**, 979 (2007)
11） A. M. Henningsson *et al.*, *J. Nutr.*, **132**, 3098 (2002)
12） 木村郁夫, 化学と生物, **53**, 202 (2015)
13） S. Silvi *et al.*, *J. Appl. Microbiol.*, **86**, 521 (1999)
14） R. K. Le Leu *et al.*, *Cancer Biol. Ther.*, **6**, 1621 (2007)
15） H. Hidaka *et al.*, *Bifidobacteria Microflora*, **5**, 37 (1986)
16） M. Ito *et al.*, *J. Nutr. Sci. Vitaminol.* (*Tokyo.*), **39**, 635 (1993)
17） K. Hayakawa *et al.*, *Mircob. Ecol. Health Dis.*, **3**, 293 (1990)
18） Y. Bnno *et al.*, *Bifidobacteria Microflora*, **6**, 59 (1987)
19） T. Kohmoto *et al.*, *Bifidobacteria Microflora*, **7**, 61 (1988)
20） M. Kiyohara *et al.*, *Biosci. Biotechnol. Biochem.*, **73**, 1175 (2009)
21） K. Minamida *et al.*, *J. Biosci. Bioeng.*, **101**, 149 (2006)
22） K. Minamida *et al.*, *J. Biosci. Bioeng.*, **99**, 230 (2005)
23） Y. Takahashi *et al.*, *Nippon Shokuhin Kagaku Kogaku Kaishi*, **55**, 455 (2008)
24） F. Cardona *et al.*, *J. Nutr. Biochem.*, **24**, 1415 (2013)
25） 小西豊, 化学と生物, **44**, 532 (2006)
26） D. E. Roopchand *et al.*, *Diabetes*, **64**, 2847 (2015)
27） S. G. Parkar *et al.*, *Anaerobe*, **23**, 12 (2013)
28） J. W. Lampe *et al.*, *Proc. Soc. Exp. Biol. Med.*, **217**, 335 (1998)
29） Y. Arai *et al.*, *J. Epidemiol.*, **10**, 127 (2000)
30） Y. Tousen *et al.*, *Nutr. J.*, **12**, 127 (2013)
31） S. Raimondi *et al.*, *Appl. Microbiol. Biotechnol.*, **81**, 943 (2009)
32） H. G. Hur *et al.*, *Arch. Microbiol.*, **174**, 422 (2000)
33） J. Chun *et al.*, *J. Food. Sci.*, **72**, M39 (2007)
34） M. Tamura *et al.*, *Anaerobe*, **13**, 32 (2007)
35） H. G. Hur *et al.*, *Arch. Microbiol.*, **178**, 8 (2002)
36） S. Yokoyama *et al.*, *Arch. Microbiol.*, **192**, 15 (2010)
37） L. Schoefer *et al.*, *FEMS Microbiol. Lett.*, **208**, 197 (2002)
38） M. Tamura *et al.*, *Food Sci. Technol. Res.*, **20**, 309 (2014)
39） M. Kim *et al.*, *Appl. Environ. Microbiol.*, **75**, 3062 (2009)
40） S. Yokoyama *et al.*, *Biosci. Biotechnol. Biochem.*, **72**, 2660 (2008)
41） 内山成人ほか, 腸内細菌学雑誌, **21**, 217 (2007)
42） A. Matthies *et al.*, *Appl. Environ. Microbiol.*, **75**, 1740 (2009)

43) H. Tsuji *et al.*, *Arch. Microbiol.*, **192**, 279 (2010)
44) K. Minamida *et al.*, *Int. J. Syst. Evol. Microbiol.*, **58**, 1238 (2008)
45) T. Maruo *et al.*, *Int. J. Syst. Evol. Microbiol.*, **58**, 1221 (2008)
46) A. R. Rechner *et al.*, *Free Radic. Biol. Med.*, **36**, 212 (2004)
47) V. D. Bokkenheuser *et al.*, *Biochem. J.*, **248**, 953 (1987)
48) A. Braune *et al.*, *Appl. Environ. Microbiol.*, **67**, 5558 (2001)
49) L. Schoefer *et al.*, *Appl. Environ. Microbiol.*, **69**, 5849 (2003)
50) M. Tamura *et al.*, *Food Sci. Technol. Res.*, **6**, 291 (2000)
51) C. D. Davis *et al.*, *J. Nutr. Biochem.*, **20**, 743 (2009)
52) I. Kang *et al.*, *Adv. Nutr.*, **7**, 961 (2016)
53) J. C. Espin *et al.*, *Evid. Based Complement Alternat. Med.*, **2013**, 270418 (2013)
54) M. V. Selma *et al.*, *Front. Microbiol.*, **8**, 1521 (2017)
55) D. Del Rio *et al.*, *Nutrients*, **2**, 820 (2010)
56) M. N. Clifford *et al.*, *Am. J. Clin. Nutr.*, **98**, 1619S (2013)
57) S. Roowi *et al.*, *J. Agric. Food Chem.*, **58**, 1296 (2010)
58) A. Takagaki *et al.*, *Biol. Pharm. Bull.*, **38**, 789 (2015)
59) M. Renouf *et al.*, *Mol. Nutr. Food Res.*, **54**, 760 (2010)
60) M. R. Olthof *et al.*, *J. Nutr.*, **131**, 66 (2001)
61) M. P. Gonthier *et al.*, *J. Nutr.*, **133**, 1853 (2003)
62) Z. Zhang *et al.*, *Nutrients*, **9**, 677 (2017)
63) Y. Wu *et al.*, *Int. J. Food Sci. Nutr.*, doi: 10.1080/09637486.2017.1394449. (2017)
64) E. Van Rymenant *et al.*, *Br. J. Nutr.*, **113**, 1220 (2015)
65) T. Clavel *et al.*, *FEMS Microbiol. Ecol.*, **55**, 471 (2006)
66) N. M. Saarinen *et al.*, *J. Nutr. Metab.*, 2010, pii: 403076 (2010)
67) P. D. Nesbitt *et al.*, *Am. J. Clin. Nutr.*, **69**, 549 (1999)
68) R. Holma *et al.*, *Br. J. Nutr.*, **111**, 301 (2014)
69) M. A. Hullar *et al.*, *Cancer Epidemiol. Biomarkers Prev.*, **24**, 546 (2015)
70) J. L. Peñalvo *et al.*, *J. Nutr.*, **135**, 1056 (2005)

第4章　体内時計，時間栄養学

田原　優[*1]，柴田重信[*2]

1　はじめに

2017年のノーベル医学・生理学賞は，時計遺伝子の発見とその分子メカニズムの解明であった。近年の研究から，時計遺伝子による体内時計機構は，多くの生理機能に昼夜差をもたらすことで，生体の恒常性維持に重要な役割を担っていることが明らかになっている。また，生体に見られる様々な生理現象には昼夜差が存在し，これらも時計遺伝子が制御していることが分かっている。本章では，食品成分の消化・吸収・代謝に見られる体内時計制御を紹介することで，食品機能性成分の吸収・代謝・作用機序にもたらす体内時計の影響を考える。さらに，時間栄養学の概念，最新研究について紹介する。

2　哺乳類の体内時計

睡眠・覚醒，体温，ホルモン分泌，神経活動，消化・吸収・代謝など，様々な生理現象には昼夜差が見られる[1, 2]。これらの日内変動は，視床下部にある視交叉上核（suprachiasmatic nucleus：SCN）が，中枢時計として制御している。その他の脳部位，または各臓器には末梢時計が存在する。中枢時計は，行動，摂食，体温，ホルモンなどの液性因子，交感神経系などを介して，末梢時計に時刻情報を伝達する。末梢時計は，その時刻情報をそれぞれ臓器特有の生理機能に伝達し，活性等に日内リズムをもたらす。中枢時計，末梢時計共に，時計遺伝子が働くことで，それぞれの臓器・細胞が24時間のリズムを刻むことができる。哺乳類の時計遺伝子は，転写因子である*Clock*，*Bmal1*と，それらの転写活性を抑制する*Period*（*Per*），*Cryptochrome*（*Cry*）によるフィードバックループが基本となる。つまり，CLOCK/BMAL1ヘテロ二量体が*Per*/*Cry*の転写を活性化し，その後タンパク質となったPER/CRYが核内に移行しCLOCK/BAML1を抑制する。これにより，*Per*，*Cry*の発現量やタンパク量には24時間周期の増減が起こる。この他，転写後修飾，翻訳後修飾なども時計の発振に重要となる。CLOCK/BMAL1などの転写因子は，時計遺伝子以外の遺伝子にも発現調節を行う。マウスの各臓器では，約10%の遺伝子のmRNAにリズム性が見られ，それらの遺伝子群は組織によっても異なっている[3]。

＊1　Yu Tahara　Visiting Assistant Professor, Department of Psychiatry and Biobehavioral Sciences, University of California Los Angeles

＊2　Shigenobu Shibata　早稲田大学　理工学術院　教授

よって中枢時計から来る時刻情報は，各臓器の時計遺伝子を介し伝達され，最終的には多くの機能的な遺伝子の発現に日内変動が生まれることになる。

3　時間栄養学，時間薬理学

体内時計研究の応用として時間薬理（時間治療）という考え方が，臨床においても浸透しつつある（図1）[4,5]。薬理の基本であるADME（吸収，分布，代謝，排泄）には，それぞれ昼夜差，日内変動が見られる。また，薬剤の標的分子自体にも日内変動が存在する可能性がある。これらを考慮し，いかに薬効を高め，いかに副作用を軽減させるような投薬の「タイミング」を考えることが時間薬理学である。国内では九州大学の大戸茂弘教授，小柳悟教授らが精力的に時間薬理

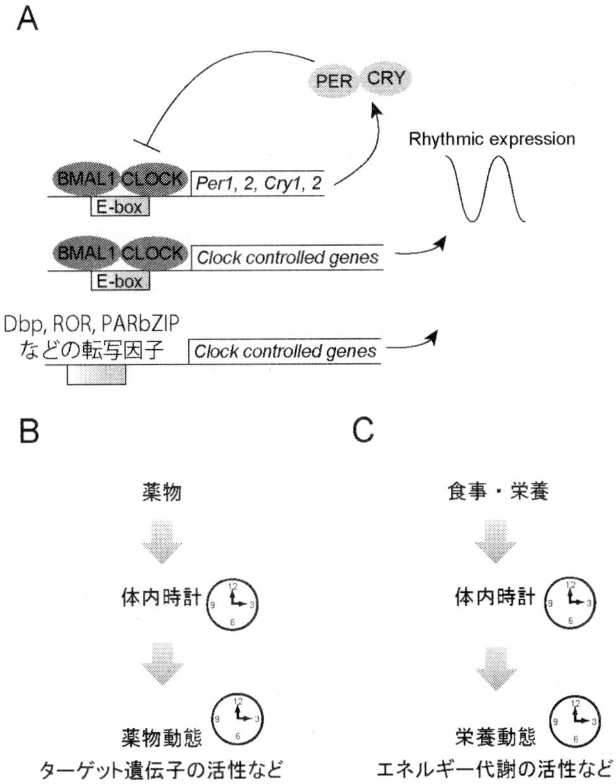

図1　体内時計の分子メカニズム，時間薬理，時間栄養の概略図

(A) 時計遺伝子によるネガティブフィードバックループ（上）。CLOCK/BMAL1によるE-boxを介した*Per/Cry*の転写に，24時間周期の増減が起こる。また，下図のように，CLOCK/BMAL1，または他の転写因子によるリズミックな転写活性が，時計制御下にある遺伝子の発現に24時間のリズム性をもたらす。(B，C) 時間薬理，時間栄養の概念図。上図は，体内時計を制御する薬剤，または栄養素，食のタイミングを示す。下図は，体内時計により制御を受けた薬剤のADME，または栄養素の消化・吸収・代謝等，さらにターゲット分子の日内リズムを示す。これらを考慮し，より効果的な薬剤投与，または食事，機能性食品成分の摂取タイミングを検討することができる。

の基礎研究を行っている。一方で，時間薬理の考え方に則り，時間と栄養を考える時間栄養学が近年話題である[6]。これまでの栄養学は何を，どのように，どのくらい食べれば健康または病気の予防に良いのかといった内容が研究対象であった。時間栄養学ではさらに，「いつ」という要素を加えることになる。いつ，何を食べると健康に良いのか，または体内時計を調節するような食品機能性成分は何なのか，それをいつ摂ることが大事なのかといった研究テーマがそれにあたる。図1に示す通り，時間栄養学は2つの側面から考えられる。1つは，体内時計に作用する機能性栄養素である。特に体内時計の時刻調節や，メリハリを強めるような栄養素の探索は，近年研究が活発に行われている（後述）。また，光と共に，食事は体内時計の時刻調節機能を持つ。よって食べるタイミングそのものも，体内時計の維持に重要となる。もう1つは，食物や機能性栄養素の消化・吸収・代謝等の日内変動に着目し，いつ何を食べたら健康的か，または機能性栄養素の効果的な摂取タイミングはいつなのか，といった研究内容である。

4　糖吸収の日内変動

上述の2つ目の側面に着目し，まず腸管における糖吸収についての研究を紹介していく（図2）。消化された単糖類は糖のトランスポーターを介して，小腸へと取り込まれる。*Sodium glucose co-transporter 1*（*Sglt1*），*Glucose transporter 2*（*Glut2*），*Glucose transporter 5*（*Glut5*）はヘキソーストランスポーターとして小腸に発現している。*Sglt1* は主にグルコースとガラクトースを，*Glut5* は主にフルクトースを輸送する。血管側に発現する *Glut2* はどの糖の輸送も行う。ラットにおいて，*Sglt1*，*Glut2*，*Glut5* の遺伝子発現は小腸の十二指腸，空腸，回腸部で日内リズムをもって発現し，そのピーク時刻は暗期前から暗期開始直後である[7, 8]。一方，SGLT1，GLUT2，GLUT5のタンパク量は，十二指腸や空腸でのみ日内リズムが見られ，暗期の終わりから明期にかけてピークが見られる。放射性同位元素でラベルしたD-glucoseの取り込み実験では，いずれの小腸部位でも暗期の始めに高値を示す。これらの遺伝子のプロモーター領域にはBMAL1/CLOCKの結合配列が報告されている。しかし，腸管の遺伝子発現は，内在性の体内時計制御と共に，食事パターンそのものに駆動されることも多い。実際に，絶食によりこれらの遺伝子発現リズムは減弱する。後述の *Pept1* は食事パターンによる発現制御が強いが，グルコーストランスポーターはどちらの制御が強いのかはまだ研究報告がない。

5　タンパク質吸収の日内変動

次に，タンパク質の吸収について述べる（図2）。摂取したタンパク質は分解され，ダイペプチド，トリペプチドあるいはアミノ酸となるが，小腸での吸収では，アミノ酸よりオリゴペプチドとしての吸収が盛んである。この吸収は腸上皮細胞に発現する *H^+-coupled peptide transporter 1*（*Pept1*）を介する。薬理作用を有する化合物，例えばベータラクタ系の抗生物質

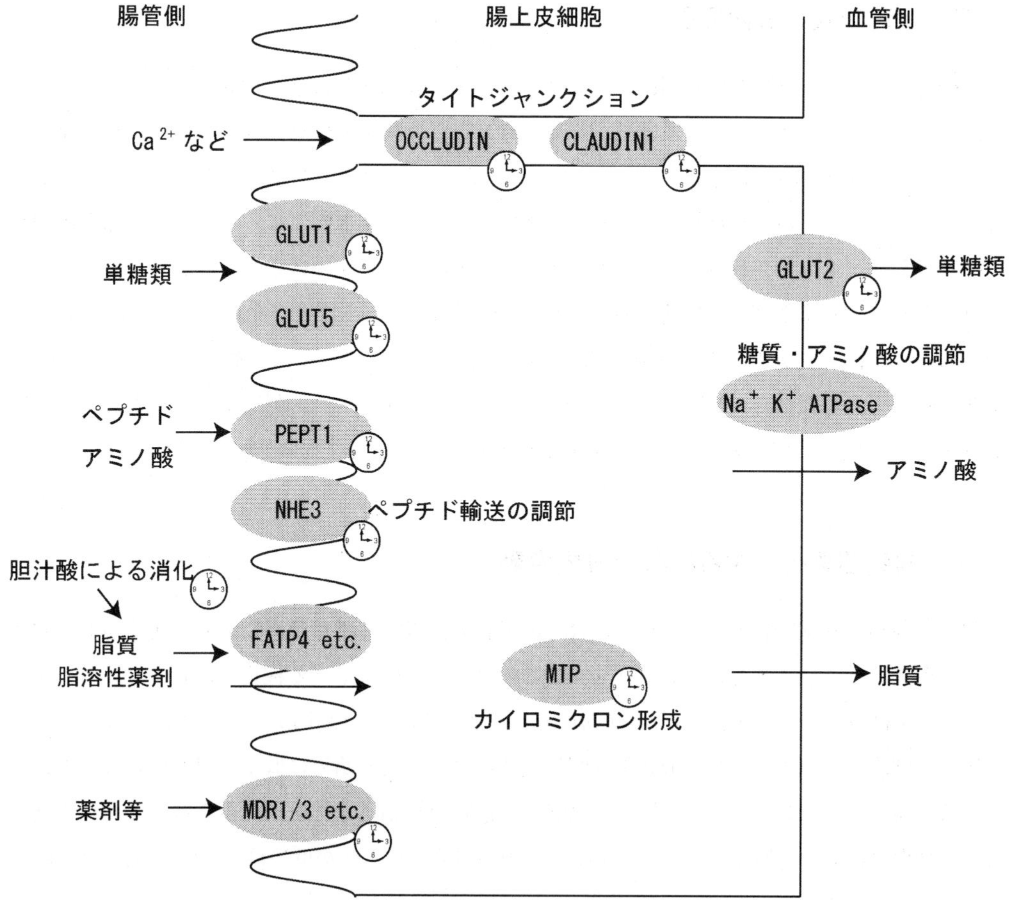

図2　腸上皮細胞による栄養素，薬剤の吸収にみられる体内時計制御
糖質，タンパク質，脂質，イオン，薬剤等の吸収には，日内リズムが見られる。図に示すトランスポーター等に時計遺伝子による制御，または摂食リズムによる制御があることで，これらの日内リズムが生まれる。

などもこのトランスポーターの基質になる。マウスにおいて，*Pept1* の遺伝子発現，タンパク質発現，さらに Gly-Sar の取り込みには日内リズムが見られ，暗期の始めに増大する変化を示す[9]。*Pept1* の遺伝子発現リズムは，*Dbp*，*Pparα* による時刻依存的な転写制御による[10, 11]。小腸の *Pparα* 発現は，時計遺伝子変異マウスでも日内リズムが見られ，体内時計よりも食事依存的な胆汁酸分泌により制御されている。よって，*Pparα* により制御される *Pept1* のリズム性は，体内時計というよりも食事パターンにより作られている可能性が高い。一方で，腸上皮細胞膜に発現する Na^+/H^+ 交換輸送体（NHE3）も，ペプチドの取り込みを制御している。NHE3 のプロモーターには CLOCK/BMAL1 の結合部位があり，NHE3 の活性には日内変動がある[12]。細胞内の Na^+ は，血管側の細胞膜に発現する Na^+，K^+ ATPase によりさらに制御されているが，こちらは日内リズムは見られない。

6 脂質吸収の日内変動

一般的に，多くの脂溶性の薬剤は，ヒトにおいて夕方よりも朝に吸収が大きい[13]。それに対し水溶性の薬剤には，吸収の昼夜差はあまり見られない。食物由来の脂質（トリグリセロール，リン脂質）は，腸管腔内で胆汁酸により乳化，さらにリパーゼにより分解される。腸管の胆汁酸量はマウスにおいて活動開始時刻に高い日内リズムを示す[11]。親水性になった脂質は，腸上皮細胞に取り込まれ，タンパク質と結合しカイロミクロンを形成し，血中に輸送される。このカイロミクロン形成に関わるMTPには体内時計制御が認められる[14]。MTPの発現はマウスにおいて活動期に高まり，非活動期に低下する。これは，CLOCK/BMAL1により概日制御を受けた*Shp*が非活動期に発現亢進し，MTPの発現を抑制することで日内リズムが生まれる。また，コレステロールとリン脂質の吸収に関与する*Abca1*の発現にも概日時計制御が報告されている。

7 細胞間隙を介する吸収の日内変動

腸上皮細胞の細胞間隙は，カルシウムなどの栄養素の吸収，または異物進入を防ぐバリア機能として重要である。タイトジャンクションはこの隙間を調節している機構であり，タイトジャンクションを構成する分子（*Occludin*，*Claudin-1*）にも概日時計制御がある（図2）[15]。マウスの結腸上皮細胞において，これらの発現は明期始めに高く，暗期始めに低く，CLOCK/BAML1がこれらの発現リズムをもたらしている。実際に，結腸の細胞透過性を蛍光色素などを用いて調べると，発現量が低い暗期始めに透過性が高く，明期始めに透過性が低い日内変動が確認できる。

8 肝臓における異物代謝の日内変動

肝臓における異物代謝経路もまた，体内時計の制御下にある[2]。まず，肝臓への異物輸送として，肝細胞内の毛細血管（洞様毛細血管）に発現する*Oatp*ファミリー（*solute carrier organic anion transporter*），*Oat*（*organic anion transporter*），*Oct1*（*organic cation transporter*）がトランスポーターとして機能しているが，それらはマウス肝臓において，明期（非活動期）に高く，暗期（活動期）に低い日内変動がある[16]。肝臓における異物代謝は，酸化・還元・加水分解等を行う第1相反応，抱合を行う第2相反応，さらなる変性・排出を行う第3相反応に分けられる。第1相に属する解毒酵素の1つとしてCYP450ファミリーがあるが，*Cyp2a4*，*Cyp2a5*，*Cyp2b10*，*Cyp2c22*，*Cyp2e1*，*Cyp3a11*，*Cyp4a3*，*Cyp4a14*，*Cyp7a1*，*Cyp17*には，発現の日内変動が報告されている。また，アルデヒドデヒドロゲナーゼやカルボキシルエステラーゼにも日内変動がある。第2相にでは，硫酸基転移酵素であるスルホトランスフェラーゼ（*Sult1c1*，*Sult1d1*），グルタチオンS-トランスフェラーゼ（*Gsta1*，*Gsta2*，*Gsta4*，*Gstm2*）の発現に日内変動がある。第3相では，薬物輸送に関与するABCトランスポーター（*Abcg2*，*Abcc2*，

Abcb4）などの発現に日内リズムが見られる。薬物トランスポーターは腸上皮細胞にも発現しており，*multidrug-resistance like protein 1, 3*（*Mdr1*，*Mdr3*），*multidrug resistance proten 1-3*（*Mrp1-3*）などの発現に日内変動が見られる。*Clock* 変異マウスでは，*Mdr1* 遺伝子発現リズムは顕著に減弱している。マウスにおいては，第1相の活性は活動期に高く，続く第2相，第3相の活性は非活動期に高い。これらの日内変動は，肝臓における時計遺伝子かつ転写抑制因子である *Rev-erbα* や，転写因子である PAR bZip ファミリー（*Dbp*，*Tef*，*Hlf*），*Pparα* などが制御している。*Rev-erbα* のアゴニストは，体内時計調節作用だけではなく，抗肥満効果，抗がん作用などが報告され近年話題である[17]。

9　時差ボケ等による体内時計の不調

動物実験では，時計遺伝子の変異マウスを用いることが多い。時計遺伝子変異マウスでは，時計制御下にある多くの遺伝子発現は日内リズムが消失する。また，睡眠・覚醒リズムの障害，エネルギー代謝の異常，循環器系疾患，発がん，精神疾患，学習・記憶障害，骨代謝異常，など多くのフェノタイプを示す。実際にヒトではこのような遺伝子変異が起きることは考えづらいが，時差ボケは体内時計の不調を起こす可能性がある。時差ボケは，体内時計の時刻と，実際の時刻のズレにより，眠気，頭痛，腹痛などの症状が起きる現象である。一方で，夜間交代勤務者は慢性的な時差ボケ状態と考えられ，疫学調査により生活習慣病，糖尿病，発がんなどの発症リスク増加が報告されている。これらの疾患は，時計遺伝子変異マウスの示す結果と似ていることから，夜間交代勤務は体内時計の慢性的な障害と考えられる。また，マウスにおいて，明暗環境を数日から1週間おきに6～8時間ズラしながら飼育することで，慢性的な時差ボケモデルマウスを作製することも可能である。このマウスを2年間飼育すると，肥満，脂肪肝を誘発し，さらに肝臓がんになる[18]。また，移植がんの増殖亢進，免疫機能低下，学習・記憶力低下なども起こる。最近では，平日と週末の生活リズムのズレから起こる社会的時差ボケも話題である。特に夜型の人は週末に生活リズムが遅れ，平日に朝型生活を強いられることが多く，時差ボケ度も大きくなる。社会的時差ボケ度と肥満指数 BMI が正の相関を示す調査結果もある[19]。これらの結果から，いかに時差ボケ等の体内時計の不調を減らすことが健康維持に重要かが分かる。よって，次に体内時計を調節し得る機能性食品成分（カフェイン，ポリフェノール）を例に示す。

10　カフェインによる体内時計制御

カフェインは，体内時計調節作用がとても強く，その作用は体内時計の3要素である周期，振幅，位相（時刻）の全てに及ぶ。まず，繊維芽細胞などの培養細胞下におけるカフェインの培地添加は，時計遺伝子発現リズムの周期を延長させる[20～22]。さらに，中枢時計である視交叉上核のスライス培養下でも，視交叉上核の時計遺伝子発現リズムの周期延長効果が見られる。この周期延長効果は，カフェインによるcAMPと細胞内Ca^{2+}濃度の増加が関与している。また，恒暗条件下では，マウスの睡眠-覚醒リズムは，独自の体内時計周期依存的にフリーラン（自由継続）する。この条件下で，マウスにカフェイン水を自由飲水させると，睡眠-覚醒リズムの周期が有意に延長する。つまり，個体レベルでも，カフェインが中枢時計に作用し，体内時計の進みを遅らせたことになる。一方，線維芽細胞ではカフェインの培地投与は，時計遺伝子発現リズムの振幅も増大させる。振幅の増加は，体内時計の細胞間の時刻同調を意味し，つまり時計のメリハリがよくなると考えれば分かりやすい。さらに，マウス個体レベルでは，カフェインの腹腔内投与は，その投与時刻依存的に，末梢臓器の*Per2*発現リズムのピーク時刻を変化させる。つまり，明期半ばから暗期始め（マウスにおける早朝〜朝）の投与は，体内時計の時刻を早める。逆に，暗期の半ばから暗期終わり（マウスにおける夕方から夜）の投与は，体内時計の時刻を遅らせる。同様の結果は，ヒト試験においても報告されている。エスプレッソ2杯分のカフェインを普段寝る3時間前に摂取してもらい，その後の唾液中のメラトニン分泌を調べた結果，プラセボ群に比べ，メラトニンの分泌開始時刻が遅れた。つまり，ヒト試験でも，夕方から夜のカフェインは体内時計を遅らせる作用を示す。

11　ポリフェノールによる体内時計制御

マウスにおいて，高脂肪食摂取による肥満は，睡眠-覚醒リズムのメリハリを弱め，体内時計の周期を延長させる[23]。シークワーサーなどの柑橘類に含まれるノビレチンというポリフェノールは，抗肥満作用と共に，体内時計の減弱を抑制する作用を持つ[24, 25]。ノビレチンは，抗酸化作用や発がん抑制作用が報告されており，最近ではアルツハイマーなどの認知症にも有効性が報告されている。ノビレチンは，培養細胞を用いた低分子化合物スクリーニングで，体内時計を変化させる化合物として見つかった。実際に，培養線維芽細胞にノビレチンを培地添加すると，時計遺伝子発現リズムの振幅が2倍近く増加する。この応答は，ノビレチンが時計遺伝子かつ核内受容体であるRORα/γの作動薬として作用することで起こる。RORα/γは時計遺伝子*Bmal1*の転写活性を，日内リズムをもって制御している。高脂肪食にノビレチンを添加してマウスに自由摂食させると，高脂肪食による時計遺伝子発現リズム（肝臓）の振幅低下を抑制する。さらに，睡眠-覚醒リズムの振幅も増加する。また，培養繊維芽細胞では，ノビレチンの投与により，一過性に*Per2*発現リズムのピーク時刻がシフトする結果も得られている。同じ種類（ポリメトキシフラボン）であるタンゲレチンでも同様の結果が得られた。つまり，ノビレチンは振幅増大作用と共に，時刻リセット作用も持つ。その他のポリフェノールでは，フラボン，ダイゼイン，アピゲニン，ゲニステインなどで，同様の時刻リセット効果が報告されている。

以上，消化，吸収，代謝にみられる体内時計の影響，さらに時間栄養学から考える機能性食品成分の可能性について示した。機能性食品成分の開発にあたり，これらの生理現象が時にはポジティブに，またはネガティブに作用する可能性があるだろう。また，体内時計，または睡眠に作用する機能性食品成分の開発が，今後も活発に行われることを期待する。

文　　献

1) J. Bass and J. S. Takahashi, *Sciene*, **330**, 1349 (2010)
2) Y. Tahara and S. Shibata, *Nat. Rev. Gastroenterol. Hepatol.*, **13**, 217 (2016)
3) R. Zhang *et al.*, *Proc. Natl. Acad. Sci. USA*, **111**, 16219 (2014)
4) S. Ohdo *et al.*, *Adv. Drug Deliv. Rev.*, **62**, 885 (2010)
5) A. Ballesta, *Pharmacol. Rev.*, **69**, 161 (2017)
6) Y. Tahara and S. Shibata, *Neuroscience*, **253**, 78 (2013)
7) A. Balakrishnan *et al.*, *Surgery*, **143**, 813 (2008)
8) J. Fatima *et al.*, *J. Gastrointest. Surg.*, **13**, 634 (2008)
9) M. M. Hussain and X. Pan, *J. Biol. Rhythms*, **30**, 459 (2015)
10) H. Saito *et al.*, *Am. J. Physiol. Gastrointest. Liver Physiol.*, **295**, G395 (2008)
11) A. Okamura *et al.*, *J. Biol. Chem.*, **289**, 25296 (2014)
12) M. Sladek *et al.*, *Gastroenterology*, **133**, 1240 (2007)
13) M. Baraldo, *Expert Opin. Drug Metab. Toxicol.*, **4**, 175 (2008)
14) M. M. Hussain, *Annu. Rev. Nutr.*, **34**, 357 (2014)
15) O. O. Kyoko *et al.*, *PLoS One*, **9**, e98016 (2014)
16) Y. K. Zhang *et al.*, *Drug Metab. Dispos.*, **37**, 106 (2008)
17) M. A. Lazer, "A Time for Metabolism and Hormones", 63, Springer (2016)
18) N. M. Kettner, *Cancer Cell*, **30**, 909 (2016)
19) T. Roenneberg *et al.*, *Curr. Biol.*, **22**, 939 (2012)
20) T. M. Burke *et al.*, *Sci. Transl. Med.*, **7**, 305ra146 (2015)
21) H. Oike *et al.*, *Biochem. Biophys. Res. Commun.*, **410**, 654 (2011)
22) S. Narishige *et al.*, *Br. J. Pharmacol.*, **171**, 5858 (2014)
23) A. Kohsaka *et al.*, *Cell Metab.*, **6**, 414 (2007)
24) B. He *et al.*, *Cell Metab.*, **23**, 610 (2016)
25) A. Shinozaki *et al.*, *PLoS One*, **12**, e0170904 (2017)

第5章　食品成分の相乗・相加・相殺作用

井上奈穂*

近年，食生活や生活スタイルの変化が原因となって発症する生活習慣病は日本を含め先進工業国における死亡原因の半数以上を占めている。また，高齢化社会が進行する現在において，生活習慣病の治療費用は国民医療費の約3割にも達し，社会経済的にも重要な課題となっている。これら生活習慣病の発症原因については，その半数近くが過食や運動不足などの生活習慣が基盤となっており，その解決策のひとつとして，健康増進や疾患の予防・改善を目的とした機能性食品への関心が高まっている。疾患治療に用いられる医薬品の場合，食品との併用による相互作用については，その開発過程で副作用への懸念から明らかとなることも多いが，機能性食品の場合，それらに含有される食品由来の生理活性物質が摂食後に生体内でそのような相互作用を示すのか，またそれらの作用によってどのように栄養学的機能が向上するのかなど，生体機能に及ぼす影響についてはあまり明らかになっていない。本章では，これまでに報告されている食品成分の相互作用（相乗作用，相加作用，相殺作用）についてそれぞれ述べる。

1　食品成分の相乗作用

ヒトなどの好気性生物は呼吸により大量の酸素を吸収し，効率の良い酸化還元によるATP産生を行っている。酸素が体内で還元される過程において，一部が活性酸素に変換される。活性酸素は生体内で重要な生理作用を持つが，同時に多くの疾患の原因ともなっている（活性酸素と因果関係が疑われる疾患は全疾患の9割以上とも言われている）。特にがんと老化は活性酸素と強い関係がある。この活性酸素がさまざまな疾病を誘発することが知られている。食品中には抗酸化成分が数多く存在し，これら食品の摂取により，生体内の酸化が抑制され，様々な疾病の予防が期待されている。食品に含まれる抗酸化成分の代表的なものとして，ビタミンC（アスコルビン酸）とビタミンE（α-トコフェロール）が挙げられる。アスコルビン酸は通常，還元型で存在し，デヒドロアスコルビン酸に酸化される過程でラジカルを還元し，活性酸素を無毒化する。α-トコフェロールは生体膜やリポタンパク質の脂質層に存在し，脂質に対する抗酸化能を発揮する。生体内ではアスコルビン酸が生体膜表面のビタミンEラジカルを再生することが知られ，それぞれ相乗剤としてその効果を発揮している[1~3]。

*　Nao Inoue　山形大学　農学部　准教授

昨今，食生活の欧米化に伴い，栄養摂取量に占める脂質割合の増加が問題となっている一方で，「n-6系脂肪酸」「n-3系脂肪酸」と総称される脂肪酸の機能性に注目が集まっている。n-6系脂肪酸に分類されるものには一般的な植物油に豊富に含まれるリノール酸，卵黄などに豊富に含まれるアラキドン酸が，n-3系脂肪酸に分類されるものに亜麻仁油やエゴマ油などに豊富に含まれるα-リノレン酸，魚油に豊富に含まれるエイコサペンタエン酸（EPA）やドコサヘキサエン酸（DHA）がある。これらの脂肪酸は食品に含まれる形で摂取するだけでなく，サプリメントや機能性食品の形で製品化され，広く利用されている。それらには脂溶性抗酸化剤としてビタミンEが添加されるが，それ以外にもゴマリグナンの一種であるセサミンや，フェルラ酸とステロールの縮合したエステル類であるγ-オリザノールも利用されている。これらは脂肪酸の酸化防止および生体に対する抗酸化作用増強に相乗的に貢献すると考えられる。

n-3系脂肪酸の機能性については広く知られているが，近年，注目を集めるn-6系脂肪酸に共役リノール酸（CLA）がある。CLAはリノール酸の位置異性体および立体異性体で，ウシやヒツジなどの反芻動物の食肉中や乳製品に含まれている。実験動物やヒトを用いた研究で，抗肥満作用，抗動脈硬化作用，糖尿病改善作用など多種多様な生理機能が報告される一方，マウスを用いた研究では，劇的な体脂肪量の減少に伴う肝臓脂質含量の増加を特徴とする脂肪異栄養症（リポジストロフィー様病態）が誘発されることが報告されている。この病態はマウスでのみ認められ，食餌中の脂肪量を増加させる（食餌脂質中のCLA割合を低下させる）と脂肪異栄養効果が大幅に低下し，さらにDHAの同時添加によって，CLAの体脂肪低下作用とDHAの血中脂質低下作用が相乗的に発揮されることが報告されている（図1）[4]。

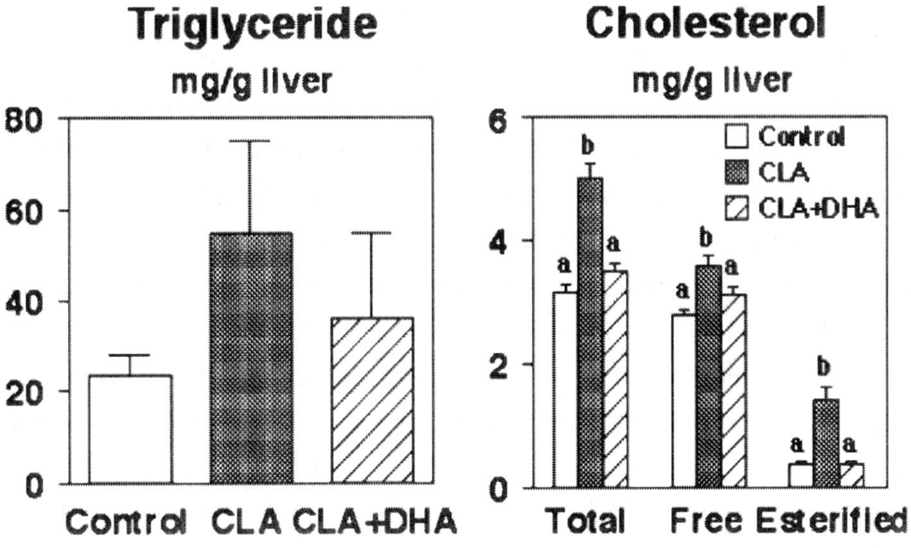

図1　CLAとDHAの併用による肝臓脂質蓄積改善作用

2　食品成分の相加作用

食生活の豊かな現代日本で，ほとんどの栄養素の摂取量は充足しているが，いくつかのミネラルの摂取量が推定平均必要量を下回り，なかでもカルシウムの摂取不足は深刻である。カルシウム摂取量の不足状態が続くと，骨の粗鬆化を引き起こし，骨折発生率を高める。特に，高齢者の骨折は，回復に長期間を要し，寝たきりの原因ともなる重篤な疾患である。カルシウムの主要な給源は乳製品と小魚であるが，これらの摂取量の少ない日本において，十分なカルシウム摂取量を満たすのは容易ではない。また，一般的に食品中のカルシウムの吸収率は低いため，高齢化社会が進行する日本において，カルシウム摂取量を増やすとともに，その生体利用性を高めることは，十分な骨量の維持，骨粗鬆症と骨折の一次予防に重要と考えられる。カルシウムはヒトの体内に約1.4%存在し，ミネラルのなかで最も多い元素である。血液中のカルシウム濃度は一定濃度に厳密に維持されており，この濃度が変動すると生体機能に異常が生じる。食事由来のカルシウムの多くは不溶性であるが，胃酸によってその多くが可溶化され，十二指腸，小腸へ移行して体内に吸収されるが，小腸の下部へ進むにつれて管腔内のpHが上昇し，カルシウムは徐々に不溶性塩を形成する。このカルシウム沈殿形成を抑制して可溶化状態を持続させることにより，腸管からのカルシウム吸収を高める食品成分としてカゼインホスホペプチドやポリグルタミン酸，クエン酸リンゴ酸カルシウムがあり，いずれも特定保健用食品として認可されている。カゼインホスホペプチドとポリグルタミン酸はいずれもマイナス荷電を有し，それらがプラス荷電を帯びたカルシウムイオンと緩やかに結合することで，管腔内でのカルシウム不溶化を防ぎ，腸管からのカルシウム吸収を促進している。クエン酸リンゴ酸カルシウムは食品の酸味料として利用されるクエン酸とリンゴ酸とカルシウムを一定比率で配合した物である。腸管内のカルシウム可溶性はpH変動，リン酸やシュウ酸の存在量に大きく影響されるが，クエン酸リンゴ酸カルシウムはそれらの影響を受けづらく，腸管内で不溶化しにくいことから，生体内での吸収率が期待できる。さらに，カゼインホスホペプチドはカルシウム吸収に相加的に働くだけでなく，腸管内での鉄の不溶化を抑制し，鉄吸収促進にも寄与することが知られている。通常，腸管からのカルシウム吸収は，上部消化管である十二指腸と小腸で行われ，大腸の寄与は少ない。しかし，近年の研究で，小腸でのカルシウム吸収が低下した場合，あるいは大腸内で可溶性カルシウムが増加した場合，大腸もカルシウム吸収に寄与することが報告された。大腸でのカルシウム可溶化を促進し，カルシウム吸収を高める成分として，フラクトオリゴ糖などの難消化性糖質がある。摂取された難消化性糖類は腸内細菌によって有機酸に代謝され，その有機酸がカルシウムの可溶化を促進することで，カルシウム吸収を高める作用を示す。胃切除患者では，胃酸によるカルシウム可溶化ができず，カルシウム吸収不全に伴う骨疾患を引き起こすが，フラクトオリゴ糖は胃切除ラットを用いた実験でカルシウム吸収不全を抑制し，骨形成や骨強度の低下を回復させた。また，健康若年女性対象の臨床試験においても，フラクトオリゴ糖摂取はカルシウム吸収を高めた[5~8)]。

自然界に存在するビタミンE活性を有する物質としては8種類が知られている（図2）。側鎖

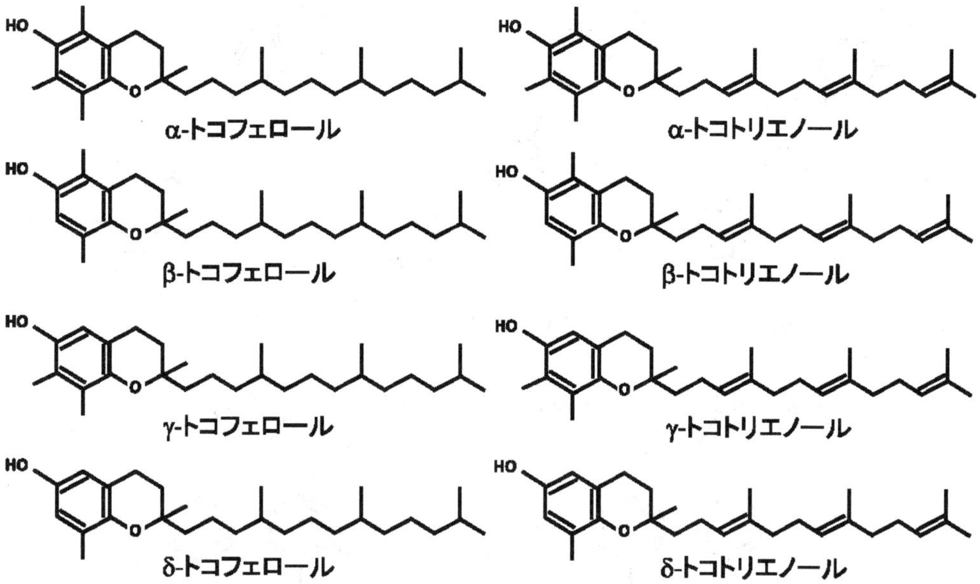

図2　自然界に存在する8種のビタミンE同族体

に二重結合のないトコフェロールと二重結合を3個もつトコトリエノールがあり，それぞれクロマン環のメチル基の数と位置により，α，β，γ，δの4種が存在する。食品中に多く含まれるのはα-トコフェロール（α-Toc）とγ-トコフェロール（γ-Toc）であるが，動物体内にはα-Tocのみを強力に保持する機構が存在し，一般的な食生活においてγ-Tocのほうが多く摂取されるのに対して，生体内トコフェロールの9割以上がα-Tocである。そのため，「日本人の食事摂取基準」ではα-TocのみがビタミンEとされている。ゴマはビタミンEを豊富に含む食品であるが，そのほとんどがγ-Tocである。食品成分上ではゴマはビタミンEがほとんど含まれないとされ，その生理効果は期待できないことになる。ラットを用いた実験で，ビタミンE欠乏食群とγ-Toc添加群ではビタミンE欠乏状態であったのに対し，α-Toc添加群はビタミンE欠乏状態を示す指標は全て低値を示したことから，α-Tocはγ-Tocと比べ顕著にビタミンE活性が高いことが示された。しかしながら，γ-Toc添加群と同量のγ-Tocをゴマとして摂取した群はα-Tocとほぼ同等のビタミンE活性が示された。この結果から，ゴマ成分中にγ-Toc保持機能を有する成分の存在が推定され，のちにセサモリン，セサミン，セサミノール配糖体などのリグナン類がその成分として同定された。リグナン物質を比較的多量に含む食品としてゴマ以外に亜麻仁（flaxseed）がある（図3）。ゴマと亜麻仁の生体内γ-Toc濃度に及ぼす影響を調べた研究で，ゴマ摂取群ではラット体内のγ-Toc濃度が著しく上昇したのに対し，亜麻仁摂取群では上昇効果は認められなかった。この結果から，生体内γ-Toc濃度上昇作用はゴマリグナン特有の相加作用であることが示された[9,10]。

魚油に豊富に含まれるDHAは脳の発育や学習能力の向上に貢献することが知られているが，

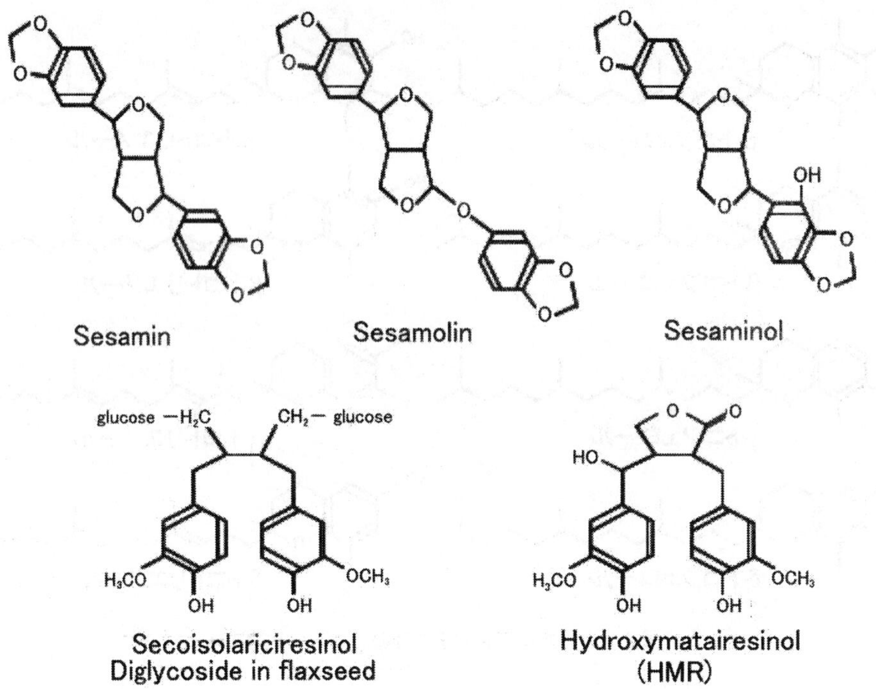

図3　代表的なリグナン物質

近年，アラキドン酸の同時摂取の重要性が報告されている。特に，乳幼児の脳の発達においては非常に重要とされ，精神発達指標や精神運動発達指標において，DHA 単独配合調製乳と比較して，DHA アラキドン酸を配合した調製乳はその効果が相加されることが示された（図4）[11]。こ

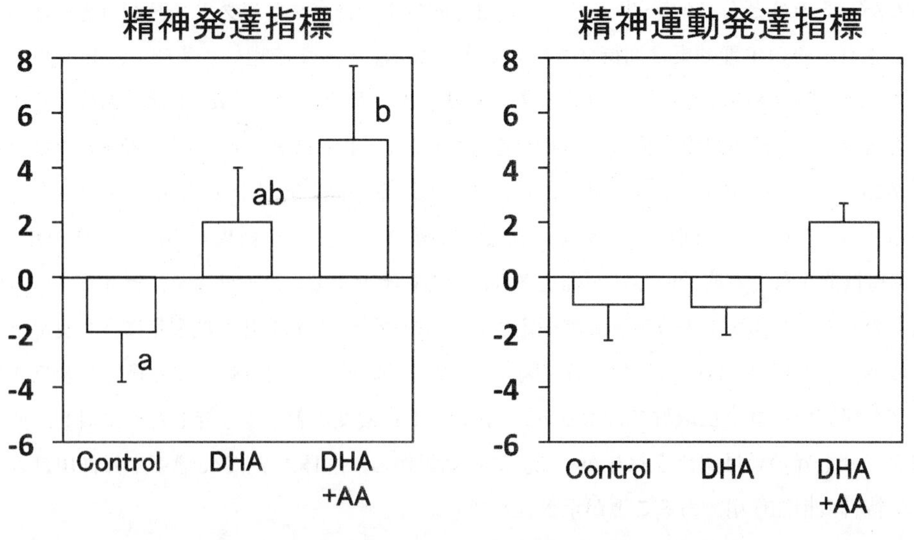

図4　乳児の脳の発達に対する DHA ＋アラキドン酸配合調製乳の効果

れを受けて，2007年には国際食品規格委員会総会において，乳児用調製乳にDHAを配合する場合，同時にアラキドン酸にも配慮することが望ましいと言及されている。この他，軽度認知症患者への同時長期摂取で短期記憶の改善効果も示されており，両脂肪酸の脳機能における重要性が示されている。

3　食品成分の相殺作用

アルカロイドの一種であるカフェインは，世界で最も良く知られた食品由来の興奮剤である。カフェインを多く含有する食品として緑茶や紅茶などの茶葉類，コーヒーが知られ，それぞれのカフェイン含有量は1杯（100 mL）あたり，緑茶（煎茶）20 mg，緑茶（玉露）160 mg，紅茶30 mg，コーヒー60 mg程度である。カフェイン摂取は中枢神経系を興奮させ，感覚受容や精神機能を亢進し，眠気防止，疲労回復，あるいは運動機能向上に寄与する。しかし，カフェインの過剰摂取は頻脈を誘発し，場合によっては不整脈が現れる。マウスを用いた過去の研究で，カフェイン270 mg/kgの腹腔内投与により痙攣が誘発され，カフェイン10 mg/kgの腹腔内投与により自発運動が増加することなどが報告された。このとき，茶葉に特有のアミノ酸であり，脳の神経細胞保護効果を有するテアニンを同時添加すると，痙攣や自発運動が抑制され，カフェインの興奮作用が相殺されることが示された[12)]。さらに，カフェインの興奮作用を相殺するテアニンの最小有効濃度に関する研究も行われており，その結果，等モル程度で相殺作用を示すことが示唆された。茶葉中のカフェイン含有率2～4％に対し，テアニン含有率は0.5～3％とわずかに低い値を示すが，通常の飲用においてもテアニンの相殺作用は発揮されると推察される[13)]。また，茶葉中に含まれるカテキンはカフェインと強く結合し，その吸収を抑制することで，カフェインの興奮作用を抑制することも知られている。

フラボノイドは野菜や果実等の植物に広く存在し，生体内の抗酸化に寄与することが知られている。疫学研究においても，野菜や果物の摂取と，がんや循環器疾患の発生が負の相関を示し，抑制効果も期待されている。フラボノイドの抗酸化作用はフリーラジカル捕捉作用と金属キレートによる作用である。近年，*in vitro* 試験の結果，肉類や魚類に豊富に含まれるミネラルである鉄や銅のイオン存在下において，ミリセチン，ケルセチン，カテキン類などのフラボノイド類はある一定の濃度範囲までは抗酸化物質として作用するが，高濃度の場合，抗酸化作用が相殺され，むしろ酸化促進作用を示し，DNA損傷を誘発する可能性が示唆された（図5）[14)]。女性ホルモン様物質として知られるイソフラボンは閉経前女性を対象とした介入研究で乳がんリスク低下に寄与する可能性が示されている一方，大豆イソフラボンであるゲニステインやダイゼインの代謝物がDNA損傷を誘発し，それ自身がエストロゲン感受性細胞を増殖促進し，女性生殖器がんのリスクを高めることも報告されている。これらの報告より，種々のフラボノイド類は健康増進機能を発揮する一方で，相殺作用を示す可能性も示唆されることから，さらなる有効性と安全性の評価が必要と考えられる。

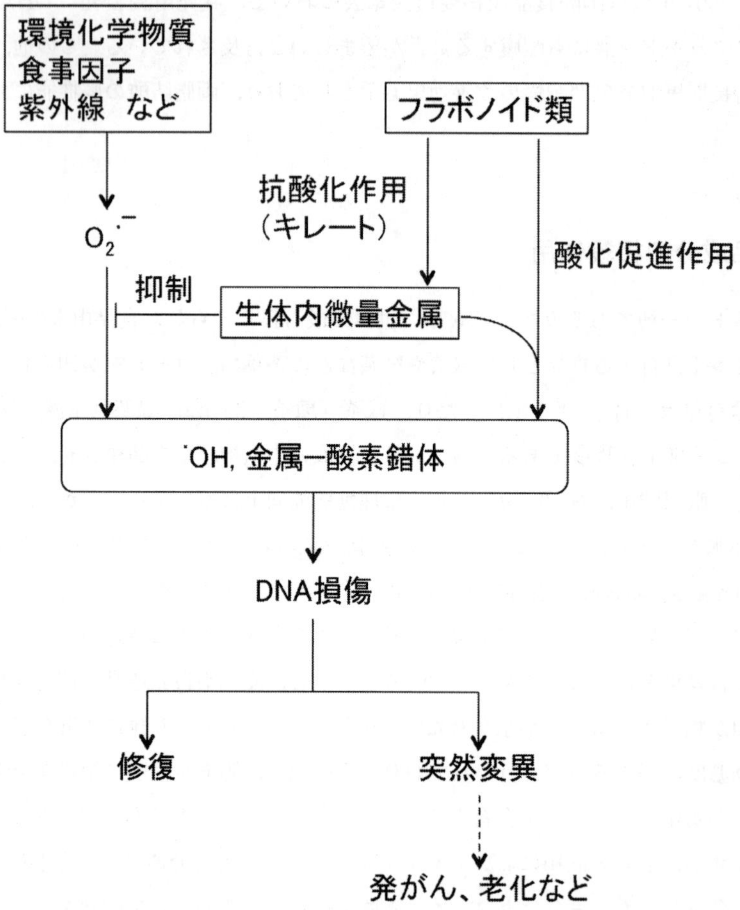

図5　フラボノイド類の抗酸化作用と酸化促進作用

文　　献

1）吉田勉監修,「わかりやすい食品化学」, 三共出版（2010）
2）吉田勉監修,「わかりやすい食品機能性栄養学」, 三共出版（2010）
3）食品機能性の科学編集委員会,「食品機能性の科学」, 産業技術サービスセンター（2008）
4）T. Yanagita *et al.*, *J. Agric. Food Chem.*, **53**, 9629（2005）
5）米田俊之,「新しい骨のバイオサイエンス」, 羊土社（2002）
6）野口忠ほか,「最新栄養化学」, 朝倉書店（2000）
7）荒井綜一ほか,「機能性食品の辞典」, 朝倉書店（2007）
8）細谷憲政監修,「消化・吸収　ー基礎と臨床ー」, 第一出版（2002）
9）H. Katsuzaki *et al.*, *Phytochemistry*, **35**, 773（1994）
10）A. Hosomi *et al.*, *FEBS Lett.*, **409**, 105（1997）

11) E. E. Birch *et al*., *Dev. Med. Child Neurol*., **42**(3), 174 (2000)
12) T. Kakuda *et al*., *Biosci. Biotechnol. Biochem*., **64**(2), 287 (2000)
13) J. Bryan, *Nutr. Rev*., **66**(2), 82 (2008)
14) S. Kawanishi *et al*., *Antioxid. Redox Signal*., **7**(11-12), 1728 (2005)

第Ⅱ編
機能性成分の吸収・代謝・作用機序

第1章　アミノ酸

1　概観：アミノ酸の吸収

久保田真敏[*1]，門脇基二[*2]

ヒトは1日当たり約80gのタンパク質を摂取し[1]，タンパク質合成の基質やさまざまな機能性分子の前駆体，エネルギー源として活用されるアミノ酸の供給源として利用している。このような食事由来のタンパク質は通常そのままの形では吸収されず，胃や小腸で分泌されるさまざまなタンパク質分解酵素（ペプシンやトリプシンなど）の働きによりアミノ酸残基が2～6個のペプチドや遊離のアミノ酸に分解される（管腔内消化）。この管腔内消化により生成した4残基以上のオリゴペプチドはそのままでは吸収されず，刷子縁膜上に存在するペプチダーゼによりジペプチド，トリペプチドまたは遊離のアミノ酸へと加水分解される（膜消化）。このような消化過程で生成したジペプチドおよびトリペプチドは，刷子縁膜上にあるペプチドトランスポーターを介して腸上皮細胞内に取り込まれた後，細胞質中に存在するペプチダーゼによりアミノ酸にまで分解される。一方，遊離のアミノ酸は刷子縁膜上に存在する種々のアミノ酸トランスポーターにより，腸上皮細胞内に取り込まれることが知られている。このように刷子縁膜を経由して細胞内に取り込まれたペプチドやアミノ酸は，側底膜に存在するトランスポーターを介して血中へと放出され，末端の各臓器にまで運ばれ利用されている。このようなアミノ酸やペプチドの吸収は主に近位空腸が主要な部位となっているが，小腸の他の部位でも高い輸送活性を有していることが報告されている[2]。

ヒトの体内にはさまざまなトランスポーターが存在しており，それらのトランスポーターは細胞内のATPを分解して得られるエネルギーを駆動力とするABC（ATP binding cassette）トランスポーターと，H^+やNa^+などのイオン勾配や電位差を駆動力とするSLC（solute carrier）ファミリーの2つに大別される。上述した消化・吸収過程に関与する腸上皮細胞のアミノ酸トランスポーターはSLCファミリーに属するものであり，本節ではこれらのトランスポーターに焦点を当て，紹介していく。アミノ酸トランスポーターを基質ごとに以下の6つのグループ，①中性アミノ酸トランスポーター，②酸性アミノ酸トランスポーター，③塩基性アミノ酸トランスポーター，④イミノグリシントランスポーター，⑤β-アミノ酸トランスポーター，⑥ペプチドトランスポーターに分けて概説をしていく。表1に，本節で紹介するアミノ酸トランスポーターについて記載した。腸上皮細胞において，管腔側の刷子縁膜上と血管側の側底膜上では発現して

＊1　Masatoshi Kubota　新潟薬科大学　応用生命科学部　特任講師
＊2　Motoni Kadowaki　新潟工科大学　工学部　理事／副学長／教授

表1　腸上皮におけるアミノ酸輸送システム[10]

システム名	名称	基質アミノ酸	親和性	輸送形態	イオン	発現部位
中性アミノ酸						
B^0	B^0AT1 (Slc6a19)	中性アミノ酸	低	symport	Na^+	刷子縁膜
ASC	ASCT2 (Slc1a5)	Ala, Ser, Cys, Thr, Gln	高	antiport	Na^+	刷子縁膜
$B^{0,+}$	$ATB^{0,+}$ (Slc6a14)	中性アミノ酸，塩基性アミノ酸，β-Ala	高	symport	Na^+,Cl^-	刷子縁膜
L	4F2hc (Slc3a2) / LAT2 (Slc7a8)	中性アミノ酸（Pro を除く）	中	antiport	なし	側底膜
T	TAT1（Slc16a10)	Phe, Tyr, Trp	低	uniport	なし	側底膜
A	SNAT2 (Slc38a2)	Gly, Pro, Ala, Ser, Cys, Gln, Asn, His, Met	中	symport	Na^+	偏在
塩基性アミノ酸						
$b^{0,+}$	rBAT (Slc3a1) / $b^{0,+}$AT (Slc7a9)	Arg, Lys, Orn, cystine	高	antiport	なし	刷子縁膜
y^+L	4F2hc (Slc3a2) / y^+LAT1 (Slc7a7)	Lys, Arg, Gln, His, Met, Leu	高	antiport	Na^+ (S-NeAA)	側底膜
酸性アミノ酸						
X^-_{AG}	EAAT3 (Slc1a1)	Glu, Asp	高	symport	Na^+, H^+ (S) K^+ (A)	刷子縁膜
Pro，Hyp，Gly						
PAT	PAT1 (Slc36a1)	Pro, Gly, Ala, GABA, β-Ala	低	symport	H^+	刷子縁膜
IMINO	IMINO (Slc6a20)	Pro, Hyp	中	symport	Na^+, Cl^-	刷子縁膜
β-アミノ酸						
β	TauT (Slc6a6)	Tau, β-Ala	高	symport	Na^+, Cl^-	刷子縁膜
ジ・トリペプチド						
	PEPT1 (Slc15a1)		低	symport	H^+	刷子縁膜

いるトランスポーターが異なることが知られており，刷子縁膜上のトランスポーターはアミノ酸の生体内への取り込み（吸収）に関与し，側底膜上のトランスポーターは血中へのアミノ酸の供給および血中から上皮細胞内へのアミノ酸の取り込みに関与している。

1.1　中性アミノ酸輸送

腸での中性アミノ酸，特に Ala の輸送に関して，かなり詳細な研究がなされており[3]，小腸刷子縁膜での中性アミノ酸の吸収は，ほぼ完全に Na^+ 依存性のトランスポーター（system B^0）により行われていることが報告されている。また，小腸は多量の Gln をエネルギー源として代謝しており，側底膜では Gln の輸送に関する報告がなされている。吸収後状態（postabsorptive state）の小腸は，通過する動脈血の約 1/3 の Gln を Na^+ 依存性トランスポーター（system A）を介して細胞内に取り込んでいる[4,5]。興味深いことに，Gln と異なり Glu や Asp は動脈血から細胞への取り込みはそれほど多くなく，動脈血由来の Gln，管腔から吸収される Gln，Glu，Asp が多量に腸で利用されるということが報告されている[5]。

1.1.1　刷子縁膜中性アミノ酸輸送システム（図1）

（1）　B^0AT1（Slc6a19，system B^0）

小腸における主要な中性アミノ酸トランスポーターであり，分岐鎖アミノ酸やメチオニンに対しては高い親和性を示すなど親和性に違いはみられるものの全ての中性アミノ酸を基質とすることができる[6,7]。1分子のアミノ酸と1分子の Na^+ を細胞内に共輸送するトランスポーターであり[7]，小腸では刷子縁膜側にのみ発現していることが報告されている[8]。また腎臓では B^0AT1 が膜表面に発現するために，コレクトリンというタンパク質が必須であることが報告され，小腸でも同様に ACE2（angiotensin converting enzyme 2）の発現が必須であることが示されている[9]。

（2）　ASCT2（Slc1a5，system ASC）

Na^+ 依存性の中性アミノ酸トランスポーターであり，Ala，Ser，Cys，Thr，Gln と親和性が高い。このトランスポーターは1分子の Na^+ とアミノ酸を細胞内に取り込む際に，1分子の Na^+ とアミノ酸を細胞外へ排出する antiporter であり，実際の中性アミノ酸吸収に量的な寄与はせず，中性アミノ酸のバランスを整えることに寄与すると考えられている[10]。吸収への量的な寄与が少ない証拠として，空腸や結腸で高発現，十二指腸や回腸では低発現しているものの，腸での system ASC の活性は system B^0 の 1/10 程度であるという報告がなされている[11]。一方，このトランスポーターは中性アミノ酸だけでなく，親和性は低いものの低 pH 条件下で Glu も輸送することができる[12]。

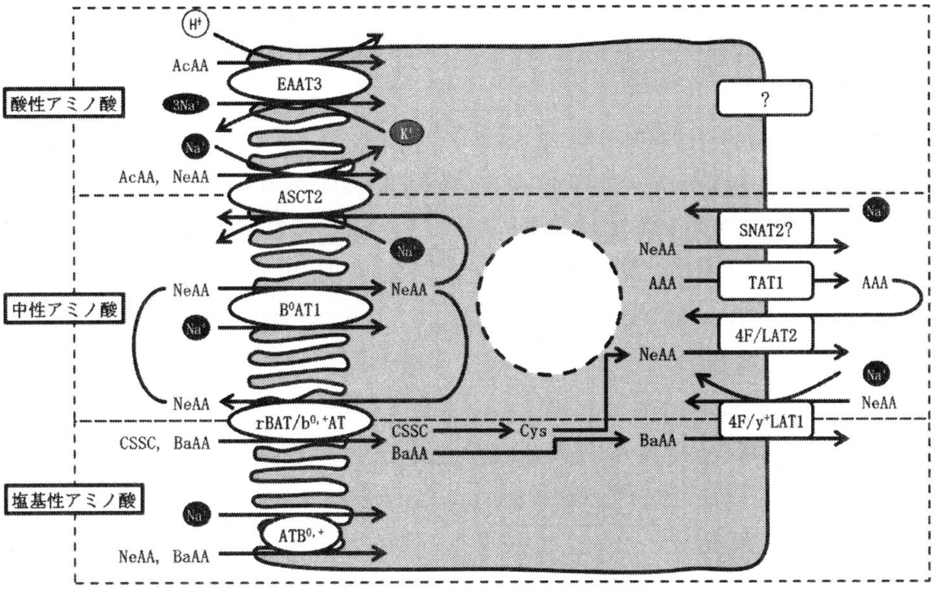

図1　小腸におけるアミノ酸トランスポーター（中性，酸性，塩基性アミノ酸）
AAA，芳香族アミノ酸；AcAA，酸性アミノ酸；BaAA，塩基性アミノ酸；NeAA，中性アミノ酸；CSSC，シスチン

(3) ATB$^{0,+}$ (Slc6a14, system B$^{0,+}$)

中性および塩基性アミノ酸の輸送を行うNa^+, Cl^-依存性の高親和性トランスポーターであり[13]，ウサギの回腸末端において発現しているが，ヒト，ラット，ブタなどでは検出されていない[14]。しかし，結腸では低発現していることが報告されている[15]。Pro，Glu や Asp の輸送には関与せず，その輸送は1分子のアミノ酸に対し，2分子のNa^+と1分子のCl^-イオンが共に取り込まれるという形で行われる。各アミノ酸に対する親和性は，疎水性アミノ酸に対して高く，極性および塩基性アミノ酸に対して低いことが報告されている[13]。

1.1.2 側底膜中性アミノ酸輸送システム（図1）

(1) 4F2hc (Slc3a2) /LAT2 (Slc7a8) (system L)

空腸および回腸の側底膜に高発現している重鎖（4F2hc）と軽鎖（LAT2）からなる，ヘテロダイマーのトランスポーターである[16]。4F2hc はさまざまな軽鎖と結合して異なるトランスポーター活性を呈することができるが，その主な役割はトランスポーター複合体を膜へ輸送することである。Pro 以外の中性アミノ酸を基質とすることができるが[17]，アンチポーターであるため側底膜でのアミノ酸輸送に量的に寄与しないと考えられている[18]。

(2) TAT1 (Slc16a10, system T)

TAT1 は芳香族アミノ酸を輸送する低親和性のトランスポーターであり，小腸の全ての部位で発現している[19]。このトランスポーターはユニポートで芳香族アミノ酸を輸送し，芳香族アミノ酸の細胞内への取り込みや血中への放出を仲介している。一方，TAT1 を介して細胞外へ放出された芳香族アミノ酸は，4F2hc/LAT2 を介して他の中性アミノ酸と交換される形で再度細胞内に取り込まれる。このようなメカニズムを介して TAT1 は他の中性アミノ酸の細胞外への放出に寄与することができる[10]。

(3) SNAT2 (Slc38a2, system A)

アミノ酸飢餓により誘導される Na+ 濃度勾配依存性の system A は中性アミノ酸の輸送を仲介し，血中から腸へのアミノ酸の取り込みに寄与している[20]。この system A 活性には SNAT2 が影響していると考えられている[10]。先に述べたように，腸は血中から多量の Gln を取り込み代謝しているが，この Gln の取り込みはこの system A を介して行われている。

1.2 塩基性アミノ酸輸送

塩基性アミノ酸の吸収は中性アミノ酸の影響を受けることが知られており，特に Lys の吸収は Ile を除く中性アミノ酸により促進されるということが報告されている[21]。さらに，Lys の吸収はNa^+依存性の経路（system B$^{0,+}$）と非依存性の経路（system b$^{0,+}$）が存在していることも報告されている[10,22]。一方，側底膜には，Na^+依存的に中性アミノ酸を輸送し，Na^+非依存的に塩基性アミノ酸を輸送する antiporter が存在している[10]。

1.2.1 刷子縁膜塩基性アミノ酸輸送システム（図1）

（1） rBAT（Slc3a1）/$b^{0,+}$AT（Slc7a9）（system $b^{0,+}$）

塩基性アミノ酸およびシスチンの主要なヘテロダイマー複合体トランスポーターであり[23]，その構成ポリペプチドは分子量から重鎖（rBAT）と軽鎖（$b^{0,+}$AT）に分けられる。rBAT/$b^{0,+}$ATは塩基性アミノ酸だけでなく，中性アミノ酸も基質とするアンチポーターであり，生理的には中性アミノ酸を細胞外へ排出する際に塩基性アミノ酸やシスチンの吸収を行う。なお，細胞外へ放出された中性アミノ酸は先に述べた中性アミノ酸トランスポーターであるB^0AT1を介して吸収される[10]。

1.2.2 側底膜塩基性アミノ酸輸送システム（図1）

（1） 4F2hc（Slc3a2）/y^+LAT1（Slc7a7）（system y^+L）

先に述べたLAT2と同様に4F2hcとy^+LAT1がヘテロダイマーを形成した塩基性アミノ酸トランスポーターであり，側底膜でのNa^+非依存的な塩基性アミノ酸の輸送に関与している[24]。また，このトランスポーターは塩基性アミノ酸を輸送する際に，中性アミノ酸の輸送も行うアンチポーターであるが，中性アミノ酸の輸送はNa^+依存的に行われる。生理的条件下では細胞内にほとんどNa^+が存在しないことから，このトランスポーターは側底膜上で主に血中への塩基性アミノ酸の放出，血中からの中性アミノ酸の取り込みに寄与している[10]。

1.3 酸性アミノ酸輸送

腸では管腔から吸収されるGlnの約60～70％程度が代謝されるが，GluやAspはほぼ完全に腸で代謝され，門脈に入らないことが報告されている[5]。このように腸にとって重要なGluの吸収は完全にNa^+依存性であり，高親和性のシステムと低親和性のシステムの2種類存在している。この低親和性のシステムは先に述べたsystem ASCを介して行われると考えられている[10]。

1.3.1 刷子縁膜酸性アミノ酸輸送（図1）

（1） EAAT3（Slc1a1，system X^-_{AG}）

小腸だけでなく神経系や腎臓など幅広い組織で発現している高親和性の酸性アミノ酸トランスポーターであり，1分子の酸性アミノ酸と同時に3分子のNa^+，1分子のH^+，1分子のK^+が取り込まれる。基質としてL-Glu，L-Asp，D-Aspと高い親和性を示すが，D-Gluとは親和性が低くなっている[25]。

1.3.2 側底膜酸性アミノ酸輸送（図1）

刷子縁膜と類似したNa^+依存性トランスポーターにより，AspやGluが取り込まれると考えられている。一方，血中へのGlu放出に関与する特異的なトランスポーターの存在は報告されていない[10]。

1.4 Pro，Hyp，Gly 輸送

Pro，Gly の刷子縁膜での吸収は後述の 3 つのシステム（中性アミノ酸トランスポーター，system IMINO，system PAT）により行われると考えられており，動物種により差が見られることが報告されている[10]。一方，側底膜での Pro，Gly 輸送についてはいくつか報告があるものの未解明な点が多い。

1.4.1 刷子縁膜 Pro，Hyp，Gly 輸送（図 2）

(1) PAT1（Scl36a1，system PAT）

低親和性，高容量の H^+ 共役アミノ酸トランスポーターであり，当初，リソソームのアミノ酸トランスポーターとして同定され，アミノ酸 1 分子と H^+1 分子を共輸送することが報告された[26,27]。ラット腸における Pro の吸収は主に PAT1 および中性アミノ酸トランスポーター（system B^0）を介して行われるが，ウサギの腸では別のトランスポーターが主に作用している。その輸送には Na^+/H^+ 交換輸送体の 1 つである NHE3（Slc9a3）の働きで生じる H^+ 濃度勾配が利用され，Pro 以外に Tau や β-Ala の輸送にも関与している[28]。

(2) IMINO（Slc6a20，system IMINO）

IMINO は回腸で最も高発現している Na^+ および Cl^- 依存性のトランスポーターであり，PAT1 と異なり Gly を輸送することができない。このトランスポーターは Pro，Hyp，ピペコリン酸などを基質とすることができる。また，ウサギ腸における Pro の吸収は主にこのトランスポーターと中性アミノ酸トランスポーター（system B^0）で行われる[10]。

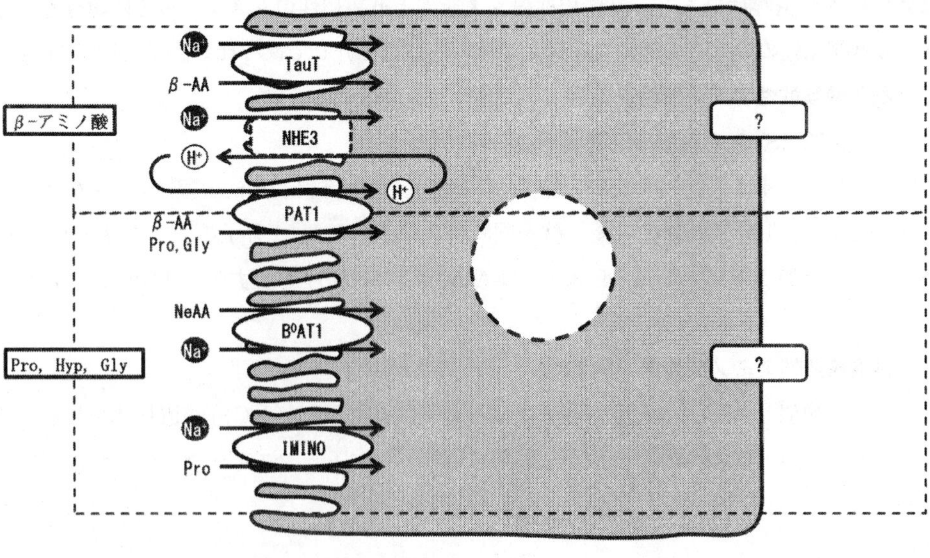

図 2 小腸におけるアミノ酸トランスポーター（Pro，Hyp，Gly および β-アミノ酸）
NeAA，中性アミノ酸；β-AA，β-アミノ酸

1.5　β-アミノ酸およびTau

β-AlaやTauの吸収は主に以下の2つの経路が報告されている[14]。1つ目はラットやウサギの腸で見られるNa^+，Cl^-依存性の高親和性かつ低容量のトランスポーターであり（system β），2つ目はProやGlyも輸送するH^+依存性のトランスポーター（system PAT）である[28]。ウサギ回腸末端では，β-Alaの輸送が主にsystem $B^{0,+}$を介して行われるが，ウサギ以外の動物種の小腸ではこの経路は報告されていない。

（1）　TauT（Slc6a6，system β）（図2）

TauTはNa^+，Cl^-依存性のTauトランスポーターであり，α-アミノ酸の輸送は行わず，β-アミノ酸に対して親和性を示し，Tauに対して最も高い親和性を示す。1分子のTauに対して2または3分子のNa^+，1分子のCl^-を輸送する[28,29]。

1.6　ジ・トリペプチド

（1）　PEPT1（Slc15a1）

小腸刷子縁膜に存在する12回膜貫通型のペプチドトランスポーターであり，管腔側から上皮細胞内へのジペプチドやトリペプチドの取り込みに寄与している。その輸送にはH^+を必要とするH^+依存性トランスポーターであり，基質特異性が広くさまざまなジ・トリペプチドを基質とすることができるだけでなく，β-ラクタムやACE阻害薬などの薬剤も基質とすることができるため，栄養学の分野だけでなく薬学の分野で注目されているトランスポーターである[30]。

ここまで腸でのアミノ酸の吸収について，代表的なアミノ酸トランスポーターについて概説してきたが，ここで紹介した以外にもさまざまなトランスポーターシステムが複雑に絡み合い正常な生命活動の維持がなされている。

謝辞

この論文の執筆に当たり，貴重なご助言を頂きました大阪大学大学院医学系研究科金井好克教授に感謝いたします。

文　　献

1)　細谷憲政ほか, 消化・吸収―基礎と臨床―, p.296, 第一出版（2002）
2)　D. B. Silk *et al., Proc. Nutr. Soc.*, **44**, 63（1985）
3)　P. F. Curran *et al., J. Gen. Physiol.*, **50**, 1261（1967）
4)　S. W. Wilde & M. S. Kilberg, *Biochem. J.*, **277**, 687（1991）

5) G. Wu, *J. Nutr.*, **128**, 1249 (1998)
6) A. Broer *et al., J. Biol. Chem.*, **279**, 24467 (2004)
7) C. Böhmer *et al., Biochem. J.*, **389**, 745 (2005)
8) E. Romeo *et al., Am. J. Physiol. Renal Physiol.*, **290**, E376 (2006)
9) S. M. Camargo *et al., Gastroenterology*, **136**, 872 (2009)
10) S. Broer, *Physiol. Rev.*, **88**, 249 (2008)
11) B. G. Munck & L. G. Munck, *Am. J. Physiol. Gastrointest. Liver Physiol.*, **276**, G173 (1999)
12) N. Utsunomiya-Tate *et al., J. Biol. Chem.*, **271**, 14883 (1996)
13) J. L. Solan & L. B. Mager, *J. Biol. Chem.*, **274**, 23740 (1999)
14) L. K. Munck & B. G. Munck, *Physiol. Res.*, **43**, 335 (1994)
15) T. Nakanishi *et al., J. Physiol.*, **532**, 297 (2001)
16) M. H. Dave *et al., J. Physiol.*, **558**, 597 (2004)
17) M. Pineda *et al., J. Biol. Chem.*, **274**, 19738 (1999)
18) C. Meier *et al., EMBO J.*, **21**, 580 (2002)
19) D. K. Kim *et al., J. Biol. Chem.*, **276**, 17221 (2001)
20) R. Franchi-Gazzola *et al., J. Biol. Chem.*, **274**, 28922 (1999)
21) B. G. Munck, *J. Membr. Biol.*, **53**, 45 (1980)
22) B. G. Munck & S. G. Schultz, *J. Gen. Physiol.*, **53**, 157 (1969)
23) M. Palacin *et al., Mol. Membr. Biol.*, **18**, 21 (2001)
24) R. Pfeiffer *et al., EMBO J.*, **18**, 49 (1999)
25) Y. Kanai *et al., J. Biol. Chem.*, **269**, 20599 (1994)
26) M. Boll *et al., J. Biol. Chem.*, **277**, 22966 (2002)
27) C. Sagne *et al., Proc. Natl. Acad. Sci. USA*, **98**, 7206 (2001)
28) C. M. Anderson *et al., J. Physiol.*, **587**, 731 (2009)
29) Y. Miyamoto *et al., Am. J. Physiol.*, **257**, G65 (1989)
30) B. S. Vig *et al., J. Med. Chem.*, **49**, 3636 (2006)

2　ストレス・睡眠関連アミノ酸

安尾しのぶ[*1]，古瀬充宏[*2]

2.1　はじめに

体内での合成の有無や多少で栄養的に必須アミノ酸と非必須アミノ酸に分類されるが，タンパク質の合成の観点からはその分類にかかわらず，コドンで読み取られる20種類のアミノ酸に注目が集まる。一般的にアミノ酸-タンパク質代謝は，遊離アミノ酸プールとタンパク質プールからなる2プールモデルが提唱されている（図1）。したがって，タンパク質合成の観点からは遊離アミノ酸プールに存在するアミノ酸は20種類となる。しかし，タンパク質の構成要素となりえないアミノ酸は多々存在し，これらも遊離アミノ酸プール内に存在する。アミノ酸プールに存在する低分子遊離窒素成分は次のように考えられる。①タンパク質合成に使われるL-アミノ酸（20種のうち，DLの区別がないグリシンとイミノ酸であるL-プロリンは正式にはこれには含まれない），②タンパク質合成に使われるアミノ酸から代謝されたアミノ酸ならびに関連物質，③L-アミノ酸から変換されたD-アミノ酸，④β-またはγ-アミノ酸，⑤タンパク質の翻訳後修飾で産生されるアミノ酸（ヒドロキシプロリンやヒドロキシリシン），および⑥遊離アミノ酸から産生される化合物（カルノシン，アンセリン，クレアチン，ホスファチジルセリンなど）。以下，本節で接頭辞が記されていない場合には，L型のアミノ酸のことを指す。

新生ヒナの単離ストレスモデルを用いて，ストレス・睡眠関連アミノ酸のスクリーニングが実施された（特に文献の指定がない場合には総説[1)]を参照のこと）。単離ストレスモデルはしばしば不安研究に応用されている。その理由は，ヒナは集団でいると快適さを保つものの，その集団

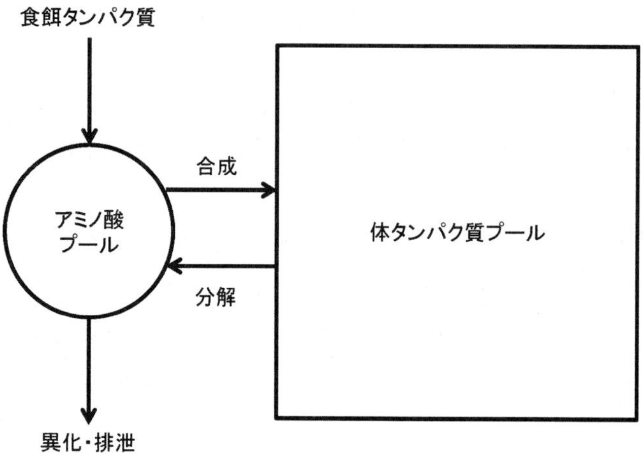

図1　アミノ酸・タンパク質の代謝モデル

＊1　Shinobu Yasuo　九州大学　大学院農学研究院　准教授
＊2　Mitsuhiro Furuse　九州大学　大学院農学研究院　教授

から単離されると不安を感じ自発運動量や甲高く鳴く回数が増加するためである。したがって，自発運動量や甲高く鳴く回数を指標として抗不安薬の開発に応用されている。ヒナの姿勢はビデオ観察により次の4つに分類される。すなわち，①活発に行動する，②立位または座位で静かに目を開けている，③立位で目を閉じている，④座位で目を閉じて頭を垂れている（睡眠様行動）。③と④は90.5%電気生理学的睡眠に関連することが確認されている[2)]。ヒナのモデルでは，実験動物にかかる費用が軽減されるばかりでなく，スクリーニングの過程で用いられる薬剤も少量で済むという利点を有している。ヒナのモデルに加え実験動物による検証結果も付記する。その後にヒトにおいても催眠効果が認められたオルニチンやセリンで，新たに明らかになってきた概日時計に対する作用・メカニズムについて述べる。

2.2 ストレス・睡眠調節作用を有するアミノ酸とその関連物質

2.2.1 タンパク質合成に使われるアミノ酸

栄養的に不足しがちなトリプトファン，メチオニンおよびリシンの中枢における鎮静効果を検証したところ，トリプトファンにのみ効果が認められた[3)]。

アルギニンやプロリンは，ストレス負荷時にそれらの脳内遊離アミノ酸含量が低下する。アルギニンやプロリンの脳室投与により，単離ストレス下のヒナの自発運動量と甲高く鳴く回数は減少する。この効果は睡眠様行動が増加することに起因した。プロリンはNMDA型グルタミン酸受容体を介して催眠作用を誘導することやストレス下でドーパミンやセロトニンの放出を抑制することが明らかにされた。

トリプトファンおよびアルギニンは代謝されることで効果が高まり，リシンは脳内で特異的な代謝を受けることで鎮静・催眠作用を発揮するが，その詳細は次項で述べる。

セリンはグリシン合成の中間物質であるために，セリンを補えばその一部はグリシンに変換される。セリンに鎮静・催眠効果が認められ，その効果はGABA-A受容体を介することが明らかとなった。ラットにおける単離ストレスに対しても日々のセリン摂取により改善効果が認められている[4)]。ストレスはうつ病発症の一因とされるが，うつ病のモデル動物であるWistar Kyotoラットは対照であるWistarラットに比して脳内のセリン濃度が低いこと[5)]が知られている。セリンを単回または慢性的に投与すると投与方法によりメカニズムは異なるがWistar Kyotoラットのうつ様行動は緩和される[6)]。グリシンはセリンと同様に鎮静効果を有する。グリシン受容体のアンタゴニストであるストリキニーネとグリシンを同時に投与するとグリシンの効果は消失し，NMDA型グルタミン酸受容体のグリシン結合部位ではなく，直接グリシン受容体を介することが判明した。他にアラニンやシステイン，さらに興奮性アミノ酸として知られるグルタミン酸やアスパラギン酸にも同様の効果が確認されている。グルタミン酸の効果はNMDA型グルタミン酸受容体とAMPA型グルタミン酸受容体を，アスパラギン酸の効果はNMDA型グルタミン酸受容体を介することも明らかにされている。

2.2.2 タンパク質合成に使われるアミノ酸から代謝されたアミノ酸ならびに関連物質

アルギニンの効果に関してその代謝産物の関与が調べられている。脳室にアルギニンを投与するとアルギニンだけでなく終脳と間脳のオルニチン濃度も上昇する。オルニチンの量はアルギニンの投与量と比例することから，脳内でアルギニンはアルギナーゼによって代謝される。そのオルニチンには自発運動量と甲高く鳴く回数を減少させ，睡眠様行動を高める効果がある。この効果はGABA-A受容体を介することが明らかとなった。マウスを用いた実験で，オルニチンの経口投与で抗不安効果[7]や視床下部-下垂体-副腎皮質軸の活性緩和[8]が報告されている。一方，オルニチンの代謝産物には，ポリアミンがあり，オルニチンはプトレッシンへの代謝に始まり，スペルミジン，スペルミンへと代謝される。ポリアミンの中で唯一プトレッシンのみが甲高く鳴く回数を減らすが睡眠は誘導しない。アルギニン投与により終脳においてさらにアラニン，プロリンおよびグルタミン酸が増加するが，先に述べたようにそれらにも鎮静・催眠作用がある。一酸化窒素とアグマチンの関与は低いものであった。アルギニンの効果は，オルニチンに加えアラニン，プロリンおよびグルタミン酸が協調して発揮されるものと考えられる。

リシンは末梢ではサッカロピンを中間代謝産物とするが，脳ではその経路ではなくピペコリン酸を中間代謝産物とする経路で代謝される。ピペコリン酸には，鎮静・催眠効果が認められるが，その効果はGABA-A受容体とGABA-B受容体を介することが認められている。

トリプトファンの代謝はキヌレニン経路が主で，その経路でキヌレン酸が産生される。キヌレン酸にも鎮静・催眠作用が認められている。キヌレン酸の作用には，$\alpha 7$ニコチン性アセチルコリン受容体とNR2AとNR2Bサブユニットを含むNMDA型グルタミン酸受容体の両者が関与する。トリプトファンのもう一つの代謝経路にセロトニン経路がある。セロトニンには行動面からは鎮静効果が認められるが，コルチコステロンの分泌亢進が起こっており，視床下部-下垂体-副腎皮質軸の活性を促進するストレス状態を誘導している。一方，セロトニンからはメラトニンも産生される。メラトニンはセロトニンの効果とは異なり，視床下部-下垂体-副腎皮質軸の活性を抑制する。

2.2.3 L-アミノ酸から変換されたD-アミノ酸

タンパク質に組み込まれないアミノ酸であるD-アミノ酸においては，L-アミノ酸の効果とは異なるものが報告されている。D-アミノ酸は内因的なものばかりが検証されているわけではなく，体内に存在しない外因的なものも調査されている。D-セリンには効果がないこと，L-アスパラギン酸には鎮静・催眠効果はあるがD-アスパラギン酸には催眠作用はないこと，D-システインには強い興奮作用があることが明らかにされている。L-アスパラギン酸の鎮静・催眠はNMDA型グルタミン酸受容体のアンタゴニストで消失するが，D-アスパラギン酸の鎮静効果はNMDA型グルタミン酸受容体のアンタゴニストで催眠効果へとシフトする。L-プロリンとD-プロリンでは行動に対する効果は同様であるが，L-プロリンは単離ストレスによるコルチコステロン分泌亢進を緩和するが，D-プロリンにその作用はない。それはL-プロリンがNMDA型グルタミン酸受容体，D-プロリンがグリシン受容体と作用する受容体が異なるためと考えられている。L-オルニチンに比してD-オルニチンの効果は弱いが，L-トリプトファンとD-トリプトファンの効果に差はない。

2.2.4 β-またはγ-アミノ酸

β-アミノ酸としてはβ-アラニンとタウリン（厳密にいえばアミノ酸ではない）が代表的なものとなる。β-アラニンはピリミジン塩基のシトシンとウラシルから産生される。タウリンは，含硫アミノ酸のシステインを起点として合成される。実験動物のうつ状態の判断に用いられる強制水泳試験において，マウスの大脳皮質のタウリン濃度の上昇が，また，抗うつ薬のイミプラミンによってマウスの視床下部のβ-アラニン濃度の上昇が認められている[9]。その後，タウリンに抗うつ様作用とβ-アラニンに抗不安様作用が確認された[10]。また，β-アラニンはGABA-A受容体を介して鎮静作用をもたらす。

γ-アミノ酸の代表はGABAであるが，上述のようにGABA受容体が鎮静・催眠作用に関係する。

2.2.5 タンパク質の翻訳後修飾で産生されるアミノ酸

ヒドロキシプロリンはコラーゲンタンパク質合成後の翻訳後修飾として，プロリンにヒドロキシル基が導入されることにより生成される。ヒドロキシプロリンの行動に対する効果はL-プロリンと同様であるが，コルチコステロン分泌を抑制する作用はない。

2.2.6 遊離アミノ酸から産生される化合物

ヒスチジンあるいは1-メチルヒスチジンとβ-アラニンが結合したものが，カルノシンとアンセリンであるが，β-アラニンの鎮静作用とは異なりそれらは興奮作用を示すようになる。アルギニンから産生されるクレアチンはGABA-A受容体を介して鎮静作用をもたらす。セリンに関しては，構造にセリン残基を含むホスホセリン，アセチルセリン，リゾホスファチジルセリン，ホスファチジルセリンも鎮静あるいは催眠，または両作用を有する。ただし，セリンはGABA-A受容体に関わるがホスファチジルセリンの効果にはムスカリン性アセチルコリン受容体が関わることが報告されている。

2.3 概日時計の調節作用を有するアミノ酸

2.3.1 栄養による概日時計の調節

ヒトをはじめ，地球上のほとんど全ての生物には，約24時間周期で刻まれる概日時計が備わっている。概日時計は睡眠・覚醒リズムを制御するため，概日時計の乱れは睡眠障害と関連している。また，概日時計はホルモン分泌や代謝，血圧など様々な生理機能に24時間のリズムをもたらしている。不規則な生活によって概日時計が乱れると，糖尿病，肥満，高血圧，がんなどのリスクが高まることが知られる[11]。

概日時計は光によってリセットされるほか，食事のタイミングや栄養素により調節が可能である。すなわち，概日時計を調節できる栄養素を同定できれば，概日時計の乱れによる病気の改善・予防が期待される。さらに，様々な栄養素の代謝速度や生理作用には時刻依存性があり，食品機能性成分の効果を最大限に発揮するためには，適した時刻に摂取する必要がある。

2.3.2　オルニチン

上記で述べられた鎮静・催眠作用を有するアミノ酸のうち，オルニチンはマウスでnon-REM睡眠を増加させることや[12]，ヒトの主観的な睡眠の質を改善すること[13]が報告されている。オルニチンの概日時計に対する効果について，マウスにおけるホルモンの分泌リズムを指標として調査された[14]。オルニチンを夜間に1週間毎日投与すると，休息期における成長ホルモンの分泌が増加するとともに，夜ホルモンであるメラトニンの分泌開始が早まった（図2）。さらに，夜間摂取によって活動期における活動量が増加した。これらの効果は昼間の摂取では認められず，時刻依存性があることが判明した。オルニチンを夜間に摂取すると，昼間に摂取した場合と比べて，血漿・視床下部・下垂体におけるオルニチン濃度の上昇率が低いことから（図2），オルニチンの代謝速度の時刻依存性が関与すると示唆される。

2.3.3　セリン

最近，タンパク質合成に使われるアミノ酸20種類を用いて，概日時計に影響を及ぼすアミノ酸のスクリーニングがマウスの回転輪活動リズムを指標として行われた[15]。アミノ酸単独で概日

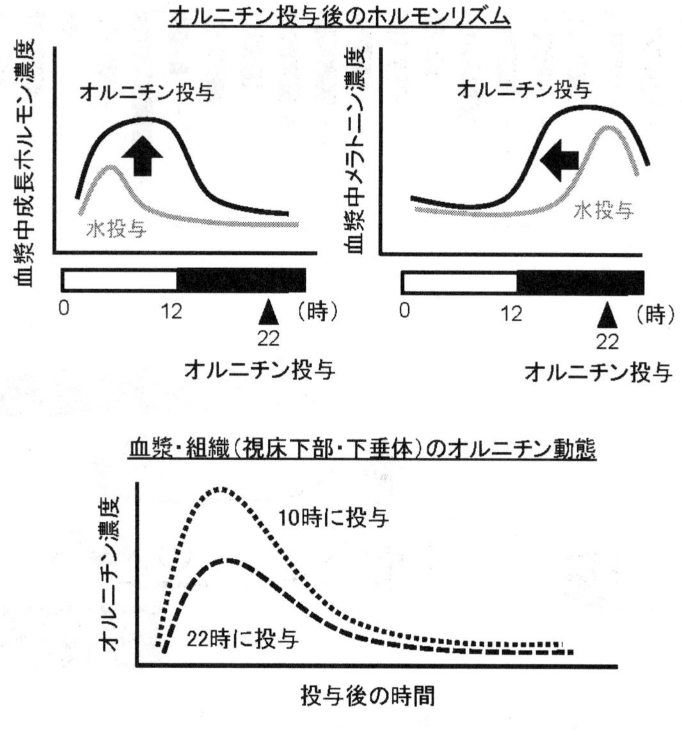

図2　オルニチンがホルモンリズムに及ぼす影響

CBA/Nマウスにおいてオルニチンを22時に7日間経口投与すると，8日目におけるホルモンリズムが変化した。効果の時刻依存性はオルニチン動態と関与する可能性がある。

時計を調節するものは認められなかったものの，セリンの経口投与により，光による概日時計のリセット（位相変化）が強められることが判明した（図3A)。光リセット不足は概日時計の慢性的な乱れにつながるため，セリンの効果は有用と考えられる。

NMDA型グルタミン酸受容体のコアゴニストであるD-セリンでも同様の効果が確認された。しかし，セリンによる光リセット増強効果はNMDA受容体の拮抗薬で阻害されず，GABA-A受容体の拮抗薬で阻害された。このことから，セリンの効果はD-セリンを介さず，GABA-A受容体を介することが示唆される。さらに，明暗周期を6時間ずらして人工的な時差ぼけ状態を誘導した後，セリンを特定時刻に5日間経口投与すると，新しい明暗周期に対する同調が早まった。この結果は，セリンが時差ぼけの早期解消に役立つ可能性を示唆する。

ヒトでも同様の効果が実証されている。男子大学生において，就寝前にセリンを摂取して翌朝強い光を浴びると，プラセボ群に比べて，夜のメラトニン分泌開始時刻が有意に大きく前進した（図3B)。さらに，セリンを摂取した学生では，翌日の昼間における覚醒度が高い傾向が見られた。これは，セリンによる主観的な睡眠の質の改善[16]と関与するかもしれない。

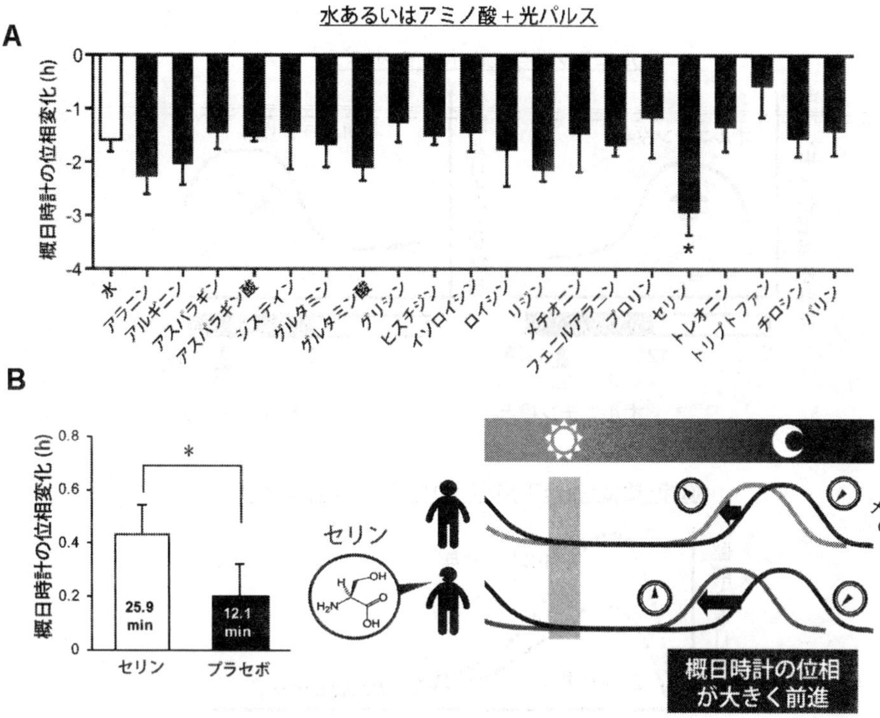

図3　セリンが概日時計の光リセットに及ぼす影響

(A) CBA/N マウスにおいてセリンを経口投与すると，光による位相変化が強められた。概日時計の位相は回転輪の活動リズムを指標としている。$*P<0.05$, Bonferroni's multiple comparison test. (B) ヒトにおいて，夜の就寝前にセリンを摂取すると，翌朝の光による位相変化が強められた。概日時計の位相は夜間のメラトニン分泌開始時刻を指標としている。 $*P<0.05$, *t*-test.（文献15）より引用改変）

季節性感情障害は特定の季節にうつ症状を示す気分障害であり，多くは冬にうつ病状を示すため冬季うつ病とも呼ばれる。冬季うつ病の原因の一つに，冬の日照不足による概日時計のリセット不足が考えられている。これを補うため，高照度光療法が治療に用いられる。セリンが概日時計の光リセットを強めることから，セリンにより高照度光療法の効果を強める試みがなされた[17]。短日条件のマウスにおいて，毎日セリンを皮下投与した後で強い光を照射すると，光による抗うつ様効果がより強く見られた。これはセロトニン神経系の活性を介するものと示唆されている。

文　　献

1） M. Furuse, *Eur. J. Pharmacol.*, **762**, 382 (2015)
2） E. L. van Luijtelaar *et al.*, *Physiol. Behav.*, **41**, 409 (1987)
3） I. Kurauchi *et al.*, *J. Appl. Anim. Res.*, **31**, 25 (2007)
4） K. Shigemi *et al.*, *Neurosci. Lett.*, **468**, 75 (2010)
5） M. Nagasawa *et al.*, *Amino Acids*, **43**, 2101 (2012)
6） M. Nagasawa *et al.*, *Amino Acids*, **49**, 1561 (2017)
7） K. Kurata *et al.*, *Nutr. Neurosci.*, **14**, 243 (2011)
8） K. Kurata *et al.*, *Neurosci. Lett.*, **506**, 287 (2012)
9） T. Murakami *et al.*, *Eur. J. Pharmacol.*, **302**, 73 (2009)
10） T. Murakami and M. Furuse, *Amino Acids*, **39**, 427 (2010)
11） Y. Touitou *et al.*, *Life Sci.*, **173**, 94 (2017)
12） K. Omori *et al.*, *Sleep Biol. Rhythms*, **10**, 38 (2012)
13） M. Miyake *et al.*, *Nutr. J.*, **13**, 53 (2014)
14） H. Matsuo *et al.*, *Chronobiol. Int.*, **32**, 225 (2015)
15） S. Yasuo *et al.*, *J. Nutr.*, **147**, 2347 (2017) American Society for Nutrition
16） Y. Ito *et al.*, *Springerplus*, **3**, 456 (2014)
17） M. Kawai *et al.*, *Brain Res. Bull.*, **118**, 25 (2015)

3　分枝鎖アミノ酸（BCAA）

吉澤史昭*

3.1　分枝鎖アミノ酸の腸管での吸収

生物の体内では，アミノ酸はそのほとんど（99%）がタンパク質の形で存在し，遊離のアミノ酸はごく僅かである。タンパク質食品は生物由来であることから，発酵食品など一部の食品を除いて，通常アミノ酸はタンパク質の形で摂取される。したがって，体内に取り込まれるアミノ酸の種類と量は，摂取する食品タンパク質のアミノ酸組成によって決まると考えるのが自然であるが，実はタンパク質の消化によって生じたアミノ酸が，そのままの組成で門脈（肝門脈）に入るわけではない。タンパク質の消化で生じたアミノ酸は，小腸吸収上皮細胞にあるアミノ酸輸送体によって吸収されるが，吸収されたアミノ酸は，一部は吸収上皮細胞のタンパク質合成に利用されたり，代謝されたりするため，門脈に入っていくアミノ酸の組成は，摂取したタンパク質のアミノ酸組成とは異なる。グルタミン酸やグルタミン，アスパラギン酸等の可欠アミノ酸（非必須アミノ酸）は，多くが小腸吸収上皮細胞での代謝エネルギー産生や，他のアミノ酸およびタンパク質合成に利用されることが確認されており，門脈に入っていく量は多くない。例えば，グルタミン酸が代謝を受けずに門脈に入る割合は僅か（10%以下）であり[1]，食餌としてグルタミン酸を摂取した後も血中のグルタミン酸濃度は低く保たれる。一方，不可欠アミノ酸（必須アミノ酸）は，ほとんどがそのまま門脈に入ると考えられる。そのため分枝鎖アミノ酸（分岐鎖アミノ酸，あるいはbranched-chain amino acids：BCAAとも呼ばれる）を豊富に含むタンパク質（例えば，乳清タンパク質）を摂取すると，血中の分枝鎖アミノ酸濃度は上昇する。血中分枝鎖アミノ酸濃度の上昇速度は，タンパク質の消化速度に依存する。当然ながら遊離の分枝鎖アミノ酸を含むサプリメントなどを摂取すると血中の分枝鎖アミノ酸濃度は，摂取後に速やかに上昇する。分枝鎖アミノ酸の作用の多くは，一過性の血中濃度の上昇が引き金になって発現するため，分枝鎖アミノ酸の作用の発現と吸収速度とは密接な関係がある。

3.2　分枝鎖アミノ酸の肝性脳症改善作用

分枝鎖アミノ酸はいずれもヒトの不可欠アミノ酸であり，生体にとって重要な機能を持ったアミノ酸であることから，さまざまな疾患時に対応したアミノ酸製剤として応用されてきた経緯がある。低タンパク血症や低栄養状態時，手術前後のアミノ酸補給を目的とした高濃度アミノ酸製剤は，分枝鎖アミノ酸の含有率が高い。これは，主に筋肉組織で代謝され，筋タンパク質の合成を促進し分解を抑制するという分枝鎖アミノ酸の作用が，手術後等の体タンパク質異化期に有用であると期待されるためである（3.4参照）。

また，肝硬変患者の治療においても分枝鎖アミノ酸が重要な役割を演じている。肝硬変患者には高頻度にタンパク質代謝異常が認められる。筋タンパク質が減少し，内蔵タンパク質の指標で

*　Fumiaki Yoshizawa　宇都宮大学　学術院（農学部　生物資源科学科）　教授

ある血清アルブミン濃度の低下に代表される低タンパク質栄養状態は，肝硬変患者に特徴的である。血漿分枝鎖アミノ酸濃度の低下が肝硬変患者に見られるタンパク質代謝異常の重要な要因であり，肝臓におけるアルブミンの合成を低下させている。そこで，分枝鎖アミノ酸を多く含む肝不全用経腸栄養剤や分枝鎖アミノ酸のみからなる分枝鎖アミノ酸顆粒製剤などで分枝鎖アミノ酸を補充投与することで，アルブミン代謝を改善し，低タンパク質栄養状態を是正する治療が行われている。さらに，肝硬変が進行して非代償性肝硬変になると，腹水，黄疸，肝性脳症といった肝不全症状が出現する。肝不全症状の代表である肝性脳症は，脳内モノアミン（ノルアドレナリン，ドーパミン，セロトニンなど）の変動が発現の一側面を担っており，また血液中のアミノ酸のアンバランスと深く関係している。肝不全の患者の血液中のアミノ酸濃度は，健康な人に比べると分枝鎖アミノ酸が低く，芳香族アミノ酸（フェニルアラニン，チロシン，トリプトファン）が高いのが特徴である。これには肝障害時に生じるアミノ酸代謝の異常が原因している。芳香族アミノ酸は他の多くのアミノ酸と同じように肝臓で代謝される。しかし，肝機能の低下に伴って，これらのアミノ酸が肝臓で代謝されず，血中濃度は増加する。また，肝機能障害時には，末梢におけるインスリン感受性の低下がみられる。末梢組織における“インスリン抵抗性”の糖利用障害から，その代償として骨格筋のタンパク質分解を促進して，アミノ酸をエネルギー基質として利用する。筋タンパク質分解で動員されるアミノ酸のうち分枝鎖アミノ酸は，末梢筋肉組織で直接分解・酸化されてエネルギー源となる（3.3 参照）。分枝鎖アミノ酸は，その代謝の最初の反応であるアミノ基転移酵素が肝臓にはほとんどないことから，肝臓では代謝されず主に抹消の筋肉組織で異化反応を受けるため，血中の分枝鎖アミノ酸も抹消筋組織で消費され，血中濃度は低下する。

アミノ酸が血液脳関門（blood brain barrier）を通過して脳内に移行する際に，中性アミノ酸は共通の担体を介しており，互いに競合現象が認められる。したがって，血漿中の分枝鎖アミノ酸が減少し，芳香族アミノ酸が上昇する肝不全では，大量に芳香族アミノ酸が脳内に流入し，脳内アミノ酸組成にも変動が生じている。一般に，チロシンからはドーパミンを経てノルアドレナリンが生成され，トリプトファンからは，5-ヒドロキシトリプトファン（5-HTP）を介してセロトニンが生成される。フィッシャーらが提唱したのは，フェニルアラニンによるチロシン水酸化酵素に対する競合的阻害により，ドーパの生成低下とノルアドレナリン濃度の低下が肝性脳症の発現と関連する，というものである[2)]。一方，脳内のノルアドレナリン濃度の低下に関しては，ノルアドレナリンの異化亢進も想定されている，すなわち，肝不全時に脳内で増加しているオクトパミンやフェニルエタノラミンなどの偽性神経伝達物質がノルアドレナリンを，その貯蔵顆粒から追い出しているという説である（偽性神経伝達物質説）。しかし，フィッシャーらの仮説のみではすべてが説明できないこともあり，現在では否定的な意見も見られる。また，脳内に増加したトリプトファンはほとんどがセロトニンとなるため，セロトニンが脳内で上昇していることも見逃せない。したがって，アミノ酸アンバランスが肝性脳症を発現させるメカニズムに関しては議論が残るものの，少なくともアミノ酸のアンバランスが原因となって生じる。肝性脳症を発現している患者に分枝鎖アミノ酸を豊富に含む特殊組成アミノ酸輸液製剤を点滴し，血中のアミノ酸のアンバランスを是正することで脳症を改善する治療が行われている。

3.3　分枝鎖アミノ酸の代謝

分枝鎖アミノ酸はいずれもヒトの不可欠アミノ酸であるため，体内には合成系は存在せず分解系のみが存在する。分枝鎖アミノ酸の分解系は，ほぼ全てがミトコンドリアに存在し，最初の2つのステップは3つの分枝鎖アミノ酸に共通であり，分枝鎖アミノ酸の代謝系の特徴を示す反応である（図1）。最初のステップ（第一ステップ）は，分枝鎖アミノ酸アミノ基転移酵素（branched-chain aminotransferase：BCAT）による分枝鎖アミノ酸の可逆的なアミノ基転移反応である。BCATには，ほとんどの組織で発現しているミトコンドリア型（BCATm）と，主に脳・神経で発現している細胞質型（BCATc）の2つのアイソザイムが存在する[3)]。続く第二ステップは，分枝鎖α-ケト酸脱水素酵素（branched-chain α-ketoacid dehydrogenase：BCKDH）複合体による分枝鎖α-ケト酸の不可逆的な酸化的脱炭酸反応である。この反応は可

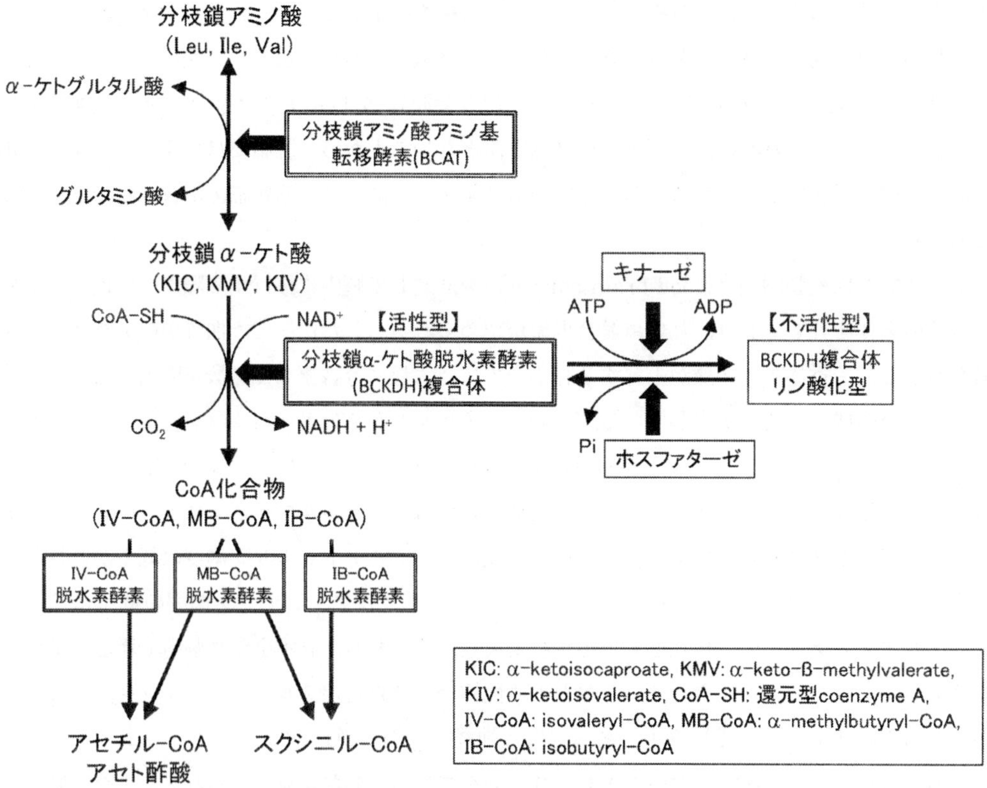

図1　分枝鎖アミノ酸の分解系

最初の2つのステップは3つの分枝鎖アミノ酸に共通である。

（下村吉治，日本栄養・食糧学会誌，65, 97（2012）の図4を一部改変）

逆反応であり，分枝鎖アミノ酸分解の律速段階であると考えられている。生体内におけるBCKDH複合体の活性は，還元型nicotinamide adenine dinucleotide（NADH），CoA化合物による生成阻害[4]やBCKDH複合体自身がリン酸化および脱リン酸化される化学的修飾[5]等により調節される。BCKDH複合体をリン酸化して不活性化するのがBCKDHキナーゼ（BCKDH kinase：BDK）であり[5]，不活性化されたBCKDH複合体を脱リン酸化して活性化するのがBCKDHホスファターゼ（BCKDH phosphatase：BDP）である[6]。BDPは依然として未解明な点が多いが，BDKについては，遺伝子クローニング，構造解析などさまざまな方面から研究が進められており，BCKDH複合体の活性調節において重要な役割を演じていることが明らかにされつつある。BDKによるBCKDH複合体の活性調節についての研究で，BDKにはBCKDH複合体に結合して存在する結合型と，結合しないで存在する遊離型があり，遊離型BDKは不活性型であるため，BCKDH複合体活性は結合型BDK量に依存して調節（抑制）されることが示された[7]。また，BDKの活性や発現は，さまざまな栄養状態やホルモンによる調節を受けることが明らかにされている。

分枝鎖アミノ酸の分解は，臓器によって大きく違うことが知られている。これは，上述の分解系の最初の2つのステップの酵素活性が臓器によって著しく異なることに起因する[8]。「3.2　分枝鎖アミノ酸の肝性脳症改善作用」の肝障害時に生じるアミノ酸代謝の異常のところで触れたが，特に他の不可欠アミノ酸が代謝される肝臓と体内の主要臓器である筋肉での違いが分枝鎖アミノ酸の分解を特徴づけている。ラットでは，最初のステップの酵素であるBCAT活性が，筋肉で極めて高く，肝臓では低い。第二ステップの酵素であるBCKDH複合体活性は，逆に筋肉で低く肝臓でかなり高い。このことから，ラットでは，筋肉で分枝鎖アミノ酸のアミノ基が転移されて分枝鎖α-ケト酸が生成され，肝臓で分枝鎖α-ケト酸が代謝されると考えられる。一方ヒトでは，両酵素の活性はともにラットよりもかなり低いが，肝臓ではBCATがほとんど発現していないことから，やはり肝臓での分枝鎖アミノ酸の分解能は低いと考えられる[8]。BCKDH複合体活性は，筋肉と肝臓で大きな差はないことと，骨格筋は体重の約40%を占めることを考え合わせると，ヒトでの分枝鎖アミノ酸代謝の主要臓器は筋肉であると考えられる。

3.4　ロイシンのタンパク質代謝調節機能

バリン，ロイシン，イソロイシンは，分枝鎖アミノ酸というあたかも1種類のアミノ酸であるかのように取り扱われて議論されていることが多い。これまでに発表された分枝鎖アミノ酸によるタンパク質代謝調節に関する論文のほとんどがロイシンの機能について述べた論文であるにも関わらず，このロイシンの機能を分枝鎖アミノ酸の機能と拡大解釈している嫌いがある。ロイシンはタンパク質の合成を促進し，分解を抑制することでタンパク質代謝に対して同化的に作用することが知られている[9]。いずれの機能もロイシンに特有な機能であり，イソロイシン，あるいはバリンに単独でタンパク質代謝を調節する機能はない。ロイシンの分解抑制機能は多くの研究によって確認されており，細胞内の主要な2つのタンパク質分解機構であるユビキチン-プロテアソーム系とオートファジー系のいずれに対する抑制効果も報告されている。ロイシンのタンパク質分解調節機能については専門家の著作を参照していただくことにして，ここでは合成調節機能について解説する。

ロイシンが合成の調節をする対象は，一つ一つの特定のタンパク質というよりも，グループとしてのタンパク質（これを体タンパク質，あるいはバルクタンパク質という）である。広義のタンパク質合成，すなわち遺伝子発現の調節は，転写，mRNA のプロセッシングと安定性，翻訳，タンパク質の修飾，そしてタンパク質の代謝といったさまざまなレベルで行われている。細胞内のタンパク質の構成を変えることなしにバルクタンパク質の合成速度を変化させる調節においては，翻訳段階での調節が重要な意味を持つ。ロイシンは，翻訳段階に作用してバルクタンパク質の合成を促進することが知られている[10)]。

翻訳段階は，開始，ペプチド鎖伸長，終結，および終結後のリボソームのリサイクルの 4 段階に大別される。開始，ペプチド鎖伸長，終結段階は，それぞれ開始因子，伸長因子，終結因子と呼ばれるタンパク質因子によって調節されている。この中で開始段階が生理的調節に関して最もよく研究されている段階である。開始段階は，開始コドンが開始 tRNA によって認識され，そこでリボソームの 2 つのサブユニットが会合する段階である。生理的調節は，開始段階の中でも翻訳開始因子（eukaryotic initiation factor：eIF）2 が介する Met-$tRNA_i$ をリボソーム 40S サブユニットへ結合するステップと，eIF4E とその関連因子が介する Met-$tRNA_i$ と結合したリボソーム 40S サブユニットを mRNA の 5' 末端へ結合するステップで行われると考えられている。eIF2 が介するステップは主にタンパク質合成の抑制の制御を行うステップである。一方，eIF4E とその関連因子が介するリボソーム 40S サブユニットを mRNA の 5' 末端へ結合するステップは，強力なタンパク質合成促進ホルモンであるインスリンなどによって活性化されることが知られている。eIF4E には，eIF4E と結合してキャップ依存性の翻訳を阻害する結合タンパク質（eIF4E-binding protein 1：4E-BP1）が存在する。4E-BP1 は非リン酸化状態では eIF4E と結合しているが，インスリンなどの刺激によってリン酸化されると eIF4E から乖離し，eIF4E が eIF4A，eIF4G とともに eIF4F 複合体を形成すると翻訳開始が活性化する[11)]。リボソームタンパク質 S6（rpS6）のリン酸化も mRNA のリボソーム 40S サブユニットへの結合の調節において重要である。rpS6 は rpS6 キナーゼ（S6K1）によって複数の部位がリン酸化される。S6K1 の活性化による rpS6 のリン酸化は，TOP と呼ばれる 5' 末端 Cap に隣接したオリゴピリミジン配列を持つ mRNA（TOP mRNAs）の選択的な翻訳に関係している[12)]。TOP mRNAs にコードされるタンパク質の一団は，リボソームタンパク質，翻訳因子など mRNA の翻訳に関係するタンパク質を含んでいる。すなわち，S6K1 の活性化は結果的にタンパク質合成能の増加をもたらすこととなる。なお，S6K1 自身もリン酸化されることで活性化される。

ロイシンは，4E-BP1 および S6K1 をリン酸化し，翻訳開始を促進することが，培養筋細胞を用いた *in vitro* の研究でも，実験動物の骨格筋を用いた *in vivo* 実験でも示されている。他の分枝鎖アミノ酸については，イソロイシンも 4E-BP1 および S6K1 のリン酸化促進作用を示すが，ロイシンと比べるとその作用は弱く，バリンは促進作用を持たない。なお，ロイシンを含め分枝鎖アミノ酸は，eIF2の活性には影響を与えない。

以上のように，ロイシンは翻訳開始段階の活性化のシグナルとして作用し，その作用ポイントは，eIF4Eとその関連因子が介するmRNAのリボソーム40Sサブユニットへの結合のステップであることが示されている。このステップの調節において重要な役割をしている4E-BP1とS6K1は，両方ともmTOR（mammalian target of rapamycin）と呼ばれているタンパク質リン酸化酵素が関係するシグナル伝達経路の下流に位置し，ロイシンの翻訳開始の促進シグナルの一部はmTORを介して伝わることが示されている。

3.5　ロイシンによるmTORC1の活性制御

mTORは，Raptor（regulatory associated protein of mTOR），GβL（mLST8）およびDeptorとともにmTOR複合体1（mTORC1）と呼ばれる複合体を形成する。mTORC1は，増殖因子，栄養素，あるいはエネルギーの利用状況を反映する多くのシグナルを統合して，条件が良い時には細胞増殖を促進し，ストレス条件下や条件が良くない時には分解過程を亢進させる。ロイシンはmTORC1の活性化を通して翻訳の開始段階を活性化することが，ヒトを含めたさまざまな生物のさまざまな組織で示されたが，ロイシンがmTORC1を活性化する機構の詳細は不明な点が多く，特に「ロイシン」を感知するセンサー分子の実体に研究者の興味が注がれてきた。こうした中，マサチューセッツ工科大学のSabatiniらの研究グループによって，ストレス応答タンパク質のSestrin2がロイシンセンサーであるとの報告がなされ[13]，長らく不明であったロイシンによるmTORC1活性化の分子機構の解明に新進展があった。

アミノ酸シグナルは，mTORC1を細胞質からリソソーム膜上へリクルートして最終的な活性化因子Rhebとの相互作用を引き起こす。この相互作用は，リソソーム膜上に局在する低分子量Gタンパク質Ras-related GTPase（Rag）ヘテロ二量体依存的に起こる。さらに，Ragに対するGTPase-activating protein（GAP）活性によりRagの機能を制御する因子としてGATOR1，そしてGATOR1のGAP活性を負に制御するGATOR2が知られている。Sestrin2はGATOR2に結合しその機能を阻害し，結果的にmTORC1活性を阻害する因子としてこれまで知られてきたが，アミノ酸感知における作用機序は不明であった[14]。

同研究グループは，*in vitro*においてSestrin2とGATOR2の相互作用がロイシンの添加によって阻害されること，培養細胞においてSestrin2とGATOR2の相互作用が培養液中のロイシン濃度依存的に抑制されることを見出した。さらに，Sestrin2欠失細胞を用いた回復実験で，野生型Sestrin2を強制発現させるとロイシンによるmTORC1活性化が見られたのに対して，ロイシン結合能を示さないSestrin2変異体や，ロイシン結合能は持つがGATOR2とは結合できないSestrin2変異体の強制発現では，ロイシンに対するmTORC1活性の感受性が回復せず，Sestrin2はロイシンセンサーとして機能し得るものと結論している（図2）。

このようにロイシンセンサーの実態が明らかになりつつあり，いよいよロイシンによるタンパ

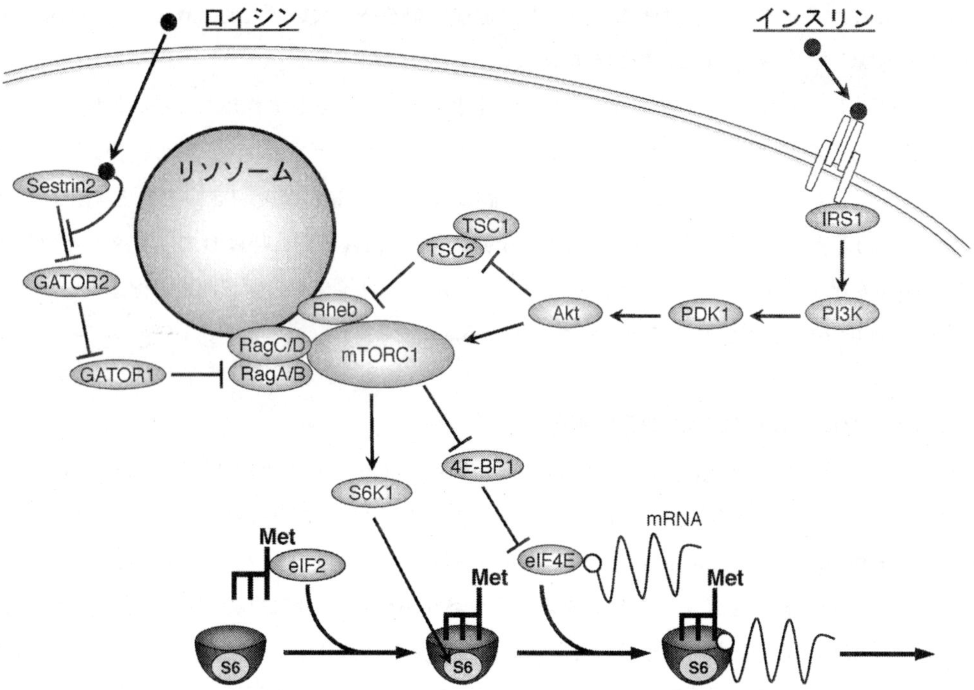

図 2　ロイシンによるタンパク質合成促進の作用機構

ロイシンとインスリンによるタンパク質合成促進の作用機構を示した。Sestrin2 はロイシンセンサーとして機能することで mTORC1 の活性を制御する。

ク質合成促進機構の全貌が解明されるのではないかと期待が高まっている。

3.6　イソロイシンの糖代謝調節機能

ロイシンはタンパク質代謝のみならず糖代謝にも影響を与えることが知られている。ロイシンはインスリン分泌刺激作用を持ち，ロイシンの経口投与によって血漿インスリン濃度の一過性の上昇が起きるので，ロイシンの糖代謝に与える影響は大部分がインスリン依存的であると考えられる。しかし，糖代謝を調節する機能を有する分枝鎖アミノ酸はロイシンだけではない。分枝鎖アミノ酸の糖代謝に対する影響を正常ラットのグルコース負荷試験で調べた結果，分枝鎖アミノ酸の中でもイソロイシンが，グルコース投与に伴う血漿グルコースレベル上昇をインスリン非依存的に抑制する機能を有し，さらにその作用はロイシンよりも強いことが示された[15]。絶食させたラットにイソロイシンを経口投与した場合も血漿グルコースレベルの低下が観察され，イソロイシンの血漿グルコース低下作用は糖質の小腸からの吸収阻害ではないことが示された[16]。また，トレーサーを用いてラットの血中グルコースの挙動を追跡した結果，イソロイシン投与によって肝臓と脂肪組織への取り込みは変化せず，骨格筋への取り込みが増加した[17]。これらのことから，グルコースの取り込みの点から考えると，骨格筋がイソロイシンの血糖低下作用に寄与する主要臓器であるということになる。ロイシンを投与した場合は，上記のいずれの組織への取り込みも変化しなかった。さらにグルコースの筋グリコーゲンへの取り込み量は，ロイシン投与によって増加したが，イソロイシン投与では変化しなかった[17]。これらのことから，イソロイシンはロイシンよりもグルコース取り込み促進作用は強いがグリコーゲン合成促進作用はなく，一方ロイシンはイソロイシンよりも骨格筋へのグルコース取り込み作用は弱いが，筋グリコーゲン合成促進機能を有するという，両者の作用に違いがあることが示された。

イソロイシンの骨格筋へのグルコース取り込み促進作用を解析するために，骨格筋におけるインスリン非依存的糖取り込み促進作用に関わるAMPK（5'-AMP-activated protein kinase）の関与を調べたが，イソロイシンの作用はAMPK非依存的であった。このようにイソロイシンはAMPK非依存的に骨格筋へのグルコースの取り込みを促進し，取り込まれたグルコースはグリコーゲンとして蓄積されるのではなく，エネルギー源として利用されて，骨格筋中のエネルギー状態が改善されることが示唆された。そこで，トレーサーの呼気中への排泄を追跡した結果，イソロイシン投与によりグルコース利用が亢進していること，すなわち，取り込まれたグルコースの酸化が亢進していることが示された[17]。

骨格筋細胞において，ロイシンがインスリンによって促進されるグルコース取り込みを阻害するのに対して，イソロイシンはインスリンによるPI3K（phosphatidylinositol 3-kinase）を経由したグルコース取り込み促進に対して相加効果を持つことが報告されている[15]。イソロイシンによるグルコース取り込み増加の分子基盤はよくわかっていないが，肝硬変ラットの骨格筋において，イソロイシンによるグルコース取り込みがグルコーストランスポーター（GLUT）1とGLUT4のトランスロケーションの増加と関係していることが明らかにされている[18]。このデータは，骨格筋においてイソロイシンが細胞内シグナル経路を経由してインスリン感受性を向上させていることを示唆している。著者らも正常ラットと培養筋細胞を用いて，骨格筋におけるイソロイシンのグルコース取り込み促進機構の解析を続けている。絶食ラットにイソロイシンを投与するとGLUT4のトランスロケーションが増加し，さらにイソロイシンに対する感受性は筋肉タイプ（筋線維タイプ）毎に異なることを明らかにした（未発表データ）。

血糖値は，組織へのグルコースの取り込みと組織からのグルコースの放出のバランスによって巧みに制御されている。絶食状態の肝臓では，アラニンなどの糖新生基質からピルビン酸などを経てグルコースが生成される。そのピルビン酸からグルコース生成への反応には4種の糖新生律速酵素が関与するが，その中でもPEPCK（phosphoenolpyruvate carboxykinase）は糖新生能やその活性とmRNA量に相関があることが知られている。ロイシン，あるいはイソロイシンを経口投与したラットの肝臓を調べたところ，イソロイシンを投与したラットの肝臓においてのみPEPCKのmRNA量および別の糖新生律速酵素であるG6Pase（glucose-6-phosphatase）のmRNA量と活性がコントロール群に比べて低下していた[17]。また，単離肝細胞を用いた実験で，インスリンを含まない培地にイソロイシン，あるいはロイシンを添加すると，イソロイシンを添加した場合にのみアラニンを基質としたグルコース産生量が減少した[17]。このようにインスリン非存在下の*in vitro*系においてイソロイシンによるグルコース産生低下が認められたことから，イソロイシンを投与したラットにおける糖新生抑制作用はインスリン非依存的作用であると考えられる。

著者らはイソロイシンの肝臓での糖新生抑制作用を解析するために，絶食させたラットにイソロイシンを経口投与した後の肝臓における遺伝子発現変化を，DNA マイクロアレイを用いて網羅的に調べた。その結果，DNA マイクロアレイ解析の結果からも糖新生の律速酵素の発現が減少しているのが確認された。また，パスウェイ解析を行った結果，イソロイシンによる PEPCK の発現調節パスウェイの一部を予想することができた。イソロイシンによって，PEPCK の発現調節パスウェイの上流に位置し，PEPCK の遺伝子発現を抑制する因子の遺伝子発現が増加し，促進する因子の遺伝子発現が減少していた（未発表データ）。以上から，イソロイシンは肝臓においては PEPCK の遺伝子発現を制御して糖新生の調節を行い，糖代謝を調節している可能性が強く示唆された。

以上のことから，イソロイシンは骨格筋への糖取り込みと全身の糖の酸化的利用を亢進し，かつ肝臓における糖新生を抑制して，血糖値を低下させると考えられる（図 3）[17]。

3.7 おわりに

ロイシンとイソロイシンの代謝調節作用について紹介したが，残る一つの分枝鎖アミノ酸であるバリンの作用についての報告は非常に少ない。部分肝切除モデルラットにバリン添加飼料を給餌し，肝再生過程における血清および肝臓組織内の脂質動態に与えるバリンの効果を検討した研

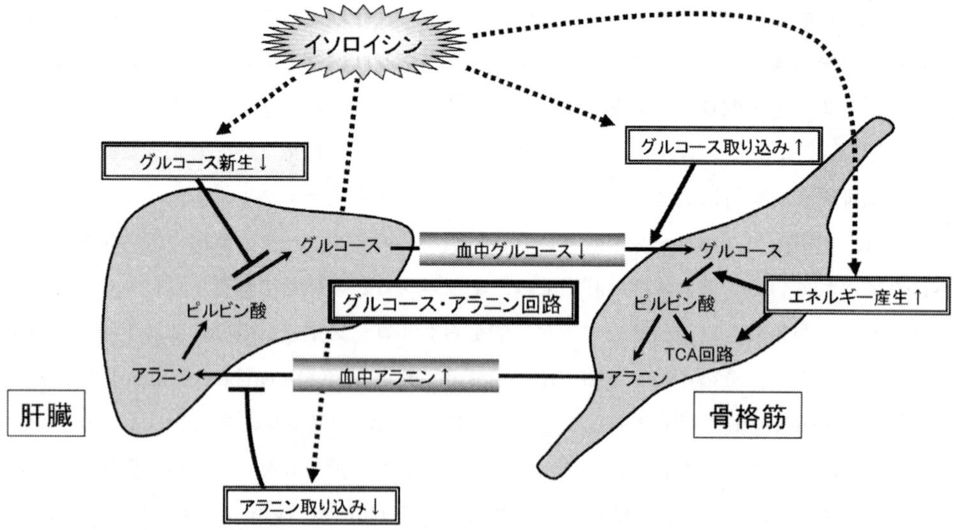

図 3　イソロイシンによる糖代謝調節の機構

イソロイシンは，骨格筋への糖取り込みと全身の糖の酸化的利用を亢進し，かつ肝臓における糖新生を抑制して血糖値を低下させ，肝臓と骨格筋のエネルギー状態を改善し，インスリン抵抗性を改善する可能性がある。（文献 17 より一部改変）

究で，バリンは肝切除後の肝再生の早期に，増加した血清遊離脂肪酸を取り込み，中性脂肪の蓄積，ATPの産生を増強させて肝再生をさらに促進する可能性が示された[19]。しかし，その後この研究結果を支持する報告はなく，その真否は定かでなかったが，ごく最近になって網羅的な遺伝子発現・代謝物発現解析により，マウス肝臓の胎内発生初期段階において，分枝鎖アミノ酸，特にバリンの代謝がその成長に重要であるとの報告がなされた[20]。さらに，この知見をヒトiPS細胞の培養に応用し，適切な濃度のバリンを培養液に添加するとヒトiPS由来肝臓細胞の増殖性が亢進すること，また，継代培養したヒト肝臓細胞を用いてミニ肝臓形成が可能であることが示された。以上のように，作用機序の詳細は未明であるが，バリンは肝臓細胞の増殖促進作用を持つと考えられる。

文　献

1）P. J. Reeds *et al.*, *J. Nutr.*, **130**, 978S (2000)
2）J. E. Fischer and R. J. Baldessarini, *Lancet*, **298**, 75 (1971)
3）S. M. Hutson *et al.*, *J. Neurochem.*,**71**, 863 (1998)
4）B. Boyer and R. Odessey, *Arch. Biochem. Biophys.*, **285**, 1 (1991)
5）Y. Shimomura *et al.*, *Arch. Biochem. Biophys.*, **283**, 293 (1990)
6）Z. Damuni and L. J. Reed, *J. Biol. Chem.*, **262**, 5129 (1987)
7）M. Obayashi *et al.*, *FEBS Lett.*, **491**, 50 (2001)
8）A. Suryawan *et al.*, *Am. J. Clin. Nutr.*, **68**, 72 (1998)
9）吉澤史昭ほか, 化学と生物, **45**, 203 (2007)
10）F. Yoshizawa, *Biochem. Biophys. Res. Commun.*, **313**, 417 (2004)
11）B. Raught *et al.*, “Translational Control of Gene Expression”, pp.245-293, Cold Spring Harbor Laboratory Press (2000)
12）O. Meyuhas, *Eur. J. Biochem.*, **267**, 6321 (2000)
13）R. L. Wolfson *et al.*, *Science*, **351**, 43 (2016)
14）L. Chantranupong *et al.*, *Cell Rep.*, **9**, 1 (2014)
15）M. Doi *et al.*, *Biochem. Biophys. Res. Commun.*, **312**, 1111 (2003)
16）M. Doi *et al.*, *J. Nutr.*, **135**, 2103 (2005)
17）M. Doi *et al.*, *Am. J. Physiol. Endocrinol. Metab.*, **292**, E1683 (2007)
18）S. Nishitani *et al.*, *Am. J. Physiol. Gastrointest. Liver Physiol.*, **288**, G1292 (2005)
19）千田明紀ほか, 外科と代謝・栄養, **37**, 179 (2003)
20）H. Koike *et al.*, *Development*, **144**, 1018 (2017)

4　D-アミノ酸

小林淳平[*1]，大島敏久[*2]

タンパク質の構成成分は20種類のα-アミノ酸で，グリシンを除き，すべてが1つあるいは2つの不斉炭素を有しており，それらは光学活性である（図1）。実際にタンパク質を構成しているα-アミノ酸は，通常L型である。そのため，医学，栄養学，食品学などの分野においてはアミノ酸と言えばL-アミノ酸を意味し，現在まで盛んに研究されてきている。一方，その鏡像異性体であるD-アミノ酸は天然には存在しないものと1970年ごろまでは考えられていたが，その後，細菌の細胞壁の構成成分としてD-アラニンやD-グルタミン酸などが発見されたことから，天然にも存在する物質であることが明らかになった。その後，1990年代に入り，光学活性なD体とL体のアミノ酸の分離分析が高速液体クロマトグラフィーなどで可能になるに伴い，D-アミノ酸は微生物だけでなく我々ヒトを含めた多くの高等生物の体内に普遍的に存在していることが明らかになってきた。また，そのようなD-アミノ酸は，食物や腸内細菌由来であると考えられていたが，現在では一部のD-アミノ酸は生体内で合成され，重要な生理機能を担っていることが分かっている[1~3]。

D-アミノ酸は生体内の生理的な性質や役割ではL-アミノ酸と大きく異なるが，多くの物理，化学的性質は同じである。また，D-アミノ酸は，一般にL-アミノ酸に比べて，生体内での存在量はかなり少ないため，生体内でのD-アミノ酸の機能や吸収・代謝に関してはL-アミノ酸と比較して圧倒的に知見が少なく，現在でも不明な点が多い。

その中で，生理的性質が最も研究されているD-アミノ酸はD-セリンである。D-セリンはヒトを含む多くの哺乳動物の脳内に多量に存在し，脳の高次機能に関わる*N*-メチル-D-アスパラギン酸受容体（NMDA受容体）のコ・アゴニストとして神経伝達に関与していることが明らかにされている。統合失調症やアルツハイマー病との関連も報告されており[2~4]，このような疾患

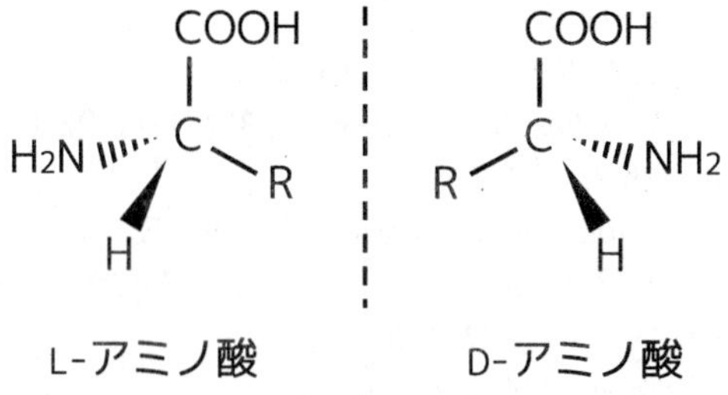

図1　L-アミノ酸とD-アミノ酸

＊1　Jyumpei Kobayashi　神戸大学　大学院科学技術イノベーション研究科　特命助教
＊2　Toshihisa Ohshima　大阪工業大学　工学部　生命工学科　教授

の患者は血中のD-セリン濃度が低下することも報告されている。またその他の機能としては，情動・認知・感覚運動に障害を持つマウスにおいて，これらの障害を改善すること[5]，脳内における過剰なD-セリンがNMDA受容体を過剰に活性化することで運動神経を破壊し，筋萎縮性側索硬化症の原因となりうることや[6,7]，神経伝達にとどまらずシナプスや樹状突起の形成に関与していることなども報告されている[8,9]。

一方D-セリンは，血管を通して血液から供給されたL-セリン，また同様に供給されたグルコースから細胞内で合成されたL-セリンを前駆体として，ビタミンB6補酵素であるピリドキサール-5'-リン酸（PLP）をもつセリンラセミ化酵素（セリンラセマーゼ）によって脳内で主として合成されると考えられている。しかし，このセリンラセマーゼは主にL-セリンから[10]，不可逆的に水分子を除去することで，ピルビン酸とアンモニアに分解するセリンデヒドラターゼ活性も同時に有する[11,12]（図2）。さらに，条件によっては，このセリンデヒドラターゼとしての活性がセリンラセマーゼの活性を上回る場合も知られている。しかし，このセリンラセマーゼ遺伝子欠損マウスでは脳内のD-セリン濃度が有意に減少し，記憶や学習能力に障害が現れることが報告されていることから[1]，セリンラセマーゼ活性は様々な要因によって制御され，実質的にD-セリンの合成に関与すると考えられている。また，D-セリンの経口投与によって脳内のD-セリン濃度が上昇することから[13]，外来のD-セリンも生体内に取り込まれて利用されていると考えられる。

星状細胞内で合成されたD-セリンはNa^+依存性アラニン，セリン，システイントランスポーター（Na^+ dependent alanine-serine-cysteine transporter：ASCT）によってシナプス間隙

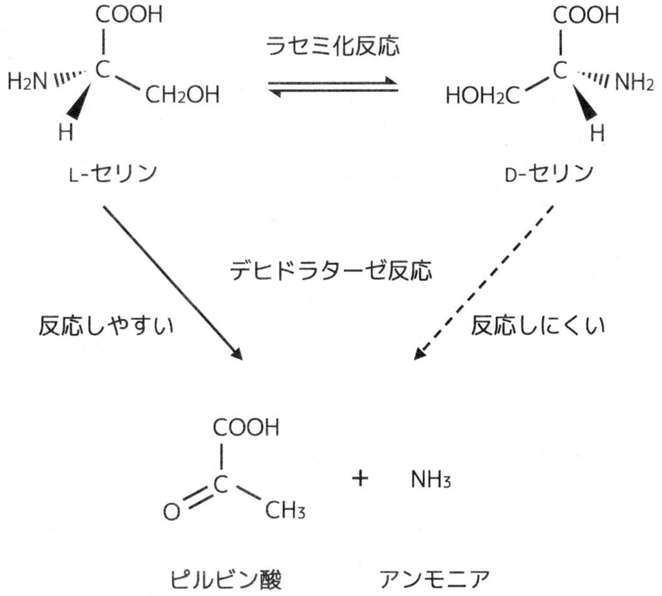

図2　セリンラセマーゼとセリンデヒドラターゼの反応式

に排出され，NMDA受容体に作用することでカルシウムイオンをシナプス後ニューロンへ流入させる（図3）。しかし，星状細胞におけるセリンラセマーゼ遺伝子の発現量は，神経細胞内に比べて低い一方，神経細胞内ではグルコースからのL-セリン合成経路遺伝子がほとんど発現していない[14]。したがって，星状細胞内のL-セリンはD-セリンと同様にASCTによって細胞外に排出され，神経細胞内でこのL-セリンをD-セリンに変換し，Na^+非依存性アラニン，セリン，システイントランスポーター（Asc-1）およびASCTによって再び星状細胞内に取り込まれ，蓄積および必要に応じて排出されると考えられている。またこのAsc-1は神経細胞にのみ存在し，D-イソロイシンによって活性化され，D-セリン濃度やシナプス可塑性を制御するなどの重要な機能を担うことがわかっている[15]。

その他のD-アミノ酸としてはD-アスパラギン酸がよく研究されている。このD-アスパラギン酸は組織や臓器などの成長過程において特定の部位に出現することが報告されており，これらの組織の分化や成熟に関与しているものと考えられている。例えば，精巣におけるテストステロン合成の促進[3,16]，脳下垂体後葉における，オキシトシンやバソプレシンの合成・分泌の制御[17]，松果体におけるメラトニンの分泌抑制[18]，脳下垂体後葉におけるプロラクチン合成・分泌促進[19]などが報告されている。このような報告から，D-アスパラギン酸は生体内で様々なホルモンの合成や分泌を制御していると考えられている。さらには，D-セリンと同様に脳内における神経伝達物質としての機能も明らかになっている[20]。

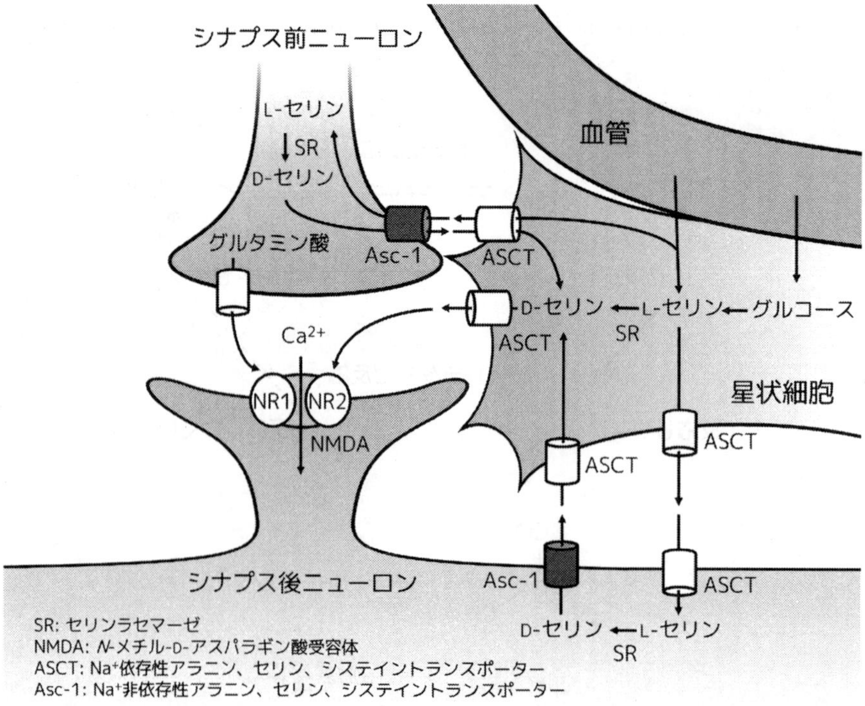

図3　D-セリンの合成と作用機構[41,42]

生体内のD-アスパラギン酸は主としてアスパラギン酸異性化酵素（アスパラギン酸ラセマーゼ）によってL-アスパラギン酸から合成されるか，または，経口摂取によって生体内に吸収されると考えられている[21]。しかし，このアスパラギン酸ラセマーゼは比較的近年に発見されたことから詳細な研究は少なく[22]，アスパラギン酸ラセマーゼ推定遺伝子の遺伝子産物が，アスパラギン酸ラセマーゼとしての活性を持つことも確認されていない。さらに，このアスパラギン酸ラセマーゼ推定遺伝子の発現量とD, L-アスパラギン酸濃度の比率に相関がみられないことや，同遺伝子をノックダウンしたマウス細胞内でも正常にD-アスパラギン酸が合成されることから[23]，このアスパラギン酸ラセマーゼ推定遺伝子の遺伝子産物がアスパラギン酸ラセマーゼの活性を持たない可能性もある。また興味深いことに，上述のD-セリンを合成するセリンラセマーゼはL-アスパラギン酸に対しても活性を有しており，実際に，マウスにおいてD-アスパラギン酸の合成に関与していることが最近明らかにされた[24]。このように，D-アスパラギン酸の生合成に関しては不明な点が多く，今後のさらなる研究が必要とされる。また，D-アスパラギン酸はグルタミン酸トランスポーターと高い親和性を持つことが報告されており[25]，さらに副腎皮質において，このグルタミン酸トランスポーターの発現量の増加に伴ってD-アスパラギン酸も増加することから[26]，このようなトランスポーターを経由して血管系から吸収されると考えられる。

その他に，D-アミノ酸の代謝に関わる重要な酵素としてD-アミノ酸酸化酵素（D-アミノ酸オキシダーゼ）が挙げられる。このD-アミノ酸オキシダーゼは中性アミノ酸を中心とした幅広い基質特異性を有しており，フラビンアデニンジヌクレオチド（FAD）を補酵素として，D-アミノ酸の酸化的脱アミノ反応を触媒し，不可逆的に2-オキソ酸に酸化する（図4）。反応の初期段階において，D-アミノ酸はD-アミノ酸オキシダーゼによってイミノ酸に酸化され，同時にFADは還元される。この還元型FAD（$FADH_2$）は酸素分子によってFADに再酸化されるとともに，過酸化水素を生成する。そして，D-アミノ酸の酸化によって生成したイミノ酸は非酵素的に加水分解され，2-オキソ酸を生成する。

このD-アミノ酸オキシダーゼは主に中性および塩基性のアミノ酸に対して活性を持ち，哺乳類の生体内において，主として腎臓，肝臓，脳に存在し，上述のD-セリンを含めた様々なD-ア

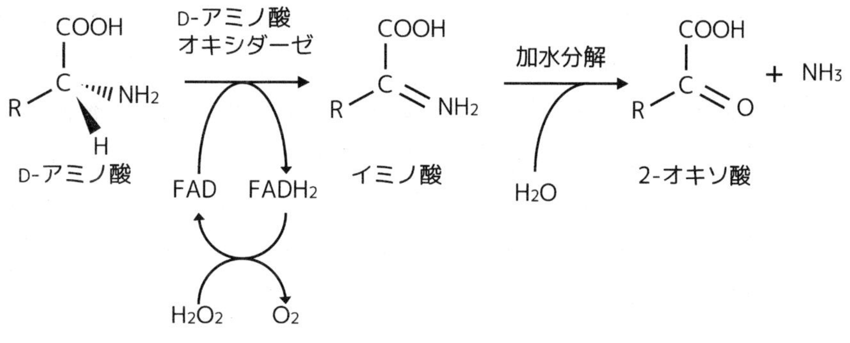

図4　D-アミノ酸オキシダーゼの反応機構

ミノ酸を分解していると考えられている。実際にこのD-アミノ酸オキシダーゼ遺伝子の欠損マウスにおいて，D-アミノ酸が生体内や尿中で増加することが報告されている[27]。また，このD-アミノ酸オキシダーゼは生体内の不要となったD-アミノ酸を分解するだけでなく，生体防御作用も持つことが最近明らかになった。腸内で病原性細菌が増殖すると，D-アミノ酸オキシダーゼは主に小腸で発現し，これらの病原性細菌が生成するD-アミノ酸を酸化することで活性酸素を発生させ，この活性酸素によって病原性細菌が殺菌される[28]。

また，D-アミノ酸オキシダーゼに近い酵素として，D-アスパラギン酸酸化酵素（D-アスパラギン酸オキシダーゼ）が挙げられる。この酸化酵素は上述のD-アミノ酸オキシダーゼとは異なり，主にアスパラギン酸やグルタミン酸といった酸性アミノ酸によく反応する。マウスにD-アスパラギン酸を投与すると肝臓中でのD-アスパラギン酸オキシダーゼ活性の上昇が認められる[29]。一方，同様の現象がD-アミノ酸オキシダーゼにおいては認められないため，D-アスパラギン酸はこのD-アスパラギン酸オキシダーゼによって分解されていると予想されている。

以上のように，現時点での生体内における遊離のD-アミノ酸研究は，その重要性が認識され始めた段階である。近年では，D-セリンやD-アスパラギン酸以外のD-アミノ酸においても様々な生理活性が報告されはじめているが，その詳細な吸収・代謝機構はL-アミノ酸における知見と比較すると圧倒的に少なく，さらなる研究が求められている。

一方，微生物におけるD-アミノ酸の代謝は，哺乳類におけるD-アミノ酸の代謝よりも古くから研究されており，様々な酵素の存在が明らかにされている。特に，発酵食品の製造に用いられる *Bacillus* および，*Lactobacillus* は菌体内外に様々なD-アミノ酸を高濃度に生産することが知られている。したがって，このような微生物を用いて製造される発酵食品には，多くのD-アミノ酸が含まれており，我々が日常的に摂取し，その一部は生体内で利用されていると考えられる。

上述の通り，D-アミノ酸の代謝において大きな役割を果たしている酵素にラセマーゼがある。哺乳類におけるアミノ酸ラセマーゼでは，上述のセリンラセマーゼおよびアスパラギン酸ラセマーゼの存在が確認されているが，微生物におけるラセマーゼはより多様である。特に，細胞壁の構成成分である，D-アラニンやD-グルタミン酸を合成するための酵素として，アラニンラセマーゼやグルタミン酸ラセマーゼがよく知られている。その他にもリシンラセマーゼやフェニルアラニンラセマーゼといった酵素も見出されている[30,31]。

一般的に，ラセマーゼは高い基質特異性を有しており，ほぼ単一のアミノ酸（D体とL体）にのみ反応するが，*Pseudomonas putida* といった一部の微生物において非常に広域な基質特異性を有するアミノ酸ラセマーゼも報告されている[32]。さらに，著者らは一部の *Lactobacillus* 属細菌においてもこのような広い基質特異性（主に分岐鎖アミノ酸）を有するアミノ酸ラセマーゼを発見している[33]。

その他の酵素としてはアミノ酸アミノ基転移酵素がある。アミノ酸アミノ基転移酵素はアミノ酸のアミノ基と2-オキソグルタル酸といった2-オキソ酸のオキソ基を変換する反応を触媒し，アミノ酸を2-オキソ酸へ，2-オキソ酸をアミノ酸へと相互変換するPLP酵素である。哺乳類においては，アラニンアミノ基転移酵素やアスパラギン酸アミノ基転移酵素としてL-アラニン，L-アスパラギン酸やL-グルタミン酸の代謝に関与している。微生物においては，D-アミノ酸にのみ特異的に反応すると同時に，2-オキソ酸からD-アミノ酸を生成するD-アミノ酸アミノ基転移酵素が見出されている。上述の*Bacillus*属細菌においては以前からその存在が知られていたが，著者らは，一部の*Lactobacillus*属細菌もこの酵素を有しており，既存のD-アミノ酸アミノ基転移酵素とは異なる基質特異性を有することを明らかにしている[34)]。

その他にはD-アミノ酸脱水素酵素が知られている。このグループの酵素はニコチンアデニンジヌクレオチド（NAD）やニコチンアデニンジヌクレオチドリン酸（NADP）を補酵素（電子受容体）とせず，FADやキノンを補酵素とする。この酵素はD-アミノ酸からの電子がFADへ移動してオキソ酸と$FADH_2$を生成する反応を触媒する点でD-アミノ酸オキシダーゼと同じである。しかし，酸化酵素の場合は$FADH_2$の電子は酸素に渡るのに対し，脱水素酵素では酸素ではなく細胞膜中のキノンやチトクロームなどの電子伝達体に渡ると考えられている。そのために，生理的には生体膜上に存在しD-アミノ酸からの電子の取り込みに機能していると考えられている。広範囲な基質特異性を有するD-アミノ酸脱水素酵素[35)]の他にも，D-プロリンやD-アルギニンに対して特に高い活性を持つ脱水素酵素も報告されている[36)]。

このように，微生物にはD-アミノ酸の多様な合成と分解系が見出されている。その理由としては，細胞壁や莢膜（納豆の糸など），ペプチド性抗生物質の構成成分としてD-アミノ酸が多様に利用されていることによると考えられる。また，近年では，D-アミノ酸がバイオフィルムの形成を阻害することや[37)]，バイオフィルムの分解に関与するなど[38)]，新たな機能が明らかにされつつある。また，発酵食品に含まれるD-アラニン，D-アスパラギン酸やD-グルタミン酸といった一部のD-アミノ酸が食品のうま味に強く影響していること[39)]，一部のD-アミノ酸にコラーゲンの合成を促進する作用があることなども見出されている[40)]。実際にこれらのD-アミノ酸を含んだ飲料や化粧品なども商品化されており，生理的な側面だけでなく，食品や美容といった様々な産業分野においても重要な研究対象として認識されつつある。

文　　献

1） R. Inoue *et al.*, *J. Neurosci.*, **28**, 14486 (2008)
2） J. T. Coyle, *Cell. Mol. Neurobiol.*, **26**, 365 (2006)
3） Y. Nagata *et al.*, *FEBS Lett.*, **444**, 160 (1999)
4） K. Hashimoto *et al.*, *Prog. Neuropsychopharmacol. Biol. Psychiatry*, **28**, 385 (2004)
5） T. Nagai *et al.*, *J. Pharmacol. Sci.*, **120**, 213 (2012)
6） J. Mitchell *et al.*, *Proc. Natl. Acad. Sci. USA*, **107**, 7556 (2010)

7) J. Sasabe *et al.*, *EMBO J.*, **26**, 4149 (2007)
8) L. P. Diniz *et al.*, *J. Biol. Chem.*, **287**, 41432 (2012)
9) D. T. Balu & J. T. Coyle, *Neurosci. Lett.*, **517**, 77 (2012)
10) K. Strisovsky *et al.*, *Biochemistry*, **44**, 13091 (2005)
11) A. Neidle & D. S. Dunlop, *Neurochem. Res.*, **27**, 1719 (2002)
12) V. N. Foltyn *et al.*, *J. Biol. Chem.*, **280**, 1754 (2005)
13) P. Pernot *et al.*, *Neurochem. Int.*, **60**, 837 (2012)
14) J. K. Yang *et al.*, *J. Biol. Chem.*, **285**, 41380 (2010)
15) D. Rosenberg *et al.*, *J. Neurosci.*, **33**, 3533 (2013)
16) Y. Nagata *et al.*, *FEBS Lett.*, **454**, 317 (1999)
17) H. Wang *et al.*, *J. Endocrinol.*, **167**, 247 (2000)
18) S. Ishio *et al.*, *Neurosci. Lett.*, **249**, 143 (1998)
19) Z. Long *et al.*, *Biochem. Biophys. Res. Commun.*, **276**, 1143 (2000)
20) S. D'Aniello *et al.*, *FASEB J.*, **25**, 1014 (2011)
21) S. Oguri *et al.*, *Biochim. Biophys. Acta*, **1472**, 107 (1999)
22) P. M. Kim *et al.*, *Proc. Natl. Acad. Sci. USA*, **107**, 3175 (2010)
23) S. Matsuda *et al.*, *Amino Aicds*, **47**, 975 (2015)
24) T. Ito *et al.*, *J. Biochem.*, **60**, 345 (2016)
25) Y. Kanai & M. A. Hediger, *Nature*, **360**, 467 (1992)
26) J. A. Lee *et al.*, *Arch. Biochem. Biophys.*, **385**, 242 (2001)
27) R. Konno *et al.*, *Chem. Biodivers.*, **7**, 1450 (2010)
28) J. Sasabe *et al.*, *Nat. Microbiol.*, **251**, 16125 (2016)
29) M. Katane & H. Homma, *Chem. Biodivers.*, **7**, 1435 (2010)
30) Y. C. Kuan *et al.*, *Process Biochem.*, **46**, 1914 (2011)
31) T. Stein *et al.*, *Biochemistry*, **34**, 4633 (1995)
32) K. Kino *et al.*, *Appl. Microbiol. Biotechnol.*, **73**, 1299 (2007)
33) Y. Mutaguchi *et al.*, *J. Bacteriol.*, **195**, 5207 (2013)
34) J. Kobayashi *et al.*, *J. Mol. Catal. B Enzym.*, **94**, 15 (2013)
35) T. Satomura *et al.*, *Appl. Microbiol. Biotechnol.*, **99**, 9337 (2015)
36) T. Satomura *et al.*, *J. Biol. Chem.*, **277**, 12861 (2002)
37) A. I. Hochbaum *et al.*, *J. Bacteriol.*, **193**, 5616 (2011)
38) I. Kolodkin-Gal *et al.*, *Science*, **328**, 627 (2010)
39) K. Okada *et al.*, *Amino Acids*, **44**, 489 (2013)
40) Y. Mutaguchi *et al.*, D-Amino Acids, 355, Springer (2016)
41) M. R. Van Horn *et al.*, *Front. Cell. Neurosci.*, **7**, 39 (2013)
42) M. Martineau *et al.*, *Front. Synaptic. Neurosci.*, **6**, 12 (2014)

第2章　タンパク質・ペプチド

1　概観：タンパク質・ペプチドの消化・吸収・代謝・体内動態（生理作用）

原　博*

タンパク質はゲノムにコードされた20種のアミノ酸に加え，翻訳後修飾された数種のアミノ酸がペプチド結合で重合した3大栄養素の1つである。明確な定義はないが，おおよそ100個以上のアミノ酸が重合し，分子量にして1万数千以上の分子をタンパク質と呼び，それより短いアミノ酸の重合体をペプチドと呼ぶ。アミノ酸が2個ないし3個結合したジ・トリペプチドを低分子ペプチドと呼び，後に述べるタンパク質の腸管吸収において特別な意味を持つ。

食事として摂取されるタンパク質量は，日本人の食事摂取基準（2015年版）における推奨量では，成人で男性60 g，女性50 g（妊婦，授乳婦は5～25 g付加量あり）とされているが，日本人のタンパク質平均摂取量は，現在男性70 g，女性60 g程度とされている。一方，消化管粘膜剥離物や消化酵素に由来する内因性のタンパク質が，一日50～60 gと，食事由来のタンパク質に匹敵する量が消化管管腔に放出され，食事タンパク質と同様に消化吸収される。これらは，管腔内消化を経て膜消化を受け，最終消化産物として小腸上皮細胞に取り込まれた後，腸間膜静脈，門脈，肝臓をへて体循環血に到達する。ヒトにおけるタンパク質の消化能力は非常に高く，先に述べたタンパク質必要量の10倍近い消化能力があるとも言われている。

本章では，食事として摂取されたタンパク質の消化吸収の詳細について述べるとともに，消化過程で生成するペプチドの生理作用も概説する。なお，個別の食品タンパク質やペプチドに関しては各論を参照されたい。また，アミノ酸の吸収に関しても，別の章で取りあげられている。

1.1　タンパク質の消化

1.1.1　タンパク質の管腔内消化

食事中のタンパク質の多くは，加熱などの調理により変性を受けて高次構造が破壊され，消化を受けやすくなる。胃内においても，胃酸（塩酸）により変性を受けるが，この過程は，刺身など加熱調理されていない「生」のタンパク質を摂取した場合には重要である。タンパク質の消化は，管腔内消化と膜消化に大別される。これはでんぷんの消化と同様である。管腔内消化の最初のステップは，変性されたタンパク質が胃から分泌されるプロテアーゼであるペプシンにより，大まかな消化を受けることで始まる。これにより，肉塊など固体のタンパク質の多くは可溶化される。ペプシンは，胃底腺に分布する主細胞より活性のないペプシノーゲンとして分泌され，胃

---

*　Hiroshi Hara　北海道大学　大学院農学研究院　基盤研究部門　教授

酸により活性化される自己触媒作用により，一部のペプチド鎖が切断され活性型のペプシンに変換される。このように胃内のタンパク質消化に重要な胃酸は，胃腔内食事由来のペプチドやアミノ酸刺激により放出されるガストリンや，肥満細胞から放出されるヒスタミンにより，その分泌が促進される。ペプシノーゲンも，胃酸同様ガストリンにより分泌が刺激される。また，小腸上部から放出される消化管ホルモンであるコレシストキニン（CCK）や迷走神経刺激によっても分泌が促進されることが報告されている[1]。ガストリンは，消化管内分泌細胞の一種 G-cell で産生されるが，胃内のアミノ酸による放出刺激には，G タンパク質共役型受容体であるカルシウム感知受容体の関与が報告されている[2]。

胃内に入った食物は，先の述べたようにガストリン分泌を刺激して，胃底部の弛緩や幽門括約筋の収縮により胃内に滞留する。そして，前庭部の蠕動運動により適度な早さで十二指腸に排出される。胃内での消化粥の滞留時間は，摂取された食物繊維などの食品成分の物理的性質により大きな影響を受ける。胃からの適切な消化粥排出速度は，血糖値の過度な上昇抑制や食後高脂血症の防止に重要である。

胃から排出され，十二指腸に入ったペプシン消化物（ペプトン）は，管腔内消化の第 2 ステップである，膵臓から外分泌される種々のプロテアーゼにより，さらなる消化を受ける。これに関与する膵プロテアーゼの一覧を表 1 に示した。これらタンパク質消化酵素は，ペプチド鎖の内部を切断するエンド型と，末端から切断するエキソ型に大別される。エンド型の主要な膵消化酵素はトリプシンとキモトリプシンで，前者は塩基性アミノ酸であるリジンやアルギニンの C 末側でペプチド鎖を切断し，後者の基質特異性はやや広いが，主に芳香族アミノ酸の C 末端を切断する。この他に，エラスターゼ 1, 2 が存在する。エキソ型プロテアーゼとしては，カルボキシペプチダーゼ A, B が存在し，前者は主に芳香族アミノ酸に特異性が高く，後者は塩基性アミノ酸に特異性が高い。いずれも名前の通り，ペプチド鎖の C 末端側から 1 分子ずつアミノ酸を切断・遊離する。これらの消化は，摂取されたタンパク質の構造に影響を受ける。すなわち，変性

表 1　膵臓タンパク質消化酵素

ザイモジェン	酵素名	基質特異性	形式
トリプシノーゲン 1 (anionic) トリプシノーゲン 2 (anionic) トリプシノーゲン 3 (cationic) トリプシノーゲン 4 (cationic)	トリプシン	Arg, Lys C 末	エンド
キモトリプシノーゲン A キモトリプシノーゲン B	キモトリプシン	疎水性アミノ酸 C 末 (特に Phe, Tyr, Trp)	エンド
プロカルボキシペプチダーゼ A	カルボキシペプチダーゼ A	C 末の Phe, Tyr, Trp	エキソ
プロカルボキシペプチダーゼ B	カルボキシペプチダーゼ B	C 末の Arg, Lys	エキソ
プロエラスターゼ	エラスターゼ	中性アミノ酸 OH 基アミノ酸 C 末	エンド

を受けにくいβシート構造を有するタンパク質や，高度に糖鎖が付加したタンパク質は一般に消化を受けにくい。

膵臓から分泌される各プロテアーゼは，ペプシン同様すべて不活性型のザイモジェンとして膵腺房細胞で合成・貯蔵され膵管に分泌，胆管と合流した総胆管より，胆膵液として十二指腸に放出される。総胆管の十二指腸管腔への開口部はVater乳頭と呼ばれ，ここには巧妙な弁が存在して，消化管内容物の総胆管への逆流を防いでいる。トリプシンのザイモジェンは，トリプシノーゲンで十二指腸粘膜にある，エンテロキナーゼにより活性化される。その他のプロテアーゼザイモジェンは，すべて活性化されたトリプシンにより酵素タンパク質の一部が水解され活性化する。トリプシノーゲンをはじめそれぞれの膵プロテアーゼには，数種類のアイソフォームが存在する。トリプシノーゲンには，その等電点の差により塩基性（Anionic）トリプシノーゲンと酸性（Cationic）トリプシノーゲンが存在する。トリプシン活性は同等であるが，膵腺房細胞内での合成調節は異なっている[3]。

これら膵プロテアーゼは，他の消化酵素とともに十二指腸に外分泌されるが，その調節は，主に摂取された消化管管腔内の栄養素によって行われている。この栄養素による膵外分泌調節を媒介しているのが，消化管ホルモンであるコレシストキニン（CCK）である。コレシストキニンは，消化管管腔の脂質消化産物である脂肪酸[4, 5]，およびタンパク質によりその放出が促進される。そのほかに，豆類や穀類に多く含まれるトリプシン阻害成分によっても強くその放出が刺激される。そのメカニズムとして，内因性CCK放出ペプチドが膵臓[6]や小腸粘膜[7, 8]から分泌されており，名前の通りCCK放出を刺激している。この内因性CCK放出ペプチドはトリプシンに極めて容易に分解されるため，トリプシン活性がその阻害剤や食事タンパク質によりマスクされたときに，分解を免れCCKを放出させる。この機構はネガティブフィードバック調節と呼ばれている[9]。一方，タンパク質がこの機構を介さず膵外分泌を刺激することが示され[10]，これにはタンパク質由来のペプチドがCCKを産生する消化管内分泌細胞であるI-cellに直接受容され，CCK分泌を刺激することが明らかにされた[11]。図1に，これら調節機構の概略を示した。大豆βコングリシニンから，I-cellを直接刺激するペプチドが同定されており[12]，またそのI-cell上の受容体としてカルシウム感知受容体が同定された[13]。κカゼイン由来のglycomacropeptideにも，直接作用によるCCK分泌促進が報告されている[14]。

1.1.2　タンパク質の膜消化

管腔内消化で産生されるタンパク質の消化産物は，鎖長10程度のオリゴペプチドから，ジ・トリペプチド，アミノ酸までである。このうち，アミノ酸鎖長4個以上のオリゴペプチドが，最終消化である膜消化を受けることになる。膜消化酵素は，消化管上皮細胞管腔側の刷子縁膜に固定された膜タンパク質である。十二指腸から回腸まで，小腸内分布がそれぞれ異なる数種のペプチダーゼ［Aminopeptidase, Endopeptidase-24.11，アンジオテンシン変換酵素（ACE），ジペプチジルペプチダーゼ（DPP）Ⅳなど］が知られている[15]。これらの膜消化酵素により，オリゴペプチドはジペプチド，トリペプチドとアミノ酸に水解され，これらがタンパク質の最終消化産物

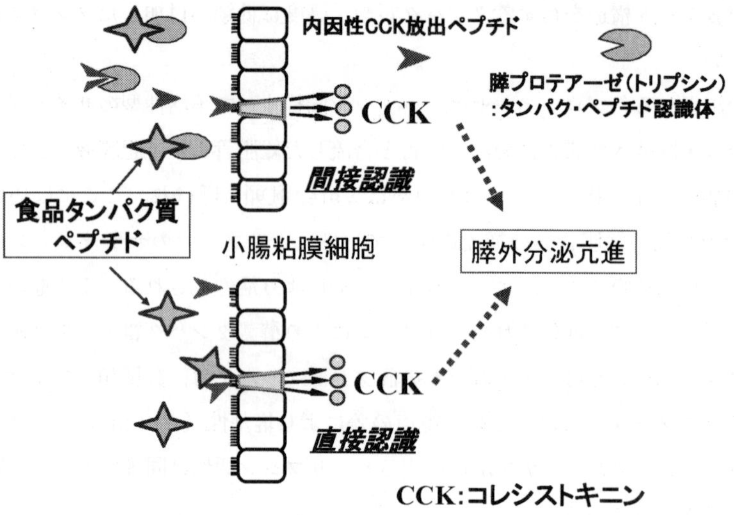

図1　食品タンパク質・ペプチドによる膵外分泌亢進機構
ネガティブフィードバック機構（間接認識）と直接認識。

となる。これら膜消化酵素の活性調節やその機構はあまり分かっていないが，高タンパク食摂取により，刷子縁膜ペプチダーゼ活性が上昇するとの報告がある[16]。

1.2　タンパク質消化産物の吸収

上述したように，タンパク質の最終消化産物は，低分子ペプチドであるジ・トリペプチドとアミノ酸である。アミノ酸と低分子ペプチドの吸収機構は異なっており，遊離アミノ酸の吸収は10種程度知られているアミノ酸輸送体により，刷子縁膜より腸吸収上皮細胞に取り込まれる。一方，数千と予想される様々な構造のジおよびトリペプチドは，PEPT1と呼ばれる1種類の輸送体により，上皮細胞内に取り込まれる。これらはともに能動輸送であるが，ドライビングフォースが異なり，アミノ酸輸送の場合，グルコースと同じ上皮細胞内外のNa^+勾配（Na^+共輸送体）が主であるのに対し，PEPT1の場合，H^+（プロトン）勾配を利用する[17]。アミノ酸輸送の詳細に関しては他の章に譲り，ここではペプチド輸送（ペプチド吸収）を解説する。

摂取したタンパク質は，アミノ酸ないし低分子ペプチドとして小腸上皮細胞に吸収されるが，ペプチド吸収の寄与はより大きいと考えられている。しかし，ペプチド吸収の正確な寄与率に関しては現在も議論のあるところである。実際にその寄与率を見積もるのは難しいが，アミノ酸輸送体欠損症においても，ペプチド態でアミノ酸を投与すると正常人と同様の吸収を示すことから[18]，タンパク質吸収に主要な役割を果たしていると推測される。

またペプチド吸収は，アミノ酸吸収に比べていくつかの利点が考えられる。第1点目は吸収速度が速いこと。このことは，すでに1967年Craftらによって，ヒト小腸においてGly-Gly-Gly，Gly-Glyおよび遊離Glyを使って確かめられている[19]。また，ペプチド輸送体である

PEPT1は，基質特異性が広く投与したアミノ酸のバランスが，吸収の際に崩れにくいことが第2の利点である。図2は，低分子ペプチドを主体とするタンパク質部分分解物（卵白由来）と，これと同じ組成のアミノ酸混合物投与後の，門脈血中に吸収されたアミノ酸を比較したラット試験の結果である[20]。この場合，ペプチド投与群でも門脈内にペプチドは検出されておらず，大半がアミノ酸として吸収されたと考えられるが，門脈血アミノ酸濃度の立ち上がりは，ペプチド群の方がアミノ酸群より早い。また，吸収が遅れるアミノ酸はペプチド群ではほとんどないのに対

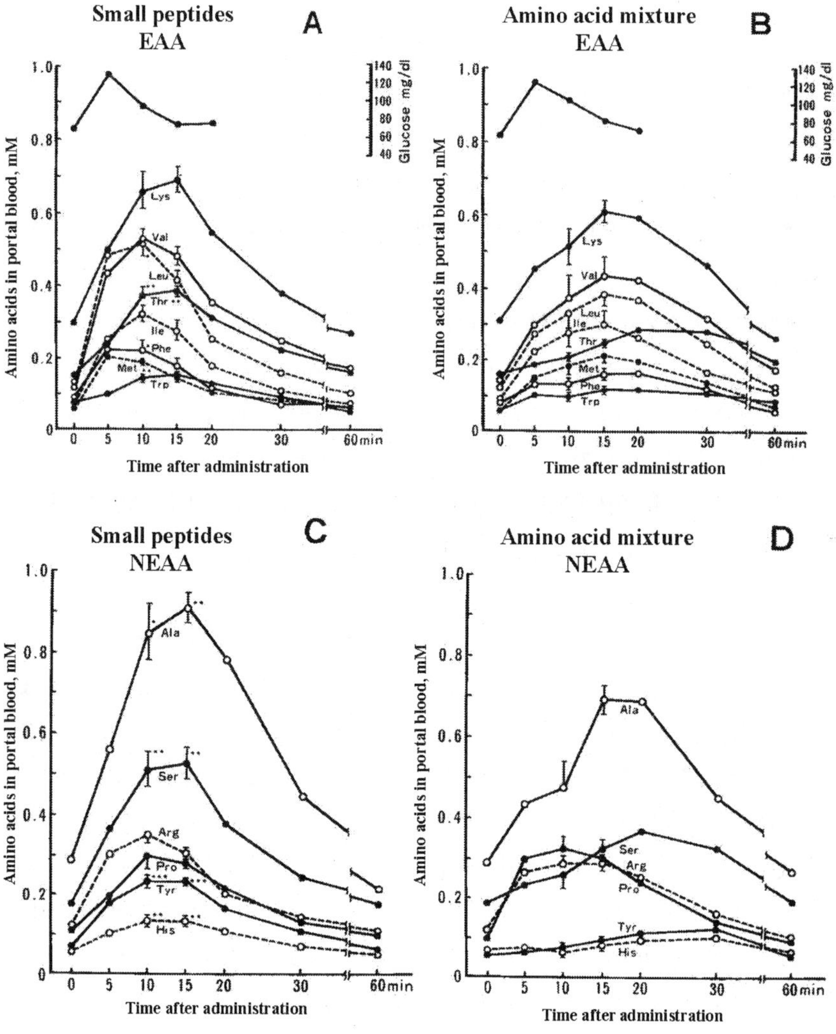

図2　低分子ペプチドを主体とする卵白加水分解物（Small peptides）と，同じ組成をもつアミノ酸混合物（Amino acid mixture）摂取後の門脈血アミノ酸濃度の経時変化
無麻酔・無拘束下での門脈カニュレーションラットによる試験で，パネルA，B上のグラフは同時に添加したグルコース吸収で両群間に差はない。EAA：essential amino acids, NEAA：non-essential amino acids.
文献20）より引用。

し，アミノ酸群では必須性の最も高いスレオニンの吸収が大きく遅れている。同様に，ヒスチジンとチロシンの吸収も遅れている。消化管手術後用いられる経腸栄養剤等の窒素源として，低分子ペプチドは遊離アミノ酸より吸収速度やアミノ酸バランスの点で有利であろう。第3点目は，プロトン勾配を用いるペプチド吸収は，Na^+勾配を用いるグルコースとドライビングフォースにおいて競合しない。管腔内の低分子ペプチド濃度は120～145 mM，一方遊離アミノ酸の個別濃度は0.6～16 mM，合計でも30～60 mMである[21]。この最終消化産物の管腔内濃度も，ペプチド吸収の寄与がより大きいことを示唆するものである。

ジ・トリペプチドがPEPT1により吸収上皮細胞にそのまま取り込まれた後，これらペプチドの大半は，上皮細胞内にあるペプチダーゼによりアミノ酸に分解され，腸間膜静脈に放出される。これら細胞内のペプチダーゼの局在は明確ではないが，ジペプチダーゼに関しては多くが細胞質分画にあるとされている。また，トリペプチダーゼは細胞膜分画にあるとされている[22]。いずれにしても，ペプチド輸送体により，小腸吸収上皮細胞に取り込まれた低分子ペプチドは，大半がアミノ酸に分解されたのち門脈に入り，体循環に供給される。タンパク質の消化吸収過程の概略を，図3に示した。

一方で，細胞内ペプチダーゼで分解を受けにくい低分子ペプチドとして，コラーゲン由来のプロリンやヒドロキシプロリンを含む，ジ・トリペプチドがあり，これらがコラーゲン水解物摂取後のヒト血中で検出されている[23]。また，血液中のACE阻害活性など，血圧関連の特定保健用食品素材でもある，発酵乳由来のプロリンを含むトリペプチドも知られている[24]。

ここで，小腸ペプチド輸送体PEPT1の基質認識特性についても少し解説する。極めて多様な構造をもつジないしトリペプチドを1種類のキャリアタンパク質が担うことに関して疑問も呈されたが，ゲノム解析の結果から現在小腸におけるペプチド吸収は，PEPT1のみが担っていると結論されている。PEPT1のアイソフォームである，PEPT2は腎尿細管や肺に発現している[25]。

PEPT1は12回膜貫通型タンパク質で，基質結合にはHis残基が関与しており，また基質の輸送にはHisおよびTyr残基が関与している[26]。全く異なったチャージ，疎水度，構造を持った低分子ペプチドを許容する広い基質特異性はどのような機構で成り立っているかは，ペプチド吸収の特質を知る上で重要である。基本的な基質認識は，ペプチドのαアミノ基が基質結合部位にある酸性残基と，またカルボキシル基がHis残基と“salt bridge”を形成することによるが，様々な構造を有するジ・トリペプチドの基質結合部位へのドッキングには水分子が関わっている。水分子によりペプチド側鎖のチャージは弱められ，また隙間が埋められると考えられている。すなわち，PEPT1へのドッキングにはペプチド結合は不用であり，実際にペプチド結合を持たない5-aminolevulinic acidも良好なPEPT1の基質である[27]。一方，ペプチド鎖上のプラスチャージ（アミノ基）とマイナスチャージ（カルボキシル基）が，5.5～6.3 Åである必要があり，これがジとトリペプチドを基質とし，遊離アミノ酸やテトラペプチドを基質としない理由である[28]。このブロードな基質特異性は，ペプチド関連薬のドラッグデリバリーにも有効である。

腸上皮PEPT1レベルの調節に関しては，インスリンとレプチンによる発現増加が知られてい

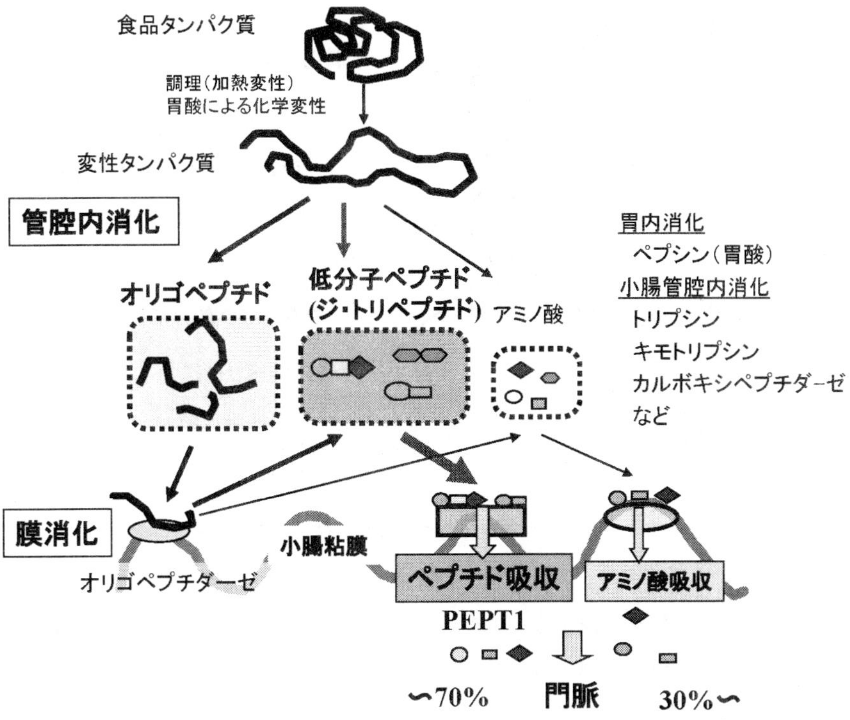

図3　食品タンパク質の消化と吸収の概要

る[29]。興味深いことに，PEPT1の発現調節には，脂肪細胞からではなく胃から消化管腔内に分泌されたレプチンによる，粘膜側からの作用が関与することが報告されている[30]。また，食事中のタンパク質濃度に応じてPEPT1活性が増加すること，Pheなど特定のアミノ酸，およびGly-Phe投与で，PEPT1の遺伝子発現が誘導されることが報告されている[31]。さらに，抗がん剤の5-fluorouracil（5-FU）は栄養素の輸送担体レベルを低下させるが，PEPT1のレベルは低下させない[32]，すなわち抗がん剤の副作用を受けにくい吸収機構であることが示されている。

1.3　ペプチドの吸収と生理作用

経口摂取されたペプチドの生理作用は，その消化吸収と密接に関連している。これまで述べてきたように，低分子のペプチドはその吸収の早さと，吸収されるときのアミノ酸バランスの良さを特徴とする。一方，ペプチドそのものも多種多様な生理作用をもつ。この場合，生理作用をもつペプチドが，消化管内でどれだけ消化酵素のアタックを免れるか，あるいはどれだけ活性を持ったペプチドが吸収されて血液中に取り込まれ，有効な濃度を維持できるかが重要なポイントとなる。これらを考慮して，ペプチドの生理作用（機能性）を以下4つに分類した（図4）。

①　アミノ酸供給に基づくペプチドの作用

②　吸収されて作用を発揮するペプチド

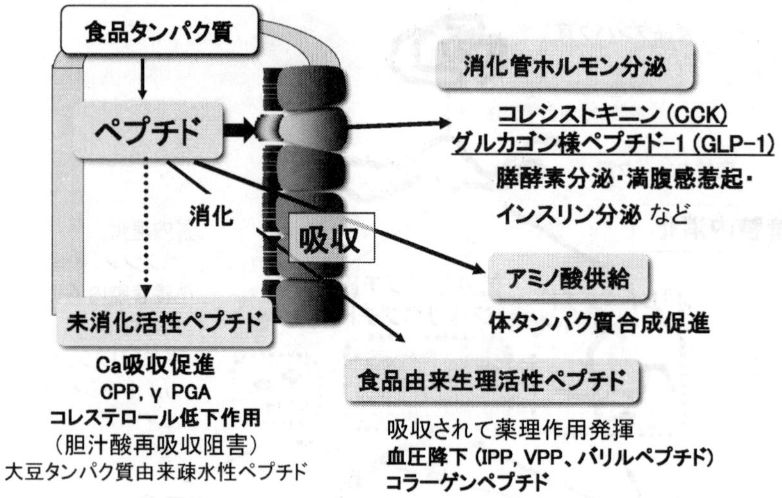

図4　食品ペプチドのもつ4つの生理作用発現形式

③　消化管管腔内で活性を発揮するペプチド　－他の食品成分との相互作用を介して

④　消化管管腔内で活性を発揮するペプチド　－消化管内分泌細胞への作用を介して

①　アミノ酸供給に基づくペプチドの作用

この作用は，PEPT1によるペプチド吸収の特性に基づくもので，アミノ酸の体細胞への素早い供給とそのバランスによるものである。食後は，食間期に糖新生のために分解された骨格筋などのタンパク質合成が促進される。また，消化を主に担う膵外分泌酵素合成のためには大量の酵素タンパク質合成が必要となる。これら組織における食後のタンパク質合成速度亢進は，主に翻訳開始段階の調節であり，その鍵となるシグナル伝達分子はmammalian target of rapamycin(mTOR)C1と呼ばれるもので，4EBP1やS6K1などをリン酸化することにより翻訳開始を促進する。ラットを用いた試験で，大豆タンパク質由来の低分子ペプチド，同組成のアミノ酸混合物，および元のタンパク質，と3種の異なった形態の窒素源を摂取させた後の4EBP1のリン酸化は，骨格筋においても膵臓においても，低分子ペプチド群が最も高かった。低分子ペプチド摂取後に，これらの組織のタンパク質合成の翻訳開始活性がより強く促進されたことを示している[33]（図5）。また，消化管手術後は体タンパク質代謝が大きく障害を受けるが，ラット広範囲消化管切除モデルにおいて，低分子ペプチドを術後栄養の窒素源として経腸投与すると，アミノ酸として投与するより窒素バランスや体重増加の回復が早かったことを示す結果も得られている（図6）。

②　吸収されて作用を発揮するペプチド

生理活性が報告された食品由来の最初のペプチドとして，乳タンパク質由来のカゾモルフィン（Tyr-Pro-Phe-Pro-Gly）が知られている[34]。血中で作用する活性ペプチドは，そのまま吸収されるジペプチドないしトリペプチドが多い。これらは，ペプチド輸送により吸収上皮細胞内に効率よく吸収されるが，上皮細胞内で分解を免れるようなペプチド構造であれば，血中にそのまま

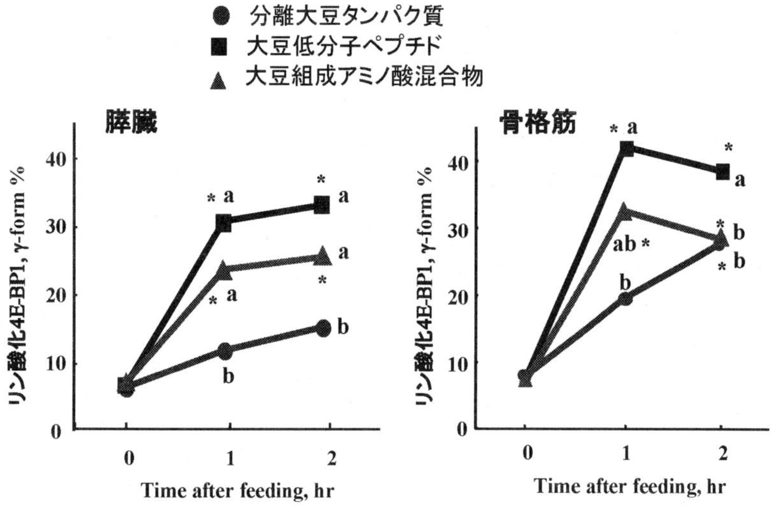

図5　骨格筋と膵臓のタンパク質翻訳開始活性（4E-BP1のリン酸化度）
膵臓は窒素源20%，骨格筋は50%の試験食再給餌。同一時間において，同一のアルファベットを持たない群間で有意差あり（$P<0.05$）。4E-BP1：eukaryotic initiation factor 4E binding protien 1.
文献33）より引用改変。

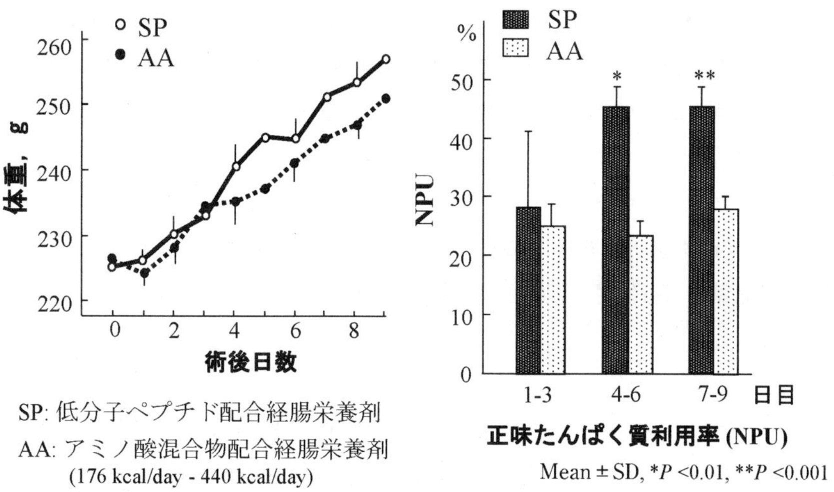

図6　広範囲小腸切除ラットでの低分子ペプチドとアミノ酸混合物の栄養価
（原ら，未発表データ）

の形で放出され活性を発揮し得る。先に述べた，ACE阻害活性を有する，発酵乳由来のトリペプチドや，またプロリンやハイドロキシプロリンを含むコラーゲン由来のペプチドはこれに該当する。一方，テトラペプチド以上の活性ペプチドは，腸上皮細胞間のシール構造である，タイトジャンクションを介した吸収が考えられるが，この吸収機構は非常に効率が悪い。消化抵抗性ペプチドの大量投与や，あるいはタイトジャンクション経由の吸収を，何らかの方法で促進することが，より大きなペプチドの活性を発揮させるには必要である。しかし，近年乳児だけでなく成人においても，高分子ペプチドやさらにタンパク質が，エンドサイトーシス（トランスサイトーシス）で取り込まれる，とする知見も報告されている[35, 36]。

③と④　消化管管腔内で活性を発揮するペプチド

これらのペプチドは消化管管腔内で作用するため，活性ペプチドの吸収は必要としないが，ある程度の消化抵抗性は必要である。この場合，消化管の上部で作用するか，あるいは下部で作用するかも活性発現に関係する。すなわち，小腸下部で作用を発揮するには，より高い消化抵抗性を必要とする。③他の食品成分との相互作用を介して機能性を発揮するペプチドの例として，Casein-phosphopeptides（CPP）[37] やポリグルタミン酸が知られている。これらのペプチドは，小腸管腔内における，リン酸や炭酸によるカルシウムの不溶化を防いで，その吸収を促進する。また，胆汁酸に結合して，これをより多く便に排泄することによって，血清コレステロール濃度を低下させる，大豆由来の疎水性ペプチドや[38, 39]，乳タンパク質由来のラクトスタチン[40] などが知られている。

④の消化管内分泌細胞への作用を有する食品由来ペプチドとして，先に述べたCCKや，近年抗糖尿病作用で注目されているグルカゴン様ペプチド1（GLP-1）の放出刺激活性をもつものが知られている。いずれも，消化管ホルモンのもつ多様な作用を介した，食品由来の活性ペプチドとなる。CCK分泌促進ペプチドに関しては，この消化管ホルモンが，膵外分泌刺激作用だけでなく満腹感を惹起して食べ過ぎを防止する作用を有することから，その肥満予防が期待される。大豆βコングリシニンからパイナップル酵素であるブロメラインにより調製したペプチド混合物が，ヒトにおいて空腹感を抑制したことが報告されている[41]。一方，GLP-1分泌刺激作用を持つ食品ペプチドとして，トウモロコシタンパク質ゼインの部分分解物が報告されている[42]。また最近，米胚乳や米糠タンパク質由来のペプチドにも，強いGLP-1分泌促進作用を見出され，ラットにおいて耐糖能改善作用が報告された[43]。

おわりに

食事として摂取されたタンパク質の消化および吸収過程，また，これらに係わる消化酵素や輸送体と，その調節機構を紹介した。消化管は大量の消化酵素を分泌し，また絨毛や吸収上皮細胞上の微絨毛により広大な吸収面積をもって，異物である他生物のタンパク質を，自らが使える形にまで消化して体内に吸収する。これらは，その消化吸収のされ方で体タンパク質に合成される効率が異なることも示され，従来のアミノ酸バランスのみで食品タンパク質の栄養価を見積もることは，場合によって正しくないことを示した。また，タンパク質の消化産物は，体タンパク質の材料としてのみでなく，生理活性を持ったペプチドとしての実体も次第に明らかになってきている。今後，これらの食品由来活性ペプチドを用いた特定保健用食品や機能性表示食品の開発が進み，健康増進や様々な疾病予防への利用が期待される。

文　　献

1）M. D. Basson *et al.*, *Scand. J. Gastroenterol.*, **25**, 825 (1990)
2）S. M. Busque *et al.*, *Am. J. Physiol. Gastrointest. Liver Physiol.*, **289**, G664 (2005)
3）H. Hara & H. Shiota, *Exp. Biol. Med.*, **229**, 772 (2004)
4）H. H *Hölzer et al.*, *Am. J. Physiol.*, **267**, G625 (1994)
5）T. J. McLaughlin *et al.*, *J. Physiol.*, **513** (Pt 1), 11 (1998)
6）K. Iwai *et al.*, *Pancreas*, **3**, 720 (1988)
7）L. Lu *et al.*, *Am. J. Physiol.*, **256**, G430 (1989)
8）D. Guan *et al.*, *Pancreas*, **5**, 677 (1990)
9）G. M. Green *et al.*, *Proc. Soc. Exp. Biol. Med.*, **140**, 6 (1972)
10）H. Hara *et al.*, *Pancreas*, **9**, 275 (1994)
11）T. Nishi *et al.*, *Exp. Biol. Med.*, **226**, 1031 (2001)
12）T. Nishi *et al.*, *J. Nutr.*, **133**, 2537 (2003)
13）S. Nakajima *et al.*, *Regul. Pept.*, **159**, 148 (2010)
14）J. B. Keogh *et al.*, *Br. J. Nutr.*, **104**, 286 (2010)
15）J. P. Bai, *Pharm. Res.*, **11**, 897 (1994)
16）J. A. Nicholson *et al.*, *J. Clin. Invest.*, **54**, 890 (1974)
17）V. ganapathy & F. H. Leibach, *Am. J. Physiol.*, **249**, G153 (1985)
18）M. D. Hellier *et al.*, *Gut*, **12**, 496 (1971)
19）I. L. Craft *et al.*, *Gut*, **9**, 425 (1968)
20）H. Hara *et al.*, *J. Nutr.*, **114**, 1122 (1984)
21）S. A. Adibi & D. W. Mercer, *J. Clin. Invest.*, **52**, 1586 (1973)
22）E. E Sterchi & J. F. Woodley, *Clin. Chim. Acta*, **102**, 49 (1980)
23）K. Iwai *et al.*, *J. Agric. Food Chem.*, **53**, 6531 (2005)
24）T. Nakamura *et al.*, *Atherosclerosis*, **219**, 298 (2011)
25）M. Boll *et al.*, *Proc. Natl. Acad. Sci. USA*, **93**, 284 (1996)
26）X. Z. Chen *et al.*, *Biochem. Biophys. Res. Commun.*, **272**, 726 (2000)
27）F. Döring *et al.*, *J. Clin. Invest.*, **101**, 2761 (1998)
28）F. Döring *et al.*, *J. Biol. Chem.*, **273**, 23211 (1998)
29）M. Thamotharan *et al.*, *Am. J. Physiol.*, **276**, C821 (1999)
30）M. Buyse *et al.*, *J. Clin. Invest.*, **108**, 1483 (2001)
31）T. Shiraga *et al.*, *Gastroenterology*, **116**, 354 (1999)
32）H. Tanaka *et al.*, *Gastroenterology*, **114**, 714 (1998)
33）原博ほか, 大豆たん白質研究, **9**, 71 (2006)
34）A. Henschen *et al.*, *Hoppe Seylers Z. Physiol. Chem.*, **360**, 1217 (1979)
35）D. Regazzo *et al.*, *Mol. Nutr. Food Res.*, **54**, 1428 (2010)
36）F. Xu *et al.*, *J. Agric. Food Chem.*, **65**, 2056 (2017)
37）R. Sato *et al.*, *J. Nutr. Sci. Vitaminol.*, **32**, 67 (1986)
38）M. Sugano *et al.*, *J. Nutr.*, **120**, 977 (1990)
39）S. Nagaoka *et al.*, *Biosci. Biotechnol. Biochem.*, **74**, 1738 (2010)
40）S. Nagaoka *et al.*, *Biochem. Biophys. Res. Commun.*, **281**, 11 (2001)
41）T. Hira *et al.*, *Am. J. Physiol.gastrointest. Liver Physiol.*, **297**, G663 (2009)
42）T. Hira *et al.*, *Appetite*, **57**, 765 (2011)
43）Y. Ishikawa *et al.*, *Food Funct.*, **6**, 2525 (2015)

2　低分子・オリゴペプチド

松井利郎*

2.1　はじめに

食品の一般成分として分類されるタンパク質はアミノ酸供給が第一義であり，摂取後，ペプシンやトリプシンといった消化酵素によって腸管内で分解される。他方，1971年にAdibiはペプチド体として摂取するとアミノ酸摂取と比べて血中アミノ酸量が多いことを明らかにし[1]，ペプチドはアミノ酸とは異なる吸収挙動・輸送系を有しているのではと推察されてきた。1994年にFeiらによってペプチド輸送に関わるトランスポーター（SLC15a1，プロトン濃度依存性オリゴトランスポーターPepT1と命名）が初めてクローニングされ[2]，アミノ酸とは異なるペプチド輸送系の存在とペプチド摂取の意義が理解される契機となった。そこで本節では，ジおよびトリペプチドなどの低分子ペプチド，ならびにテトラおよびペンタオリゴペプチドについて，これまでの研究を中心に腸管吸収挙動と吸収に及ぼす外的要因について概説する。

2.2　ペプチド機能

特定保健用食品（トクホ）においてペプチドを関与成分とする保健機能の代表は血圧調節に関わる作用である。その他，トクホ関与成分として配列が明示されているペプチドとしては，コレステロール調節作用を示すIle-Ile-Ala-Glu-LysやAla-Lys-Tyr-Ser-Tyrが挙げられるが，これらはいずれも腸管（吸収前）を作用場とするペプチドである。また，ヒトでの効果は不明であるが，抗動脈硬化作用[3]，抗炎症作用[4]，腎機能改善[5]，糖尿病予防作用[6]などが報告されている。したがって，ヒトでの効果が認められ，かつ腸管吸収後に作用発現すると考えられるペプチド機能としては，現在のところ血圧調節作用が主体といえる。

血圧調節に関わるペプチドの作用は，生体内において昇圧代謝系とされるレニン-アンジオテンシン-アルドステロン系での昇圧ホルモン，アンジオテンシンⅡの産生を担うアンジオテンシンⅠ変換酵素（ACE）に対する阻害とされる。これまでに数百種類以上のACE阻害ペプチドが報告され，血圧低下作用に関する潜在性が示されているが，循環血液でのACE活性低下や吸収が実証されていないため，ACE阻害を介した *in vivo* での作用発現は不明のままである（詳細は解説[7]を参照）。したがって，ペプチドにおいても薬剤と同様に生体内利用効率（bioavailability）を明らかにし，ADME（吸収，分布，代謝，排泄に関するクリアランス）解析すること[8]はペプチド機能研究の第一義といえる。

2.3　*in vitro* でのペプチド透過挙動

ペプチドの腸管吸収に関しては，ペプチド輸送体であるPepT1（その他にもペプチド／ヒス

＊　Toshiro Matsui　九州大学　大学院農学研究院　生命機能科学部門　食料化学工学講座　教授

チジントランスポーター PHT1 が存在する）が主として小腸（空腸）に存在することから，小腸上部域で吸収されると考えられている。また，PepT1 はペプチド結合として 1 ～ 2 結合数を基質認識する輸送体であることから，PepT1 を介した腸管吸収の対象となるのはジおよびトリペプチドとなる[2]。実際，トクホ認可されているペプチド関与成分の多くは Val-Tyr，Ile-Tyr，Gly-Tyr，Ser-Tyr，Phe-Tyr，Ile-Tyr，Ile-Val-Tyr，Leu-Val-Tyr，Ile-Pro-Pro，Val-Pro-Pro などの低分子ペプチドである。他方，テトラ以上のオリゴペプチドについてはトランスサイトーシスや細胞間隙輸送系（タイトジャンクション：TJ）による吸収経路が報告されているものの，後述するように詳細は不明である。

ペプチドの膜透過挙動を *in vitro* にて評価する系としては，Caco-2 細胞透過試験法が主流であり，モデル輸送膜を用いて多くのペプチド透過性情報が報告されていることから，ペプチド間での透過性の違いを比較するのに活用できる。膜透過性の程度は速度定数である見かけの透過係数（P_{app}）によって評価され，透過試験の間，一定の濃度勾配が成立する場合の物質移動速度を示し，単位は cm/sec である。したがって，P_{app} 値は透過量とは一致しない。これまでに報告されているデカまでの 28 種類のペプチドの P_{app} 値を表 1 に示した[9~25]。最も高い P_{app} 値を示すペプチドはジペプチド Glycyl-Sarcosine（Gly-Sar：Gly-*N*-methyl-Gly）であり（P_{app}：38.6×10^{-6}），ペプチド構造によってその値は 1,000 ～ 10,000 倍も異なる。Gly-Sar の高い P_{app} 値は Gly-Pro と同様に PepT1 の良基質として認識されるためである[26]。他方，Trp-His/His-Trp あるいは Ile-Phe/Phe-Ile の P_{app} 値から明らかなように，ペプチド透過性はアミノ酸配列に影響され，同じアミノ酸組成であっても Caco-2 膜透過性は大いに（この場合は 2 倍ほど）異なる。PepT1 を介して透過することが報告されているジおよびトリペプチドについて，疎水性（log P 値）と P_{app} 値の関係をみると，両者間には正の相関は成立しない。PepT1 のペプチド輸送速度を担うアミノ酸残基として Tyr12，Tyr91，Tyr167，Arg282，Asp341，Glu595，基質認識に対しては Glu26，Trp294，Tyr588 など[27]や Trp47，Leu51，Ser52，Thr53，His57，Thr58，Trp294，Thr625，Ala627，Val628，Gly629，Asn630，Gly638，Ala639，Glu648，Tyr649，Leu651，Phe652 の関与[25]が指摘されているが，低分子ペプチドの Caco-2 膜透過に対する P_{app} の違いを説明できるペプチドの構造因子は明らかでない。

テトラ以上のオリゴペプチドについても Caco-2 膜透過性が報告されている（表 1）。透過経路として細胞間接着部位（TJ）を介した拡散透過が示されている。ただし，P_{app} 算出のための 1 次透過速度を得るには基底膜側でのペプチド初期濃度が透過試験中で不変（あるいはその変化が無視できる；濃度勾配が一定）であることが要件となるため，基底膜側のペプチド溶液は高濃度となる。したがって，高濃度ペプチドによる Caco-2 膜流動性の低下などによる非特異的な TJ 経路の開口が懸念されるため，膜電位による膜バリアの成立を保証する必要がある。また，デカペプチドである Tyr-Trp-Asp-His-Asn-Asn-Pro-Gln-Ile-Arg[28]や β-casein（193 - 209）[29]はトランスサイトーシスにより，また Val-Leu-Pro-Val-Pro-Gln-Lys[30]は Na^+ 依存性オリゴペプチドトランスポーター（詳細は不明）を介して透過すると報告されており，鎖長・構造-透過経路に

表 1　Caco-2 細胞を透過モデルとしたときのペプチドの透過性（P_{app}, cm/sec）

ペプチド鎖長	配列	log P 値	P_{app} 値（$\times 10^{-6}$）	透過経路	文献
2	Gly-Sar	−1.651	38.6 ± 11.4	PepT1	9）
2	Trp-His	−0.555	8.1 ± 0.8	PepT1	10）
2	His-Trp	−0.619	4.6 ± 1.5	PepT1	10）
2	Val-Tyr	−0.758	6.8 ± 0.7	PepT1	11）
2	Ile-Phe	0.405	2.9 ± 0.2	PepT1	11）
2	Ala-Phe	−0.968	1.4 ± 0.2	不明	12）
2	Phe-Ile	1.667	1.4 ± 0.5	不明	12）
2	Tyr-Leu	1.014	3.28 ± 0.74	不明	13）
2	Pro-Hyp	1.072	0.13 ± 0.03	不明	14）
3	Gly-Sar-Sar	−2.251	3.5 ± 0.3	PepT1	9）
3	Ile-Pro-Pro	1.078	0.01 ± 0.009	不明	15）
3	Val-Pro-Pro	0.569	0.0005 ± 0.001	不明	15）
3	Gly-Pro-Hyp	−0.991	1.09 ± 0.03	不明	14）
4	Gly-Sar-Sar-Sar	−2.851	1.6 ± 0.2	TJ	9）
5	Gly-Sar-Sar-Sar-Sar	−3.451	0.9 ± 0.1	TJ	9）
5	Tyr-Pro-Phe-Pro-Gly	−1.618	0.01 ± 0.002	不明	16）
5	Val-Leu-Pro-Val-Pro	2.056	～1.0	TJ	17）
5	Gln-Ile-Gly-Leu-Phe	−0.08	0.91 ± 0.02	TJ	18）
5	Arg-Val-Pro-Ser-Leu	−0.956	6.97 ± 1.11	TJ	19）
5	Arg-Tyr-Leu-Gly-Tyr	−1.405	0.22	不明	20）
6	Ser-Arg-Tyr-Pro-Ser-Tyr	−4.285	0.1535 ± 0.014	不明	16）
6	Lys-Val-Leu-Pro-Val-Pro	1.892	0.28 ± 0.04	TJ	21）
6	Thr-Asn-Gly-Ile-Ile-Arg	−2.416	4.92 ± 0.40	TJ	22）
7	Tyr-Pro-Phe-Pro-Gly-Pro-Ile	−0.96	0.13 ± 0.002	不明	13）
7	Ala-Tyr-Phe-Tyr-Pro-Glu-Leu	1.198	0.26	不明	20）
8	Arg-Lys-Gln-Leu-Gln-Gly-Val-Asn	−9.054	0.25	TJ	23）
8	Gly-Ala-Hyp-Gly-Leu-Hyp-Gly-Pro	−1.876	0.20 ± 0.01	TJ	24）
10	Tyr-Trp-Asp-His-Asn-Asn-Pro-Gln-Ile-Arg	−3.454	0.66 ± 0.124	トランスサイトーシス	25）

ついてさらに詳細な検討が必要である。なお，Sar を含むモデルペプチドによる Caco-2 膜透過試験では P_{app} 値は明らかにペプチド鎖長依存的に顕著に減少する（Gly-Sar ＞ Gly-Sar-Sar ＞ Gly-Sar-Sar-Sar ＞ Gly-Sar-Sar-Sar-Sar）[9] ことから，側鎖構造を考慮しなければペプチドの Caco-2 膜透過性は長鎖になるほど低下する。また，Ala を基本配列としたテトラペプチドの N 末端側に Leu，Ile，Pro など，C 末端側に Val や Cys，ペンタペプチドでは N 末端側に Tyr，Asp，Gly が存在すると Caco-2 膜透過性が向上することが報告されている[30]。しかしながら，本報告は 2 時間での透過試験でかつ大いにプロテアーゼ分解を受けている（言い換えると，基底膜側でのペプチド濃度，すなわち濃度勾配が大きく変化している）ため，P_{app} 値に基づくオリゴ

ペプチド構造-透過性相関に関する信頼性はない。また，表1に示したように，オリゴペプチドの P_{app} 値と疎水性指標（log P）の間にはジ・トリペプチドの場合と同様に明確な相関は認められないことから，ペプチドの透過性を支配する因子の解明には適切な kinetics 研究に基づくさらなる情報の収集が必要である。

2.4　*in vivo* でのペプチド吸収挙動

2.4.1　ラット単回投与試験

表2にこれまで報告されているラット単回投与試験によって得られたペプチド吸収挙動を示した[10, 31〜35]。表1に示した *in vitro* での膜透過性試験結果と比べると報告例は少ない。合成ペプチドである Gly-Sar 系ペプチドを除くと *in vivo* での吸収についての kinetics が評価されているものは10種類程度である。投与 mg あたりの総吸収量，すなわち吸収曲線下面積 AUC（area under the curve，pmol•h/mL－血漿/mg 投与量）で比較すると，ラット血液へのペプチド吸収量は Trp-His ＞ Val-Tyr ＞ His-Leu-Pro-Leu-Pro ＞ Leu-Tyr ＞ Met-Tyr ＞ His-Trp の順となる。ただし，いずれのペプチドにおいても AUC は Ala-Pro を鋳型とする降圧剤カプトプリルの1/8以下であり，ペプチド吸収性は総じて低いと判断できる。また，*in vivo* での AUC（Trp-His ＞ Val-Tyr ＞ His-Trp）は Caco-2 モデル膜で得られた Caco-2 膜での透過性指標（P_{app} 値，表1）（Trp-His ＞ Val-yr ＞ His-Trp）の順序ならびにその値の程度とは相関しない。さらに，前項と同様に *in vivo* での吸収挙動についてもペプチドの疎水度（log P）と吸収量

表2　ラット単回投与試験でのペプチドの吸収性

鎖長	配列	log P 値	C_{max} (pmol/mL-plasma)	t_{max} (h)	AUC (pmol•h/mL/mg-dose)	$t_{1/2}$ (h)	文献
ジペプチド	Gly-Sar	−1.651	12,200±1,800	0.17	569.8 ± 68.5	0.45	31)
	Trp-His	−0.555	28.7±8.9	1.0	7.1±1.9	2.8	10)
	His-Trp	−0.619	ほとんど検出されず	−	ほとんど検出されず	−	10)
	Val-Tyr	−0.758	4.11±1.13	1.5	0.64±0.01	4.1	32)
	Met-Tyr	−0.888	0.38±0.09	2.0	0.04±0.002	4.1	32)
	Leu-Tyr	0.840	0.54±0.20	1.5	0.05±0.002	4.1	32)
	Captopril	1.217	3,700±350	0.9	53.0±4.1	不明	33)
トリペプチド	Gly-Sar-Sar	−2.251	4,600±600	0.5	430±53.5	1.25	31)
	Ile-Pro-Pro	1.078	12±3	0.14	不明	0.16	34)
	Leu-Pro-Pro	1.078	11±3	0.12	不明	0.25	34)
	Val-Pro-Pro	0.569	9±2	0.15	不明	0.20	34)
テトラペプチド	Gly-Sar-Sar-Sar	−2.851	1,500±300	0.5	137.7±27.3	1.45	31)
ペンタペプチド	Gly-Sar-Sar-Sar-Sar	−3.451	1,100±300	1.0	119.5±4.7	不明	31)
	His-Leu-Pro-Leu-Pro	1.436	35.0	0.20	0.44	不明	35)

(AUC) には相関関係は成立しないことから，*in vivo* でのペプチド吸収影響因子についてはさらなる配列-吸収情報が必要である。また，投与後 2 時間以内には血中で最大の吸収量となり，薬剤であるカプトプリルと挙動は同様である。また，いずれのペプチドも血中内での半減期は 2 時間以上であることから，ペプチドは速やかに吸収された後，比較的安定に血中に存在することが示唆される。

テトラ以上のオリゴペプチドについて，*in vivo* での吸収性を明らかにした報告はわずかである。ペプチドが消化分解を受けることなく小腸膜を透過し，体内へと吸収される場合，Sar 配列をもつ消化耐性ペプチド群 (Gly-Sar ～ Gly-Sa-Sar-Sar-Sar) の吸収挙動がオリゴペプチド吸収を知る上で有用な情報となる。表 2 に示したように，ラット単回試験での各鎖長 Sar ペプチドの総吸収量 (AUC) は Gly-Sar > Gly-Sar-Sar > Gly-Sar-Sar-Sar > Gly-Sar-Sar-Sar-Sar の順であり，鎖長増大とともに吸収量が低下することは明らかである (ジペプチドはペンタペプチドと比較して 5 倍程度以上吸収されやすい)。この鎖長依存的な吸収挙動は log *P* 値とも相関し，log *P* 値が大きいほど吸収量は増大する。言い換えると，ペプチドの疎水度は *in vivo* でのペプチド吸収性に影響を与える因子のひとつとみなすことができる。しかしながら，log *P* 値のみでは他のペプチド吸収挙動を説明することができないことから，*in vivo* でのペプチド吸収を理解するにはさらに影響因子を究明する必要がある。また，投与後に最大吸収を与える時間 (t_{max}) は明らかに鎖長依存的であり，ペプチド鎖が長くなるほど吸収速度は遅くなる (ジペプチド (Gly-Sar) では血中濃度が投与 6 分後に最大となり，速やかに *in vivo* 吸収されるのに対して，ペンタペプチド (Gly-Sar-Sar-Sar-Sar) では 1 時間を要する)。これまでに，ペンタペプチドである His-Leu-Pro-Leu-Pro がそのままの形でラット血中へ吸収・移行することが報告されている[34]。しかしながら，配列と吸収量について詳細な議論はされておらず，オリゴペプチドの吸収影響因子の解明には至っていない。

2.4.2 吸収影響因子

in vivo でのペプチド吸収に対して大きな影響因子となるのはプロテアーゼによる分解である。摂取後の各種の消化管プロテアーゼによる分解性 (ペプチド体としての安定性) だけでなく，小腸微絨毛，小腸膜内，血液中に存在するプロテアーゼ類に対する分解性がペプチド吸収あるいはその程度を決定する要因となりうる。消化耐性のある Gly-Sar 系列ペプチドと比較して，同じ鎖長のペプチドでは *in vivo* 総吸収量は 1/100 以下となる。また，Caco-2 膜での P_{app} 値が Trp-His の約 1/2 であるが，膜透過能を有すると評価された His-Trp (表 1) はラット投与試験ではほとんど吸収が認められない (表 2)。これは，小腸微絨毛域において C 末端 Trp 配列を認識するペプチダーゼ[36] によるアミノ酸への完全加水分解であることが判明している[10]。さらに，そのままの形での血中移行が認められた Trp-His や Val-Tyr であってもラット小腸膜吸収過程において構成アミノ酸への分解が確認された[10] ことから，以下のことが推察できる：Caco-2 細胞膜を用いたペプチドの透過性評価において透過性が認められたペプチドは P_{app} 値の程度に依存して *in vivo* においても体内吸収されるペプチドと判断できる。ただし，*in vivo* において体内吸収さ

れるか否かは，第一に摂取ペプチドのプロテアーゼ耐性（消化性）に依存すると推察される。したがって，これらを考慮した評価系・予測系の構築がペプチド摂取・吸収性を評価する重要な要件といえる。

2.4.3　加齢とペプチド吸収

加齢，さらには加齢に伴う炎症・疾病は，血管ではアンジオテンシンII受容体（ATRs）や電位依存性L型カルシウムチャンネルの発現量に影響を及ぼす[37, 38]。また，加齢[28]やTNF-αやIFN-γなどの炎症性サイトカイン[29, 30]によって小腸PepT1発現量が増加すること[39, 40]，加齢によってTJ構成タンパク質の発現量が低下することが報告されている[41]。しかしながら，ペプチド吸収と加齢の関係については十分に解明されていない。表3に8週齢および40週齢の高血圧自然発症ラット（SHR）でのGly-Sar系列ペプチドの吸収性を示した[31]。前項で述べたように，プロテアーゼ分解を考慮しなくてもよいGly-Sar系モデルペプチドを用いると，加齢とペプチド吸収の関連をより明確化することができる。表3から明らかなように，Gly-SarやGly-Sar-Sarでは加齢ラットにおいて有意に総吸収量（AUC）が増大する（Gly-Sar：8週齢342 nmol•min/mL-plasma，40週齢506 nmol•min/mL-plasma；Gly-Sar-Sar：8週齢258 nmol•min/mL-plasma，40週齢621 nmol•min/mL-plasma)。このことは，トリまでの低分子ペプチドは加齢にともない吸収が促進されることを示唆している。他方，Gly-Sar-Sar-SarやGly-Sar-Sar-Sar-Sarオリゴペプチドでは週齢によって吸収量に違いは認められない。40週齢SHRでは空腸中部域のPepT1発現量が増大していることが要因のひとつと考えられる[41]が，高血圧とPepT1発現量の相関を説明できる報告例は見当たらない。

2.5　おわりに

in vivo（ラットやヒト）においてペプチド吸収挙動を評価することは，生体内での生理作用発現を議論する上で重要な項目となる。一方で，生体での吸収レベルを評価可能なアッセイ系が確立できていないこと，吸収の程度がプロテアーゼによる分解作用に大いに影響されることなど，*in vitro*での膜透過情報のみでは実際のペプチド吸収動態を説明することができないのが実情で

表3　8週齢および4週齢高血圧自然発症ラットでの合成ペプチドの吸収性比較（単回投与試験，10 mg/kg）

合成ペプチド	C_{max} (nmol/mL-plasma)		t_{max} (min)		$AUC_{0\text{-}90\,min}$ (nmol•min/mL-plasma)		$t_{1/2}$ (min)	
	8週齢	40週齢	8週齢	40週齢	8週齢	40週齢	8週齢	40週齢
Gly-Sar	12.2±1.8	14.8±1.1	10	10	341.9±41.1	505.8±51.3*	27	33
Gly-Sar-Sar	4.6±0.6	10.7±1.5**	30	30	258.0±32.1	621.0±86.3**	75	83
Gly-Sar-Sar-Sar	1.5±0.3	1.7±0.7	30	20	82.6±16.4	113.0±37.3	87	139
Gly-Sar-Sar-Sar-Sar	1.1±0.3	1.5±0.2	60	60	71.7±2.8	99.0±14.8	不明	不明

*$P < 0.05$，**$P < 0.01$

ある。なお，これまでの報告をもとにすると，*in vivo* でのペプチド吸収については以下の項目が理解できよう。

① 鎖長の短いペプチドほど吸収されやすい

② オリゴペプチドは *in vivo* において も吸収される可能性がある

③ プロテアーゼによる分解の程度が *in vivo* でのペプチド吸収性を決定する要因のひとつである

文　献

1) S. A. Adibi, *J. Clin. Invest.*, **50**, 2266 (1971)
2) Y. J. Fei *et al.*, *Nature*, **368**, 563 (1994)
3) T. Matsui *et al.*, *Br. J. Nutr.*, **103**, 309 (2010)
4) J. Kovacs-Nolan *et al.*, *Biochim. Biophys. Acta*, **1820**, 1753 (2012)
5) J. Dias *et al.*, *Am. J. Physiol. Renal Physiol.*, **306**, F855 (2014)
6) M. Soga *et al.*, *FEBS Open Bio*, **4**, 898 (2014)
7) 松井利郎, 化学と生物, **53**, 228 (2015)
8) M. Foltz *et al.*, *J. Nutr.*, **140**, 117 (2010)
9) S. M. Hong *et al.*, *J. Agric. Food Chem.*, **64**, 2072 (2016)
10) M. Tanaka *et al.*, *Mol. Nutr. Food Res.*, **59**, 1541 (2015)
11) J. Takeda *et al.*, *Food Chem.*, **138**, 2140 (2013)
12) X. L. Zhu *et al.*, *Peptides*, **29**, 338 (2008)
13) S. Osborne *et al.*, *Food Funct.*, **5**, 2706 (2014)
14) S. B. Sontakke *et al.*, *J. Agric. Food Chem.*, **64**, 7127 (2016)
15) M. Foltz *et al.*, *Peptides*, **29**, 1312 (2008)
16) E. Sienkiewicz-Szłapka *et al.*, *Int. Dairy J.*, **19**, 252 (2009)
17) L. Lei *et al.*, *J. Agric. Food Chem.*, **56**, 3582 (2008)
18) L. Ding *et al.*, *J. Agric. Food Chem.*, **62**, 3177 (2014)
19) L. Ding *et al.*, *J. Agric. Food Chem.*, **63**, 8143 (2015)
20) M. Del Mar Contreras *et al.*, *Food Dig.*, **3**, 16 (2012)
21) K. Shimizu *et al.*, *J. Agric. Food Chem.*, **58**, 6960 (2010)
22) F. Xu *et al.*, *J. Agric. Food Chem.*, **65**, 2056 (2017)
23) D. Regazzo *et al.*, *Mol. Nutr. Food Res.*, **54**, 1428 (2010)
24) G. M. Friedrichsen *et al.*, *Eur. J. Pharm. Sci.*, **16**, 1 (2002)
25) P. Bagul *et al.*, *J. Mol. Recognit.*, **27**, 609 (2014)
26) D. Jappar *et al.*, *Drug. Metab. Dispos.*, **38**, 1740 (2010)
27) D. Meredith *et al.*, *J. Membr. Biol.*, **213**, 79 (2006)
28) F. Xu *et al.*, *J. Agric. Food Chem.*, **65**, 2056 (2017)
29) D. Regazzo *et al.*, *Mol. Nutr. Food Res.*, **54**, 1428 (2010)
30) L. Ding *et al.*, *J. Agric. Food Chem.*, **65**, 7705 (2017)
31) V. T. Hanh *et al.*, *J. Agric. Food Chem.*, **65**, 5935 (2017)

32) E. M. N. Nakashima *et al.*, *Anal. Biochem.*, **414**, 109 (2011)
33) T. Matsui *et al.*, *Life Sci.*, **79**, 2492 (2006)
34) A. M. Gabriella *et al.*, *PLoS One*, **10**, e0130638 (2015)
35) L. Sanchez-Rivera *et al.*, *J. Agric. Food Chem.*, **62**, 11869 (2014)
36) R. Ano *et al.*, *Bioorg. Med. Chem.*, **12**, 249 (2004)
37) R. M. Touyz *et al.*, *Hypertension*, **33**, 366 (1999)
38) T. Fukuda *et al.*, *PLoS One*, **9**, e88975 (2014)
39) S. T. Metelsky, *J. Biophys. Chem.*, **4**, 66 (2013)
40) S. R. Vavricka *et al.*, *Pflugers Archiv.*, **452**, 71 (2006)
41) W. R. K. Ren *et al.*, *Aging Clin. Exp. Res.*, **26**, 183 (2014)

3　コラーゲンペプチドの吸収，代謝とその作用機序

君羅好史[*1]，真野　博[*2]

3.1　はじめに

コラーゲンは，脊椎動物の骨，皮，魚類の魚鱗などに多く含まれるタンパク質の一つで，動物の体を作るタンパク質のなかでは存在量が最も多い。コラーゲンは三重らせん構造を有する特徴的なタンパク質であり，コラーゲンを熱やpHで変性させ，三重らせん構造がほどけた状態のタンパク質がゼラチンである。さらにこのゼラチンを果物などに含まれるプロテアーゼで加水分解し，低分子化したものを「コラーゲンペプチド」と呼んでいる。経口摂取されたコラーゲンペプチドの一部がジペプチドやトリペプチドとして血中に移行することが報告されてから，その生理作用に関する研究も進展し，機能性食品素材としての「コラーゲンペプチド」の利用が拡大している。本節ではコラーゲンペプチドの吸収，体内動態について解説し，効果については作用メカニズムと合わせて紹介する。

3.2　コラーゲンペプチドについて

コラーゲンは必須アミノ酸であるトリプトファンを含まないことからそのアミノ酸価はゼロとなり，栄養学的には不良なタンパク質として認識されてきた。その一方でGly-Xaa-Yaaという特殊なアミノ酸の配列の繰り返し構造を持つことも大きな特徴である。Glyは最も単純なアミノ酸であるグリシンで，Xaa，Yaaの約30%程度はプロリン（Pro）やヒドロキシプロリン（Hyp）が占めている[1)]。Gly，Pro，Hypを合わせるとコラーゲンに含まれる全アミノ酸の約50%を占めるほどである。「コラーゲンペプチド」は，原材料やプロテアーゼ処理条件の違いにより，様々な分子量や配列を含んだペプチド断片の混合物となるが，特徴的なアミノ酸配列により，ProやHypを含むペプチドが多く検出される。コラーゲンペプチドは，後述するようなPro-HypやHyp-Glyのようなコラーゲンオリゴペプチドの体内移行が解明されると，生体内での生理・薬理作用に期待した機能性食品素材として注目されるようになってきた。ところで，「コラーゲン」に関する表記はさまざまあり，混乱を招くことがしばしばある。市場に出回る健康食品や化粧品の表記でみられる「コラーゲン」は「ゼラチン」や「コラーゲンペプチド」であることが多い。また本節においては出典の表記を尊重しているため様々な表記が見られるが，「ゼラチン加水分解物」と「コラーゲンペプチド」は同意義であることを最初に表記しておく。

3.3　コラーゲンペプチドの吸収

ProやHypはイミノ酸であり，通常のアミノ酸で構成されるペプチド結合とは異なる結合構造をとる。そのためProやHypを多く含むコラーゲンペプチドを経口摂取した際の消化・吸収

＊1　Yoshifumi Kimira　城西大学　薬学部　医療栄養学科　助手
＊2　Hiroshi Mano　城西大学　薬学部　医療栄養学科　教授

については，一般的なタンパク質からの分解によって生じるペプチド断片の消化・吸収過程とは異なる特徴がある。

消化管内ではペプチドに作用してアミノ酸を生成するエキソペプチダーゼとしてカルボキシペプチダーゼが存在するが，Proを含むペプチドは，膵カルボキシペプチダーゼの作用を受けない[2)]。このことから，ProやHyp含有量が高いコラーゲンペプチドは，消化管内での分解を受けにくいことが考えられる。

アミノ酸が2個や3個つながったジペプチドやトリペプチドは遊離アミノ酸にまで分解されなくても刷子縁膜のペプチドトランスポーター（ペプチド輸送システム）を介して小腸細胞に吸収される[3)]。ペプチドトランスポーターで小腸細胞内に吸収されたペプチドは，大部分が小腸細胞内のペプチダーゼで遊離のアミノ酸に分解され，小腸細胞の側底膜に存在するアミノ酸輸送システムで血管を介して体内に送り込まれるため，門脈血中にはペプチドはほとんど現れない。しかし，Pro-ProやPro-Hypといった配列はProを認識して切断する酵素であるプロリルジペプチダーゼによっても切断することはできないと考えられている[4)]。また小腸細胞の側底膜側にもペプチドトランスポーターが存在し，ジペプチドのまま，小腸細胞から体内に輸送される経路も知られるようになっている[5)]。

以上のことからコラーゲンペプチドはProやHypを含む特徴的な配列により，管腔内消化や膜消化を受けずに小腸内に取り込まれ，さらに細胞内消化を免れたコラーゲンペプチドは側底膜側トランスポーターから血中に取り込まれることが考えられる。コラーゲンペプチドを経口摂取した実験動物やヒトでは，Pro-HypやHyp-Glyといったコラーゲン由来ジペプチドが血中や組織中に移行することが近年明らかにされている。

3.4　コラーゲンペプチドの血中動態と組織移行

コラーゲン由来のペプチドが体内移行する可能性は古くから報告されており，1962年にProckopらはゼラチンを経口摂取したヒト血中および尿中にHypがペプチド態として存在することを報告している[6)]。2005年になると，Iwaiらはコラーゲンペプチドを経口摂取したヒト血中にはHyp含有ペプチドが存在し，その多くがPro-Hypであることを報告した[7)]。またShigemuraらは魚鱗ゼラチン加水分解物を摂取したヒトの血液中にPro-Hypの他に，新たにHyp-Glyを検出した[8)]。さらにLiuらは，*in situ*のラット小腸灌流系を用いた実験でPro-Hyp，Hyp-Glyの他に，$(\text{Pro-Hyp-GLY})_5$やG-(Pro-Hyp-GLY)_4といったジペプチドやトリペプチド以外の大きなペプチドが小腸から吸収される可能性を報告した[9)]。複数の報告からPro-Hypは摂取後60～120分でピークに達し，最大血中濃度は1～60 μM，Hyp-Glyでは摂取60分後にピークに達し，最大血中濃度は1～4 μMであることが報告されている[10～12)]。

Oharaらは，魚の鱗，魚の皮膚，豚の皮膚由来のゼラチン加水分解物を経口摂取すると，いずれの原材料でも血中にPro-Hypが顕著に見出されたが，魚鱗由来のゼラチン加水分解物では，Ale-Hyp，Leu-Hypなども多く検出されることを報告している[13)]。またTagaらは生姜プロテアーゼ処理ゼラチン加水分解物を経口摂取させると，Xaa-Hyp-Gly 型のトリペプチドが多く体内移行することも見出している[14]。コラーゲンの原材料の違いやプロテアーゼ処理条件の違いなどにより，血中に検出されるコラーゲンオリゴペプチドの配列や血中濃度に違いがあることが報告された。近年コラーゲン由来の環状ジペプチドが加熱条件下で容易に生成されることが見出されている。マウスを用いた経口投与実験では，Pro-Hyp を含むコラーゲンオリゴペプチドと比較して，環状コラーゲンジペプチドが血中に高い効率で吸収されることが明らかになっている[15]。今後コラーゲンペプチドの代謝についての一層の理解が深まることが期待される。

コラーゲンオリゴペプチドが体内に取り込まれた後の各組織への移行について検討した報告は複数ある。^{14}C 標識した Pro を含むゼラチン加水分解物をマウスに経口投与した実験では，血液中の放射活性は，投与後 6 時間でピークになりその後は 96 時間ほどで検出限界付近まで低下した。一方，皮膚や軟骨組織では，12 時間くらいまで上昇しその後は一定状態で 96 時間後でも同程度存在しており，192 時間後においてもピーク時の 58％ほど存在していた。皮膚や軟骨組織以外では，骨格筋においても検出された[16]。さらに ^{14}C 標識した Pro-Hyp を経口投与した実験では投与後 30 分において，[^{14}C]Pro-Hyp が消化管壁に最も高いレベルで検出され，そのほかには肝臓，脾臓，腎臓，膵臓，骨髄，皮膚，関節軟骨，腺に放射活性が観察された[17]。以上のことからコラーゲンペプチドの摂取により，血中に Pro-Hyp や Hyp-Gly などを代表とするコラーゲンオリゴペプチドが取り込まれ，さらには皮膚や関節，骨，筋肉といった組織に移行していることが明らかとなった。

3.5 コラーゲンペプチド摂取による効果と作用メカニズム

コラーゲンペプチド摂取後，特定配列のコラーゲンオリゴペプチドが体内移行することが明らかになった。それではこれら血中や組織に取り込まれたコラーゲンオリゴペプチドは生体にとってどのような効果をもたらすのだろうか。現在では特に安定的に存在する Pro-Hyp や Hyp-Gly がコラーゲンペプチドの活性本体であるという可能性が様々な細胞やモデル動物を用いて示されている（図 1）。本節では，コラーゲンペプチドの摂取効果と活性型コラーゲンペプチドが寄与する作用メカニズムについて解説していく。

3.5.1 コラーゲンペプチドの関節への作用

近年では，変形性膝関節症（KOA）患者を対象にした臨床研究による結果が複数報告されている。いずれの報告でも，5〜10 g のコラーゲンペプチドを 2 ヶ月から 6 ヶ月経口摂取することで，痛みを評価するスコア（WOMAC，VAS スコア）が改善し，コラーゲンペプチドの摂取が変形性膝関節症の痛みを軽減することが報告されている[18,19]。スポーツによる関節への影響が考えられるアスリートを対象にした報告も複数ある。Clark らは健康なアスリートを対象にし，コラーゲンペプチド（10 g/日）を 24 週間摂取した場合，プラセボ群と比較して運動による関節痛が軽減すると報告した[20]。Zdzieblik らは，膝痛を伴うアスリートを対象にし，コラーゲンペプチド（5 g/日）を 12 週間摂取した場合，活動に伴う痛みが軽減することを報告している[21]。

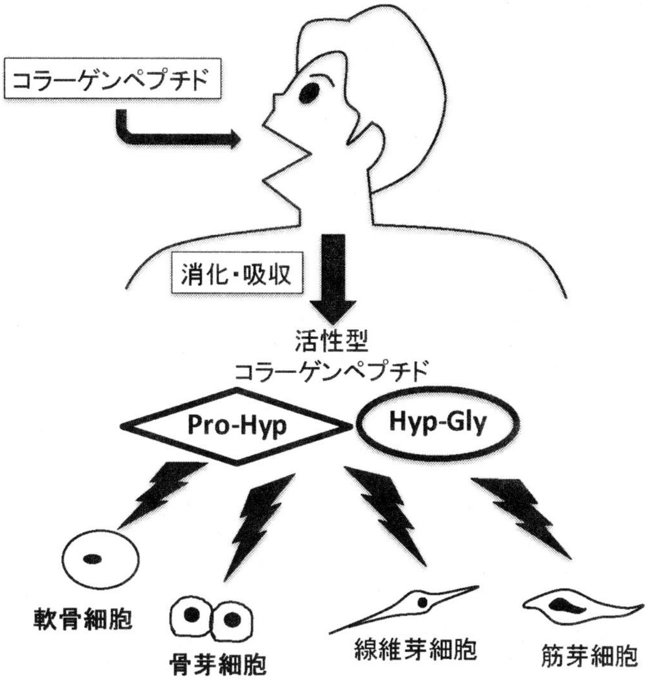

図1　活性型コラーゲンペプチドの作用

我々の研究室でもアスリートの膝痛発生に対するコラーゲンペプチド摂取の効果について検討したので紹介する。男子大学生の長距離走選手を対象にし，コラーゲンペプチド（5g/日）を8週間摂取した場合の膝痛発生への効果を検討した[22]。プラセボ群にはデキストリン（5g/日）を摂取させた。プラセボ群では痛みを点数化する変形性膝関節症患者機能評価尺度（JKOM）スコアにおいて期間中の有意な変化は見られなかったが，コラーゲンペプチド摂取群ではJKOMスコアの有意な改善がみられ，さらに血中の炎症マーカーであるTNF-αの上昇が抑制された。

これら関節への効果におけるメカニズムについては，動物を用いた*in vivo*実験系の報告が複数されており，リン（Pi）誘導による硬組織変性マウスにコラーゲンペプチドを3週間経口投与することで関節軟骨の変性を抑制し，活性型コラーゲンペプチドPro-Hyp単独投与でも同様の改善効果が得られた[23]。また外傷後変形性関節症モデルマウスにコラーゲンペプチドを投与すると，軟骨保護作用を示し，さらに炎症性サイトカインであるTNFの滑膜での発現量を低下させる抗炎症反応を示すことも報告されている[24]。*In vitro*実験系でPro-Hypは培養滑膜細胞によるヒアルロン酸合成を促進すること，培養軟骨細胞ATDC5の石灰化を抑制し，グリコサミノグリカンの合成を促進することで成熟軟骨細胞の維持に働いている[23, 25]。以上のことから，コラーゲンペプチドの関節への作用メカニズムとしては，血中移行した活性型コラーゲンペプチドPro-Hypが軟骨細胞や滑膜細胞への作用を介していることが考えられる。

3.5.2 コラーゲンペプチドの骨への作用

Adamらは，閉経後骨粗鬆症患者に骨吸収を抑える薬剤であるカルシトニン筋肉内投与とともにコラーゲンペプチドを1日10 g，24週間経口投与するとカルシトニン単独投与と比べて，コラーゲンペプチド併用投与により，骨吸収の指標である尿中ピリジノリン，デオキシピリジノリン値が低下したと報告している[26]。Fujitaらは骨粗鬆症患者にコラーゲンペプチドを主成分としたサプリメントを4ヶ月間投与すると，プラセボ群と比べて腰椎骨の骨密度の増加と骨吸収の指標である尿中I型コラーゲン架橋N-テロペプチド（NTx）量の低下がみられると報告している[27]。またElamらは，閉経後骨減少症患者を対象にコラーゲンペプチド（5 g/日），カルシウム（500 mg/日），活性型ビタミンD_3（200 IU/日）を6～12ヶ月投与した結果，カルシウム，活性型ビタミンD_3のみを投与したプラセボ群と比べて全身および腰椎骨密度の低下が抑えられ，6ヶ月の試験完了時において血中の骨型アルカリホスファターゼ/酒石酸抵抗性酸ホスファターゼ比が上昇したという報告もある[28]。

これら骨への効果におけるメカニズムについては，動物を用いた*in vivo*実験系の報告が複数されており，Wuらは，高齢ラットに低カルシウム条件下でコラーゲンペプチド（1.66 g/kg体重）を経口投与した場合，骨密度が正常カルシウム食と同等まで改善することを報告している[29]。Leemらは成長期のラットにコラーゲンペプチドを経口投与したところ長管骨の成長を促進し，その効果はゼラチンでは得られなかったと報告している[30]。また卵巣摘出術（OVX）による閉経後骨粗鬆症モデル動物を用いた研究が複数報告されている[31, 32]。LiuらはOVXラットにコラーゲンペプチドとクエン酸カルシウムを併用投与すると，骨密度の減少が抑制され，骨質の改善も見られることを報告している[33]。

*In vitro*実験系で，コラーゲンペプチドが培養骨芽細胞のMC3T3-E1やMG63の増殖を促進し，骨芽細胞の遺伝子発現を制御することで分化を促進することが複数報告されている[34～37]。

我々の研究室では活性型コラーゲンペプチドPro-Hypが骨芽細胞に与える影響について検討した。MC3T3-E1細胞に活性型コラーゲンペプチドPro-Hypを作用させると増殖は促進しないが，骨芽細胞分化のマスター転写因子であるRunx2やOsterixの遺伝子発現を誘導することで細胞分化を促進した[38]。さらに骨芽細胞内に存在するPro-Hyp結合タンパク質を検索したところ，候補タンパク質としてFoxg1を見出した[39]。Foxg1はもともと脳の発達にとって重要な転写因子として発見されているが，Foxg1の骨芽細胞における機能を検討したところ，骨芽細胞の分化にとって重要な因子であることを明らかにした。さらにFoxg1をRNAi法を用いてノックダウンした骨芽細胞にPro-Hypを作用させると，Pro-Hypの骨芽細胞分化促進作用が消失することから，Pro-HypはFoxg1を介して骨芽細胞の分化を亢進するという新規分子作用メカニズムを明らかにした[40]。以上，コラーゲンペプチドの骨への作用の一部は，活性型コラーゲンペプチドの一つPro-Hypによる骨芽細胞活性化を介した骨形成促進作用と考えられる。

3.5.3 コラーゲンペプチドの筋肉への作用

コラーゲンペプチド摂取による筋肉への効果について最近報告された。高齢のサルコペニアの男性を対象にし，コラーゲンペプチドと筋力トレーニングの併用を12週間実施した結果，プラセボ群と比較して除脂肪体重が増加し，さらに大腿四頭筋の筋力も増加したことが報告された[41)]。また若年女性を対象にした研究では，コラーゲンペプチドの摂取が筋肉量を増加させ，コラーゲンペプチドの摂取を中断すると筋肉量が減少すると報告された[42)]。この筋量増加効果のメカニズムについては，乾燥肌モデルマウスを用いて活性型コラーゲンペプチドのPro-HypおよびHyp-Glyを投与した実験においてDNAマイクロアレイを行った結果，筋肉の機能に関する遺伝子発現が上昇していることが報告されている[43)]。また筋芽細胞を用いた *in vitro* の報告がある。筋芽細胞株C2C12細胞に活性型コラーゲンペプチドであるHyp-Glyを作用させると，筋芽細胞のPI3K/ Akt/ mTOR経路を活性化することで筋芽細胞分化を促進する。さらにその作用はHyp-Glyとヒスチジンを同時に作用させると消失したことから，ペプチド / ヒスチジントランスポーター1（PHT1）を介してHyp-Glyが細胞内に取り込まれたうえでの作用であることが示唆された[44)]。以上コラーゲンペプチドの筋肉への作用の一部は，活性型コラーゲンペプチドの一つであるHyp-Glyによる筋芽細胞活性化を介した作用であると考えられる。

3.5.4　コラーゲンペプチドの皮膚への作用

関節，骨，筋肉といった運動器以外の組織では，皮膚に対するコラーゲンペプチドの作用が多く報告されている。桑葉らは，魚鱗由来コラーゲンペプチドを摂取することで皮膚のシワ個数が減少することを報告している[45)]。またOharaらは，紫外線照射による皮膚の炎症を抑制することを報告している[46)]。褥瘡患者においてコラーゲンペプチドの摂取が褥瘡の治癒を促進することが複数報告されている[47, 48)]。

この皮膚に対するメカニズムについては，乾燥肌（皮膚バリア機能低下）モデルマウスにPro-HypおよびHyp-Glyを経口投与すると，皮膚のバリア機能と保湿性が改善することが報告されている[43)]。また培養細胞を用いた *in vitro* 実験系では，マウス皮膚から遊走する線維芽細胞の増殖をPro-Hypが促進すること[49)]，またヒト初代皮膚線維芽細胞にPro-Hypを作用させると，増殖とヒアルロン酸合成が促進されることが報告されている[50)]。さらにHyp-Glyによる線維芽細胞の増殖促進作用も報告されている[10)]。以上のことから，コラーゲンペプチドの皮膚への作用は，活性型コラーゲンペプチドPro-HypおよびHyp-Glyによる線維芽細胞活性化を介していると考えられる。

このようにコラーゲンペプチドは体内に取り込まれた後，各組織に移行し，活性型コラーゲンペプチドが標的細胞に作用することで，各組織への効果を発揮していることが複数の研究から明らかとなっている。

3.6　まとめ

本節で紹介したようにコラーゲンペプチドが体内移行することで様々な生理作用をもたらすことが報告されるようになってから，機能性食品素材としてのコラーゲンペプチドの利用はさらに拡大している。高齢社会となって久しい我が国にとって，近年は平均寿命の延伸だけではなく，自立して生活を送ることのできる期間を表す「健康寿命」を延伸することの重要性が求められている。健康寿命を縮める寝たきりの原因となる運動器の衰え「ロコモティブシンドローム（ロコモ)」の発症予防を目指した機能性食品の開発が望まれている。本節で紹介したようにコラーゲンペプチドの摂取は，関節，骨，筋肉といった運動器に作用することが多く報告されていることから，コラーゲンペプチドは我が国の健康寿命の延伸にとって貴重なロコモ予防の食品素材となっている。さらに褥瘡に対する効果が認められたことから褥瘡予防・管理ガイドライン（第4版）に褥瘡ケアの補助食品としてコラーゲンペプチドが掲載されるなど医療の現場においても利用されている。

今後はコラーゲンペプチドの摂取効果についてのさらなるエビデンスの蓄積と活性型コラーゲンペプチドによる作用メカニズムのさらなる解明が期待されている。

文　　献

1） 渡辺明治, 岡崎勲 編, 細胞外マトリックス－臨床医学への応用－, メディカルレビュー社（1994）
2） 岸恭一, 木戸康博 編, タンパク質・アミノ酸の新栄養学, 講談社サイエンティフィク（2007）
3） S. Fukumori *et al.*, *Drug Metab. Pharmacokinet.*, **23**, 373（2008）
4） E. Karna *et al.*, *Eur. J. Pharmacol.*, **430**, 25（2001）
5） A. H. Dantzig *et al.*, *Science*, **264**, 430（1994）
6） D. J. Prockop *et al.*, *Lancet*, **2**, 527（1962）
7） K. Iwai *et al.*, *J. Agric. Food Chem.*, **53**, 6531（2005）
8） Y. Shigemura *et al.*, *Food Chem.*, **129**, 1019（2011）
9） C. Liu *et al.*, *Biosci. Biotechnol. Biochem.*, **73**, 1741（2009）
10） Y. Shigemura *et al.*, *Food Chem.*, **159**, 328（2014）
11） F. Sugihara *et al.*, *J. Biosci. Bioeng.*, **113**, 202（2012）
12） S. Ichikawa *et al.*, *Int. Food Sci. Nutr.*, **61**, 52（2010）
13） H. Ohara *et al.*, *J. Agric. Food Chem.*, **55**, 1532（2007）
14） Y. Taga *et al.*, *J. Agric. Food Chem.*, **64**, 2962（2016）
15） Y. Taga *et al.*, *J. Agric. Food Chem.*, **65**, 9514（2017）
16） S. Oesser *et al.*, *J. Nutr.*, **129**, 1891（1999）
17） T. Kawaguchi *et al.*, *Biol. Pharm. Bull.*, **35**, 422（2012）
18） T. E. McAlindon *et al.*, *Osteoarthritis Cartilage*, **19**, 399（2011）
19） S. Kumar *et al.*, *J. Sci. Food Agri.*, **95**, 702（2015）
20） K. L. Clark *et al.*, *Curr. Med. Res. Opin.*, **24**, 1485（2008）
21） D. Zdzieblik *et al.*, *Appl. Physiol. Nutr. Metab.*, **42**, 588（2017）
22） 君羅好史ほか, 第71回日本栄養・食糧学会大会講演要旨集, p.221（2017）
23） S. Nakatani *et al.*, *Osteoarthritis Cartilage*, **17**, 1620（2009）
24） Q. A. Dar *et al.*, *PLoS One*, **12**, e0174705（2017）

25) H. Ohara *et al.*, *Biosci. Biotechnol. Biochem.*, **74**, 2096 (2010)
26) M. Adam *et al.*, *Cas. Lek. Cesk.*, **135**, 74 (1996)
27) T. Fujita *et al.*, *J. Bone Miner. Metab.*, **20**, 298 (2002)
28) M. L. Elam *et al.*, *J. Med. Food*, **18**, 324 (2015)
29) J. Wu *et al.*, *J. Bone Miner. Metab.*, **22**, 547 (2004)
30) K. H. Leem *et al.*, *J. Med. Food*, **16**, 447 (2012)
31) H. Zhang *et al.*, *Evid. Based Complement Alternat. Med.*, 627285 (2014)
32) F. Guillerminet *et al.*, *Bone*, **46**, 827 (2010)
33) J. Liu *et al.*, *PLoS One*, **10**, e0135019 (2015)
34) S. Yamada *et al.*, *Dent. Mater. J.*, **32**, 88 (2013)
35) H. K. Kim *et al.*, *Food Funct.*, **5**, 573 (2014)
36) H. K. Kim *et al.*, *Molecules*, **18**, 15474 (2013)
37) J. Liu *et al.*, *PLoS One*, **9**, e99920 (2014)
38) Y. Kimira *et al.*, *Biochem. Biophys. Res. Commun.*, **453**, 498 (2014)
39) 野村佳歩ほか, 第71回日本栄養・食糧学会大会講演要旨集, p.302 (2017)
40) Y. Kimira *et al.*, *Cell Mol. Biol. Lett.*, **22**(27) (2017), doi:10.1186/s11658-017-0060-2.
41) D. Zdzieblik *et al.*, *Br. J. Nutr.*, **114**, 1237 (2014)
42) 鎌田由香ほか, 宮城学院女子大学生活環境科学研究所研究報告, **49**, 11 (2017)
43) J. Shimizu *et al.*, *Biochem. Biophys. Res. Commun.*, **456**, 626 (2015)
44) T. Kitakase *et al.*, *Biochem. Biophys. Res. Commun.*, **478**, 1292 (2016)
45) 桑葉くみ子ほか, 薬理と治療, **42**, 995 (2014)
46) Y. Koyama *et al.*, *Jpn. Pharmacol. Ther.*, **42**, 781 (2014)
47) S. K. Lee *et al.*, *Adv. Skin Wound Care*, **19**, 92 (2006)
48) 杉原富人ほか, 薬理と治療, **43**, 1328 (2015)
49) Y. Shigemura *et al.*, *J. Agric. Food Chem.*, **57**, 444 (2009)
50) H. Ohara *et al.*, *J. Dermatol.*, **37**, 330 (2010)

4 大豆ペプチド

前渕元宏*

4.1 はじめに

大豆はわが国において代表的な伝統食品として古くから利用されてきた。さらに，良質な食用油の原料として利用されるだけでなく，タンパク質もその栄養的な価値や機能特性（物性）から，一般食品のみならず医療向けの特殊食品にいたるまで幅広く利用されている。一方，大豆ペプチドは，大豆タンパク質を食品用酵素で分解して得られる低分子ペプチドの混合物であり，栄養価の高い大豆タンパク質由来のペプチドであること，タンパク質やアミノ酸混合物に対して消化管での吸収が速いこと，そして分解過程で生じる機能性ペプチドに起因する生理機能から，機能性食品素材として利用されている。そこで本節では，はじめに大豆ペプチドの易吸収性とその生理学的利点の一例として肉体疲労に対する軽減効果を紹介する。また，ヒト試験でその効果が検証され，機能性ペプチド（もしくはその候補ペプチド）が同定されている研究事例として，大豆ペプチド摂取によるロコモティブシンドローム予防効果（抗炎症作用）と認知機能改善効果について概説する。

4.2 大豆ペプチドの易吸収性

アミノ酸が2つもしくは3つ繋がったジペプチドやトリペプチドは，同一組成のアミノ酸混合物に較べ，腸管で速やかに吸収されることが知られている。これは，小腸上皮細胞の刷子縁膜に発現し，ジ・トリペプチドをペプチド態のまま細胞内に輸送するためのペプチドトランスポーター（PEPT1）が存在するためである。PEPT1は，構成アミノ酸による基質選択性が低いため，他の栄養物質トランスポーターに比べ，広範な基質認識性を有する。

図1は，同じアミノ酸組成を有する大豆タンパク質，大豆ペプチド，アミノ酸混合物の効率的摂取形態を静脈血中のアミノ酸濃度変化を指標に評価したヒト試験の結果である[1)]。吸収グラフのピークの高さは大豆ペプチドがもっとも高く，特に摂取後，25～40分においては，群間に統計学的有意差が確認された。また血中アミノ酸濃度変化から計算された各アミノ酸の初期吸収速度は，大豆タンパク質およびアミノ酸混合物に比較して，大豆ペプチドにおいて優位であることが確認された（図2）。特にこの傾向は，分岐鎖アミノ酸や芳香族アミノ酸において顕著であった。このような大豆ペプチドの吸収性の特徴より，大豆ペプチド中には，分岐鎖・芳香族アミノ酸を含有したジ・トリペプチドが多く存在する可能性が示唆される。

* Motohiro Maebuchi 不二製油グループ本社㈱ 未来創造研究所

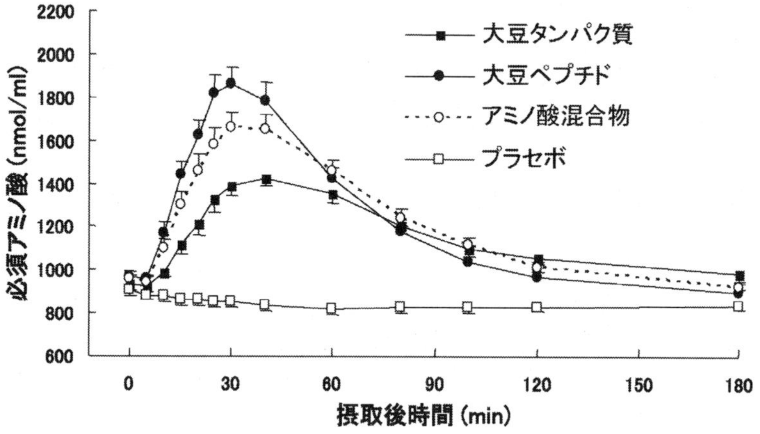

図1　経時的血中アミノ酸濃度変化

大豆タンパク質，大豆ペプチド，アミノ酸混合物，および窒素源を含まないプラセボ摂取後の経時的血中アミノ酸変化。一例として必須アミノ酸の結果を示す（平均±標準誤差，n＝12）。
文献1）より抜粋。

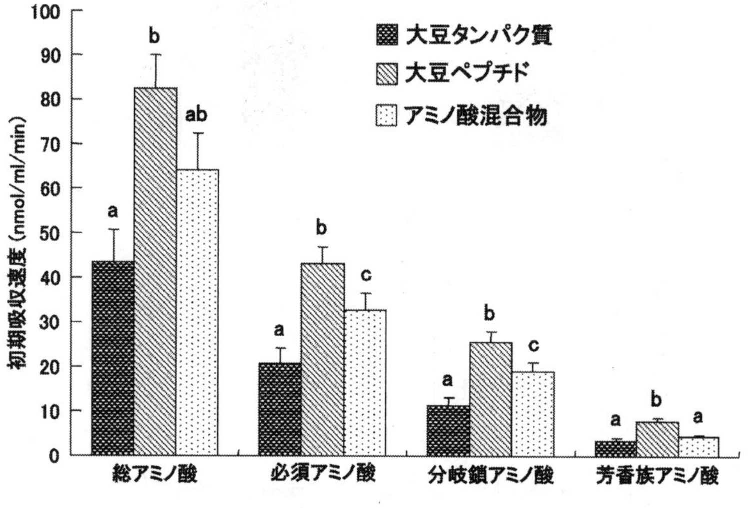

図2　各アミノ酸種の初期吸収速度

初期吸収速度は，摂取後（0分）から血中アミノ酸濃度のピークに至る30～40分の間で，濃度上昇に直線性の得られた5～25分の傾きとして定義する（平均±標準誤差，n＝12）。異なる文字間で統計学的有意差あり（$^{*}P<0.05$）。
文献1）より抜粋。

4.3　肉体疲労に対する大豆ペプチド摂取の効果

大豆ペプチドの易吸収性に起因する生理学的利点の一例として，大豆タンパク質を対照にした肉体疲労に対する軽減効果が報告されている[2)]。なお，本項でいう肉体疲労とは，遅発性筋肉痛のことである。遅発性筋肉痛とは，不慣れな運動の数日後に起こり一般的によく経験する痛みである。その発生メカニズムとして伸張性収縮を繰り返すことによる筋繊維上の微小な損傷が原因と考えられている。

定期的運動習慣のない健常者を対象に，日常生活レベルで行う軽微な運動に対する大豆ペプチドの効果を筋損傷のバイオマーカーである血中クレアチンキナーゼ（CK）の活性を指標に検証したところ，CK 活性の上昇が窒素源を含まないプラセボ摂取群に比べ，有意に抑えられた（図3 A）。さらに，同じ窒素量を摂取させた大豆タンパク質に対しても優位性が確認された（図3 A)。この結果は，大豆ペプチドの吸収性の速さが，運動後の筋損傷を効果的に軽減したことを

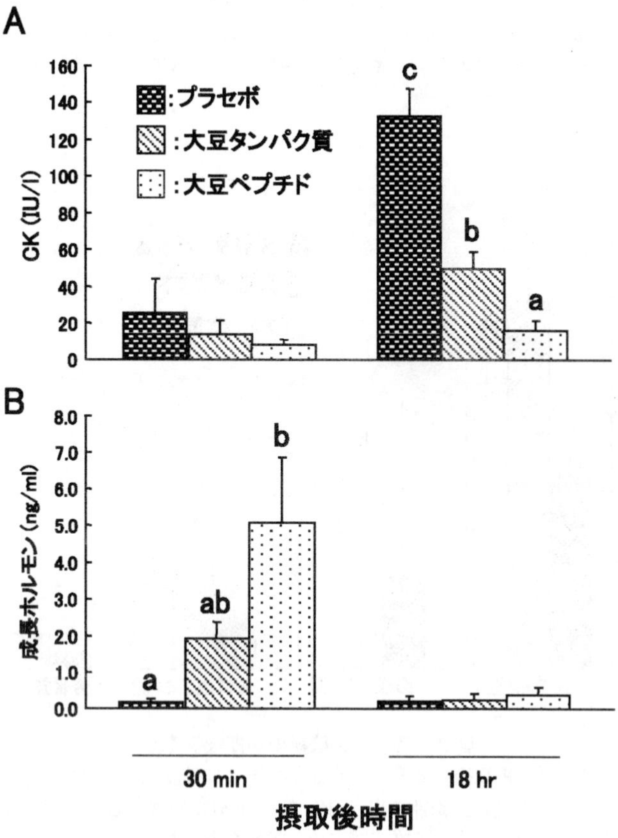

図3　大豆ペプチド摂取による筋損傷軽減効果
大豆タンパク質，大豆ペプチド，およびプラセボ摂取後の血中クレアチンキナーゼ（CK）活性（A）と成長ホルモン濃度（B）変化。各値は初期値に対する変化量として表す（平均±標準誤差，n=16)。異なる文字間で有意差あり（$^{*}P<0.05$)。
文献 2）より抜粋。

示唆するものである。一方，成長ホルモンは，筋肉細胞へのアミノ酸輸送を増加させ，タンパク質合成を促すことが知られている。図3Bに示すように大豆ペプチド摂取による効率的成長ホルモン分泌促進も，筋損傷軽減に関与していると考えられる。

4.4　大豆ペプチド摂取によるロコモティブシンドローム予防効果（抗炎症作用）

ロコモティブシンドロームとは「運動器の障害により要介護になるリスクの高い状態になること」を指し，2007年に日本整形外科学会が提唱した概念である。ロコモティブシンドロームの主要因として骨粗鬆症，関節トラブル，そして加齢に伴う骨格筋の減少（サルコペニア）が挙げられる。これらの要因は個別に独立しているのではなく，筋肉の減少で関節の負担が増し，関節が痛むので活動量が低下して筋肉が減少するといったように密接に関連している。よって何らかの対策を講じないと負のスパイラルが止められずに寝たきりのリスクが増大していく一方になる。

骨格筋に対する大豆ペプチドの効果に関しては，上述した大豆ペプチドの易吸収性に起因する筋肉合成の促進だけでなく，抗炎症作用を有する機能性ペプチドによる筋肉分解の抑制もそのメカニズムの一つと考えられる。

サルコペニアを合併しやすい虚弱高齢者に対し，筋力向上トレーニングに大豆ペプチドの栄養介入を行った試験においては，表1に示すように，12週間の介入プログラム実施前後で通常歩行速度，膝伸展力，および白血球数において，運動＋大豆ペプチド群で有意な改善効果が認められた[3)]。総白血球数は，体内の炎症性負荷を反映するマーカーであり，運動トレーニングに大豆ペプチドを併用することで，体内の炎症反応が抑制されたことを示唆する。また，大豆ペプチドの抗炎症効果に関して，リウマチ患者の関節状態に対する効果が報告されている[4)]。関節リウマチは，自己免疫疾患の一種で，おもに関節の内側にある滑膜に腫れや痛み，こわばりなどの炎症を起こし，それが続くと関節の変形をきたす病気である。結果的に大豆ペプチドの継続摂取は，関節リウマチにおける症状（疼痛，関節炎症状）を抑制することが示唆された。さらに，IL-6，TNF-αおよびIL-1β等の炎症性マーカーが，大豆ペプチド摂取期において抑制され，摂取終了後に増加したことから，大豆ペプチドの継続摂取が関節リウマチにおいて炎症性サイトカイン

表1　筋力向上トレーニングに大豆ペプチド栄養介入を加えた効果

調査項目	プログラム	介入前調査	介入後調査	前値 vs 後値（*P* 値）
通常歩行速度（m/秒）	運動	71.1 ± 14.1	74.3 ± 13.9	0.136
	運動＋大豆ペプチド	70.9 ± 12.5	78.5 ± 18.9	<u>0.035</u>
膝伸展力（N）	運動	205 ± 111	245 ± 89	0.091
	運動＋大豆ペプチド	178 ± 41	237 ± 52	<u>0.002</u>
白血球総数（/mm^3）	運動	6040 ± 1080	5970 ± 1280	0.712
	運動＋大豆ペプチド	6570 ± 0910	5410 ± 1110	<u>0.001</u>

値は平均値±標準偏差（n＝15-16）。介入前データはすべて群間差無し（Wilcoxonの順位和検定）。
前値 vs. 後値（*P* 値）は各群内の前後の値をWilcoxonの符合付き順位和検定で導いた有意水準。

産生抑制，抗炎症効果の持続に寄与する可能性が示された（図4）。また，動物試験ではあるが，腸管炎症モデル（ブタ，マウス）において，大豆ペプチドの摂取により炎症性大腸炎の抑制効果が確認されている[5, 6]。さらに本研究にて，大豆ペプチド由来のトリペプチドVal-Pro-Tyrが，炎症性サイトカインの分泌抑制効果を有することが報告されており，サルコペニアのような筋肉トラブルやリウマチに代表されるような関節トラブルの改善にも寄与している可能性が考えられる。

4.5 認知機能改善に関与する大豆由来ペプチド

認知機能とは，知覚，記憶，学習，思考，判断などの認知過程と行為の感情（情動）を含めた精神（心理）機能の総称である。大豆ペプチド摂取による認知機能改善効果に関して最新のヒト試験では，健常な若年者もしくは中高齢者を対象にした用量依存性試験が行われている[7, 8]。その結果，大豆ペプチドの摂取は用量依存的に集中力や注意力を切らさずに多数の情報を長時間にわたって適切に処理し続ける機能を保つことに効果を有するものと考えられた。さらに，タンパク質として2g/日の低用量摂取でもその効果が維持されることが明らかになった。記憶機能に関しても同様に，短期・長期記憶の評価試験において，経験した出来事の記憶情報を正しく認識する力の低下を抑える，すなわち記憶として蓄えられている過去の出来事を正しく引き出して判断する力の低下を抑えることが証明されている。

一方，そのメカニズムに関して，脳内でのノルアドレナリン代謝亢進や神経栄養因子の発現亢進が報告されている。ノルアドレナリンは，芳香族アミノ酸であるチロシンやフェニルアラニンを前駆体として作られるカテコールアミン系神経伝達物質の一つであり，脳幹にある神経核の一つである青斑核から，視床下部，大脳辺縁系，大脳皮質などに投射され，覚醒状態の維持，感覚入力の調節，長期記憶の形成促進，注意等の認知機能等に関与する。大豆ペプチドの摂取による脳内カテコールアミン変化を解析した研究では，大脳皮質，海馬，脳幹において，ノルアドレナ

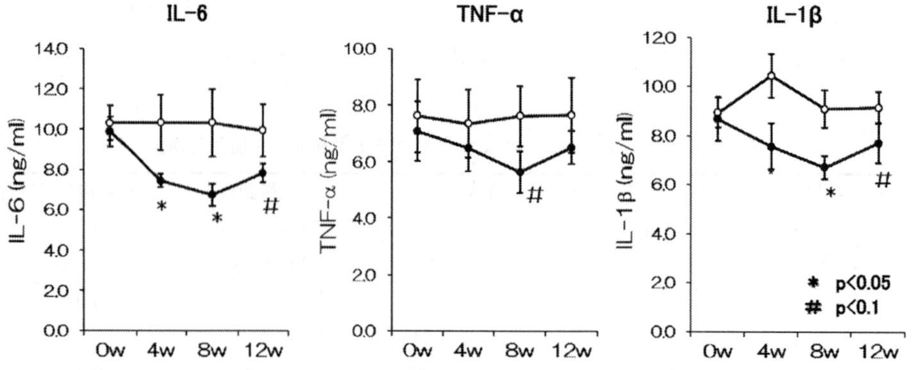

図4　炎症系マーカーの変化

被験品の摂取期間は8週間，12週目に後観察（n = 8）。黒丸が大豆ペプチド摂取群，白丸がプラセボ摂取群。

文献4）より抜粋。

リンの代謝回転率の亢進が確認されている（図5）[9]。上述するようにチロシンやフェニルアラニンは，大豆ペプチド摂取において特に吸収性の高いアミノ酸である。このことから，大豆ペプチド中には，チロシンやフェニルアラニンを含む低分子ペプチドが多く含まれ，カテコールアミン合成に必要なチロシン，フェニルアラニンの効率的供給源として，大豆ペプチド摂取による注意力・集中力持続や記憶力の改善に寄与しているものと考えられる。

さらに，大豆ペプチド中のノルアドレナリン代謝亢進に関わるペプチドとしてSer-Tyrが同定されている[10,11]。主要大豆タンパク質の一次配列（グロブリンおよびβ-コングリシニン）からチロシンの前もしくは後のアミノ酸を含むジペプチドをリスト化，出現頻度とCaco-2細胞を用いた腸管での透過性を指標に3種類のチロシン含有ジペプチド（Ser-Tyr，Ile-Tyr，Tyr-Pro）を選択し，マウスに経口投与した場合の脳内カテコールアミン変化を観察したところ，Ser-Tyrのみがチロシン単体投与に較べ，大脳皮質や海馬にて有意にノルアドレナリン代謝を亢進することが確認された。図6は，一例として大脳皮質でのノルアドレナリン代謝回転率を示す。一方，脳幹においては，他の群に較べ，Ile-Tyr投与でカテコールアミンの一つであるドーパミンやその代謝物の増加が確認された[12]。これらの結果は，同じチロシン含有ジペプチドであってもカテコールアミン代謝に関して異なる挙動を示すことを明らかにしたものであり，腸管での吸収性だけでなく，ペプチド態として末梢から脳への移行性も影響している可能性が考えられる。

また，大豆ペプチド摂取による神経栄養因子の発現亢進は，短寿命で学習記憶障害を発症する老化促進マウスSAMP8と正常老化型であるSAMR1を用いた試験で明らかにされている[13]。標準的な飼料中のタンパク源（カゼイン）の半量を大豆ペプチドに置き換え，カゼイン摂取群を

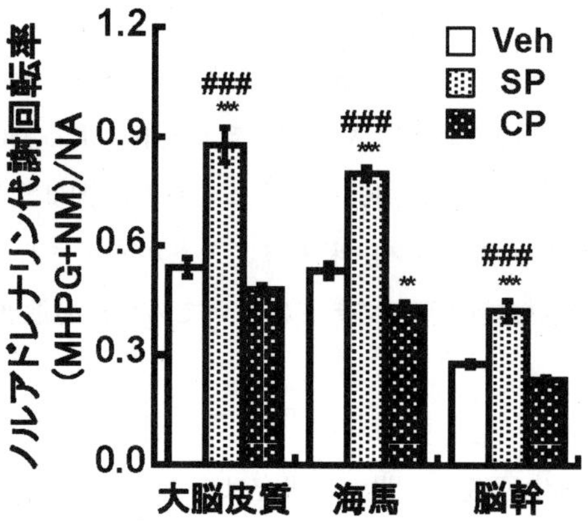

図5　大豆ペプチド摂取が脳内ノルアドレナリン代謝回転率に与える影響

代謝回転率（各サンプル投与30分後）：ノルアドレナリン代謝物（MHPG+NM）に対するノルアドレナリン（NA）の濃度比。Veh：Vehicle（生理食塩水），SP：大豆ペプチド，CP：コラーゲンペプチド。各値は，平均±標準誤差（n=8）。**$P<0.01$，***$P<0.001$（Vehicleに対しての有意差）；###$P<0.001$（コラーゲンペプチドに対しての有意差）。
文献9）より抜粋。

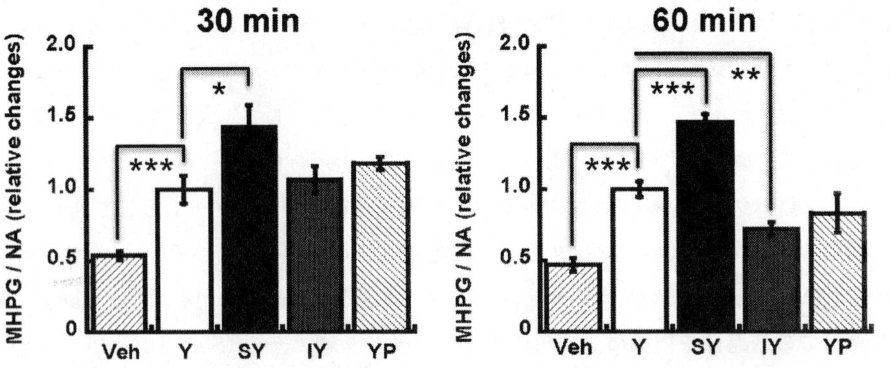

図6　大脳皮質でのノルアドレナリン代謝回転率

Veh：Vehicle（生理食塩水），Y：Tyr，SY：Ser-Tyr，IY：Ile-Tyr，YP：Tyr-Pro。代謝回転率：ノルアドレナリン代謝物（MHPG）に対するノルアドレナリン（NA）の濃度比。各グラフは，チロシン投与群を基準にした相対値として示す。各値は，平均±標準誤差（n=5-6）。*$P<0.05$，**$P<0.005$，***$P<0.0005$。
文献10）より抜粋。

コントロールとして26週飼育し，モリス水迷路により空間学習記憶能力に及ぼす影響を評価したところ，老化に伴う記憶学習能力の低下抑制効果が確認された。また，脳内の遺伝子発現を解析したところ，大豆ペプチド摂取により神経栄養因子である神経成長因子（NGF），脳由来神経栄養因子（BDNF），ニューロトロフィン-3（NT-3）の上昇が確認され，特にSAMP8群においては顕著な発現上昇が確認された（図7）。神経栄養因子は細胞内のシグナル伝達を活性化し，神経細胞の生存・分化・神経突起形成などの調節作用を有することが報告されている。大豆ペプチドの摂取は神経栄養因子の発現を上昇させることで，老化に伴う認知機能低下を抑制するものと考えられる。なお，ノルアドレナリンは，間接的に脳内における神経栄養因子の産生を増加させることが報告されている。このことは，大豆ペプチド摂取による脳内ノルアドレナリン代謝亢進が神経栄養因子の発現に寄与している可能性がある。なお詳細は割愛するが，異なるメカニズムでBDNF発現亢進を担う大豆タンパク由来のペプチドが同定され，すでに学会で報告されている[14, 15]。大豆ペプチド由来脳機能改善ペプチドについての今後の進展に興味が持たれる。

4.6　おわりに

食品由来ペプチドが有する生理機能に関する研究は広く行われており，特定保健用食品や機能性表示食品の関与成分として評価されているものも多い。なお，上述で紹介した大豆ペプチドの認知機能改善効果に関しては，大豆ペプチドに含まれる「大豆由来セリルチロシン」を機能性関与成分とする「中高年者の記憶力の維持」を謳った機能性表示食品が受理されている。運動，栄養バランスのとれた食事に大豆ペプチドを組み合わせることで，人々のQOL（Quality of Life）向上を期待するものである。

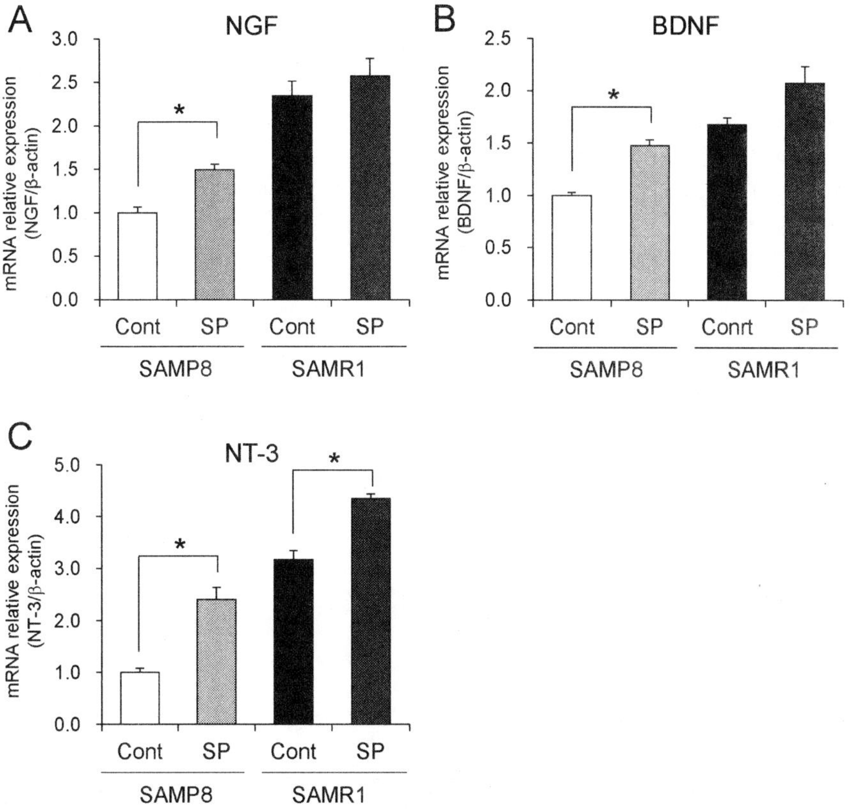

図7　脳内神経栄養因子の遺伝子発現

NGF：神経成長因子，BDNF：脳由来神経栄養因子，NT-3：ニューロトロフィン-3。Cont：カゼイン摂取群，SP：大豆ペプチド摂取群。各グラフは，SAMP8のカゼイン摂取群を基準にした相対値として示す。平均±標準誤差（SAMP8；n=12，SAMR1；n=8），$^{*}P<0.05$。
文献13）より抜粋。

文　　献

1） M. Maebuchi *et al.*, *Food Sci. Tech. Res.*, **13**, 45 (2007)
2） K. Masuda *et al.*, *Jpn. J. Clin. Sports Med.*, **15**, 228 (2007)
3） 新開省二ほか, 栄養学雑誌, **67**, 76 (2009)
4） 吉岡広孝ほか, 応用薬理, **88**, 39 (2015)
5） D. Young *et al.*, *J. Nutr.*, **142**, 363 (2012)
6） J. Kovacs-Nolan *et al.*, *Biochim. Biophys. Acta*, **1820**, 1753 (2012)
7） 前渕元宏ほか, 薬理と治療, **44**, 1831 (2016)
8） 前渕元宏ほか, 薬理と治療, **45**, 1535 (2017)

9) H. Imai *et al.*, *Biosci. Biotechnol. Biochem.*, **81**, 1007 (2017)
10) T. Ichinose *et al.*, *Biosci. Biotechnol. Biochem.*, **76**, 1542 (2014)
11) V. T. Hanh *et al.*, *Food Chem.*, **190**, 345 (2016)
12) K. Moriyasu *et al.*, *Int. J. Peptides*, Article ID 6020786 (2016)
13) S. Katayama *et al.*, *J. Agric. Food Chem.*, **62**, 3563 (2014)
14) 片山ほか, 日本食品化学学会 第21回総会・学術大会 講演要旨集 (2015)
15) 清水ほか, 日本食品化学学会 第22回総会・学術大会 講演要旨集 (2016)

5　乳タンパク質であるホエイタンパク質やカゼインおよびそれに由来したペプチド

神田　淳[*1]，中山恭佑[*2]，東　誠一郎[*3]

本節では，乳タンパク質について概説し，その中でも特にホエイタンパク質とカゼインについて焦点を当て，それぞれのタンパク質の特徴と消化・吸収性，および双方に由来するペプチドを含めた機能面を議論する。

5.1　乳タンパク質とは

牛乳中には約3.3%乳タンパク質が含まれている。乳タンパク質は必須アミノ酸バランスに優れた非常に栄養価の高いタンパク質であり，世界中で広く摂取されている。ミルクプロテインは必須アミノ酸バランスに優れており，栄養学的価値が高いタンパク質である（図1）[1, 2]。「栄養価が高い」は，優れた食物を指す表現として広く使われている。タンパク質の栄養価を測定する方法はいくつかあるが，新たなタンパク質の評価基準であるDIAASを始め，乳タンパク質の栄養価はどの方法で測定しても高水準であることがわかっている（表1）[3~6]。摂取したタンパク質が体の中に，どのくらい取り込まれ効率よく利用されるかを示す評価基準にはプロテインスコアやアミノ酸スコアがある。1990年代にWHOによって定められたPDCAASは，プロテインスコアやアミノ酸スコアと違い，含まれているアミノ酸の組成だけでなく，そのタンパク質がど

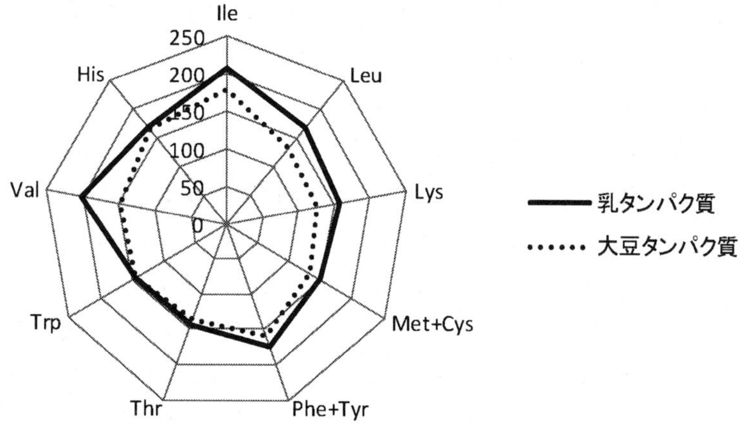

図1　乳タンパク質と大豆タンパク質の必須アミノ酸組成
（アミノ酸スコアの基準値との相対値，文献1，2より算出）

＊1　Atsushi Kanda　㈱明治　商品開発研究所
＊2　Kyosuke Nakayama　㈱明治　技術研究所
＊3　Seiichiro Higashi　㈱明治　乳酸菌研究所

表1　タンパク質の栄養価の比較

	生物価	正味タンパク質利用率	タンパク質効率比	アミノ酸スコア	PDCAAS	DIAAS
乳タンパク質	91	82	2.5	100	1.00	1.18
ホエイタンパク質	104	92	3.2	100	1.00	1.09
カゼイン	77	76	2.5	100	1.00	
卵	100	94	3.9	100	1.00	
大豆タンパク質	74	61	2.2	100	1.00	0.906
牛肉	80	73	2.9	100	0.92	
小麦	64	92	0.8	36	0.25	0.36
ごはん				61	0.616	0.595

（文献1～6を元に作成）

のくらい消化されやすく，体内で利用されやすいかを総合的に判断したものである。さらにFAOの最近の報告では，食品中のタンパク質の品質を評価するスコアとしてPDCAASをさらにDIAASに置き換えるべきだということが記されている。DIAASはPDCAASと比較して，タンパク質の吸収率をより正確に評価することが可能である。またPDCAASでは100%以上のスコアになった場合，100%を超えた値を切り捨てて，すべて100%と示す計算方法となる。一方で，DIAASでは100%以上のスコアになった場合，超えた値を切り捨てずに評価するため，高品質なタンパク質の価値をより正当に評価可能である。これらの特徴から，DIAASでは，より体内効率が高いタンパク質は何かが明確になり，高スコアのタンパク質源である乳タンパク質が評価されている。また，乳タンパク質には筋肉を形作るために重要な分岐鎖アミノ酸が多く含まれており，筋肉合成を高める効果に優れている[7～9]。そのため，アスリート向けのサプリメントとして広く世界中で用いられている。

乳タンパク質は主にホエイタンパク質とカゼインという2種類のタンパク質から構成されており，その構成比はおよそ2：8である。チーズ製造時の副産物となるタンパク質がホエイタンパク質であり，チーズやヨーグルトのカードを形成するのがカゼインである。ホエイタンパク質とカゼインの個々の詳細は後述するが，最大の違いはその消化吸収速度にある。ホエイタンパク質は摂取後速やかに体内に吸収されることが知られている。一方でカゼインは酸性域で凝集する性質を有しているため，胃内で胃酸の効果により凝集し，その結果腸管内で徐々に消化吸収される消化吸収の遅いタンパク質である。ホエイタンパク質は速やかに吸収され血中アミノ酸濃度を高めることから，筋肉合成を高める効果が特に高いことが知られている[10)]。カゼインは穏やかに吸収されるため，血中アミノ酸濃度を長時間維持することができることが知られている[11)]。以下の項目で，ホエイタンパク質とカゼインそれぞれの詳細について論述する。

5.2　ホエイタンパク質とそのペプチド

5.2.1　ホエイタンパク質の特徴と消化・吸収性

ホエイタンパク質は，乳清（ホエイ）に含まれるタンパク質である。乳清とは，牛乳を乳酸菌で発酵させた，あるいは牛乳に酵素や酸を加えた際に，生じた凝集物（牛乳のタンパク質の主成分であるカゼインや乳脂肪を含む）を取り除いた水溶液を指す。ホエイタンパク質は複数のタンパク質から成り，主な構成成分はα-ラクトアルブミン（α-La），β-ラクトグロブリン（β-Lg），免疫グロブリン，牛血清アルブミンである（表2）。その他の微量成分として，ラクトフェリン，ラクトパーオキシダーゼ等がある。またレンネットあるいはペプシンを作用させて得られたホエイタンパク質には，κ-カゼインの断片であるグリコマクロペプチドも含まれる。

ホエイタンパク質は，他のタンパク質と比較して必須アミノ酸含量，消化吸収率が高く[12, 13)]，優れた栄養価を有するタンパク質である。また酸性条件下でも水溶性を保つホエイタンパク質は，胃酸で凝集するカゼインと比較して，水溶液のまま素早く消化・吸収される[11, 14)]。

5.2.2　ホエイタンパク質の機能

前述の通りホエイタンパク質は必須アミノ酸の含有量が高く，特に筋肉の合成促進に重要である必須アミノ酸“ロイシン”[15)]を他のタンパク質と比較して多く含んでいる[16)]。さらにその速い消化吸収性と合わさり，ホエイタンパク質の摂取は血中のロイシン濃度を鋭敏に上昇させる[11, 17)]。血中ロイシン濃度の上昇は，筋肉の合成速度上昇と強く関連しており[17, 18)]，実際にホエイタンパク質が他のタンパク質と比較して優れた筋合成促進効果を有することが，多くの先行研究によって示されている[10, 16, 17, 19, 20)]。長期的に筋力トレーニングとホエイタンパク質摂取を組み合わせた際には，炭水化物や大豆タンパク質摂取の場合と比較して，より筋肉量が増加することが報告されている[21, 22)]。ホエイタンパク質は，筋肉増強のためのサプリメントとしての位置づけが強い“プロテイン”商品の主成分として，世界的に利用されている。

ホエイタンパク質には，メタボリックシンドローム予防に有用な機能も数多く報告されている。肥満者において，ホエイタンパク質の継続摂取は，体組成の改善（体重・体脂肪量の低下）[23～25)]，および心血管疾患リスク要因（血圧，血糖値，コレステロール）の改善[24)]につながる可能性が示されている。特に体組成の改善には，ホエイタンパク質摂取による食欲抑制，摂取カロリーの

表2　ホエイタンパク質の主な構成成分とその割合[47～48)]

構成成分	構成割合
β-ラクトグロブリン	～50-55%
α-ラクトアルブミン	～20-25%
免疫グロブリン	～10-15%
牛血清アルブミン	～5-10%
ラクトフェリン	～1%
ラクトパーオキシダーゼ	＜1%
グリコマクロペプチド	～10-15%

低下が関与している可能性が考えられる[25, 26]。また健常者において，ホエイタンパク質を糖飲料と同時に摂取すると，血糖値上昇の抑制，インスリンの分泌増加，グルコース依存性インスリン分泌刺激ポリペプチド（GIP）の増加が認められている[27]。糖尿病の治療効果についても可能性が期待されているが，未だそのエビデンスは不十分であり[28]，今後のさらなる研究が必要とされている。

その他のホエイタンパク質の機能としては，抗炎症作用・抗酸化作用が報告されている。ホエイタンパク質の摂取は，肝炎モデルラットの血清肝炎指標や炎症性サイトカインの上昇を抑制することが報告されている[29]。ホエイタンパク質の抗炎症作用としては，その主成分の一つである α-La の関与が示唆されている[30, 31]。また健常者[32]，非アルコール性脂肪肝炎患者[33]，虚血性脳卒中高齢者[34] において，ホエイタンパク質摂取が抗酸化作用を示したという報告がある。

5.2.3　ホエイペプチドの吸収性と機能

タンパク質を酵素で加水分解することによって，タンパク質をペプチド化することができる。ホエイタンパク質の加水分解物は，一般にホエイペプチドと呼ばれる。タンパク質をペプチド化すると，体内への吸収速度が変化する場合がある[35]。森藤らは，元来吸収速度が速く，摂取後の血中アミノ酸濃度を鋭敏に上昇させるホエイタンパク質をさらに上回る血中アミノ酸濃度の上昇作用を，ホエイペプチドに見出したことを報告している[36]。しかし，一口にホエイペプチドと言っても，作用させる酵素の種類や反応時間によって様々なホエイペプチドが生じ，例えば Power らの報告では，ホエイペプチドとホエイタンパク質とで摂取後の血中アミノ酸濃度に顕著な差が見られていない[37]。ホエイペプチドの吸収速度や後述する機能性を最大限に高める加水分解条件は未だ不明確であり[38]，さらなる研究が求められている。

ホエイペプチドには様々な機能性が報告されている。神田らは，ホエイペプチドが mTOR シグナリングの活性化を介し，運動後の筋合成速度を強く促進することを報告している[39]。また筋力トレーニング後にホエイペプチドを摂取することで，筋力トレーニングによる一時的な筋力低下からの回復が早まる可能性が示されている[40]。さらにホエイペプチドの運動前や運動後の摂取が，運動時の重要なエネルギー源である筋肉中のグリコーゲンの貯蔵量を維持・増加させるとの報告もある[41～43]。その他にも，ホエイペプチドには血圧降下作用[44]，体重・脂肪量低減作用[45]，紫外線照射による皮膚ダメージ抑制作用[46] といった，様々な機能性を有する可能性が示されている。

5.3　カゼインとそのペプチド

5.3.1　カゼインの特徴と消化・吸収性

牛乳中のタンパク質の約 8 割を占めるカゼインは α s1-カゼイン，α s2-カゼイン，β-カゼイン，κ-カゼインの 4 種に分類され，それぞれ 3：0.8：3：1 の重量比で乳中に存在している。カゼインは分子量 19 ～ 25 kDa の会合性に富んだ両親媒性のリンタンパク質であり，乳中ではカゼインミセルと呼ばれる 50 ～ 500 nm のコロイド粒子として存在し，カルシウム存在下で安定なκ-カゼインがカルシウム感受性で沈殿を生じるα s1-カゼインやα s2-カゼイン，β-カゼインと相互作用することで安定化されている。また，カゼインミセルには不溶性のリン酸カルシウムが含まれており，それがカゼインのホスホセリン残基を架橋することで，ミセル構造が維持されている。ただし，カゼインミセルの詳細な構造については，これまでに多くのモデルが提案されてきているが，現在も議論が続いており，結論を得ていない状況である[49]。

カゼインは，α-ヘリックスやβ-シートといった構造が分子内に少ないため，消化管に含まれるタンパク質分解酵素（ペプシン，トリプシン，キモトリプシンなど）により，消化されやすいという特徴がある。一方，カゼインは胃内で酸凝固してカードと呼ばれる凝集物を形成するため，ホエイタンパク質よりも胃排出が遅いとされている[50, 51]。Boutrou らは，^{15}N-標識したカゼインおよびホエイタンパク質を用いて，ホエイタンパク質は摂取3時間後には胃から排出されるのに対し，カゼインは摂取6時間後までゆっくりと排出されることを報告している[52]。胃排出速度の違いにより，ホエイタンパク質は摂取後の血漿アミノ酸濃度を速やかに上昇させるのに対し，カゼインは比較的ゆっくりと血漿アミノ酸濃度を上昇させるため，その消化吸収速度の違いからホエイタンパク質は“Fast protein”，カゼインは“Slow protein”と呼ばれている[11]。

5.3.2　カゼインの機能

タンパク質の摂取はタンパク質代謝に変化を起こすが，その変化は摂取量のみに依存するものではなく，タンパク質の質にも依存している[53]。例えば，若年者に対するレジスタンス運動後の骨格筋タンパク質合成促進作用に関しては，カゼインの方がホエイタンパク質より低いといった報告が多い。しかしながら，カゼインやホエイタンパク質の生体利用性はいずれも高いことが示されており[54]，運動6時間後までの骨格筋タンパク質合成には差がないといった報告もある[55]。Boirie らは摂取後のタンパク質合成に関してはホエイタンパク質の方がカゼインよりも強い作用を示すが，タンパク質分解に関してはカゼインのみに抑制作用があることを報告している[10]。また，Dangin らにより，カゼインは同アミノ酸組成のアミノ酸混合物と比較して，消化吸収は遅いものの，7時間後のタンパク質利用率は高いことも報告されている[56]。若年者と高齢者との間で食後の骨格筋タンパク質合成速度は変わらないといった報告があるが[57]，消化吸収速度の異なるタンパク質の摂取がタンパク質代謝へ与える影響は若年者と高齢者ではその度合が異なることも報告されており，高齢者では，ホエイタンパク質よりもカゼインの方が食後の骨格筋タンパク質合成を刺激することが示されている[58]。また，慢性閉塞性肺疾患（COPD）患者の運動後のタンパク質合成能はホエイタンパク質よりもカゼインで高いとされている[59]。

カゼインは不溶性のリン酸カルシウムを含み，カルシウムの生体利用性に優れることが広く知られている[60, 61]。さらに，カルシウムだけでなく，機能性成分のキャリヤー（運び屋）としての役割も注目されており[62～64]，成分を保持するだけではなく，乳製品へ健康上の付加価値を付与する手段としても活用が検討されている。カゼインは多糖類と相互作用し，低pHでも安定性の高い複合体を形成する。この性質はβ-カロテン[65]やリコピン[66]，エピガロカテキンガレート[67]の保存安定性の向上に繋がるだけでなく，リコピンに至っては生体利用性を約2倍向上させることが動物実験により確認されている[66]。また，ビタミンD[68~72]やDHA[73]のような疎水性成分をカゼインと組み合わせることで，それらをナノ粒子として安定化させ，生体利用性を向上させることも報告されている。

5.3.3 カゼイン由来の生理活性ペプチドと機能

カゼインは生理活性を有する多様なペプチドの供給源であり[74]，ヒトの健康維持に役立っている。以下にカゼイン由来の生理活性ペプチドについて述べる。

(1) カゼインホスホペプチド

カゼインホスホペプチド（CPP）はカゼインのトリプシン分解によって生じるα s1-，α s2-，およびβ-カゼインに由来する4種類の主要なリン酸化ペプチドから構成されている[75]。構造的特徴として，3つの連続したリン酸化セリンに続く2つのグルタミン酸（Ser(P)-Ser(P)-Ser(P)-Glu-Glu）を共通のモチーフとして持っている。これらのモチーフは中性域では負に帯電しており，カルシウム，鉄，亜鉛などのプラスに帯電したミネラルと相互作用して生体での利用性を高める効果が知られている[76~83]。ただし，カルシウムの生体利用性については，CPPによる促進効果はないとする報告もあり，一致した結果が得られていない状況にある[84~86]。一方，CPPはリン酸，カルシウムイオンと非結晶リン酸カルシウム（Casein phosphopeptide-amorphous calcium phosphate：CPP-ACP）複合体を形成し，歯面に結合したCPPがリン酸カルシウムを歯に局在させることでエナメル質の脱灰を抑制し，歯の再石灰化を促進することが知られており[75, 87, 88]，CPP-ACPを添加したガムや菓子，乳製品などでもその作用が認められている[89~93]。

(2) 抗高血圧ペプチド

血圧の低下作用を有する食品成分には，レニン-アンジオテンシン系の阻害を介したものが多い。アンジオテンシン転換酵素（Angiotensin I-converting enzyme：ACE）はアンジオテンシンIをアンジオテンシンIIに転換して，血管拡張因子を産生するブラジキニンを不活性化する。さらにはNa貯留に関連するアルドステロンの産生を促すことで，血圧上昇が惹起される。そのため，ACE活性を阻害することは，血管拡張および血圧低下に繋がる。

β-カゼインを乳酸菌のプロテアーゼで処理することで得られるトリペプチドVal-Pro-ProおよびIle-Pro-ProはACE阻害作用を有すことが報告されている[94]。さらに，これら2つのペプチドを含む酸乳やタブレットを用いた臨床試験において，重・軽度の高血圧患者の血圧が有意に低下したことが報告されている[95, 96]。また，α s1-カゼイン由来のフラグメントf90-94（Arg-Tyr-Lue-Gly-Tyr）やf143-149（Ala-Try-Phe-Tyr-Pro-Glu-Lue）は，Val-Pro-Proと同等の抗高血圧活性を示すことが，高血圧モデルのSHRラットを用いた動物試験により確認されている[97]。

(3) 抗菌ペプチド

カゼイン由来のペプチドには抗菌活性を示すものが多く見つかっている。α s1-カゼインをキモシンで加水分解することで得られるフラグメントf1-23はイスラシジンと呼ばれ，種々のグラム陽性菌に対して抗菌活性を示すことが報告されている[98]。また同様にα s1-カゼイン由来のフラグメントであるf99-109には，グラム陽性菌からグラム陰性菌まで広範な活性を示すことや[99]，f21-29およびf30-38は*Enterobacter sakazakii*や*Escherichia coli*といった病原菌に対しても強い活性を示すことが報告されている[100]。その他，α s2-カゼイン由来[101, 102]やβ-カゼイン由来[101, 103]，κ-カゼイン由来[104, 105]にも抗菌活性を示すペプチドが多数報告されている。

(4)　オピオイドペプチド

オピオイドペプチドは神経系のオピオイド受容体と特異的に結合し，モルヒネ様の作用をもたらす。β-カゾモルフィンは，β-カゼインを酵素分解して得られるオピオイドペプチドであるが，その中で最初に発見されたβ-カゾモルフィン-7（Tyr-Pro-Phe-Pro-Gly-Pro-Ile）[106]が最も広く研究されている。β-カゾモルフィンのN末端アミノ酸配列Tyr-Pro-Phe-Proは，μ-オピオイド受容体のアゴニスト活性を有する[107]。カゼインにはその他にも，ウシα-，β-，κ-カゼインの酵素分解物から様々なオピオイドペプチドが発見されている[108～110]。

(5)　グリコマクロペプチド（GMP）

GMPはカゼインミセルの表面に位置する分子量約6 kDaの糖ペプチドである。GMPはチーズの製造過程でκ-カゼインのC末端側の106～169番目のペプチドが切断されて遊離するため，乳清タンパク質中に10～15%含まれている。GMPは分岐鎖アミノ酸を豊富に含み，一部の芳香族アミノ酸（Phe, Trp, Tyr）を含まない特徴的な組成を有している。その組成上の特徴から，精製されたGMPは遺伝的にフェニルアラニンヒドロキシラーゼが欠損したフェニルケトン尿症患者の栄養管理に適している[111]。GMPには，コレラトキシン結合作用があり，その活性にはC末端のシアル酸が関与している[112]。また，虫歯の原因菌[113]やヒトインフルエンザウイルスによる赤血球凝集を阻害する作用も有する[114]。GMPにはコレシストキニン（CKK）分泌作用があり[115]，満腹感増加作用[116]や胃酸分泌抑制作用[117]を示すことも報告されている。このCKK分泌促進活性にもシアル酸が関与している。この他に，DSS大腸炎モデルで，腸管の炎症を抑制する作用[118]や，*in vitro*で脂肪前駆細胞の増加および分化，脂肪蓄積を阻害する作用も報告されている[119]。

(6)　免疫調節ペプチド

免疫系に効果を示す様々なカゼイン由来のペプチドが知られている[120]。ヒト乳β-カゼインのトリプシン分解物から得られたヘキサペプチド（Val-Glu-Pro-Ile-Pro-Tyr）にはマウスやヒトにおけるマクロファージの貪食能を高めることが知られている[121]。その他ウシ由来カゼインにも同様の効果を持つ多数のペプチドが報告されている[122～124]。また，上述したオピオイドペプチド[125]やGMP[126]も免疫調節作用を有することが知られている。

文　献

1） 文部科学省, 日本食品標準成分表 2015 年版（七訂） アミノ酸成分表編
2） Report of a joint FAO/WHO/UNU Expert Consultation Energy and protein requirements (WHO Technical Report, Series No.724) p.121 (1985)
3） J. R. Hoffman *et al.*, *J. Sports Sci. Med.*, **3**, 118 (2004)
4） S. M. Rutherfurd *et al.*, *J Nutr.*, **145**, 372 (2015)
5） S. K. Cervantes-Pahm *et al.*, *Br. J. Nutr.*, **111**, 1663 (2014)
6） FAO Dietary protein quality evaluation in human nutrition, Report of an FAO Expert Consultation, FAO food and nutrition paper no. 92, Rome (Italy), FAO (2013)
7） S. B. Wilkinson *et al.*, *Am. J. Clin. Nutr.*, **85**, 1031 (2007)
8） J. W. Hartman *et al.*, *Am. J. Clin. Nutr.*, **86**, 373 (2007)
9） A. Kanda *et al.*, *Nutrients*, **8**, 339 (2016)
10） J. E. Tang *et al.*, *J. Appl. Physiol.*, **107**, 987 (2009)
11） Y. Boirie *et al.*, *Proc. Natl. Acad. Sci. USA*, **94**, 14930 (1997)
12） J. Boye *et al.*, *Br. J. Nutr.*, **108**, S183 (2012)
13） S. M. Rutherfurd *et al.*, *J. Nutr.*, **145**, 372 (2015)
14） S. Mahe *et al.*, *Am. J. Clini Nutr.*, **63**, 546 (1996)
15） P. J. Garlick, *J. Nutr.*, **135**, 1553s (2005)
16） L. E. Norton *et al.*, *Nutr. Metab.* (*Lond.*), **9**, 67 (2012)
17） B. Pennings *et al.*, *Am. J. Clin. Nutr.*, **93**, 997 (2011)
18） S. M. Phillips, *Sports Med.*, **44**, S71 (2014)
19） N. A. Burd *et al.*, *Br. J. Nutr.*, **108**, 958 (2012)
20） M. Dangin *et al.*, *J. Physiol.*, **549**, 635 (2003)
21） J. S. Volek *et al.*, *J. Am. Coll. Nutr.*, **32**, 122 (2013)
22） D. G. Burke *et al.*, *Int. J. Sport Nutr. Exerc. Metab.*, **11**, 349 (2001)
23） D. J. Baer *et al.*, *J. Nutr.*, **141**, 1489 (2011)
24） K. Wirunsawanya *et al.*, *J. Am. Coll. Nutr.*, **37**, 60 (2018)
25） A. Tahavorgar *et al.*, *Nutr. Res.*, **34**, 856 (2014)
26） N. M. Astbury *et al.*, *Am. J. Clin. Nutr.*, **99**, 1131 (2014)
27） M. Nilsson *et al.*, *Am. J. Clin. Nutr.*, **85**, 996 (2007)
28） L. E. Mignone *et al.*, *World J. Diabetes*, **6**, 1274 (2015)
29） H. Kume *et al.*, *Biosci. Biotechnol. Biochem.*, **70**, 1281 (2006)
30） M. Yamaguchi *et al.*, *Biol. Pharm. Bull.*, **32**, 366 (2009)
31） H. Matsumoto *et al.*, *Biosci. Biotechnol. Biochem.*, **65**, 1104 (2001)
32） G. S. Zavorsky *et al.*, *Int. J. Food Sci. Nutr.*, **58**, 429 (2007)
33） T. Chitapanarux *et al.*, *J. Gastroenterol. Hepatol.*, **24**, 1045 (2009)
34） J. E. de Aguilar-Nascimento *et al.*, *Nutrition*, **27**, 440 (2011)
35） R. Koopman *et al.*, *Am. J. Clin. Nutr.*, **90**, 106 (2009)
36） M. Morifuji *et al.*, *J. Agric. Food Chem.*, **58**, 8788 (2010)
37） O. Power *et al.*, *Amino Acids*, **37**, 333 (2009)
38） J. Farup *et al.*, *Springerplus*, **5**, 382 (2016)
39） A. Kanda *et al.*, *Br. J. Nutr.*, **110**, 981 (2013)
40） J. D. Buckley *et al.*, *J. Sci. Med. Sport*, **13**, 178 (2010)

41） M. Morifuji *et al.*, *Nutrition*, **27**, 833 (2011)
42） M. Morifuji *et al.*, *Amino Acids*, **38**, 1109 (2010)
43） A. Kanda *et al.*, *J. Agric. Food Chem.*, **60**, 11403 (2012)
44） M. Martin *et al.*, *Acta Physiol.* (*Oxf.*), **215**, 167 (2015)
45） N. Ichinoseki-Sekine *et al.*, *Eur. J. Nutr.*, **54**, 551 (2015)
46） Y. Kimura *et al.*, *J. Nutr.*, **144**, 27 (2014)
47） G. T. Sousa *et al.*, *Lipids Health Dis.*, **11**, 67 (2012)
48） J. J. Hulmi *et al.*, *Nutr. Metab.* (*Lond.*), **7**, 51 (2010)
49） 青木孝良ほか，ミルクサイエンス，**66**, 125 (2017)
50） G. Miranda & J. P. Pelissier, *J. Dairy Res.*, **50**, 27 (1983)
51） H. Daniel *et al.*, *J. Nutr.*, **120**, 252 (1990)
52） R. Boutrou *et al.*, *Am. J. Clin. Nutr.*, **97**, 1314 (2013)
53） S. M. Phillips, *Nutr. Metab.* (*Lond.*), **13**, 64 (2016)
54） S. M. Rutherfurd *et al.*, *J. Nutr.*, **145**, 372 (2015)
55） S. Reitelseder *et al.*, *Am. J. Physiol. Endocrinol. Metab.*, **300**, E231 (2011)
56） M. Dangin *et al.*, *Am. J. Physiol. Endocrinol. Metab.*, **280**, E340 (2001)
57） R. Koopman *et al.*, *Am. J. Clin. Nutr.*, **84**, 623 (2006)
58） M. Dangin *et al.*, *J. Nutr.*, **132**, 3228s (2002)
59） M. P. Engelen *et al.*, *Metabolism*, **61**, 1289 (2012)
60） R. R. Recker *et al.*, *Am. J. Clin. Nutr.*, **47**, 93 (1988)
61） R. R. Recker & R. P. Heaney, *Am. J. Clin. Nutr.*, **41**, 254 (1985)
62） Y. D. Livney, *Curr. Opin. Colloid Interface Sci.*, **15**, 73 (2010)
63） F. Kimpel & J. J. Schmitt, *J. Food Sci.*, **80**, R2361 (2015)
64） T. K. Glab & J. Boratynski, *Top. Curr. Chem.* (*Cham.*), **375**, 71 (2017)
65） A. Jain *et al.*, *Int. J. Biol. Macromol.*, **87**, 101 (2016)
66） A. Jain *et al.*, *Int. J. Biol. Macromol.*, **93**, 746 (2016)
67） J. Xue *et al.*, *J. Agric. Food Chem.*, **62**, 4677 (2014)
68） E. Semo *et al.*, *Food Hydrocoll.*, **21**, 936 (2007)
69） S. A. Forrest *et al.*, *J. Agric. Food Chem.*, **53**, 8003 (2005)
70） M. Haham *et al.*, *Food Funct.*, **3**, 737 (2012)
71） Y. Levinson *et al.*, *Food Funct.*, **7**, 1477 (2016)
72） Y. Cohen *et al.*, *J. Funct. Foods*, **30**, 321 (2017)
73） P. Zimet *et al.*, *Food Hydrocoll.*, **25**, 1270 (2011)
74） S. D. Nielsen *et al.*, *Food Chem.*, **232**, 673 (2017)
75） E. C. Reynolds, *Spec. Care Dentist.*, **18**, 8 (1998)
76） Y. S. Lee *et al.*, *Br. J. Nutr.*, **43**, 457 (1980)
77） H. Tsuchita *et al.*, *J. Nutr.*, **126**, 86 (1996)
78） Y. Saito *et al.*, *Int. J. Vitam. Nutr. Res.*, **68**, 335 (1998)
79） K. E. Scholz-Ahrens & J. Schrezenmeir, *Br. J. Nutr.*, **84** Suppl 1, S147 (2000)
80） S. Bouhallab *et al.*, *J. Agric. Food Chem.*, **50**, 7127 (2002)
81） S. Bouhallab & D. Bougle, *Reprod. Nutr. Dev.*, **44**, 493 (2004)
82） Y. S. Lee *et al.*, *Agric. Biol. Chem.*, **43**, 2009 (1979)
83） J. M. Peres *et al.*, *Reprod. Nutr. Dev.*, **38**, 465 (1998)
84） M. Narva *et al.*, *J. Am. Coll. Nutr.*, **22**, 88 (2003)
85） E. Lopez-Huertas *et al.*, *Am. J. Clin. Nutr.*, **83**, 310 (2006)

86) B. Teucher *et al.*, *Am. J. Clin. Nutr.*, **84**, 162 (2006)
87) E. C. Reynolds, *J. Dent. Res.*, **76**, 1587 (1997)
88) E. C. Reynolds *et al.*, *J. Dent. Res.*, **74**, 1272 (1995)
89) E. C. Reynolds *et al.*, *J. Dent. Res.*, **82**, 206 (2003)
90) M. V. Morgan *et al.*, *Caries Res.*, **42**, 171 (2008)
91) G. D. Walker *et al.*, *Caries Res.*, **44**, 33 (2010)
92) G. Walker *et al.*, *J. Dairy Res.*, **73**, 74 (2006)
93) G. D. Walker *et al.*, *Aust. Dent. J.*, **54**, 245 (2009)
94) Y. Nakamura *et al.*, *J. Dairy Sci.*, **78**, 777 (1995)
95) Y. Hata *et al.*, *Am. J. Clin. Nutr.*, **64**, 767 (1996)
96) Y. Ishida *et al.*, *Biosci. Biotechnol. Biochem.*, **75**, 427 (2011)
97) M. del Mar Contreras *et al.*, *Int. Dairy J.*, **19**, 566 (2009)
98) E. Lahov & W. Regelson, *Food Chem. Toxicol.*, **34**, 131 (1996)
99) K. McCann *et al.*, *Int. Dairy J.*, **16**, 316 (2006)
100) M. Hayes *et al.*, *Appl. Environ. Microbiol.*, **72**, 2260 (2006)
101) G. A. Birkemo *et al.*, *J. Appl. Microbiol.*, **106**, 233 (2009)
102) I. Recio & S Visser, *Biochim. Biophys. Acta*, **1428**, 314 (1999)
103) F. Minervini *et al.*, *Appl. Environ. Microbiol.*, **69**, 5297 (2003)
104) I. Lopez-Exposito *et al.*, *J. Food Protect.*, **69**, 2992 (2006)
105) M. Sedaghati *et al.*, *J. Dairy Res.*, **81**, 245 (2014)
106) V. Brantl *et al.*, *Hoppe Seylers Z Physiol. Chem.*, **360**, 1211 (1979)
107) M. Sakaguchi *et al.*, *Biosci. Biotechnol. Biochem.*, **67**, 2541 (2003)
108) S. Loukas *et al.*, *Biochemistry*, **22**, 4567 (1983)
109) A. M. Fiat *et al.*, *J. Dairy Sci.*, **76**, 301 (1993)
110) R. J. Xu, *Food Rev. Int.*, **14**, 1 (1998)
111) D. M. Ney *et al.*, *J. Nutr.*, **138**, 316 (2008)
112) Y. Kawasaki *et al.*, *Biosci. Biotechnol. Biochem.*, **56**, 195 (1992)
113) J. R. Neeser *et al.*, *Infect. Immun.*, **56**, 3201 (1988)
114) Y. Kawasaki *et al.*, *Biosci. Biotechnol. Biochem.*, **57**, 1214 (1993)
115) N. L. Pedersen *et al.*, *Peptides*, **21**, 1527 (2000)
116) M. A. Veldhorst *et al.*, *Appetite*, **52**, 388 (2009)
117) E. P. Brody, *Br. J. Nutr.*, **84** Suppl 1, S39 (2000)
118) R. Lopez-Posadas *et al.*, *J. Nutr.*, **140**, 2014 (2010)
119) S. P. Xu *et al.*, *J. Dairy Sci.*, **94**, 676 (2011)
120) L. Santiago-Lopez *et al.*, *J. Sci. Food Agric.*, **96**, 3631 (2016)
121) F. Parker *et al.*, *Eur. J. Biochem.*, **145**, 677 (1984)
122) D. Migliore-Samour & P Jolles, *Experientia*, **44**, 188 (1988)
123) H. Kayser & H. Meisel, *FEBS Lett.*, **383**, 18 (1996)
124) P. Minkiewicz *et al.*, *Milchwissenschaft*, **55**, 14 (2000)
125) S. V. Silva & F. X. Malcata, *Int. Dairy J.*, **15**, 1 (2005)
126) E. W. Li & Y. Mine, *J. Agric. Food Chem.*, **52**, 2704 (2004)

6　イミダゾールジペプチド

佐藤三佳子*1，片倉善範*2

6.1　はじめに

イミダゾールジペプチドは，食肉や魚肉に非常に高濃度に含まれる代表的な有用成分であり，イミダゾール基を有するジペプチドの総称である。動物の骨格筋，脳に多く存在しており，カルノシン（β-アラニル-L-ヒスチジン），アンセリン（β-アラニル-1メチル-L-ヒスチジン），バレニン（β-アラニル-3メチル-L-ヒスチジン）などが知られる。その分布は，動物種や筋肉の種類によっても異なり，一般的によく食される食材でごく簡潔に言えば，牛肉，豚肉にはカルノシンが，鶏肉，魚肉にはアンセリンが，鯨肉にはバレニンが多い[1)]。ヒトでは，アンセリンもごくわずかに検出されるが，ほとんどがカルノシンとして存在する[2)]。

イミダゾールジペプチドは，20世紀前半に発見されて以降，様々な生理調節作用が報告されているが，欧米では，特にカルノシンの緩衝作用による運動能力向上が期待され，スポーツサプリメントとして利用されてきた。筆者らも，食肉中で特にイミダゾールジペプチド含有量の高い鶏むね肉からイミダゾールジペプチド高含有エキス（カルノシン：アンセリンを約1：3で含有する）を開発し，経口摂取による運動能力向上や抗疲労作用を報告した[3~5)]。

最近，日本では機能性表示食品の開発が盛んであるが，イミダゾールジペプチドによる「日常疲労感の低減」を表示する機能性表示食品が販売されており，“イミダゾールジペプチド”という名称も広く一般に認知されるようになってきた。運動能力向上や抗疲労効果，そのメカニズムとの関わりが示唆される緩衝作用，抗酸化作用についてはすでに多く成書で紹介されているため，本稿では，筆者らが近年特に注目している脳機能とのかかわりを中心に紹介したい。

6.2　イミダゾールジペプチドの消化・吸収について

経口摂取したイミダゾールジペプチドは，消化管では分解されず，ペプチドトランスポーターPEPT1を介して小腸細胞に吸収され，大部分は組織カルノシナーゼ（CN2）により分解を受けるが，少なくとも一部は分解されずに血中に移行する[6)]。さらに，ヒト血液中にはこれらの分解酵素（血清カルノシナーゼ，CN1）が存在し，それぞれ構成アミノ酸に分解される[2)]。血清カルノシナーゼは，ゴールデンハムスターと霊長類以上にのみ存在し[7)]，実際ヒトでは，摂取したカルノシン，アンセリンはマウス・ラットと比較して速やかに血液中から消失する。図2は，鶏肉由来イミダゾールジペプチド高含有エキスを摂取させた時の血中動態である（社内データ）。カルノシン，アンセリンはほとんど検出されないのに対して，その構成アミノ酸であるβ-アラニン，ヒスチジン，1-メチルヒスチジンが高濃度に検出された。

前述のとおり，イミダゾールジペプチドは，骨格筋，脳に高濃度に存在するが，骨格筋，心

＊1　Mikako Sato　日本ハム㈱　中央研究所　研究員
＊2　Yoshinori Katakura　九州大学　大学院農学研究院　生命機能科学部門　准教授

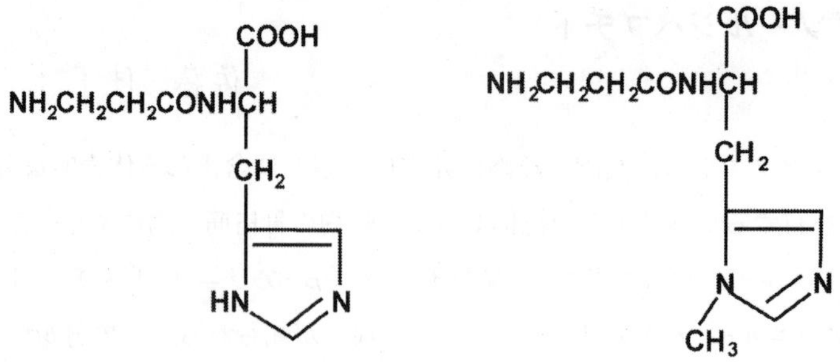

Carnosine
(β-alanyl-L-histidine)

Anserine
(β-alanyl-1-methyl-L-histidine)

図1　カルノシン，アンセリンの構造

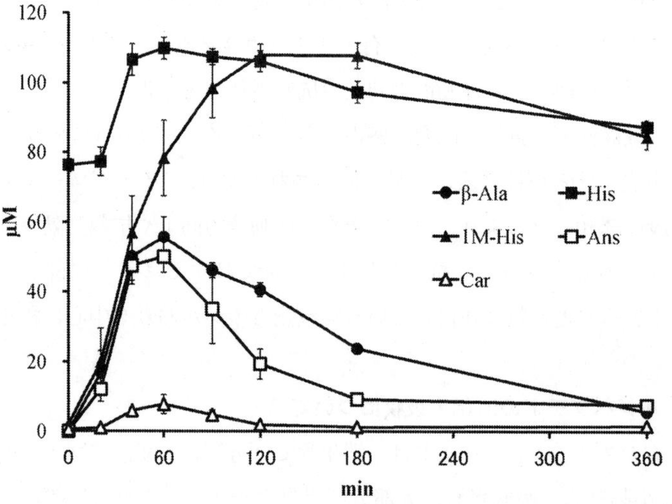

(AV±SE, n=3)

図2　鶏肉由来イミダゾールジペプチド高含有エキス摂取時の血中動態

筋，脳組織の一部においてカルノシン合成酵素が発現しており，β-アラニンとヒスチジンからカルノシンを合成する[8]。マウス，ヒトの筋細胞には，β-アラニンの取り込みを行う TauT の発現が報告されており[9]，β-アラニンがカルノシン合成の律速因子である[10]とも示唆されている。β-アラニン摂取による筋中カルノシン濃度増加と運動パフォーマンス向上について多数の報告がなされ[11,12]，欧米ではサプリメントが流通しているが，通常摂取する食品中に遊離のβ-アラニンは少なく，イミダゾールジペプチドはその主要な供給源として有用であると考えられる。筆者らの研究では，イミダゾールジペプチドの4週間継続摂取によりヒト骨格筋中カルノシン濃度の増加が確認されており[3]，一度分解を受けたのち，筋で再合成されたものと考えられる。なお，アンセリンやバレニンは，主には，カルノシンメチルトランスフェラーゼにより，カルノシンがメチル化されて生じると報告されている[2]。一方，β-アラニン経口摂取によるヒト脳内カルノシン濃度変化について検討例はあるものの，濃度上昇は確認されていない[13]。

6.3　脳機能改善効果について

イミダゾールジペプチドは，骨格筋や脳などの興奮性の組織に多く存在し，抗酸化作用，緩衝作用，金属イオンキレート作用，抗糖化作用を有し，これらの組織を保護する役割を有すると考えられてきた。カルノシンとアルツハイマー病との関連は1990年代にはじめに提唱され，*in vitro* でβアミロイド形成阻害と，βアミロイドによる神経毒性低減について[14,15]，*in vivo* では，アルツハイマーモデルマウスにおいて，カルノシン投与により海馬内のβアミロイド蓄積が低減したことが報告されている[16]。さらに，Herculanoらは，アルツハイマー病モデルマウスに高脂肪食を投与して誘導した糖尿病併発型アルツハイマーモデルマウスを用いて，抗酸化作用，抗炎症作用を有する各種食品成分の中からスクリーニングし，カルノシンの記憶機能低下に対する改善作用と同時に脳血管における炎症箇所の低減を見出している[17]。

ヒトにおける効果もすでに確認されている。久恒らは筆者らとの共同研究により，鶏肉由来イミダゾールジペプチド高含有エキスを用いて，中高齢者を対象としたランダム化群間比較二重盲検試験を実施した。60～78歳の健常な男女39名を対象として，イミダゾールジペプチド1,000 mg（カルノシン250 mg，アンセリン750 mg）/日を3か月間摂取させ，記憶機能検査，脳MRI検査を実施した。その結果，遅延記憶テスト（150程度の単語からなる文章を覚えさせ，一定時間後に思い出させる）において，イミダゾールジペプチド摂取群に，プラセボ摂取群と比較して記憶低下抑制（記憶機能の維持）が確認された（図3）。脳MRI検査によると，加齢に伴う血流低下が知られる後部帯状回の血流がイミダゾールジペプチド摂取群において有意に高く維持されていた（図4）。これは6か月間摂取試験で再現性が認められている。久恒らは，血液中の炎症性サイトカインが低値を示したことから，摂取により血液中に移行したイミダゾールジペプチドによる血管傷害，特に脳血管ペリサイトの傷害抑制の関連を考察している[18]。イミダゾールジペプチドの摂取によって，記憶機能の維持と画像解析での裏付けがそろったこの研究は，食品の機能性をヒト介入試験で明らかにするとともに，その分子基盤に迫った研究としての評価を受け，平成26年度の

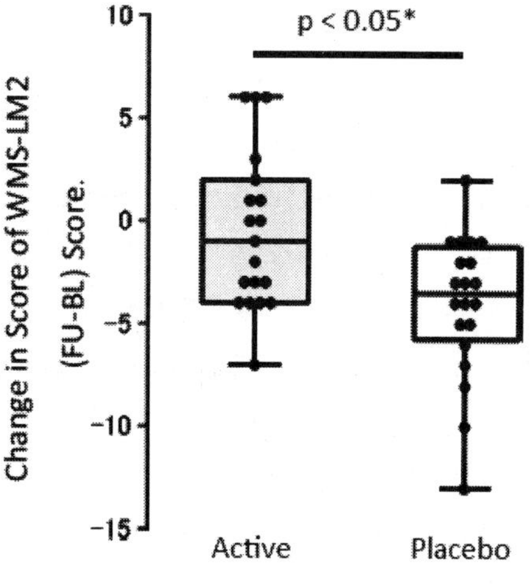

図3　鶏肉由来イミダゾールジペプチド高含有エキス摂取による遅延記憶機能の維持

遅延記憶テストの点数（摂取後-摂取前）の群間比較。Active：イミダゾールジペプチド摂取群，Placebo：プラセボ摂取群
文献18より引用

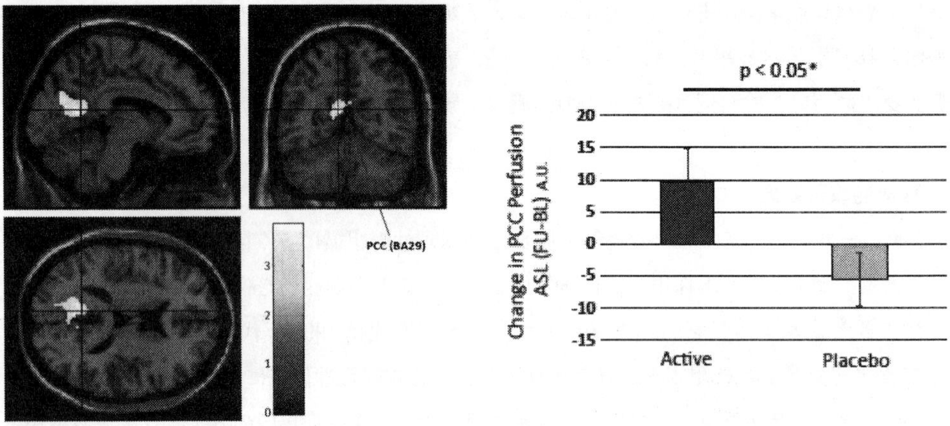

図4　鶏肉由来イミダゾールジペプチド高含有エキス摂取による脳血流の増加
左：血流が増加した部位（後部帯状回），右：後部帯状回における血流の変化（摂取後－摂取前）
文献18より引用

農林水産研究10大トピックにも選ばれた。

6.4　イミダゾールジペプチドによる脳機能改善のメカニズム

筆者らはまずイミダゾールジペプチドによる脳機能活性化のメカニズムとして，脳への直接的送達を介した機能性発現の可能性について検証した。サル型脳血液関門（BBB）キット（MBT-24H，ファーマコセル社）を用いて，カルノシンとアンセリンのBBB透過性について検証したところ，いずれもBBBをよく透過し脳内に移行する可能性が示された（図5）。次に，神経栄養因子（BDNF，NGF，NTF4）発現を指標に，移行したカルノシンの脳内でのターゲット細胞の同定を試みた。その結果，グリア細胞でのみ，カルノシンに応答して神経栄養因子を発現増強することが明らかとなった。つまり，カルノシンに応答してグリア細胞で分泌増強された神経栄養因子が神経細胞に働きかけ，神経細胞における神経突起の伸長を含む，神経細胞の活性化を引き起こしているものと考えられた[19]。

次に，カルノシンによる脳腸相関活性化を通じた間接的な脳機能活性化のメカニズムに関し解析を行った。CaCO-2細胞を用いた腸管培養モデルにカルノシンを添加したところ，神経栄養因子であるBDNFの分泌が確認されるとともに，その培養上清が神経細胞（SH-SY5Y）における神経突起伸長を促すことが明らかとなった（図6）[20]。この結果は，カルノシンによる腸管細胞活性化を通じた脳機能活性化の可能性を示すものであると考えられた。うつ患者においては血中BDNF濃度が低く，抗うつ治療により改善がみられることから，血中BDNF濃度は脳機能との関連が示唆されている[21]。またBDNFは血液脳関門も通過しうるため，末梢におけるBDNF増加が，脳腸相関を活性化する可能性がある。筆者らはさらに最近，カルノシンによる脳腸相関活性化の分子基盤として腸管細胞由来エクソソームに着目し，その機能性と分子基盤に関する解析を進めている[22]。以上の結果は，イミダゾールジペプチドによる腸管細胞の活性化を

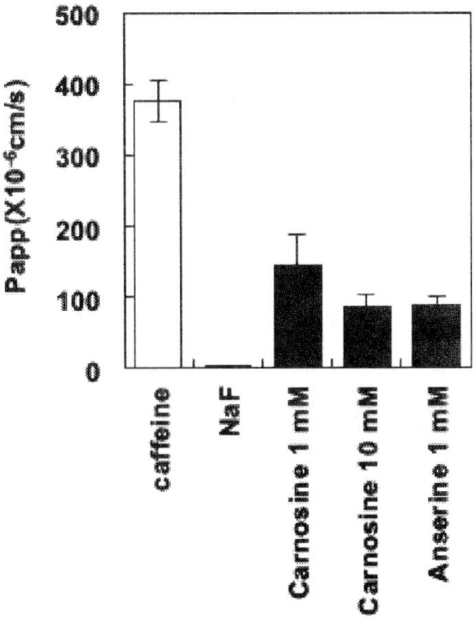

図5　イミダゾールジペプチドの血液脳関門の透過性
透過係数 Papp(×10^{-6} cm/s)＞20 は，容易に脳内に移行するとされる
文献 19 より引用

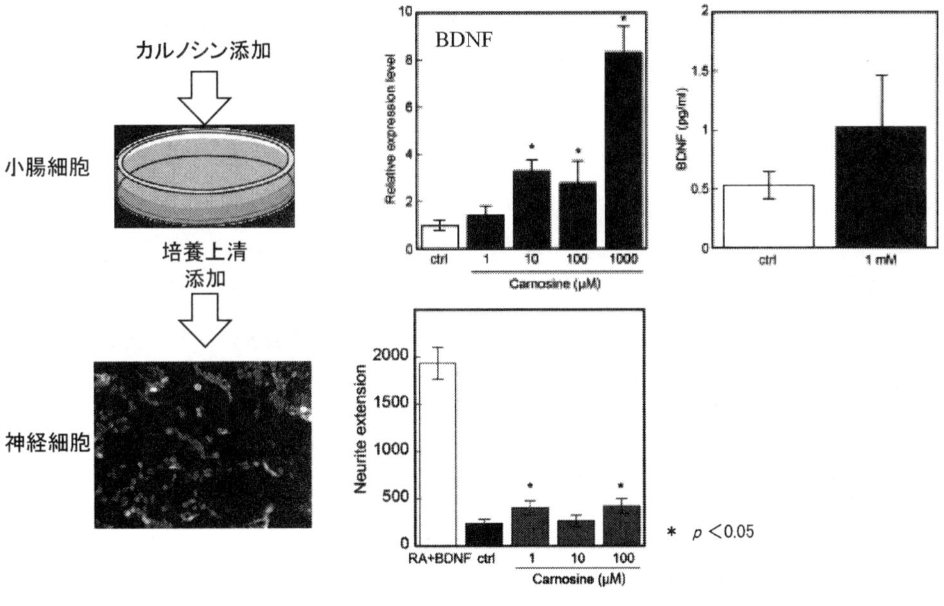

図6　小腸細胞におけるカルノシン添加による BDNF 産生とその培養上清添加による神経突起の伸長
神経突起の長さは，In Cell Analyzer により数値化した
文献 20 より引用

通じた脳腸相関活性化と脳機能改善の可能性を示唆するものである。

以上より，イミダゾールジペプチドが脳機能改善をもたらす経路，機構はさまざまに推測でき，その主経路は未だに明らかでないものの，二度の臨床試験においてその有効性が確認されたきわめて有望な脳老化予防食品因子であることは疑いがない。

6.5 イミダゾールジペプチドの安全性

イミダゾールジペプチドは，元来，食肉，魚肉中に豊富に含有され十分な食経験がある。カルノシンのLD_{50}値は，14,930 mg/kg 体重以上（経口投与），9,087 mg/kg 体重以上（腹腔投与）であり，きわめて毒性の低い物質である[23]。前述の鶏肉由来イミダゾールジペプチド含有エキスについても，Ames 試験，単回過剰投与毒性試験ならびに 90 日間反復投与毒性試験による高い安全性を確認済である[24]。

6.6 おわりに

わが国は，超高齢化社会を迎え，認知症やその介護の問題は誰しも他人事ではいられない。アルツハイマーをはじめとする認知症の抜本的な治療薬，予防薬は未だ開発されておらず，唯一その効果が肯定されているのは運動療法のみということである。すなわち日々の生活習慣の積み重ねによるところが大きい。イミダゾールジペプチドは，食肉や魚肉に豊富に含まれており，これらは高齢者においてより重要となる動物性タンパク質の主要な供給源でもある。日常生活にうまく取り入れて健康寿命をまっとうしていただくために，その機能性をいかに周知するかが最重要課題と考えている。

文　　献

1） 有原圭三監修, 機能性ペプチドの最新応用技術－食品・化粧品・ペットフードへの展開－, p.175, シーエムシー出版 (2009)
2） A. A. Boldyrev *et al.*, *Physiol. Rev.*, **93**, 1803 (2013)
3） 佐藤三佳子ほか, 体力科学, **52**, 255 (2003)
4） H. Maemura *et al.*, *Int. J. Sport Health Sci.*, **4**, 86 (2006)
5） 佐藤三佳子ほか, 日本食品科学工学会誌, **59**, 182 (2012)
6） M. L. Gardner *et al.*, *J. Physiol.*, **439**, 411 (1991)
7） M. C. Jacson *et al.*, *Clin. Chim. Acta*, **196**, 193 (1991)
8） J. Drozak *et al.*, *J. Neurochem.*, **71**, 388 (1998)
9） I. Everaet *et al.*, *Eur. J. Appl. Physiol.*, **113**, 1169 (2013)
10） A. M. Hoffman *et al.*, *Neurosci. Lett.*, **215**, 29 (1996)
11） W. Derave *et al.*, *J. Appl. Physiol.*, **103**, 1736 (2007)

12) S. Favero *et al.*, *Amino Acids*, **43**, 49 (2012)
13) M. Y. Solis *et al.*, *PLoS One*, **10**, e0123857 (2015)
14) J. E. Preston *et al.*, *Neurosci. Lett.*, **242**, 105 (1998)
15) A. A. Boldyrev *et al.*, *Trends Neurosci.*, **17**, 468 (1994)
16) C. Corona *et al.*, *PLoS One*, **6**, e17971 (2011)
17) B. Herculano *et al.*, *J. Altzheimers Dis.*, **50**, 149 (2016)
18) T. Hisatsune *et al.*, *J. Altzheimers Dis.*, **33**, 983 (2016)
19) S. Yamashita *et al.*, *Biosci. Biotechnol. Biochem.*, **82**, 683 (2018)
20) K. Kadooka *et al.*, *J. Funct. Foods*, **13**, 32 (2015)
21) M. L. Molendijk *et al.*, *Mol. Psychiatry*, **19**, 791 (2014)
22) 内村佳奈子ほか, 日本食品免疫学会 2017 年度大会発表要旨集, p.47 (2017)
23) 永井甲子四郎ほか, 特許公報, 平 5-13928 (1993)
24) M. Sato *et al.*, *Food Chem. Toxicol.*, **46**, 480 (2008)

第3章　糖質・食物繊維

1　概観：糖質の消化・吸収・代謝・体内動態

三浦　豊*

本節では，食品中の糖質の消化・吸収・代謝，体内動態を概説する。いくつかの糖質に関してはこの後の節でそれぞれ詳述されるため，ここでは食品中の糖質の種類，構造について概説し，それぞれの化学構造に基づいて消化，吸収，代謝の概要を解説すると同時に，最近の糖質に関するトピックスについて紹介する。なお表1には食品中に含まれる主な糖類の種類を，図1にはそれら糖類の消化，吸収過程の概要をまとめた。

1.1　食品中の糖質について

食品中の糖質は炭水化物とも呼ばれ，三大栄養素の一つであり，主として生体のエネルギー源となる重要な食品成分である。多くの糖質は炭素，酸素，水素から構成されているが，中には硫黄，窒素をその構成成分としている糖質も存在する。糖質の一般式は $C_m(H_2O)_n$ の組成式で表されるが，この一般式に当てはまらない糖質も存在している。そのため炭水化物という名称は必ずしも適切なものとは言えないが，慣用的には糖質≒炭水化物として用いられることが多い。厳密

表1　食品中に含まれる主な糖類

分類	単糖の数	性質	食品に含まれるおもな糖	生理機能など
単糖類	1	ペントース	L-アラビノース，D-キシロース D-リボース，D-2-デオキシリボース	多糖類の構成成分 核酸の構成成分
		ヘキソース	グルコース，ガラクトース，フルクトース，マンノース D-グルコサミン，D-ガラクトサミン	エネルギー源 多糖類の構成成分 多糖類，糖脂質の構成成分
オリゴ糖	2～10	二糖類	シュクロース，マルトース，ラクトース	エネルギー源
		オリゴ糖（いわゆる）	フラクトオリゴ糖，ガラクトオリゴ糖	腸内環境の改善作用
		環状オリゴ糖	シクロデキストリン	（食品加工において利用）
多糖類	数十～数百万	消化性	デンプン	エネルギー源
		非消化性	セルロース，キチン，キトサン，ペクチン質，アガロース，カラゲニン，アルギン酸	食物繊維としての作用

*　Yutaka Miura　東京農工大学　大学院農学研究院　応用生命化学部門　教授

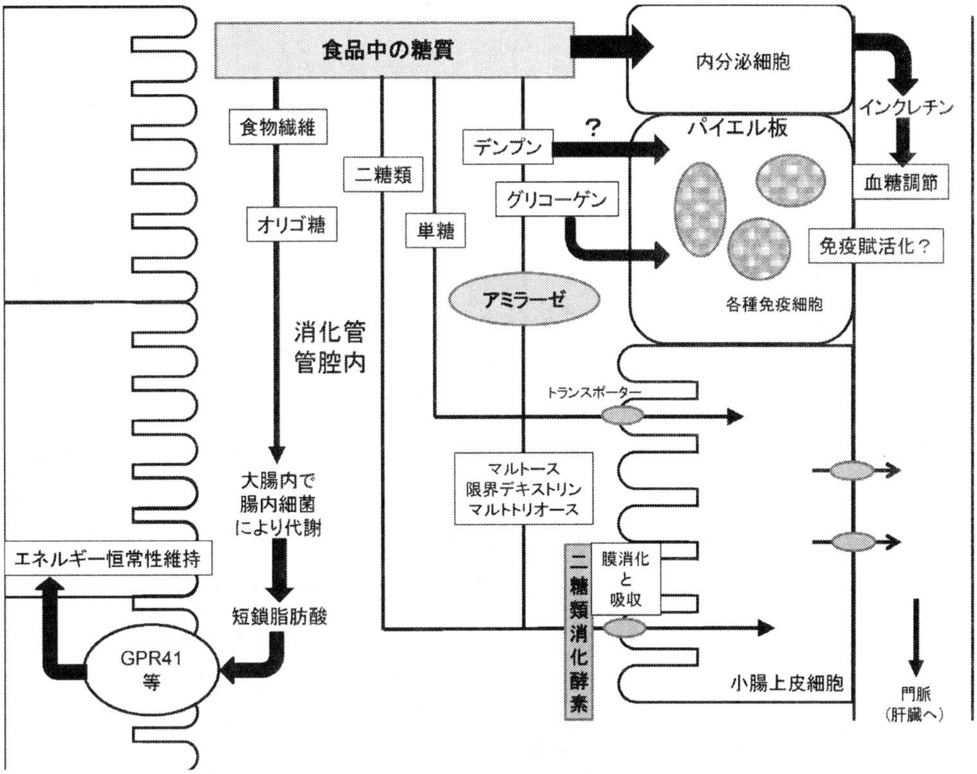

図1　食品中の糖質の消化管内での消化・吸収・動態・作用

には糖質とは「1分子中に少なくとも1個のアルデヒド基またはケト基と2個以上の水酸基を持つ化合物およびその誘導体や縮合体」と定義される。糖質は穀類やイモ類を始めとして多くの食品に含有されており，植物体が光合成により合成・貯蔵したものを我々ヒトが食品として摂取し，エネルギー源として利用している。

食品中の糖質は単糖類，オリゴ糖，多糖類に分類される。それぞれの構造に応じて，異なる消化，吸収を受け，生体に利用される。以下にそれぞれの構造と性質を簡単に解説する。

1.1.1　単糖類

単糖類は糖質を構成する最小単位であり，加水分解によってそれ以上分解できない糖のことを指す。食品中には数多くの種類の単糖が含まれている。単糖類に含まれている炭素数は3から10であり，炭素の数によりトリオース（炭素数3），テトロース（炭素数4）などと呼ばれる。

食品中の主要な単糖はペントースおよびヘキソースであり，ペントースはほとんど多糖類や核酸の構成成分として含まれている。例えば大豆に含まれる多糖類の主成分はL-アラビノースやD-キシロースであり，核酸の構成成分としてはD-リボース，D-2-デオキシリボースがある。

食品中のヘキソースは生体でエネルギー源などとして利用されるものであり，グルコース，ガラクトース，フルクトース，マンノースがある。これらは果物や蜂蜜などに高濃度で含まれる以外に，後述のオリゴ糖，多糖類の構成糖としても存在している。

水溶液中でトリオース，テトロースは鎖状構造で存在するが，ペントース，ヘキソースはほとんどが環状構造として存在している。主要なエネルギー源であるD-グルコースを例にすると，1位のアルデヒド基と5位の水酸基がヘミアセタール構造を形成し，6員環構造をとる。この時1位に新たな不斉中心が生じるため，水酸基が上向きか下向きかで，αとβの異性体が生じる。この水酸基はグリコシド性水酸基と呼ばれ，2つの単糖が形成するグリコシド結合に関与しており，グリコシド結合の種類を決定し，酵素による消化性に重要な役割を果たしている。D-フルクトースは6員環構造に加えて，5員環構造をとることもある。

1.1.2 オリゴ糖

オリゴ糖もしくは少糖類と呼ばれる糖質は単糖が2から10分子程度結合したものである。単糖同士が結合する際には，上述のグリコシド性水酸基が結合する相手の4位や6位などの水酸基と脱水縮合してグリコシド結合が形成される。

食品中には多くのオリゴ糖が存在しているが，重要なものの多くは二糖類である。グルコースとフルクトースがα-1, 2結合したスクロースは砂糖の主成分であり，果物，サトウキビ，蜂蜜などに含まれている。マルトースはグルコース2分子がα-1, 4結合した二糖類であり，麦芽，水あめなどに含まれ，デンプンにアミラーゼを作用させることで製造されている。ガラクトースとグルコースがβ-1, 4結合したものがラクトースであり，哺乳動物の乳に含まれている。これらは後述のように，小腸で単糖に消化され吸収される。グリコシド結合を酵素が消化できるか否か，という点が，その糖質が消化管で消化され，吸収できるかを決定している。

現在では3つ以上の単糖が結合した糖質をオリゴ糖と呼ぶことが多いが，オリゴ糖には6分子から8分子のグルコースがα-1, 4結合で環状に結合したシクロデキストリンのようなものも含まれる。シクロデキストリンは環状構造の内側に様々な物質を包接することができるため，食品の香りづけや匂い消しとして利用されているが，食品以外にも消臭剤，芳香剤などの生活用品にも利用されているユニークなオリゴ糖である。

オリゴ糖の消化，吸収過程の詳細はそれぞれのオリゴ糖の項目に譲るが，現在健康増進作用を有するとして特定保健用食品や機能性表示食品に利用されているフラクトオリゴ糖やガラクトオリゴ糖などに代表されるオリゴ糖の多くは，ヒトが分泌する消化酵素で消化できないものがほとんどである。そのようなオリゴ糖は，食品やサプリメントとして摂取した場合，腸内において腸内細菌により代謝されることで，腸内細菌叢を変化させ，生体調節機能を発揮する，すなわち整腸作用を有すると考えられている。整腸作用は多くのオリゴ糖が特定保健用食品として認可された際のヘルスクレームである。一方，いくつかのオリゴ糖は腸内細菌叢の変化を介して免疫調節作用を示す可能性があるとも報告されている。免疫調節作用についてはプレバイオティクス（食事として摂取することで腸に到達し，腸内細菌により代謝されることでその生理作用を発揮する物質という意味）の面から研究が進められている[1]が，現在のところ免疫調節作用をヘルスクレームとした食品は認可されていない。

さらにオリゴ糖は後述の食物繊維とともに腸内細菌により資化され，短鎖脂肪酸などを生成することが明らかとなっている。消化管にはこれらの脂肪酸を認識するレセプターが存在しており，近年それらレセプターが肥満に起因する生活習慣病の発症と深い関連があることが報告され，注目を集めている（この点については後に記載する）。

1.1.3　多糖類

多糖類とは数十から数百万の単糖がグリコシド結合したものを指し，天然の炭水化物はそのほとんどが多糖類として存在する。1種類の糖からなるものを単純多糖，数種類の糖からなるものを複合多糖と呼ぶ。多糖類の中でも栄養素として利用されるものの代表がデンプンである。また体内でグルコース貯蔵体となっているグリコーゲンも多糖類であり，食品中にグリコーゲンとして含有されている場合は，デンプンと同様に消化・吸収されていく。デンプンは，穀類，イモ類の貯蔵多糖としてデンプン粒を形成しているが，その構造からアミロースとアミロペクチンに分けることができる。アミロースとは数千個のグルコースがα-1, 4結合した直鎖状の構造であり，アミロペクチンはα-1, 6結合で分岐した房状の構造を有している。デンプンは10万から25万個のグルコースからなる巨大分子で，アミロースとアミロペクチンが水素結合により規則的に集まった微結晶部分と，結晶構造を取っていない部分が組み合わさり，全体では房状の構造を取っている。この状態のデンプンはβデンプンと呼ばれる。βデンプンには水分が入りにくく，そのため後述のαアミラーゼの作用を受けにくく，デンプンを多く含む，穀類，イモ類を生で食べることができない原因となっている。デンプンに水を加えて，加熱するとデンプンの結晶構造中の水素結合が緩やかになり，水が浸透してデンプンが水和，膨潤した状態になり，さらに加熱を続けるとデンプンは糊状になる。この状態変化をデンプンの糊化，またはα化と呼び，α化したデンプンはαアミラーゼの作用を受けやすく，効率よく消化され，体内に吸収される。

食品中には他の多糖類も存在しており，動物性の貯蔵多糖であるグリコーゲンはデンプンのアミロペクチンに類した構造をしており，αアミラーゼで消化することが可能であり，エネルギー源として利用することができる。

食品中に含まれている他の多糖類としては，セルロース，グルコマンナン，ペクチン，キチンなどがあるが，それらを構成しているグリコシド結合を分解する消化酵素をヒトは有しておらず，それら多糖類を消化・吸収することができないため，多糖類のほとんどは食物繊維として作用する。しかし，腸内細菌はこれら多糖類を代謝できるため，食物繊維の多くは腸内細菌叢の変化を介して，生体に影響を与える場合が多い。オリゴ糖と同様に，整腸作用をヘルスクレームとした機能性食品が認可されている。食物繊維はエネルギーにならないと考えられていた時代もあったが，現在では腸内細菌による代謝を経た後の代謝産物（主として短鎖脂肪酸）が腸から吸収され，利用されることが明らかとなっており，そのエネルギー量は1gあたり2から3kcal程度であることが明らかとなっている。

1.2 糖質の消化，吸収，代謝，体内動態について

1.2.1 単糖類

食品として摂取された単糖類は，基本的に消化を受けることはなく，小腸から直接吸収される。小腸上皮細胞の刷子縁膜上に存在しているグルコーストランスポーターにより単糖は吸収されるが，ガラクトースとグルコースはエネルギーを使用してナトリウム依存性グルコーストランスポーター（Na^{+}-glucose cotransporter 1：SGLT1）による能動輸送により，フルクトースはエネルギーを使用しない輸送担体（glucose transporter 5）により小腸上皮細胞内へ取り込まれ，吸収される。輸送様式の違いのため，フルクトースの輸送速度はグルコース・ガラクトースに比べて遅いことが知られている。吸収されたこれらの単糖は基底膜上に存在するエネルギーを使用しないグルコーストランスポーター（glucose transporter 2）を介して門脈中に移行し，肝臓へと運ばれていく。グルコース，フルクトースは解糖系により代謝され，エネルギー源として利用されることは周知のとおりである。またガラクトースはエピマー化され，グルコースに変換されてから，解糖系で代謝される。

食品中には主要な単糖類以外の単糖も存在している。これらの糖類の消化，吸収機構については研究が進んでおらず，不明な点が多く残されているが，最近その大量製造法が開発され，機能性食品因子としての可能性が注目されている希少糖（D-プシコース）は血糖値上昇抑制作用を有することが報告されており[2]，主要な単糖以外の単糖の吸収機構に関する研究が進められている。なお，D-プシコースは砂糖の約70%の甘みを有し，加工特性に優れているため，ショ糖の代用品として糖尿病患者用食品や機能性食品の開発に利用可能であると期待され，精力的な研究開発が進められている。

単糖類が生体内で独自の生理作用を有するケースは少ないが，シグナル伝達に関与している例も知られている。グルコース代謝経路の一つであるペントースリン酸経路により生成するキシルロース-5-リン酸は，糖質代謝経路と脂質代謝経路のバランスを調整していることが知られている炭水化物応答配列結合因子（ChREBP）の制御系に関与していることが明らかとなっている[3]。ChREBPはリン酸化・脱リン酸化により細胞質・核内を移行し，脱リン酸化した状態で核内に移行することで脂質合成関連遺伝子の発現を増加させるが，脱リン酸化を触媒するタンパク質脱リン酸化酵素2A（PP2A）の活性がキシルロース-5-リン酸により調節されることが明らかとなっている（最近になり，キシルロース-5-リン酸ではなく，グルコース-6-リン酸がPP2Aの活性化には必須であるとの報告が出されたため[4]，詳細な機構に関してはいまだ不明な点が残されているものの，グルコース代謝物が細胞内で信号伝達分子として作用していること自体は明らかである）。

単糖類はタンパク質の糖鎖修飾の基質としても利用されるが，それらの糖質は生体内での代謝により合成されるもの以外に，食品から摂取した糖質がそのまま利用される例も報告されている。例えば糖鎖にしばしば含まれるシアル酸は，ヒトにおいては合成酵素系の一部欠失によりN-アセチルノイラミン酸しか合成されないが，他の動物ではN-グリコリルノイラミン酸を合

成することが可能であり，牛肉などにはN-グリコリルノイラミン酸が含有されている。ヒトにおいても臓器中にN-グリコリルノイラミン酸がタンパク質の糖鎖として存在していることが確認されており，この糖に対する抗体が血液中に存在していることから，ヒトが食品から摂取した生体内には存在していない糖を異物として認識していることが伺われる[5)]。

1.2.2　オリゴ糖

上述のように食品中には多くのオリゴ糖が含有されている。生化学的には二糖類もオリゴ糖であり，栄養学的にはこれら二糖類がもっとも重要である。食品中の主たる二糖類はスクロース，マルトース，ラクトースであるが，これらは経口摂取されたのち，小腸までそのままで到達し，最終的に単糖に加水分解されて吸収される。この消化を担当する酵素はそれぞれスクラーゼ，マルターゼ，ラクターゼであるが，腸管内部で消化過程が起きるのではない。これら二糖類分解酵素は小腸上皮細胞の膜上に存在しており，膜上で二糖類を加水分解すると同時に，生成した単糖は上述のトランスポーターにより吸収が行われる。この過程は膜消化と呼ばれ，効率の良い消化・吸収を担保する機構と考えられている。単糖として吸収された後の代謝経路は既述のとおりである。

現在，機能性食品因子として研究，利用されているオリゴ糖は単糖が3つ以上結合したものであり，ガラクトオリゴ糖，フラクトオリゴ糖，イソマルトオリゴ糖，キシロオリゴ糖など構成する単糖の種類に応じ，多種類が知られている。これらは消化酵素による消化を受けず，そのままの形で大腸まで到達し，腸内細菌により代謝される。オリゴ糖の種類により腸内細菌による資化性が異なるため，オリゴ糖の摂取により腸内細菌叢が変化し，腸内環境改善作用を示すことが知られている。腸内細菌叢の変化を介して，整腸作用を示す以外に，免疫賦活作用などの機能性を発揮しうるため，新たな機能性を有する食品因子として盛んに研究が行われている。腸内細菌による代謝により生成した短鎖脂肪酸などが体内に吸収され，エネルギーとして利用されることは前述の通りである。

1.2.3　多糖類の消化，吸収，代謝，体内動態について

我々が食品として摂取する炭水化物のほとんどは多糖類，それもデンプンである。デンプンの構造は1.1で概説したが，グルコースが数百万個結合し，直鎖状のアミロースと分岐したアミロペクチンから構成されている。摂取されたデンプンは唾液アミラーゼにより最初の消化を受け，加水分解によりグルコースが生成する。ただし，アミラーゼはデンプンを完全に加水分解することはできずアミロースについてはマルトトリオースまで，アミロペクチンについては限界デキストリンまでしか分解できない。マルトトリオースは小腸上皮細胞膜上のグルコアミラーゼにより，限界デキストリンは同じく膜上のイソアミラーゼとグルコアミラーゼにより膜消化され，グルコースとなり吸収される。グリコーゲンの消化・吸収過程もほぼ同じである。

アミラーゼによる消化を受けない多糖類は食物繊維と呼ばれ，腸内においてその生理作用を発揮すると考えられている。食物繊維には水溶性のものと不溶性のものがあり，前者にはペクチンやコンドロイチン，後者にはセルロースやキチンなどがある。いずれも既述のようにヒトの消化

酵素で消化されず，腸管内で作用するが，食物繊維としての作用には水和力や吸着力などの物理化学的な性質が深く関与している。食物繊維には抗肥満作用，血中コレステロール上昇抑制作用，血糖上昇抑制作用などがあることが知られているが，その多くは食物繊維の物性によるものである。

例えば，デンプンと同様にグルコースのみから構成されている多糖類であるセルロースは，消化酵素により分解されないため大腸まで到達し，腸内細菌叢の維持に関与するだけでなく，水分の吸収状態を変化させ，腸内環境を整える作用を有している。また食物繊維は，消化管内で生体にとって有害な物質を吸着し，対外へと排泄する機能を有する可能性が指摘されている。食品中に存在する，もしくは調理中に生じる発がん物質がいくつか知られているが，食物繊維はこれら発がん物質を吸着し，生体への曝露量を低減させることで発がんリスクを低下させると考えられている。このような考えのもといくつかの疫学調査が実施されている[6)]が，食物繊維の摂取が少ないと発がんリスクが高まる可能性は指摘されているものの，多く摂取することで発がんリスクが低下したという結果は得られていない。これらの結果から現在では，ある程度の量を摂取することは重要であるが，たくさん摂取すれば，より大きな効果が期待されるわけではないと考えられている。食物繊維に関しては，各論でさらに詳しく解説される。

グリコーゲンはデンプンと同様にグルコースのみから構成される多糖類であり，既述のとおりアミロペクチンと似た構造を有している。グリコーゲンは生体内でのグルコース貯蔵体であり，筋肉・肝臓で合成，代謝される。食品から摂取されたグルコースのうち余剰となったものはグリコーゲン合成に使用され，肝臓と筋肉において貯蔵限度量を上回らないレベルまで合成される。貯蔵されていたグリコーゲンは血糖値が低下すると速やかに分解される。この際，肝臓中のグリコーゲンはグルコースまで分解され，生成したグルコースは血中へと分泌されるが，筋肉中のグルコースはグルコース-1-リン酸までしか分解されず，解糖系により筋肉内で分解される。そのため筋肉のグリコーゲンは血糖値調節には直接関与していない。このようにグリコーゲンはグルコース代謝および体内動態において重要な役割を果たしているが，最近になりグリコーゲンに新たな機能が報告されている。すなわち，食品中に含有されるグリコーゲンは，経口摂取後，デンプンと同様にアミラーゼにより消化されながら，小腸に到達するが，ある程度消化されたグリコーゲンが免疫系を賦活化する作用が明らかになりつつある。実際，ホタテおよびカキ由来のグリコーゲンを摂取させることで移植したがんが縮退したという報告[7)]や，酵素的に合成したグリコーゲンの摂取により免疫系が活性化し，抗がん作用が示されたという動物実験[8)]やその際酵素合成されたグリコーゲンは小腸まで到達し，パイエル板細胞を活性化していることなどが報告されている[9)]。経口摂取されたグリコーゲンの消化管内での被消化程度とその生理作用の関連など，今後さらに明らかにすべき点が多く残されているが，非常に興味深い報告である。

1.3 糖質の消化過程と疾病との関連

上述のように糖質の消化過程にはその構造に対応した糖加水分解酵素が関与しているが，糖質の消化過程は我々の健康維持やいくつかの疾患との関与も知られている。

1.3.1　乳糖不耐症

糖質の消化吸収に係る疾病の一つに乳糖不耐症がある。牛乳中に多く含まれている糖質であるラクトースはラクターゼにより加水分解されるが，ラクターゼの活性は乳児期には高いものの，成長とともに低下し，その成長速度が速いと成人後に乳糖を分解しにくくなる場合がある。そのような場合乳糖が分解されないまま大腸に達し，浸透圧の上昇を招き，水分が染み出ることで便の軟化による下痢を引き起こす。浸透圧の上昇は腹部膨満感や痛みも誘発する。ラクターゼの活性の変化は人種による差が大きく，乳糖不耐症の患者はヨーロッパで少なく，アジアで多い。

1.3.2　αグルコシダーゼと糖尿病

デンプン消化にかかわる重要な酵素にαグルコシダーゼがあるが，この酵素を阻害することを機序とした医薬品，特定保健用食品が開発，使用されている。糖尿病の治療においては血糖値の制御がもっとも重要であるが，αグルコシダーゼを阻害することで腸管からのグルコース吸収を緩やかにし，血糖値の上昇を抑制するという作用機序を有する糖尿病治療薬（αGI）が利用されている。トウチエキスやグァバ葉ポリフェノールにはαグルコシダーゼ阻害活性があることが明らかにされており，それらの食品因子を有効成分とした特定保健用食品が開発され，市販されている。

1.3.3　インクレチンと糖質

またグルコースを経口摂取すると，静脈注射した際に比べて，血中インスリン濃度が高くなる現象（インクレチン効果）が知られているが，この現象に関与している生体内因子としてインクレチンが近年注目されている。インクレチンとは腸管から分泌される消化管ホルモンの総称でもあるが，インスリン分泌に特に関与しているものとしてGLP-1とGIPが知られている。これらのホルモンは食事由来の糖質に反応して，消化管から分泌され，インスリン分泌の促進とグルカゴン分泌の抑制，膵臓のインスリン分泌細胞の保護作用などを発揮する。これらのホルモンは血中に存在するプロテアーゼであるDPP-4により速やかに分解されるため，DPP-4を阻害しインクレチン作用を高めることを目的とした新たな糖尿病治療薬が認可され，使用されている。さらに，最近になり上述のαGIとして利用されていた薬剤のいくつかがインクレチンを誘導する作用を有していることが報告され[10]，消化過程を阻害して吸収を緩やかにすることとインクレチンとの関連が盛んに研究されている。腸管内における糖質の消化・吸収過程が生体の内分泌系と密接に関与していることを示唆しており，非常に興味深いだけでなく，機能性食品の開発においても重要な視点になりうる可能性を秘めている。

1.3.4　腸内細菌叢と糖質

既述のように腸内で生理作用を発揮すると考えられているオリゴ糖や食物繊維は，人が分泌する消化酵素では消化されず，直接の栄養源としては利用できないが，これらの糖質は腸内細菌により資化される。腸内細菌により代謝されて，生成するのは主として酢酸，プロピオン酸，酪酸等の短鎖脂肪酸であるが，近年これら脂肪酸の受容体と健康との関連が注目を集めている。これらの脂肪酸受容体はGタンパク質共役型受容体（GPR）スーパーファミリーに属しており，短鎖脂肪酸の受容体としてはGPR41と43が存在している。

これらのGPRの生体内での発現解析やノックアウトマウスの解析などから脂肪酸が生体のエネルギー代謝に深く関与していること，肥満や糖尿病の発症に関与していることが明らかになっており，腸内細菌が産生する短鎖脂肪酸をGPRがセンシングしてエネルギー恒常性維持機能が発揮されるとの考えが確立されつつある[11, 12]。このような成果は，糖質と腸内細菌叢の相互作用を介した健康維持の仕組みやそれを利用した機能性食品の開発などに繋がっていくことが期待されている。

文　　献

1） T. R. Klaenhammer *et al.*, *Nat. Rev. Immunol.*, **12**, 728 (2012)
2） M. Y. Chung *et al.*, *J. Agric. Food Chem.*, **60**, 863 (2012)
3） T. Kabashima *et al.*, *Proc. Natl. Acad. Sci. USA*, **100**, 5107 (2003)
4） R. Dentin *et al.*, *J. Hepatol.*, **56**, 199 (2012)
5） P. Tangvoranuntakul *et al.*, *Proc. Natl. Acad. Sci. USA*, **100**, 12045 (2003)
6） 石川秀樹, 消化器科, **38**, 563 (2004)
7） Y. Takaya *et al.*, *J. Mar. Biotechnol.*, **6**, 208 (1998)
8） R. Kakutani *et al.*, *Int. Immunopharmacol.*, **12**, 80 (2012)
9） T. Furuyashiki *et al.*, *Food Funct.*, **2**, 183 (2011)
10） Y. Moritoh *et al.*, *J. Pharmacol. Exp. Ther.*, **329**, 669 (2009)
11） Kimura *et al.*, *Proc. Natl. Acad. Sci. USA*, **108**, 8030 (2011)
12） Kimura *et al.*, *Nat. Commun.*, **4**, 1829 (2013)

2　食物繊維をはじめとするルミナコイドの大腸発酵を介した新たな展望

西村直道*

2.1　はじめに

好気性生物では活性酸素種が常に生成されており，酸化障害の脅威に日常的にさらされている。一方，生体内では抗酸化酵素や抗酸化物質による酸化防御がなされており，酸化還元（レドックス）バランスを保っている。還元型グルタチオン，食事から得たアスコルビン酸やα-トコフェロールは主要な抗酸化物質として機能している。しかし，これらによる酸化防御が破綻すると，酸化ストレスの上昇に伴い酸化障害を生じ，さまざまな疾病へと発展する[1]。そのため，生体内レドックスバランスを保つことが健康維持に欠かせない。

分子状水素（H_2）の酸化還元電位は，強い抗酸化作用を示すアスコルビン酸，α-トコフェロール，還元型グルタチオンより低いにもかかわらず，H_2は非極性分子であるため非触媒下や常温における反応性は低いと古くから考えられてきた。しかし，2007年にH_2が生体内で還元性を示し，特異的にヒドロキシルラジカルを消去することにより酸化ストレスを軽減することが初めて見出された[2]。生体内で生成される主要な活性酸素種の中で最も反応性の高いヒドロキシルラジカルに対する防御システムを生体は有していないため，このH_2の作用は画期的だった。これを機に生体へのH_2の作用に関する研究が一気に加速した[3~9]。これらほぼすべての研究で生体へのH_2デリバリーにH_2ガス吸入やH_2水摂取，すなわち外因性H_2が用いられてきた。一方，著者らは内因性H_2，すなわち大腸で腸内細菌により生成されるH_2に注目してきた[10~13]。設備の面からH_2ガス吸入を日常生活で行うことは難しい。また，溶解度や1日当たりの飲水量を勘案すると，H_2水で大量のH_2を得ることは困難であるし，持続的な摂取も不可能である。一方，日常の食事により食物繊維のような発酵基質を大腸に十分量供給すれば，大腸H_2による生体内への持続的H_2デリバリーが可能だろう。活性酸素種の反応速度は極めて速いため，持続的なH_2デリバリーはレドックスバランスを保つ上で重要であると考えられる。

食物繊維をはじめとするルミナコイドは，ヒトの小腸内で消化・吸収されにくく，消化管を介して健康の維持に役立つ生理作用を発現する食物成分として定義づけられている。ルミナコイドの大腸発酵によりさまざまな有益な発酵産物の生成が促進される。短鎖脂肪酸のほか，H_2もルミナコイド摂取に伴い大腸で多量に生成される。本稿ではこれまであまり関心を持たれてこなかった大腸発酵由来のH_2に焦点をあて，ラットを用いた著者らの研究から得た知見をルミナコイドの新規作用として紹介する。

2.2　大腸H_2による酸化ストレス軽減

大腸発酵を促進する難消化性糖質は数多く知られており，著者らもさまざまな難消化性糖質を用いて研究を実施している。本稿では，発酵性の高い高アミロースデンプン（HAS；全体の

＊　Naomichi Nishimura　静岡大学　学術院農学領域　教授

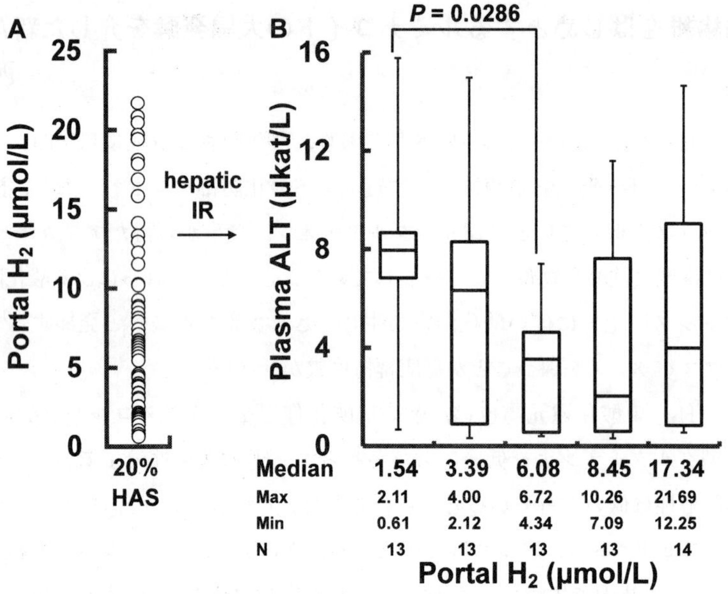

図1　ラット門脈 H_2 濃度の違いによる肝酸化障害の変化

A) 20% HAS 食を与えたラット門脈 H_2 濃度における個体差，B) 高アミロースデンプンを与えた肝虚血-再灌流処置ラットにおける門脈 H_2 濃度と血漿アラニンアミノトランスフェラーゼ活性の関係。ALT，アラニンアミノトランスフェラーゼ；HAS，高アミロースデンプン；IR，虚血-再灌流処置

48%が難消化性画分）を用いて実施した研究を中心に話を進める。

大腸で腸内細菌により生成された H_2 の一部は門脈に吸収されるため，門脈 H_2 濃度は大腸 H_2 生成の状態を反映する。また，門脈 H_2 の存在は肝臓に H_2 がデリバリーされることを示している。ラットに 20% HAS 食を 7 日間与えると大腸 H_2 生成が促される。しかし，同じブリーダーや同じ繁殖場から得たラットですら大腸 H_2 生成能に大きな個体差を有する（図 1A)。これは個々のラットが有する腸内細菌叢のわずかな違いから生ずると思われる。これらのラットすべてに肝虚血-再灌流（IR）処置で酸化ストレスを与え，門脈 H_2 濃度をカテゴリー変数（五分位数）として酸化還元パラメーターを解析した[14]。その結果，門脈 H_2 濃度が高くなるにつれ，血漿アラニンアミノトランスフェラーゼ（ALT）活性は低下した（図 1B)。また，肝臓中の酸化型グルタチオン濃度は，門脈 H_2 濃度が高くなるにつれ低下する傾向を示した（データ未掲載)。したがって，大腸 H_2 が肝臓で酸化ストレスを軽減し，酸化障害を抑制する可能性が示唆された。しかし，門脈 H_2 濃度が低いラットと極端に高いラットの間に血漿 ALT 活性の統計的有意差は認められなかった（図 1B)。門脈 H_2 濃度が高い場合，大腸発酵はとても盛んであり，さまざまな発酵産物が生成される。その中には酸化障害による炎症を増長するものもあるかもしれない。例えば，アンモニアの細胞毒性は強く，IR により機能低下した肝臓で炎症を増悪化させる可能性も考えられる。H_2 は生体の酸化障害を抑制する能力を有するが，大腸 H_2 生成を促進する場合，その他の発酵産物の影響を受ける可能性も考える必要があるだろう。

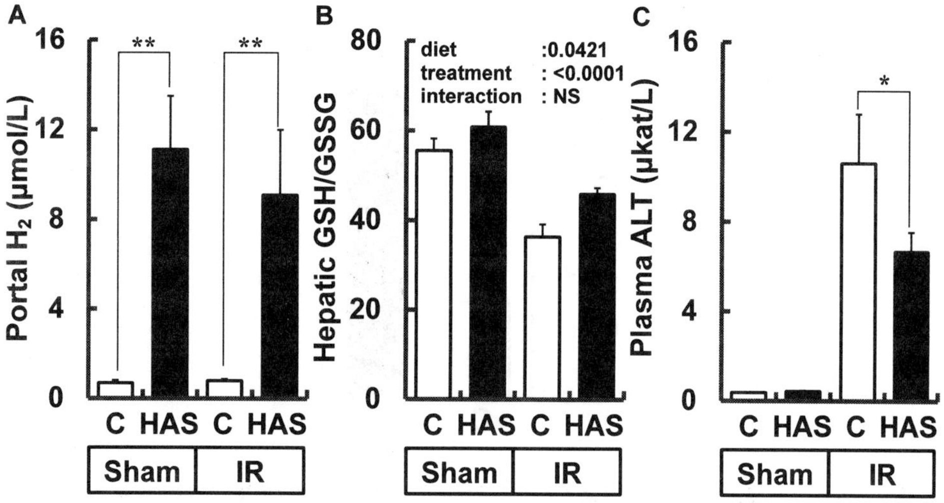

図2　高アミロースデンプンを与えた肝虚血-再灌流ラットにおける酸化障害軽減作用
A）門脈 H_2 濃度，B）肝 GSH/GSSG 比，C）血漿 ALT 濃度。C，コントロール食ラット；GSH，還元型グルタチオン；GSSG，酸化型グルタチオン；HAS，20% 高アミロースデンプン食ラット；IR，肝虚血-再灌流処置ラット；Sham，偽手術ラット

次に，大腸 H_2 が酸化ストレスの軽減に寄与することを明確にするため，難消化性糖質の有無による酸化ストレスの変化を調べた。H_2 生成能の高いラットを選別し，HAS やペクチンを与えると門脈 H_2 濃度は 3〜15 倍に上昇する（図 2A）[13]。これらのラットに肝 IR 処置を行い，肝レドックス状態および肝障害レベルを調べた。その結果，IR により低下した肝グルタチオンの還元型／酸化型比は HAS やペクチンの投与によって改善した（図 2B）[13]。これは HAS やペクチンの投与によって生成した大腸 H_2 が肝臓で還元性を示し，IR による酸化状態を回復させたためと考えられる。これに伴い IR により著しく上昇した血漿 ALT 活性は，HAS やペクチンを投与したラットで低下した（図 2C）[13]。これらの結果より，大腸で発生した H_2 は一部門脈を経て肝臓に流入し，酸化ストレスの軽減を介して酸化障害を抑制しうることが明らかとなった。

2.3　高 H_2 生成細菌叢の導入による大腸高 H_2 生成環境の構築

生体内で H_2 の還元性を強く発揮させるため，持続的に H_2 が供給されることが重要であろう。H_2 生成を促す大腸内環境を構築するため，発酵基質だけでなく腸内細菌にも着目する必要がある。大腸内は酸素に乏しく酸化還元電位が低いため，大腸に存在する主要な細菌は嫌気性細菌であり，特に偏性嫌気性細菌（絶対嫌気性細菌）が多くを占める。そのため，大腸で生ずる発酵は嫌気性細菌に依存している。

著者らは，HAS 摂取時に大腸 H_2 生成能の高いラット（門脈 H_2 濃度：9.27 μmol/L）の盲腸内容物から細菌叢を嫌気的に得て（高 H_2 生成細菌叢），これを大腸 H_2 生成能の低いラットに移植し，H_2 生成能の変動を調べた。このとき可能な限り投与する細菌を生きた状態で大腸に供給

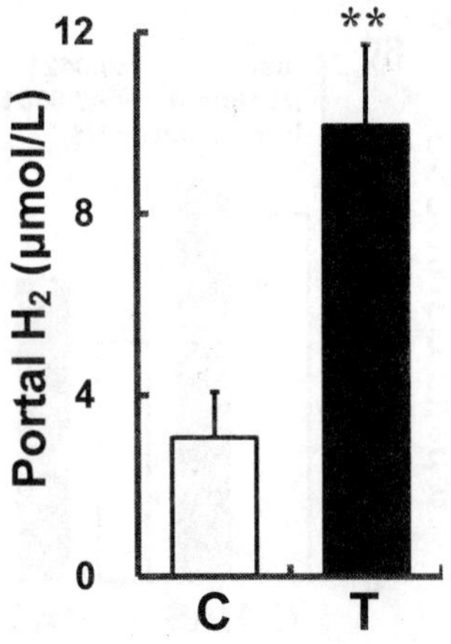

図3　高 H_2 生成細菌叢移植による高アミロースデンプン摂取ラットの門脈 H_2 濃度に及ぼす影響
C，脱酸素処理した生理食塩水を投与したラット；T，高 H_2 生成盲腸内細菌叢を移植したラット。高門脈 H_2 濃度を示したラット（門脈 H_2 濃度 9.27（7.40－11.4）μmol/L）の盲腸内容物から高 H_2 生成盲腸内細菌叢を調製した。

するため，オメプラゾールによりラットの胃酸分泌を抑制した。その結果，脱酸素処理した滅菌生理食塩水を投与したラット（対照ラット）に比べ，高 H_2 生成細菌叢を移植したラットでHAS 摂取時の門脈 H_2 濃度は有意に高値を示した（図3）[14]。この濃度は移植細菌叢のドナーラットの門脈 H_2 濃度に匹敵したことから，高 H_2 生成細菌叢の移植により大腸 H_2 生成能が高まると考えられる。このときの盲腸内細菌叢パタンをメタ 16S 解析により調べると，対照ラット

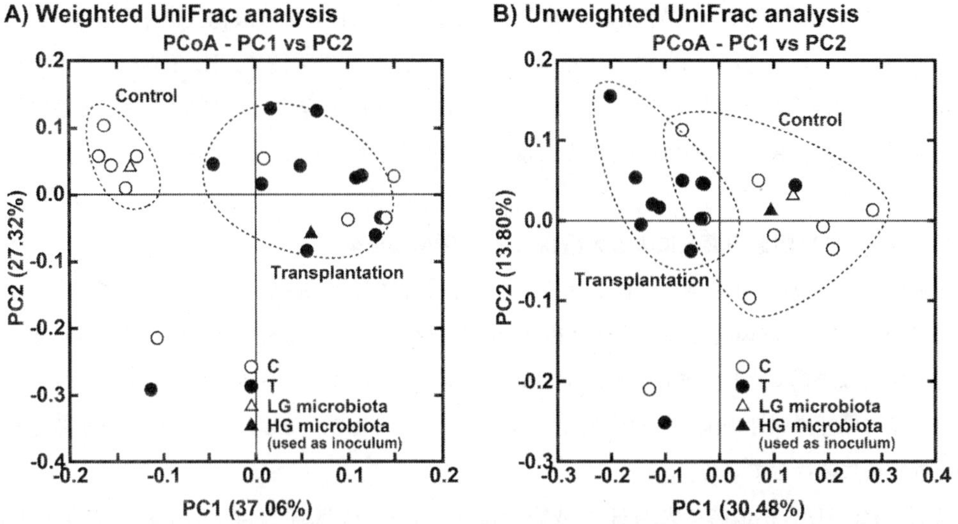

図4　高 H_2 生成細菌叢移植ラットの盲腸内細菌叢の UniFrac 距離に基づく主座標分析
C，脱酸素処理した生理食塩水を投与したラット；T，高 H_2 生成盲腸内細菌叢を移植したラット

表1　高 H_2 生成細菌叢を移植したHAS摂取ラットの盲腸内細菌叢

Order	Family	Genus	C	T	Correlation (vs portal H_2) r	P
			%			
Actinobacteria			12.0±5.5	18.3±4.4	0.789	4.82×10^{-5}
Bifidobacteriales	*Bifidobacteriaceae*	*Bifidobacterium*	12.0±5.4	18.0±4.3	0.791	4.49×10^{-5}
Bacteroidetes			58.0±7.3	39.8±4.1*	−0.408	0.0757
Bacteroidales	*Bacteroidaceae*	*Bacteroides*	40.2±9.0	8.0±3.1**	−0.507	0.0240
Bacteroidales	s24-7		15.7±2.7	30.7±4.7*	−0.084	0.724
Bacteroidales	*Porphyromonadaceae*	*Parabacteroides*	1.7±0.5	1.0±0.4	0.316	0.0190
Firmicutes			23.8±3.2	34.3±4.6	−0.0992	0.677
Lactobacillales	*Lactobacillaceae*	*Lactobacillus*	9.3±3.1	9.1±1.9	0.368	0.111
Clostridiales	*Lachnospiraceae*	*Blautia*	1.1±0.2	3.1±0.9	−0.107	0.653
Clostridiales	*Lachnospiraceae*	*Clostridium*	1.2±0.3	2.1±0.5	0.383	0.0957
Clostridiales	*Lachnospiraceae*	Other	5.8±0.9	1.9±0.8	−0.397	0.0841
Clostridiales	*Ruminococcaceae*	*Ruminococcus*	1.1±0.5	6.8±4.9	−0.567	0.0103
Clostridiales	*Ruminococcaceae*	*Oscillospira*	1.1±0.1	2.1±0.3*	−0.0391	0.871
Clostridiales	*Ruminococcaceae*	Other	1.2±0.2	0.6±0.1	−0.112	0.678
Erysipelotrichales	*Erysipelotrichaceae*	*Allobaculum*	1.2±0.4	6.1±2.5	0.666	1.77×10^{-3}
Erysipelotrichales	*Erysipelotrichaceae*	*Eubacterium*	0.1±0.0	0.1±0.0	−0.405	0.0780
Proteobacteria			4.1±1.2	4.4±0.7	−0.370	0.109
Enterobacteriale	*Enterobacteriaceae*	*Escherichia*	0.3±0.2	3.1±0.7**	−0.453	0.0466
Enterobacteriales	*Enterobacteriaceae*	Other	3.0±1.3	0.0±0.0	−	−
Burkholderiales	*Alcaligenaceae*	*Sutterella*	0.8±0.3	1.3±0.2	0.341	0.141
Verrucomicrobia			1.9±1.9	3.1±2.7	−0.383	0.0960
Verrucomicrobiales	*Verrucomicrobiaceae*	*Akkermansia*	1.9±1.9	3.1±2.7	−0.383	0.0960

C，脱酸素処理した生理食塩水を投与したラット；T，高 H_2 生成盲腸内細菌叢を移植したラット

と高 H_2 生成細菌叢を移植したラットの細菌叢は異なる傾向（$P=0.086$）を示し，細菌叢移植ラットの細菌叢は移植に用いたそれと類似することが判明した（図4A）。門脈 H_2 濃度は *Bifidobacterium* 属，*Allobaculum* 属と高い正の相関を示した（表1）[14]。しかし，これらの属の細菌は移植ラットで増加したものの，統計的有意差は認められなかった。レジスタントスターチを含むHASはbifidobacteriaのような限られた細菌により利用される[15, 16]。しかし，bifidobacteriaはヒドロゲナーゼを有していないため，H_2 を生成せずに乳酸や酢酸を産生する[17]。これらの酸は他の細菌により利用され，酢酸や酪酸が生成される。したがって，bifidobacteriaが H_2 を直接生成しなくても，他の細菌による代謝産物のクロスフィーディングを介して H_2 生成が亢進される可能性が考えられる。ヒト糞便中の66％の細菌が H_2 生成能を有しているため[17]，ラットでも移植細菌叢の中から H_2 生成に寄与している細菌種を特定することは難しい。しかし，少なくとも H_2 生成を亢進する細菌叢の構成が存在することは間違いないだろう。

2.4　大腸内発酵による H_2 の供給持続性

生体内への H_2 デリバリーの手段として，H_2 ガスの吸入や H_2 水の飲水が直接的である。実験動物やヒトを対象とした研究もなされており，それらが H_2 デリバリーの方法として有効であることは間違いない。しかし，H_2 ガスの吸入は病院などで大掛かりな設備が必要であるし，吸入をやめればただちに H_2 供給の持続が困難になる。H_2 水の場合，飲める量に限界があるし，H_2 の水への溶解度は低い（0.8 mmol/L）ため，生体内に大量の H_2 をデリバリーすることは困難である。また摂取後，血中 H_2 濃度がピークを迎え，元に戻るまでの時間も 30 分程度と短い[18, 19]。つまり，これらの H_2 デリバリーで日常的に生体内に H_2 を持続供給することは難しいと言わざるをえない。この点において，大腸発酵による H_2 デリバリーは合理的である。発酵基質を摂取しておけば，たとえ睡眠時ですら生体内に 24 時間 H_2 を供給できうる。

著者らはこれまでにラットを用いた実験で，十分量の発酵基質を大腸に送れば，24 時間 H_2 生成が高く維持されることを確認している（図 5）[20]。一方，大腸内で 24 時間に資化できる量とほぼ等量の基質しか与えない場合，投与開始から 24 時間後の H_2 生成量はほとんど消失する（図 5）。このことから大腸にいかに十分量の発酵基質を送り届けられるかが重要であることがわかる。大腸内に滞留する時間も重要であり，十分量に基質を供給しても，滞留時間が短ければ，基質当たりの H_2 生成が低く抑えられると考えられる。

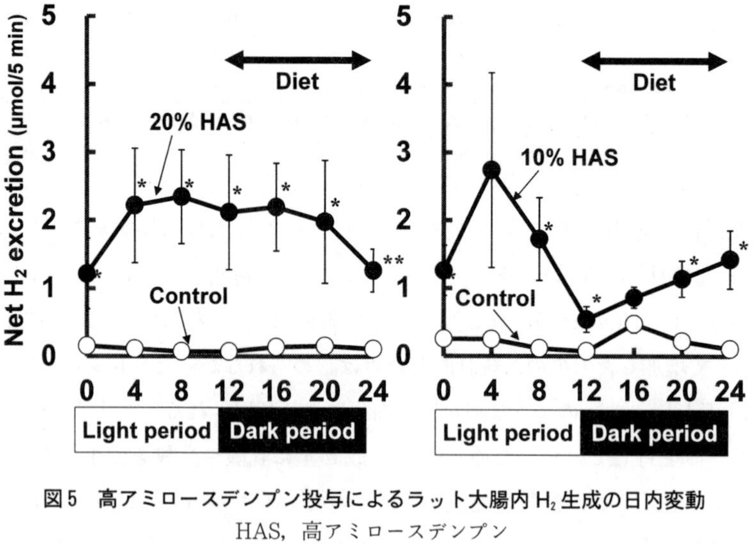

図 5　高アミロースデンプン投与によるラット大腸内 H_2 生成の日内変動
HAS，高アミロースデンプン

2.5　おわりに

H_2には毒性が認められておらず，安全なガス分子として抗酸化作用を発揮する。H_2ガスやH_2水と異なり，長時間にわたり特別な設備を必要とせずに多量の持続的H_2デリバリーを可能にする点において大きな利点が大腸H_2にある。本稿では触れなかったが，H_2の分子サイズは小さいため大腸H_2は大腸から腹腔内に一部拡散し，腹腔内の組織（特に脂肪組織）に局在することを著者らは明らかにしている[11]。H_2濃度の高い脂肪組織では炎症が抑制される結果も得ており[11]，大腸H_2の作用は肝臓のみならず，腹腔内全体に及ぶことが期待される。酸化ストレスの上昇は好気性生物である以上避けられないが，安定的かつ持続的なH_2デリバリーを可能にする大腸H_2生成の促進は，食物繊維をはじめとするルミナコイドの新しい機能と考えられるだろう。

文　　献

1） S. Furukawa *et al., J. Clin. Invest.*, **114**, 1752 (2004)
2） I. Ohsawa *et al., Nat. Med.*, **13**, 688 (2007)
3） C. S. Huang *et al., Biochem. Biophys. Res. Commun.*, **408**, 253 (2011)
4） H. Chen *et al., Biochem. Biophys. Res. Commun.*, **393**, 308 (2010)
5） Y. F. Mao *et al., Biochem. Biophys. Res. Commun.*, **381**, 602 (2009)
6） I. Ohsawa *et al., Biochem. Biophys. Res. Commun.*, **377**, 1195 (2008)
7） S. Kajiyama *et al., Nutr. Res.*, **28**, 137 (2008)
8） B. M. Buchholz *et al., Am. J. Transplant.*, **8**, 2015 (2008)
9） K. Fukuda *et al., Biochem. Biophys. Res. Commun.*, **361**, 670 (2007)
10） N. Nishimura *et al., Biosci. Biotechnol. Biochem.*, **80**, 554 (2016)
11） N. Nishimura *et al., J. Nutr.*, **143**, 1943 (2013)
12） H. Tanabe *et al., Biosci. Microbiota Food Health*, **31**, 103 (2012)
13） N. Nishimura *et al., Br. J. Nutr.*, **107**, 485 (2012)
14） N. Nishimura *et al., Nutrients*, **10**, E144 (2018)
15） P. R. Regmi *et al., J. Nutr.*, **141**, 1273 (2011)
16） X. Ze *et al., ISME J.*, **6**, 1535 (2012)
17） P. G. Wolf *et al., Gut Microbes*, **7**, 235 (2016)
18） J. S. Cardinal *et al., Kidney Int.*, **77**, 101 (2010)
19） N. Kamimura *et al., Obesity*, **19**, 1396 (2011)
20） N. Nishimura *et al., Biosci. Biotechnol. Biochem.*, **81**, 173 (2017)

3　オリゴ糖（フラクトオリゴ糖，マンノオリゴ糖（マンノビオース），ガラクトオリゴ糖）

園山　慶*

3.1　はじめに

2～10分子の単糖がグリコシド結合によって脱水縮合したものをオリゴ糖という。グルコース，ガラクトース，フラクトースなどを構成糖とし，同種単糖のみから構成されるホモオリゴ糖と異種単糖を含むヘテロオリゴ糖がある。さまざまな結合様式と重合度（degrees of polymerization：DP）をもち，遊離状態または配糖体，糖タンパク質，糖脂質の構成成分として広く天然に存在する。ヒトは，主として野菜や果物に含まれる天然のオリゴ糖の他，植物から分離されたオリゴ糖や酵素合成されたオリゴ糖を食品として摂取している。オリゴ糖には食品として摂取したときに小腸で消化されるものとされないものがあり，前者は生体のエネルギーとして利用されるが，後者は未分解のまま大腸に達して腸内細菌の発酵分解を受ける。後者は難消化性オリゴ糖と呼ばれ，腸内細菌への影響を介してヒトの健康維持・増進に資すると考えられることから，特定保健用食品などの構成成分として利用されている。本稿では，まず各種オリゴ糖の製造および食品として摂取したときの生体におよぼす影響について概要を述べ，次いでフラクトオリゴ糖，マンノオリゴ糖（マンノビオース），およびガラクトオリゴ糖について個別に述べる。

3.2　オリゴ糖の製造

工業的には，植物から遊離のものが分離・精製される場合，フラクタンやマンナンなどの天然に存在する多糖類を酵素的に部分分解して得られる場合，ガラクトースのような単糖類ならびにラクトースおよびスクロースといった二糖類を基質として酵素的に合成される場合がある。例えば，ラフィノースはサトウダイコンを原料としたスクロース製造過程で分離精製され，また大豆オリゴ糖（ラフィノース，スタキオース，ショ糖，および単糖の混合物）は大豆ホエーを除タンパク・脱塩して精製されたものである。一方，多糖類を部分分解して得られるものとしては，イヌリン（フラクタン）をイヌリナーゼにより分解したフラクトオリゴ糖（オリゴフラクトース），セルロースをセルラーゼにより分解したセロオリゴ糖（主としてセロビオース），キシランをキシラナーゼにより分解したキシロオリゴ糖，ガラクトマンナンをマンナナーゼにより分解したマンノオリゴ糖（主としてマンノビオース）などがある。さらに，酵素合成されるものとしては，スクロースを基質としたフラクトオリゴ糖，およびラクトースあるいはガラクトースを基質としたガラクトオリゴ糖が含まれる。

3.3　オリゴ糖の食品としての機能

オリゴ糖には，ヒトの消化管内で糖質消化酵素（唾液および膵液中のα-アミラーゼ，ならび

* 　Kei Sonoyama　北海道大学　大学院農学研究院　基盤研究部門　生物機能化学分野
准教授

に小腸粘膜上皮細胞刷子縁膜上に存在するα-グルコシダーゼ（マルターゼ，スクラーゼなど）およびβ-ガラクトシダーゼ（ラクターゼ））で分解されて構成単糖を遊離するものと完全には分解されないものがある。前者にはα-グルコシド結合を有するマルトオリゴ糖やトレハロース，β-ガラクトシド結合を有するラクトースなどが含まれ，これらは構成単糖（グルコース，フラクトース，ガラクトース）まで分解されて腸粘膜上皮細胞に吸収され，代謝されて生体エネルギーとして利用される。グルコースは能動輸送により，フラクトースおよびガラクトースは能動輸送および促進拡散により上皮細胞に取り込まれる。なお，乳中の主要な糖質であるラクトースはラクターゼにより分解されてグルコースとガラクトースを遊離し，これらは前述のように吸収されるが，本酵素の欠損あるいは活性低下により消化できない場合もある（乳糖不耐症）。一方，β-グルコシド結合やα-ガラクトシド結合は前述の糖質消化酵素の親和性が低く，これらをもつオリゴ糖は小腸で分解されない。したがって，それらを摂取した場合には未消化のまま大腸に達して腸内細菌により資化される。

大腸には，*Clostridium* spp., *Bacteroides* spp., *Prevotella* spp., *Eubacterium* spp., *Ruminococcus* spp.，*Faecalibacterium* spp., *Roseburia* spp.，および *Bifidobacterium* spp. などの糖質を分解する細菌が生息しており[1)]，これらの中には難消化性オリゴ糖を分解するものも含まれる。例えば，β-フラクトフラノシダーゼを発現している *Bifidobacterium* spp. はフラクトオリゴ糖を選択的に資化する[2)]。これらの腸内細菌による難消化性オリゴ糖の発酵分解の主な最終産物は短鎖脂肪酸（主に酢酸，プロピオン酸，酪酸）である。酢酸は前述のほとんどの細菌群が生成するが，プロピオン酸は *Bacteroides* spp. および *Prevotella* spp. などが，酪酸は *Clostridium* spp., *Eubacterium* spp.，および *Roseburia* spp. などが主に生成する[1)]。大腸内で産生された短鎖脂肪酸は，モノカルボン酸トランスポーターを介する能動輸送あるいは単純拡散により大腸上皮細胞に取り込まれる[3)]。そのうち酪酸は主に大腸上皮細胞内で代謝されて大腸上皮細胞のエネルギー源として利用されるが，プロピオン酸は門脈を介して肝臓に輸送されて主として糖新生に利用され，酢酸は肝臓および末梢組織で脂質合成に供される[4)]。しかしながら短鎖脂肪酸については，このようなエネルギー源としての機能以上に，Gタンパク共役受容体のリガンドとして生体内の情報伝達を担う機能[5)]，および酪酸の場合にはヒストン脱アセチル化酵素阻害剤として遺伝子発現の調節を担う機能[6)]などのさまざまな生体調節機能が注目されるようになっている。すなわち，難消化性オリゴ糖を食品として摂取したときに発揮される生体調節機能の一部は短鎖脂肪酸が仲介しているということができる。

難消化性オリゴ糖は特異的な細菌群によって選択的に資化されるため，結果的に腸内細菌叢の構成を変化させ（主として *Bifidobacterium* spp. の増加），糞便性状の改善，血糖上昇およびインスリン分泌の抑制，脂質代謝改善，ミネラル吸収促進，およびアレルギー抑制などの健康に好ましい効果を発揮する。つまり，そのようなオリゴ糖は日本食物繊維学会が提唱するルミナコイド（ヒトの小腸内で消化・吸収されにくく，消化管を介して健康の維持に役立つ生理作用を発現する食物成分）の範疇に含まれる[7)]。またそれらは，「腸内細菌により選択的に発酵分解を受けることにより腸内細菌叢の構成と活性の両方またはいずれかを特異的に変化させる結果，宿主の健康に有益な効果をもたらす食物成分」と定義されるプレバイオティクスの代表的なものである[8]。消費者庁から「ビフィズス菌を増やして腸内の環境を良好に保つので，おなかの調子を整える」という保健用途の表示許可を受けている特定保健用食品において，関与する成分としてはイソマルトオリゴ糖，フラクトオリゴ糖，乳果オリゴ糖，ガラクトオリゴ糖，コーヒー豆マンノオリゴ糖（マンノビオースとして），ラクチュロース，キシロオリゴ糖，ラフィノース，および大豆オリゴ糖がある（平成28年10月20日現在）。

3.4 フラクトオリゴ糖

（1→2β）グリコシド結合でフラクトースが直鎖状につながり，非還元末端に（1→2α）結合したD-グルコースが存在する多糖をイヌリン型フラクタンといい，このうちDP10以下のものをフラクトオリゴ糖という[9]。天然には，チコリ，バナナ，タマネギ，ニンニク，小麦，アスパラガス，アーティチョークなど，さまざまな食用植物に含まれる。フラクトオリゴ糖は，ヨーロッパではチコリの根から抽出したイヌリン（DP～60）をエンドイヌリナーゼで部分分解することにより生産されており，このものには非還元末端にグルコースが存在するヘテロオリゴ糖に加えてフラクトースのみからなるホモオリゴ糖も含まれる（DP 2～7，平均DP 4）[9]。また，DP10～60（平均DP25）のイヌリン型フラクタンが分離され，このものと前述の平均DP 4のフラクトオリゴ糖を混合した製品が製造されている[9]。一方，我が国ではスクロースを原料として *Aspergillus niger* 由来のβ-フラクトフラノシダーゼを用いた糖転移反応により合成され，その産物は，1-ケストース（DP 3），ニストース（DP 4），フラクトシルニストース（DP 5），スクロース（DP 2），および単糖（グルコース，フラクトース）の混合物であり，DP 3～5が95%以上を占める。

フラクトオリゴ糖は，ヒトの消化酵素で分解されず，また未分解のまま消化管から吸収されることもなく，大腸に達して腸内細菌による発酵分解を受けることが示されてきており，プレバイオティクスとして最も精力的に研究されてきたオリゴ糖のひとつである。このものはヒトの大腸内における *Bifidobacterium* spp. の菌数および短鎖脂肪酸濃度を増加させ，おそらくそれらのことと関連して宿主の健康増進と疾病予防に関するさまざまな効果が報告されている。これらのことに関しては，優れた総説や学術雑誌の特集などが多くあるので，それらを参照していただきたい[10]。

3.5 マンノオリゴ糖（マンノビオース）

マンノオリゴ糖は，コーヒー豆，アルファルファ，ココナッツ，ゾウゲヤシ，フェヌグリークなどの植物に含まれるガラクトマンナンを *Streptomyces* のβ-マンナナーゼによって部分分解して生産され，D-マンノースが（1→4β）結合したDP 2～5のオリゴ糖である[11,12]。マンノオリゴ糖はこれまでにニワトリの飼料添加物として用いられ，主としてβ-1,4-マンノビオースについて研究されてきた。α-1,4-マンノビオースは難消化性ではないが，β-1,4-マンノビオースは難消化性であり，大腸の *Bifidobacterium* spp. に資化されることが報告されている[13]。また，ニワトリに混餌投与した場合のIgAの産生増加や *Salmonella enteritidis* の感染抑制[14]やマウスに投与した場合のスギ花粉症モデルにおける改善作用[15]が観察されており，ヒトにおいても糞便中の *Bifidobacterium* spp. の増加と便性状の改善が報告されている[16]。

一方，β-1,4-マンノビオースが未分解のまま腸管から吸収されることも示されている。Kanatani ら[17]は，ラットを20時間絶食させた後に20% (w/v) のβ-1,4-マンノビオース溶液を体重100 g当たり1 mL経口投与し，90分後の門脈血より得た血漿をMALDI-TOF-MSおよびHPAE-PADに供した。その結果，未分解のβ-1,4-マンノビオース（0.079 mM）が検出された。この結果から，β-1,4-マンノビオースが免疫系などに及ぼす効果は，このものが腸管から未分解のまま吸収された後に体内で発揮される可能性が示唆される。同様に，難消化性オリゴ糖として知られるラフィノースが腸管から取り込まれて免疫応答や炎症反応に影響をおよぼす可能性があり，これについては次項で述べる。しかしながら，β-1,4-マンノビオースやラフィノースのような二～三糖類が腸管から吸収されるメカニズムについては知られていない。コウモリ類では経口投与したセロビオースの一部が腸粘膜上皮の細胞間隙経路から取り込まれることが報告されているが，コウモリの腸粘膜透過性はラットのそれより高いことも観察されている[18]。

3.6　ガラクトオリゴ糖

ガラクトオリゴ糖はラクトースの非還元末端（ガラクトース残基）にガラクトースがβ-1,3，β-1,4，あるいはβ-1,6結合したものでDP 3～6があり，ラクトースを基質として *Aspergillus oryzae* などに由来するβ-ガラクトシダーゼによる糖転移反応を用いて合成される[19]。他に，*Streptococcus thermophillus*，*Bacillus circulans*，*Cryptococcus laurentii*，および *Bifidobacterium bifidum* などの酵素が用いられる[19]。

哺乳動物の乳にはβ-結合したガラクトースを含む遊離のオリゴ糖が含まれ，ヒトの母乳には7～12 g/Lの含量で存在する[20]。ヒト母乳のオリゴ糖の構成はきわめて複雑で，ガラクトースと *N*-アセチルグルコサミンの繰り返し構造がラクトースの非還元末端にβ-グリコシド結合したものが基本構造となっている[20]。このものはヒトの消化酵素で分解されず，したがって母乳中のオリゴ糖は乳児にとっての天然のプレバイオティクスということができる。しかしながら，母乳哺育児の尿中に母乳由来のオリゴ糖が検出されることから，一部は未分解のまま小腸から吸収され，生体内で代謝されずに尿中に排出される可能性がある[21]。ただし，大部分は大腸に達し，腸内細菌による発酵分解を受けると考えられる。実際，母乳哺育児の腸内細菌叢の構成は比較的単純で *Bifidobacterium* spp. が優勢であるのに対し，人工乳哺育児の場合には *Enterobacteriaceae*，*Clostridium*，および *Bacteroides* が優勢な成人型の構成を有する[22]。また，母乳哺育児の糞便では人工乳哺育児の糞便に比較して短鎖脂肪酸濃度が高く，pHが低い。このような腸内環境の違いが，母乳哺育児において腸管感染やアレルギーの発症頻度が低いことに寄与していると考えられており，人工乳哺育児の腸内環境を母乳哺育児のそれに近づける試みがなされてきた。すなわち，母乳中のオリゴ糖の構造を模倣するものとしてガラクトオリゴ糖が合成・利用されてきた。ヨーロッパではフラクトオリゴ糖（DP 5 ～ 60）とガラクトオリゴ糖（DP 3 ～ 7）の混合物（10：90）を育児用粉乳に添加することが行われており[23]，我が国でもガラクトオリゴ糖（DP 3 ～ 6）が添加されている製品がある。その結果，乳児の腸内の *Bifidobacterium* spp. の構成，ならびに糞便の pH および短鎖脂肪酸組成が母乳哺育児のそれらに近づくこと[24, 25]，アレルギーの発症リスクが低下すること[26]が報告されている。

また，従来のラクトースを基質とした酵素合成に加えて，ラクチュロースを基質としたガラクトオリゴ糖も合成された[27]。このものも *A. niger* の β-ガラクトシダーゼによる転移反応により合成される。Hernández-Hernández ら[28]は，ラクトースを基質としたガラクトオリゴ糖とラクチュロースを基質としたガラクトオリゴ糖の消化性について，ラットに混餌投与して回腸内容物からの回収率を測定することにより比較したところ，DP 3 のオリゴ糖の消化率は前者で 52.9%，後者で 12.5%であった。

さらに，我が国では，α-結合した（1,6 結合が主で，他に 1,3，1,1，1,2 および少量の 1,4）ガラクトースを含むオリゴ糖も生産され，このものはガラクトースを基質にして *A. niger* の α-ガラクトシダーゼによる縮合反応によって合成される（DP 2 ～ 4）[29]。このものも，ヒト唾液アミラーゼ，人工胃液，ブタ膵臓アミラーゼ，ラット小腸粘膜酵素のいずれの酵素によってもほとんど消化されず，ヒトに経口負荷した場合も血糖上昇はまったく見られていない。また，*Bifidobacterium bifidum* や *Clostridium butyricum* による資化性が高く，ラットに経口投与した場合に盲腸内容物の pH 低下と短鎖脂肪酸増加が観察される。さらに，混餌投与がアレルギー性喘息，アジュバント関節炎，およびコラーゲン誘発関節炎の症状を抑制することが動物実験で示されている[30, 31]。

最近，α-1,3 結合したガラクトビオース（Gal-α-1,3-Gal）に対するアレルギーが存在することが明らかになった[32]。大腸がんなどに対する分子標的治療薬として用いられる抗 EGF モノクローナル抗体製剤のセツキシマブを投与した患者に即時型アレルギーが発症することが報告され，セツキシマブの糖鎖として存在する Gal-α-1,3-Gal が IgE エピトープであった。その後，Gal-α-1,3-Gal は牛，豚，羊などの獣肉に対する食物アレルギーにおいても IgE エピトープであることが判明した。しかしながら，遊離 Gal-α-1,3-Gal を摂取することによってアレルギーが発症するか否かについては報告されていない。

ラフィノース（*O*-α-D-ガラクトピラノシル-(1→6)-α-D-グルコピラノシル-β-D-フルクトフラノシド）もα-結合したガラクトースを含み，経口摂取することによって腸内の *Bifidobacterium* spp. が増加することが示されている難消化性オリゴ糖である[33]。またアトピー性皮膚炎の症状を改善することが報告されており[34]，その効果は腸内細菌叢の変化を介したプレバイオティクスによる作用であろうと推察される。しかしながら，このものが腸管からわずかに生体内に取り込まれた後に効果を発揮する可能性も否定できない。筆者らは，ラットのアレルギー性気道炎症モデルを用いてラフィノースの炎症抑制効果を観察していたが，さらに以下のような解析を行った[35]。ラットの盲腸を外科的に切除し，さらに抗生剤（ネオマイシン）を経口投与することにより，結腸内の総嫌気性菌および *Lactobacillus* spp. は 1 万分の 1 に減少し，偽手術を施した動物では総嫌気性菌数がラフィノース添加飼料群で対照飼料群の 10 倍であったのが，盲腸切除および抗生剤投与によりその差は見られなくなった。このような条件においてアレルギー性気道炎症を比較したところ，ラフィノース摂取ラットにおける気管支肺胞洗浄液中の細胞数は低値を示した。また，0.5 mg のラフィノースを毎日腹腔投与したラットでも，ラフィノース添加飼料を摂取したラットと同様に気管支肺胞洗浄液中の好酸球数が低値を示した。したがって，ラフィノースは腸内細菌叢の変化を介さなくてもラットのアレルギー性気道炎症を抑制することができ，おそらく消化管から未分解のままわずかに生体内に吸収されたラフィノースが免疫応答や炎症反応に何らかの影響を及ぼすのではないかと考えられた。実際，ラットにラフィノースを経口投与した際に，門脈血および腹大動脈血中に数十 μM のラフィノースが検出された[35]。さらに，同様の気道炎症モデルを用いて，前述の α-結合ガラクトオリゴ糖もラフィノースと同様の効果を有することを観察した[30]。つまり，ラットのアレルギー性気道炎症モデルにおいて，経口摂取した α-結合ガラクトースが未分解のまま腸管から吸収され，生体内で免疫応答・炎症反応に何らかの影響を及ぼすのかもしれない。

文　献

1） 光岡知足, 腸内菌の分類と生態, p.363, 食生活研究会 (1986)
2） L. Imamura *et al.*, *Biol. Pharm. Bull.*, **17**, 596 (1994)
3） H. J. Bider, *Annu. Rev. Physiol.*, **72**, 297 (2010)
4） E. N. Bergman, *Physiol. Rev.*, **70**, 567 (1990)
5） K. Y. Fung *et al.*, *Br. J. Nutr.*, **108**, 820 (2012)
6） M. A. Vinolo *et al.*, *Nutrients*, **3**, 858 (2011)
7） S. Kiriyama *et al.*, *J. Jpn. Assoc. Dietary Fiber Res.*, **10**, 11 (2006)
8） G. R. Gibson *et al.*, *Nutr. Res. Rev.*, **17**, 259 (2004)
9） M. B. Roberfroid, *J. Nutr.*, **137**(11 Suppl), 2493S (2007)
10） 例えば, "Inulin and Oligofructose: Health Benefits and Claims-A Critical Review", *J. Nutr.*, **137**, 2489S (2007)
11） I. Kusakabe *et al.*, *Agric. Biol. Chem.*, **51**, 2825 (1987)
12） 浅野一朗ほか, 日農化誌, **75**, 1077 (2001)
13） I. Asano *et al.*, *Food Sci. Technol. Res.*, **9**, 62 (2003)
14） M. Ibuki *et al.*, *Poult. Sci.*, **89**, 1894 (2010)
15） C. Yang *et al.*, *Allergol. Int.*, **62**, 65 (2013)
16） I. Asano *et al.*, *Food Sci. Technol. Res.*, **10**, 93 (2004)
17） H. Kanatani *et al.*, *Biosci. Biotechnol. Biochem.*, **76**, 575 (2012)
18） E. Caviedes-Vidal *et al.*, *PLoS One*, **3**, e1425 (2008)

19) B. P. Lamsal, *J. Sci. Food Agric.*, **92**, 2020 (2012)
20) G. Boehm and B. Stahl, *J. Nutr.*, **137**, 847S (2007)
21) S. Obermeier *et al.*, *Isotopes Environ. Health Stud.*, **352**, 119 (1999)
22) H. J. Harmsen *et al.*, *J. Pediatr. Gastroenterol. Nutr.*, **30**, 61 (2000)
23) G. Boehm *et al.*, *J. Clin. Gastroenterol.*, **38**, S76 (2004)
24) M. Haarman and J. Knol, *Appl. Environ. Microbiol.*, **71**, 2318 (2005)
25) J. Knol *et al.*, *J. Pediatr. Gastroenterol. Nutr.*, **40**, 36 (2005)
26) G. Moro *et al.*, *Arch. Dis. Child.*, **91**, 814 (2006)
27) C. Martinez-Villaluenga *et al.*, *J. Agric. Food Chem.*, **56**, 557 (2008)
28) O. Hernandez-Hernandez *et al.*, *J. Nutr.*, **142**, 1232 (2012)
29) 橋本博之, 園山慶, 化学と生物, **43**, 431 (2005)
30) K. Sonoyama *et al.*, *J. Nutr.*, **135**, 538 (2005)
31) C. Abe *et al.*, *Int. J. Tissue React.*, **26**, 65 (2004)
32) J. M. Wilson *et al.*, *Curr. Allergy Asthma Rep.*, **17**, 8 (2017)
33) Y. Benno *et al.*, *Bifid. Microflora*, **6**, 59 (1987)
34) 松田三千雄ほか, アレルギーの臨床, **241**, 52 (1998)
35) H. Watanabe *et al.*, *Br. J. Nutr.*, **92**, 247 (2004)

4　希少糖

山口喜勇[*1]，何森　健[*2]

4.1　はじめに

国際糖尿病連合（IDF）の調査によると，2015年の世界糖尿病患者数は4億1,500万人に上り，これは成人の11人に1人が糖尿病有病者であることを示している。患者数が多い国として，中国，インド，米国が続き，日本は世界第9位に位置している[1)]。平成28年の国民健康・栄養調査によると2,000万人が糖尿病有病者数もしくは糖尿病予備軍であると報告されており，糖尿病は国民病の一つに数えられている[2)]。

世界保健機関（WHO）はこの世界的な糖尿病や肥満人口の増加を受け，糖分を多く含む飲料に課税するいわゆる「砂糖税」や「ソーダ税」の実施を呼びかけている。砂糖税による飲料の価格を20%引き上げることで，消費量は20%以上減少すると推定される報告もあり[3)]，メキシコでは2014年に加糖飲料税を導入した。その結果，課税された飲料の購買量は平均6%減少し，課税されていない飲料は4%増え，中でもミネラルウォーターの伸びが顕著であったと報告されている[4)]。このように砂糖税の導入で一定の効果が得られた国や地域もある一方で「嗜好性への過干渉である」と砂糖業界や飲料業界からの反発が上がっており，糖尿病や肥満を誘導しない新たな甘味料が世界中で望まれている。

4.2　D-プシコース

自然界に広く存在しているD-グルコースやD-フルクトースは生命維持には欠かせない重要な単糖である。一方，希少糖は「自然界に存在量が少ない単糖とその誘導体」と国際希少糖学会によって定義されており，約50種類の単糖が存在し，その誘導体も希少糖であるのでその数は多数である。希少糖の中には既に食品や食品添加物，医薬品として開発，利用されているものがある。例えばカロリーゼロの四炭糖の糖アルコールであるエリスリトールや，歯の再石灰化を促す五炭糖の糖アルコールのキシリトールがある。乳糖から化学法で作られたD-タガトースは甘味料の用途だけではなく，糖尿病治療を目的とした開発もなされている。これら以外の希少糖は1980年代まで効率的に製造する方法が確立されていなかったため，量を必要とする臨床試験や動物実験による研究はほとんど報告されていなかった。しかし，何森らが1991年にケトース間を変換する酵素（D-タガトース3-エピメラーゼ：DTE）を発見したことにより，イソメラーゼ，エピメラーゼ，レダクターゼを組み合わせ，全ての単糖をD-グルコースやD-フルクトースから効率的に生産できるようになり，製造法も体系化された[5)]。このことにより，希少糖を大量に生産できる道が開かれ，希少糖の生理機能に関する研究は著しく進んだ（図1）（注釈：国際希少糖学会は2014年にプシコース（Psicose）は，英語ではAllulose（アルロース）を用いる

＊1　Yoshitake Yamaguchi　松谷化学工業㈱　研究所　第一部2グループ　研究員
＊2　Ken Izumori　香川大学　名誉教授

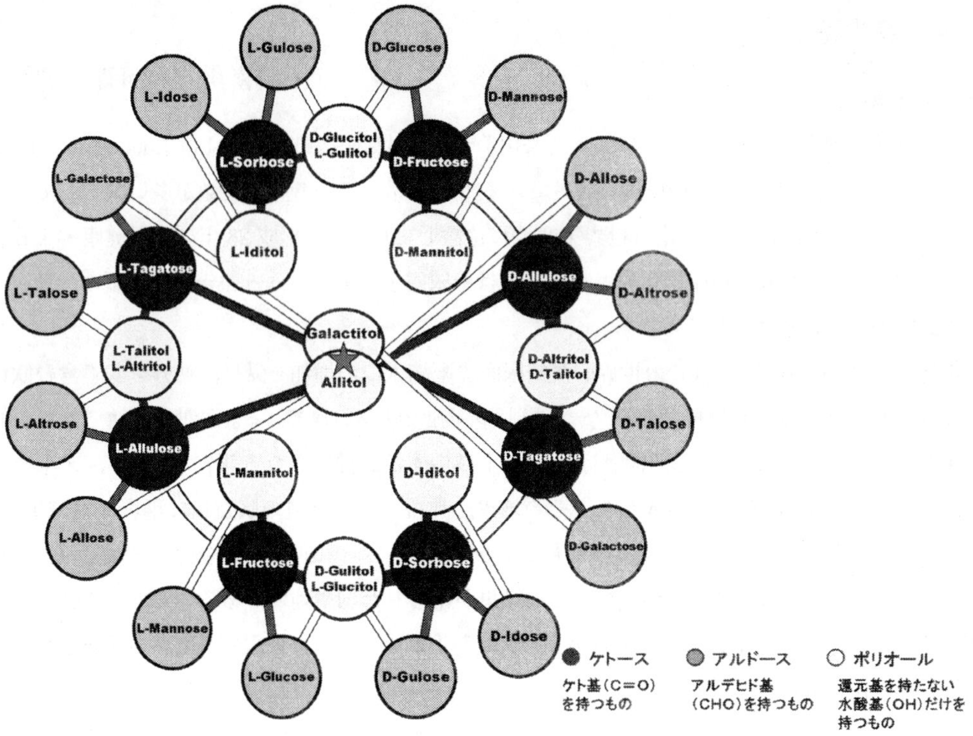

図1　六炭糖の生産戦略図「イズモリング」

ことが適切であるとした。図1中のプシコースはAlluloseと表記されている）。

D-プシコースはD-フルクトースのC-3エピマーであり，結晶として得られる構造はβ-D-プシコピラノースである（図2）。物性はD-フルクトースと似ているが，溶解性はD-フルクトースより低く，100 gの水に対して270 g（20℃）程度である[6]。甘味度は砂糖の7割程度で，吸熱反応を示すため清涼感のあるキレのいい甘さを示す，非う蝕性の糖である。D-プシコースは一般的な安全性試験である変異原性試験，染色体異常試験，急性毒性試験，発がん性試験において，問題がないと評価されている。また，ヒトにおける緩下作用に対する最大無作用量は0.55 g/kg体重と報告されている[7]。D-プシコースはイズモリング上でD-フルクトースの隣に位置する糖で，D-フルクトースより1段階の酵素異性化反応により生産することができる。この変換は加熱などの物理的な作用によっても起こるため，D-フルクトースを含む食品の製造過程においても生じやすく，糖蜜やソース，コーラなど多くの食品にD-プシコースの存在が確認されている[8]。また，植物の中にもD-プシコースを含むものがあり，食用植物ズイナ（*Itea japonica*）の葉に

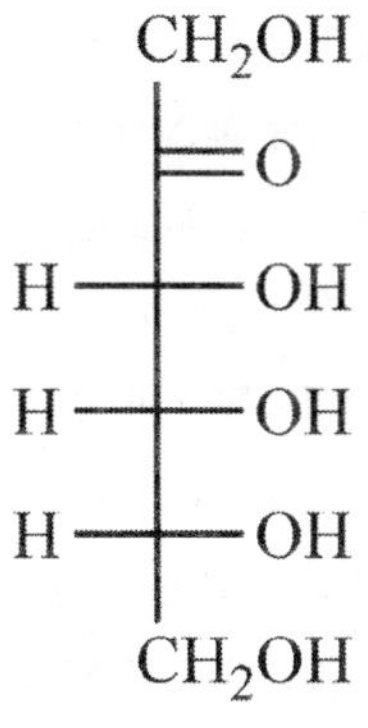

図2　D-プシコースの構造式
（フィッシャー投影式）

約2.7%存在している[9]。近年では成熟したマンゴスチン（*Garcinia mangostana*）に含まれることも明らかになっている[10]。

4.3　体内動態（吸収・代謝・発酵）

D-プシコースの体内動態については，放射性同位体でラベル化したD-プシコースをラットへ投与した実験によって明らかになっている[11]。24時間絶食させたラットへラベル化したD-プシコース溶液（30 mg，120 kBq）を経口投与した。投与後10分，30分，60分，120分に血液および臓器を採取し，D-プシコースの存在量を分析した。D-プシコースは投与10分後から120分後まで持続的に血中に存在し，その濃度は投与60分後で最も高く，半減期は57分であった。また，D-プシコース投与60分後にはおよそ50%が尿中に排出されていた。このように摂取したD-プシコースは小腸で迅速に吸収され，尿中に排泄されるが，その過程で肝臓に比較的多く分布していることが明らかにされている。しかし，経口投与7日後には肝臓を含む全ての臓器からD-プシコースはほとんど検出されなかった。またこの実験では，経口投与後，いずれの時間においてもD-プシコースが脳から検出されなかったことから，血液脳関門を通過しないことが明らかになった。

D-プシコースの吸収経路の詳細に関しては，未だ明らかになっていない。しかし，D-プシコースはD-フルクトースと同じケトースであることから，グルコース輸送体（GLUT5）を介して受動輸送されていると考えられている。一方で，D-フルクトースはD-グルコースの存在下で吸収率が高まることが報告されており，複数の輸送体が関与している可能性が示唆されているため[12]，D-プシコースにおいても，D-プシコース単独下，また他の単糖との共存下での吸収輸送経路については今後検討する必要がある。

ヒトにおけるD-プシコースの体内動態について，健常人を対象に評価した。その結果，D-プシコースは摂取48時間後には約80%が尿中へ排泄された[13]。また，間接熱量計を用いたエネルギー代謝の測定では，D-グルコース摂取によって炭水化物消費量の増加が認められたが，D-プシコース摂取時には炭水化物消費量の増加は認められなかった。このことから，上部消化管から吸収されたD-プシコースはエネルギーとして利用されずに尿中に排泄されることが示唆された。大腸における発酵性を評価するためにD-プシコース単回摂取後の呼気水素ガスを測定したところ，水素ガスの発生はほとんど認められなかった。また，D-プシコース15 gを8週間継続摂取した後に行った場合でも，馴化による水素ガス発生の増加は認められず，変化はなかった。

以上のことからD-プシコースの体内動態は，上部消化管において吸収された後に速やかに尿中に排泄され，上部消化管で吸収されなかったD-プシコースは大腸で腸内細菌による資化を受けずに糞便に排泄されることが明らかになった。この結果から，D-プシコースのエネルギー換算係数は0 kcal/gと評価されている[14]。

4.4　生理機能および作用機序

4.4.1　食後血糖上昇抑制作用

D-プシコースはL-アラビノース[15]やD-タガトース[16]と同様に食後血糖上昇抑制作用を示すことが報告されている。Wistar系ラットを対象とした検討では，2 g/kg 体重のショ糖またはマルトースを経口投与した場合，0.2 g/kg 体重D-プシコースを添加することにより有意な血糖上昇抑制作用が認められたが，D-グルコースに対するD-プシコースの効果は認められなかった[17]。一方，2型糖尿病モデル動物であるGoto-Kakizakiラットを用いた検討では，D-グルコース（2 g/kg 体重）溶液に対して0.2 g/kg 体重のD-プシコースの添加で有意な血糖上昇抑制作用が認められている[18]。

ヒトにおいてもD-プシコースの食後血糖上昇抑制作用は確認されている。空腹時血糖が110 mg/dL未満の被験者を対象に75 gのデキストリンとD-プシコース（2.5 g，5 g，7.5 g）を同時に摂取させる糖負荷試験を行った。その結果，糖負荷後における経時的な血糖値およびインスリン値はプラセボであるデキストリンと比較して用量依存的に低下し，その差はD-プシコース5 g以上の摂取で有意であった（図3）[19]。

食後血糖上昇抑制作用の作用機序は2つ考えられる。1つ目はD-プシコースの二糖類分解酵素阻害作用である。D-プシコースはスクラーゼおよびマルターゼなどの二糖類分解酵素に対して阻害作用を示すため[20]，ショ糖やデキストリンの消化を遅らせ，食後の血糖上昇を抑制したと考えられる。2つ目は肝臓におけるグルコキナーゼ（glucokinase：GK）核外移行促進による肝糖代謝促進作用である[17]。肝細胞内においてGKは食間あるいは絶食時には核内でグルコキ

	AUC（mg･min/100 mL）	P
non-intake	5120.2 ± 1637.7	
2.5 g	4641.8 ± 1988.5	
5 g	3975.4 ± 1900.9	0.017
7.5 g	3470.9 ± 1651.3	<0.001

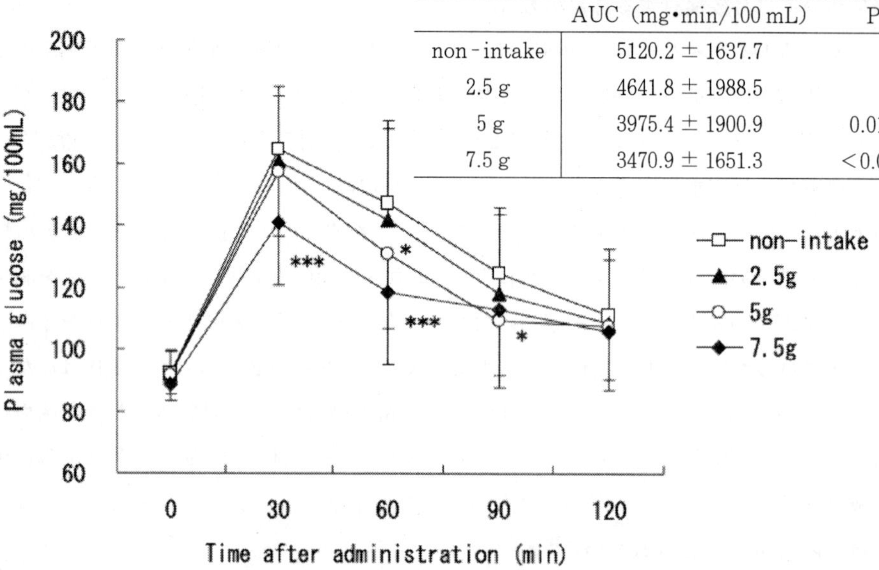

図3　D-プシコースの血糖上昇抑制作用

ナーゼ活性調節タンパク質（GKRP）と結合して不活性型として存在している。食後血糖値の上昇により，GK は GKRP から解離して活性型となり核から細胞質へ移行する。細胞質へ移行した活性型 GK は D-グルコースをリン酸化し，リン酸化された D-グルコースはグリコーゲン分解酵素（グリコーゲンホスホリラーゼ）を不活性化すると同時に，合成酵素を活性化して，肝臓のグリコーゲン蓄積を促進する。これら一連の反応により，血中から肝臓への D-グルコースの取り込み促進が起こり，結果として血糖値が正常化される。血糖値が正常化されると，GK は再び核内に戻り，GKRP と結合することで不活性型となる（図4）。D-プシコースは核から細胞質への移行が D-グルコースと比較して顕著に促進することが報告されている[17]。以上，2つの作用機序が D-プシコースの食後血糖上昇抑制作用に大きく寄与していると考えられる。

4.4.2　内臓脂肪蓄積抑制作用

D-プシコースの内臓脂肪蓄積抑制作用は，ラットやマウスによって報告されている。飼料中の炭水化物源を異性化糖（D-グルコース：D-フルクトース＝58：34）に置き換えた異性化糖飼料を対照食とし，同じ組成で D-プシコースをそれぞれ飼料全体の2％，4％，6％，8％になるように添加した飼料でラットを5週間飼育した。その結果，飼育3週目以降の体重は用量依存的に低下し，6％群および8％群で有意であった。内臓脂肪重量は有意差こそ認められなかったが，4％群以上で用量依存的に低下した[21]。スターチをベースに D-プシコース，D-フルクトース，D-プシコースを各5％添加した飼料でラットを4週間飼育した実験では，他群と比較して D-プシコース群で内臓脂肪の有意な低下が認められている[22]。また，高ショ糖食をベースに D-プシコースを5％添加した飼料でラットを7週間飼育した実験では，対照群と比較して体

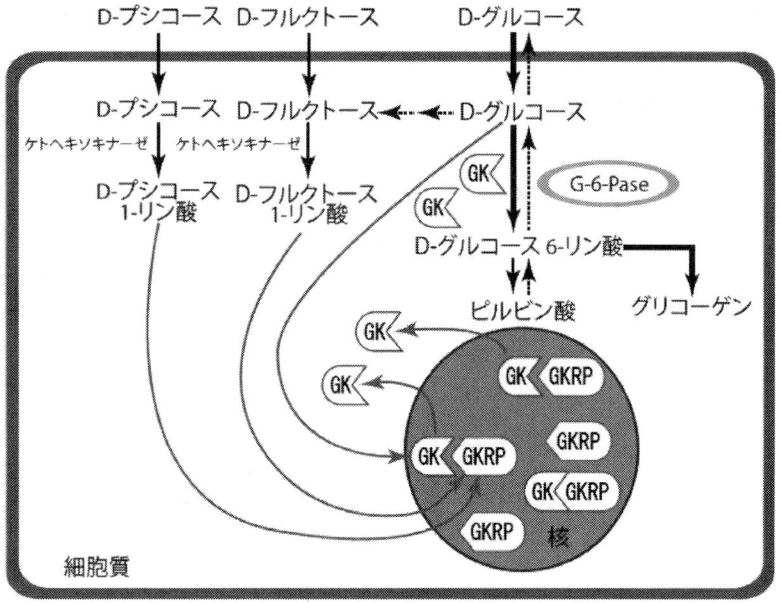

図4　肝 GK の核／細胞質間の移行による肝糖代謝調節機序の概念図

重，内臓脂肪量，摂食量に有意な低下が認められた[23]。これらの作用機序としては，D-プシコースによる摂食抑制や脂肪酸シンターゼやD-グルコース6リン酸デヒドロゲナーゼなどの脂肪酸合成系酵素活性の抑制が寄与していると考えられる。

内臓脂肪蓄積抑制作用は病態ラットを用いた実験でもいくつか報告されている。肥満誘発性2型糖尿病モデルOLETFラットを用いた実験では，5％D-プシコースを添加した飲水で13週間飼育した結果，有意な体重増加，内臓脂肪蓄積の抑制が認められている[24]。また，肥満による高血糖，脂肪肝を誘発する Lep^{ob}/Lep^{ob} （*ob/ob*）マウスでは5％D-プシコース含有飼料で15週間飼育した結果，内臓脂肪蓄積の抑制および組織学的に脂肪肝の軽減が認められている[25]。糖尿病モデルであるC57BL/6Jdb/dbマウスを用いた報告では，28日間のD-プシコースの経口投与（200 mg/kg体重）によって，非投与群と比較して有意な体重減少が認められている[26]。

4.4.3 脂肪燃焼促進作用

D-プシコースはエネルギー消費を変動させることが報告されている。D-プシコース5％含有飼料でWistarラットを8週間飼育した実験で，24時間の呼気代謝を測定した結果，D-プシコース摂取群で明期（非活動期）におけるエネルギー消費量の有意な増加が認められた[27]。また，D-プシコース3％含有飼料でSDラットを4週間飼育した実験では，D-プシコース摂取群で明期におけるエネルギー消費量の有意な増加および暗期（活動期）における脂質由来のエネルギー消費量の有意な増加が認められている[28]。脂肪燃焼促進作用は，ヒトを対象とした試験によっても明らかにされている[29]。この試験は，健常人男女を対象に単盲検プラセボ対照クロスオーバー法で行われており，食事（エネルギー584 kcal，タンパク質17.7 g，脂質19.6 g，炭水化物82.6 g）の30分前にD-プシコース5 gを150 mLの水に溶解させた飲料もしくは対照として高甘味度甘味料で同甘味度に合わせた水を摂取させ，経時的に安静時の呼気を採集し，エネルギー消費量を測定した。その結果，プラセボと比較してD-プシコースの摂取で脂質由来のエネルギー消費量の亢進および炭水化物由来のエネルギー消費量の抑制が認められている（図5）。D-プシコース

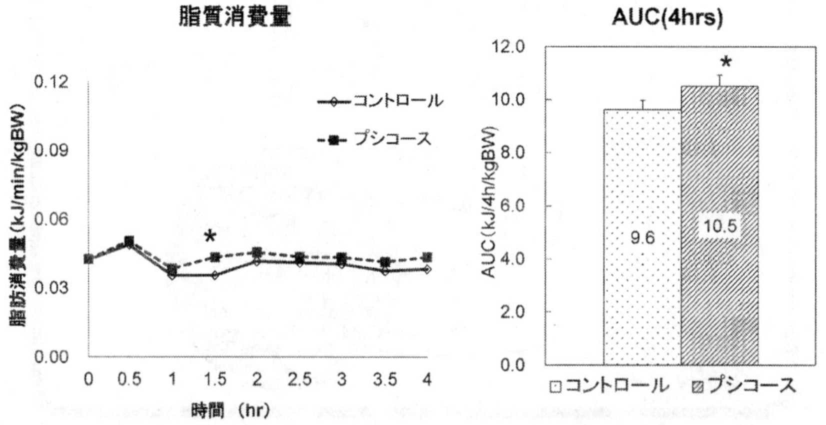

図5　安静時におけるD-プシコースの脂肪燃焼効果

摂取によるエネルギー消費の変動の要因としては，まず，前述したD-プシコースのα-グルコシダーゼ阻害作用の関与が考えられる。食後は通常，糖がエネルギー生成の主な基質として用いられるが，D－プシコースの摂取により糖の吸収が抑制されたために，脂肪がエネルギー源として選択的に利用された可能性がある。次にグルコキナーゼの関与である。「4.4.1　食後血糖上昇抑制作用」で述べた通り，GK は糖代謝で非常に重要な役割を持つ酵素である。GK の過剰発現はエネルギー消費に影響を与えるため[30]，D-プシコースの GK 核外移行促進作用がエネルギー消費を変動させ，脂肪燃焼を促進した可能性が考えられる。また，この試験では食後 3 ～ 4 時間の血中遊離脂肪酸の有意な増加が認められている[29]。その要因としては，D-プシコースを摂取することにより肝臓や筋肉のエネルギー源として脂肪酸の需要が高まり，脂肪酸を供給するために体脂肪の分解が促進した可能性が考えられる。この分解によって生じた遊離脂肪酸が肝臓や筋肉に輸送される過程として血液中に放出されることで一時的に血液中の遊離脂肪酸濃度が高まったと推察される。したがって，D-プシコースの脂肪燃焼の促進は食事由来の脂肪ではなく，体内に蓄積した脂肪を積極的にエネルギーとして利用しているものと考えられる。また，これらの継続および単回摂取によるエネルギー消費の変動が，動物実験で確認されている内臓脂肪低減作用に寄与していると考えられる。

これまで動物やヒトで確認されている，D-プシコースの生理機能および作用部位を次に示す（図 6 ）。

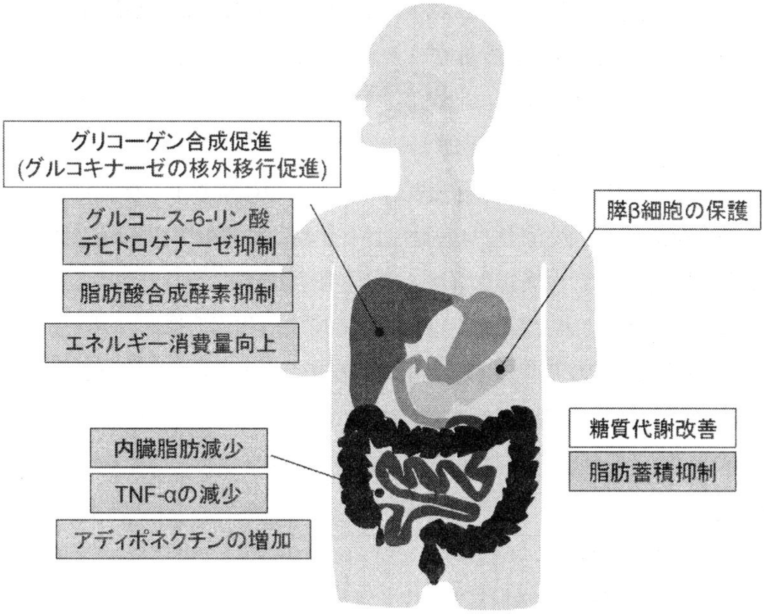

図 6　D-プシコースの作用部位

4.5 希少糖含有シロップ

希少糖含有シロップは異性化糖をアルカリ処理し，D-グルコースおよびD-フルクトースの一部を希少糖に変換させることで，異性化糖中にプシコースをはじめ，アロースやソルボース，タガトースなどの希少糖を13～15％（固形分）含むBrix 75の液状甘味料である。甘味度は砂糖の7割（固形分で9割）程度で，砂糖に似た良質な甘さを持つが，後味が甘過ぎず，コクのあるスッキリとした味質を持つ。そのエネルギー値は栄養成分表示上1g当たり3kcal（固形分で同4kcal）である。希少糖含有シロップは良質な味質だけではなく，血糖応答低減作用および体脂肪低減作用などの生理機能を有することが他の甘味料にはない特徴である。

血糖応答低減作用は，空腹時血糖値が126mg/dL未満の被験者50名を対象に二重盲検プラセボ対照クロスオーバー法で行われた臨床試験で明らかにされている[31)]。この試験では希少糖含有シロップを8.8g（希少糖として0.8gを含む），プラセボとしてショ糖6gをコーヒー飲料に溶解し，被験者に摂取させ，摂取後の血糖値を比較した。いずれもブドウ糖は同量で甘味度も同等であった。その結果，希少糖含有シロップ摂取群の血糖値はショ糖群と比較して摂取30分後，60分後および120分後において有意に低値を示した。また，希少糖含有シロップ摂取群のインスリン値はショ糖群と比較して，摂取30分後および60分後において有意に低値を示した。この作用機序として，D-プシコース[17)]やD-タガトース[32)]のGK核外移行促進による肝臓中の糖代謝亢進作用によるものと考えられる。また，最新の研究により希少糖含有シロップそのものにもGK核外移行促進作用を持つことが明らかになっていることから[33)]，希少糖含有シロップの摂取により，肝臓での糖利用が高まることでショ糖摂取と比較して血糖の応答が低減したと考えられる。

体脂肪低減作用は，軽度肥満を含む健常成人（平均BMI：25以上30未満）を対象に二重盲検群間並行比較法で行われた臨床試験で明らかにされている。この試験では希少糖含有シロップを30g（固形分）含むゼリー飲料，対照食は同カロリーで異性化糖を28g（固形分）含むゼリー飲料とし，朝食前に1日1回，12週間継続摂取させた後の体重および体脂肪率を比較した。その結果，希少糖含有シロップ摂取群では，対照食と比較して体重が約2kg，体脂肪率は約2％有意に減少した（図7）[34)]。希少糖含有シロップの体脂肪低減作用のメカニズムはまだ解明されていないが，これまで述べてきたD-プシコースのGK核外移行促進作用や脂肪燃焼促進作用の他にもD-アロースの抗酸化作用[35)]やD-ソルボースのインスリン抵抗性の改善作用[36)]が相互に作用していると想定しており，現在検討を進めている。

4.6 おわりに

自然界に広く存在するD-グルコースやD-フルクトースなどの単糖は生体に重要なエネルギー源であるが，その過剰摂取は糖尿病など多くの疾病の要因となる。しかし，糖尿病の予防にとどまらず，健康の維持増進に寄与するD-プシコースなどの希少糖の出現により，「糖」の捉え方を改める過渡期に差し掛かっている。これは冒頭に述べたように，糖尿病を誘導しない甘味料が望まれている中で，D-プシコースは0kcalの糖であるのに関わらず，米国では栄養表記法

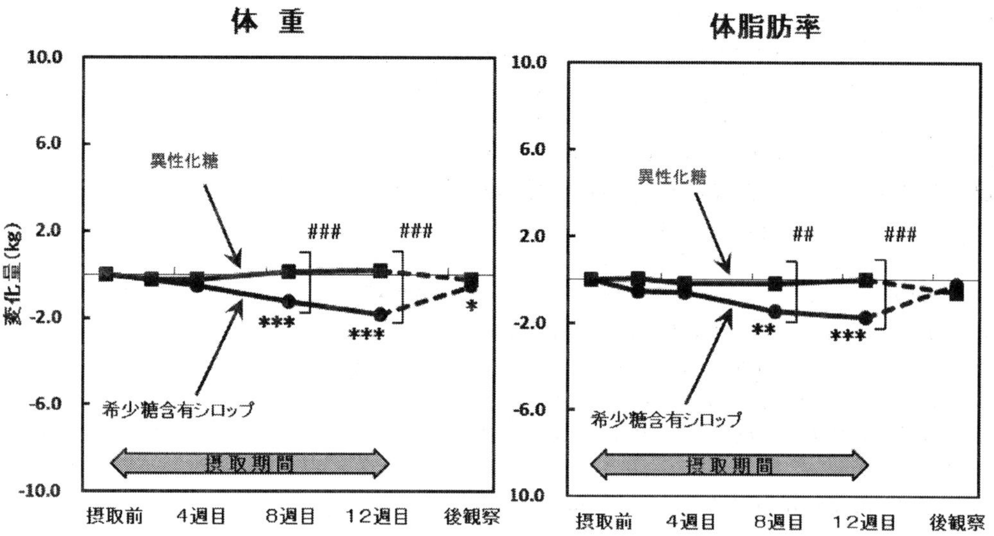

* p<0.05, ** p<0.01, *** p<0.001：群内比較（対応のないｔ検定）、## p<0.01, ### p<0.001：群間比較（Bonferroni法）

図7　希少糖含有シロップの体脂肪率低減効果

制上「sugar」に分類される。これは消費者に誤った情報を与え，さらに砂糖税の対象になるため，現在，カロリーコントロールの推進を掲げる国際的な団体であるCalorie Control Council（https://caloriecontrol.org/）では，シュガーラベリングについて活発に議論されている。

希少糖は構造がわずかに違うだけで，独自の体内動態や生理機能を発揮することが明らかになってきている。近い将来，希少糖が世界中の健康問題に大きく貢献することを期待している。

文　　献

1）国際糖尿病連合, 糖尿病アトラス第7版（2015）
2）厚生労働省, 平成28年国民健康・栄養調査（2016）
3）L. M. Powell *et al.*, *Obes. Rev.*, **14**, 110（2013）
4）M. A. Colchero *et al.*, *BMJ*, **352**, 1（2016）
5）K. Izumori, *J. Biotechnol.*, **124**, 717（2006）
6）K. Fukada *et al.*, *Bull. Chem. Soc. Jpn.*, **83**, 1193（2010）
7）飯田哲郎ほか, 日本食品新素材研究会誌, **10**, 15（2007）
8）H. Oshima *et al.*, *Food Sci. Technol. Res.*, **12**, 137（2006）
9）L. Hough and B. E. Stacey, *Phytochemistry*, **5**, 171（1966）
10）A. A. R. Parijadi *et al.*, *J. Biosci. Bioeng.*, S1389-1723, 30475-9（2017）
11）I. Tsukamoto *et al.*, *Drug Des. Devel. Ther.*, **17**, 1955（2014）
12）J. J. Rumessen *et al.*, *Gut*, **27**, 1161（1986）

13) T. Iida *et al.*, *Metabolism*, **59**, 206 (2010)
14) 奥恒行ほか, 日本食物繊維学会誌, **15**, 70 (2011)
15) 井上修二ほか, 日本栄養・食糧学会誌, **53**, 243 (2000)
16) 萬里小路直樹ほか, 日本臨床栄養学会雑誌, **25**, 21 (2003)
17) 豊田行康ほか, 薬理と治療, **38**, 261 (2010)
18) T. Matsuo *et al.*, *J. Clin. Biochem. Nutr.*, **45**, 202 (2009)
19) R. Iida *et al.*, *J. Nutr. Sci. Vitaminol.*, **54**, 511 (2008)
20) 松尾達博ほか, 香川大学農学部学術報告, **58**, 27 (2006)
21) 山田貴子ほか, 日本食品化学工学会誌, **57**, 263 (2010)
22) T. Matsuo *et al.*, *J. Clin. BIochem. Nutr.*, **30**, 55 (2001)
23) M. Ochiai *et al.*, *Biosci. Biotechnol. Biochem.*, **77**, 1123 (2013)
24) M. A. Hossain *et al.*, *Biochem. Biophys. Res. Commun.*, **405**, 7 (2011)
25) K. Itoh *et al.*, *J. Food Sci.*, **80**, H1619 (2015)
26) S. H. Baek *et al.*, *J. Food Sci.*, **75**, 43 (2010)
27) M. Ochiai *et al.*, *Int. J. Food Sci. Nutr.*, **65**, 245 (2014)
28) Y. Nagata *et al.*, *J. Agric. Food Chem.*, **63**, 3168 (2014)
29) T. Kimura *et al.*, *Nutrition*, **43-44**, 16 (2017)
30) S. Tsukita *et al.*, *Cell Metabolism*, **16**, 825 (2012)
31) 山田貴子ほか, 日本栄養・食糧学会誌, **70**, 271 (2017)
32) J. P. Saunders *et al.*, *Regul. Toxicol. Pharmacol.*, **29**, 46 (1999)
33) T. Shintani *et al.*, *J. Agric. Food Chem.*, **65**, 2888 (2017)
34) N. Hayashi *et al.*, *J. Funct. Foods*, **11**, 152 (2014)
35) S. Kimura *et al.*, *J. Hypertens.*, **23**, 1887 (2005)
36) T. Yamada *et al.*, *J. Nutr. Sci. Vitaminol.*, **60**, 297 (2014)

5　グルコサミン，コンドロイチン硫酸，ヒアルロン酸

渡部睦人[*1]，野村義宏[*2]

5.1　はじめに

運動器疾患を中心に用いられているグルコサミン，コンドロイチン硫酸，ヒアルロン酸は，極めて多数の報告があるものの，どの報告が重要なのか判断しにくいのが現状である。本稿では，骨・関節への影響を考慮しつつ，従来あまりとりあげられない吸収という側面を中心に考察する。学術論文のみを参考にするのではなく，開発企業の発表データも含めて考察する。

3つの物質の構造を図1～3に示した。グルコサミン（GlcN）はグルコースの水酸基がアミノ基に置換したアミノ糖の一種である（図1）。コンドロイチン硫酸（CS）はグルクロン酸とN-アセチルガラクトサミンの4位または6位に硫酸基を持つ二糖の繰り返し構造を持つ（図2）。ヒアルロン酸（HA）はグルクロン酸とN-アセチルグルコサミンの繰り返し構造を持つ高分子である（図3）。

これらの物質の安全性データは，国立健康・栄養研究所の「健康食品」の安全性・有効性情報の中の素材情報データベースにまとめられているので参照されたい。

5.2　グルコサミン

「グルコサミン」といっても内容は様々である。わが国でグルコサミン塩酸塩とN-アセチル

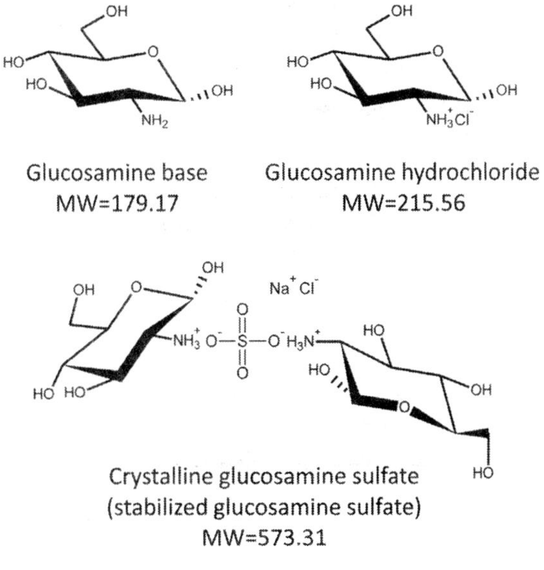

図1

＊1　Mutsuto Watanabe　東京農工大学　農学部　硬蛋白質利用研究施設　産学連携研究員
＊2　Yoshihiro Nomura　東京農工大学　農学部　硬蛋白質利用研究施設　教授

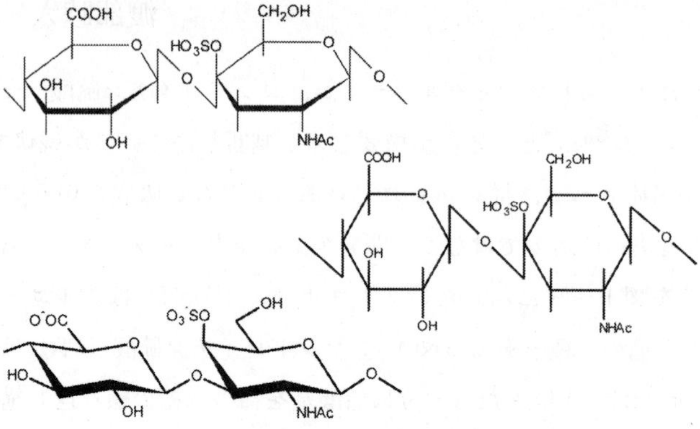

Chondroitin-4-sulfate
(コンドロイチン硫酸A)

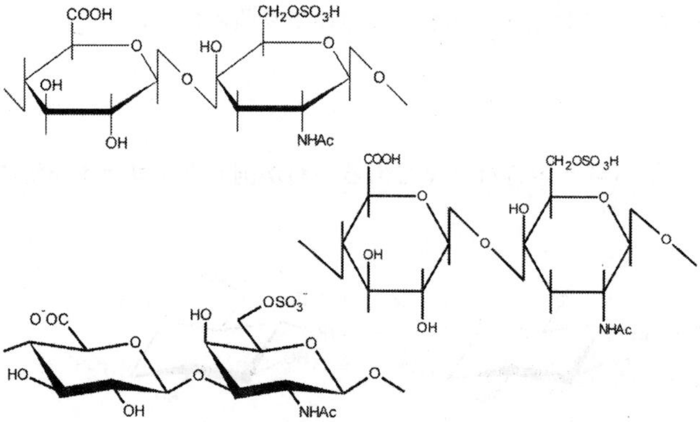

Chondroitin-6-sulfate
(コンドロイチン硫酸C)

図 2

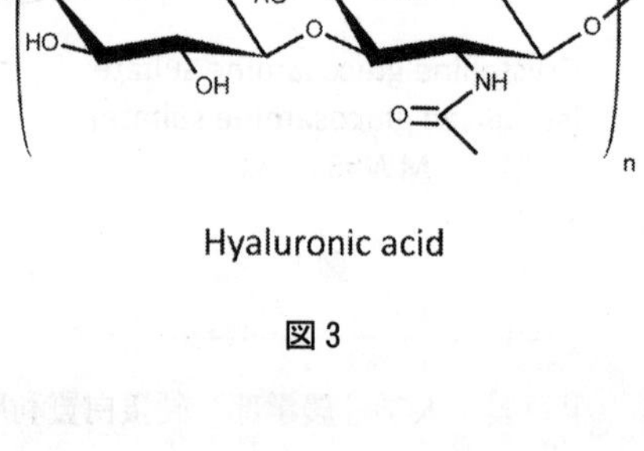

Hyaluronic acid

図 3

グルコサミンが市販されているが，欧米では（特にヨーロッパにおいて）グルコサミン硫酸塩が中心であり，結晶グルコサミン硫酸として使用されている。したがって報告を検討する際，研究に使用されているグルコサミンの形態について考慮する必要がある。

Blockらの総説[1]には，グルコサミンの薬物動態に関してヒトと実験動物での試験結果がまとめられている。そこには投与量，投与回数，C_{max}（薬剤の血中最高濃度），測定方法が記載されている。ヒトの試験の場合，紹介されている7つのうち6つが硫酸塩を用いた報告である。動物を用いての試験では9例中1例のみで，残りは塩酸塩を利用している。また，Aghazadeh-Habashiらの総説[2]では塩酸塩と硫酸塩とを比較しているが，吸収排泄に関して有意な差は認められていない。

問題となるのがRovatiら[3]やHenrotinら[4]が指摘しているように，グルコサミンの血中濃度と*in vitro*や*in vivo*の薬効試験で用いられているグルコサミンの濃度である。通常のヒトで用いられる1日1,500 mgの場合，血中濃度は1～10 μMの範囲であり，10 μMでも約2 μg/mLの計算になる。しかし，薬効試験ではmMオーダーの濃度を用いる試験がほとんどである。この点については十分考慮すべきである。近年，臨床で使用される量から計算される濃度を用いた研究が少しずつ増えてきている。Chiusaroliらの報告[5]やわれわれの研究室でも低濃度のグルコサミンの効果[6]について検討している。

ファンクショナルフード学会（http://glucosamine.kenkyuukai.jp/information/）が毎年学術集会を開催し，グルコサミンの様々な研究が報告されているので，新しい動向に関心のある方は参考にされたい。

5.3　コンドロイチン硫酸

コンドロイチン硫酸（CS）の吸収に関しては，Henrotinら[7]の総説で述べられている。この総説では*in vitro*の薬効試験から臨床成績まで幅広く論じられている。CSの投与量の多くは，1日当たり800～1,200 mgであり，投与量にもよるが血中濃度はおよそ数μg/mLの濃度である。CSがそもそも吸収されているのかについては，いろいろと意見があるが，CSの研究を行っているVolpi，およびGlcNとCSの薬理動態を研究しているPlaasらのグループとの質問[8]とその答え[9]とのやり取りである。大変興味深いので一読していただきたい。内在性のCSも一定量存在し，CS投与量の問題，さらに測定方法も考える必要もあり，機能性食品素材の吸収を検討する際，あらためて考えさせられる重要な点を示している。

CSには構造の多様性があり，4位に硫酸基を持つコンドロイチン4硫酸（4S）と6位に硫酸基を持つコンドロイチン6硫酸（6S）がある。戸井田の報告[10]によればサプリメントに含まれているCSは原料によりCS-4SとCS-6Sの割合および分子量が異なっている。魚類由来であればCS-6Sの割合が多く，平均分子量が大きい。哺乳類由来のCSであればCS-4Sの割合が多く，平均分子量は小さくなる。魚類由来のCSの平均分子量は20.5～34.0 kDaであるのに対し，哺乳類由来のCSの平均分子量は9.0～15.0 kDaである。腸管吸収に関する実験は，検討中であり，吸収されることは確かのようだが，分子量によって吸収量に変化があると推定されている[11]。また，投与したCSの硫酸化度に関わらず血液中で増加したCSの硫酸化度がほとんど変化しないという報告もされている[12]。詳細については，論文になるのを待ちたい。

ロート製薬のプレスリリース（2012年7月25日）では低分子CSを開発し，吸収が14.5倍になったという報告があった。この際もどのような実験法で実施し，何時間後の吸収が違うのかを確認する必要がある。方法は反転腸管サック法で，45分後で高分子CSと比較して差が認められ，90分後で大きな違い（14.5倍）が認められるというデータである。残念ながら実験で使用した高分子CSと低分子CSの分子量について記載がない。実験データを確認することがCSの作用を解釈する際には極めて重要であることを強調しておきたい。

また，臨床では，CSの投与量を1日260 mgの低用量群と1,560 mgの高用量群を設定し，検討している報告がある[13]。低用量群でも一定の効果（痛みの改善）が認められていることから，CSの効果発現メカニズムを解析する際注意が必要である。Raoudiらは，1日1,200 mgの単回投与の場合，4時間後が血中最大濃度（3.8±0.6 μg/mL）であると報告している[14]。CSの血中最大濃度は，*in vitro*での研究で用いられる濃度以下であり，関節内投与がより良い治療効率をもたらす可能性を考察している。CSが関節内の滑膜細胞の高分子のヒアルロン酸産生を増加させることを報告[15]しているが，培地中への産生増加に有意差がみられるのは100 μg/mLの濃度であるからかもしれない。今後グルコサミンの場合と同様に，より低濃度のCSを用いた研究が必要になると予想される。

5.4 ヒアルロン酸

ヒアルロン酸（HA）の吸収関連の実験は，佐藤の総説が詳しい[16,17]。腸管での吸収実験は，*in situ*小腸還流法を用いて実施している。平均分子量80万，5～10万および5千以下の3種類で実施し，程度の差はあるが腸管からの吸収が認められている。体内動態を調べるために平均分子量92万の^{14}C-HAを合成し，単回経口投与し，一連の実験を行っている。全身オートラジオグラフィーの解析から，肝臓や血液のレベルは8時間から96時間まで漸次減少していくのに対し，皮膚では8時間目から24時間まで上昇し，96時間後には肝臓や血液のレベルを超えていた。このことより，吸収されたヒアルロン酸は肝臓で代謝され，低分子のヒアルロン酸またはその代謝物が皮膚へ移行し，利用されていることが示唆されると報告している。

Baloghらの実験では，高分子HA（分子量約1 MDa程度）をテクネチウムラベルし，^{99m}Tc-HAとして使用している[18]。組織への取り込みで注目するのは，2時間から24～72時間と経過するにつれて取り込みが増加していたことである。これは血液，骨，膝関節，肝臓，筋肉，皮膚で同様のパターンを示していた。これは佐藤の報告における肝臓と血液での推移と異なり，皮膚での推移と同様の傾向を示し，さらに運動器である骨・関節・筋肉へHAが関与する可能性を示唆している。さらに超高感度nano SPECT/CTによる解析で，投与後48時間後で大腿骨端の軟骨部および骨周囲の皮膚や軟部組織に，さらに縦断面で6つの関節の関節腔を解析している。

関節液，軟骨，骨に取り込まれることから，経口投与されたHAは，その代謝物が関節組織に存在し，何らかの影響を与えることが示唆された。また蛍光ラベルしたHA（分子量1.2 MDa）を調製し，静脈内および皮下に投与し，検討している報告もある[19]。このように標識方法による違いもあるので，結果の判断にも注意する必要がある。

また，木村らは，SDラットに対し体重当たり5および25 mg/kgの300 KDaの分子量のヒアルロン酸を経口投与し，その糞便中のヒアルロン酸量ならびにD-グルクロン酸量を測定している[20]。その結果，大部分のヒアルロン酸が吸収されていることを明らかにした。摂取したヒアルロン酸は，盲腸の腸内細菌によってヒアルロン酸オリゴ糖に分解され，血中および皮膚中には不飽和二糖および四糖というオリゴ糖に分解されたものが代謝されていることが明らかになった。

これまでの研究では高分子量HAを用いての解析であったが，低分子量HAではどうであろうか。Laznicekらは分子量100 kDa，0.5 MDa，1 MDaのHAを^{99m}Tcラベルし実験を行っている。静脈内投与と経口投与で検討している[21]。静脈内投与の結果は，従来の報告のように取り込まれ，分子量による違いは認められなかった。一方，経口投与では，胃や腸には取り込みが認められたが，血液や肝臓では全く取り込みが認められなかった。考察では，標識されたHAが全く腸管吸収されていなかったか，酸性の胃内環境で速やかに分解されたかの2つの可能性を挙げている。ただし，前述したBaloghらの実験では，取り込まれていたという結果であったことから，解釈は慎重に行う必要がある。

HA濃度を測定する際にヒアルロン酸結合タンパク質（HABP）を用いたキットで測定する際の問題点を示す。内在性のHAも一定の濃度があるため，経口投与（投与量は不明）により血中に増加したHAとの区別ができないことが最大の問題になる。オリヒロのグループは，高分子と低分子のHAを経口投与し，血中の濃度を測定している。内在性HA濃度は約230 ng/mLであり，それが投与後6時間で低分子HA（分子量5万）投与群で増加していた。高分子HA（分子量100万）投与では，血中HA濃度の上昇は観察されなかった。また，栄進商事のグループは，ヒアルロン酸・レシチン複合体のラットでの経口投与時の吸収を検討している[22]。コントロールとしてHAのみの群（投与量は60 mg/kg体重）を設定し，検討している。その結果，オリヒロのグループの低分子HA投与群とほぼ同様の傾向を示していた。投与後2時間から上昇し，6～7時間で最大になり，その後減少するというパターンである。高分子HAにおいても，標識化HAの結果からわかるように，ある程度吸収されることが予想されても測定方法によって検出できないことも起こるということである。

ヒアルロン酸を摂取することでの効果に関する研究が進むと，摂取後の分解産物の特定や，細胞への影響に関する研究へと発展してくるものと思われる。運動器疾患におけるヒアルロン酸の役割を考えた場合，関節液中のヒアルロン酸の「量」と「質」のうち，「質」の側面に焦点を当てた研究や，ヒアルロン酸の合成能や分解活性に関する研究が進んで行くものと予想される。

5.5 おわりに

運動器疾患に対するサプリメントとしての特徴をもつ3つの機能性成分を薬物動態の中の吸収という点を中心に概観した。最後に注意する点をまとめてみたい。

一つめは，これらの成分は若年者が使用することは稀であり，高齢者が使用することが多い点である。高齢者の薬物吸収において，胃酸分泌減少，腸間膜動脈血流の減少，消化管の全表面積の縮小などが薬物吸収を低下させる。一方，消化管運動低下による内容物の停滞は，吸収を促進し，血中濃度に与える影響は予測しにくいものになる。また，高齢者の中でも体脂肪が増加するような場合，除脂肪体重と体液量が減少するため，水溶性薬剤の分布容積が減少し，血中濃度が高くなりやすい[23]。先に挙げた研究は，大部分がそのような対象を考えて実施されていない点に留意する必要がある。

二つめは，食品の構成物としての存在を考える必要がある。グルコサミンの場合，食事で摂取することはできないが，コンドロイチン硫酸やヒアルロン酸は可能であり，日常的に摂取し，それを継続することで一定の効果を生み出す特徴を持つ。単回投与ではなく頻回投与ということである。すなわち，急性の効果ではなく，慢性の効果である視点を忘れてはならない。

三つめは，実験方法の確認である。コンドロイチン硫酸やヒアルロン酸の場合，物質名が同じでも硫酸化度や構造の違い，高分子なのか低分子なのか，といった違いも存在する。投与量，濃度の測定方法，標識方法，血中濃度だけでなく局所の濃度，いつの時点での吸収なのか，など，実験の視点が非常に多く存在する。これらすべてをチェックすることで一つ一つの研究の意味が見えてくるはずである。

学会でよく遭遇する「それは吸収されるのですか？ 確認されたのですか？」という質問が残念でならない。「吸収されます！」という答えで安心してしまう場合がとても多いからである。さらに吸収の「質」を的確に分析するために重要なのは，自分の目と頭で研究データを吟味することである。データ自体は誰に対しても同じように平等な存在である。解析する側がデータを地道に，より科学的に解釈しようと努めることで，研究・開発あるいは臨床場面においても貴重なヒントを見つけられる可能性があると信じている。

文　献

1） J. Block *et al.*, *Osteoarthritis Cartilage*, **18**, 5 (2010)
2） A. Aghazadeh-Habashi & F. Jamali, *J. Pharm. Pharmaceut. Sci.*, **14**, 264 (2011)
3） L. Rovati *et al.*, *Ther. Adv. Musculoskel. Dis.*, **4**, 167 (2012)
4） Y. Henrotin *et al.*, *Arthritis Res. Ther.*, **14**, 201 (2012)
5） R. Chiusaroli *et al.*, *Int. J. Rheumatol.*, 939265(Epub) (2011)
6） 渡部睦人, 野村義宏, 機能性食品素材の骨と軟骨への応用, p.189, シーエムシー出版 (2011)

7）Y. Henrotin *et al.*, *Ther. Adv. Musculokel. Dis.*, **2**, 335 (2010)
8）N. Volpi, *Osteoarthritis Cartilage*, **18**, 1104 (2010)
9）A. Plaas *et al.*, *Osteoarthritis Cartilage*, **18**, 1106 (2010)
10）戸井田敏彦, 日本食品化学学会誌, **18**, 35 (2011)
11）戸井田敏彦, グルコサミン研究, **6**, 79 (2010)
12）戸井田敏彦, 第 25 回日本軟骨代謝学会抄録集, p.77 (2012)
13）森田充浩ほか, 第 25 回日本軟骨代謝学会抄録集, p.114 (2012)
14）M. David-Raoudi *et al.*, *Glycobiology*, **19**, 813 (2009)
15）M. David-Raoudi *et al.*, *Arth. Rheum.*, **60**, 760 (2009)
16）佐藤稔秀, 機能性食品と薬理栄養, **6**, 323 (2005)
17）佐藤稔秀, ジャパンフードサイエンス, **47**, 28 (2008)
18）L. Balogh *et al.*, *J. Agric. Food Chem.*, **56**, 10582 (2008)
19）L. Jadin *et al.*, *Matrix Biol.*, **31**, 81 (2012)
20）M. Kimura *et al.*, *J. Med. Food*, **19**, 1172 (2016)
21）M. Laznicek *et al.*, *Pharmacol. Rep.*, **64**, 428 (2012)
22）李征, 食品と開発, **44**, 94 (2009)
23）里宇明元, 佐藤禮子, 新訂リハビリテーション, p.119, 放送大学教育振興会 (2007)

6　β-グルカン，イヌリン，レジスタントスターチ

福島道広*

6.1　はじめに

多糖はデンプン，食物繊維やグリコーゲンなどに大別される。これらのうち，デンプンやグリコーゲンはエネルギー源として用いられるが，食物繊維や一部のデンプンについては難消化性の性質があり，腸管生理作用に影響を及ぼすことが知られている。この節では食物繊維および健康なヒトの小腸で吸収されないデンプンであるレジスタントスターチなど難消化性多糖類の生理機能について解説する。

6.2　食物繊維

6.2.1　β-グルカン

β-グルカンは，グルコースの重合体である。セルロースと異なり，単位間の結合は多様で分子構造を有し，その分子サイズはセルロースより小さい。このため溶解性が上昇し，粘性溶液を形成する。β-グルカンはオーツ麦や大麦の細胞壁物質の主成分であるが，小麦には少ない。これらの物質は可溶性食物繊維源として興味が持たれている。その中で大麦β-グルカンは，D-グルコース残基がβ-(1→4) 結合で結合したセロトリオースおよびセロテトラオースが，β-(1→3) 結合にて直鎖状に連なった構造をとった多糖である（図1）[1]。β-グルカンの分子量は，おおむねMw数万～数十万の範囲に分布するとされているが，細胞内部では，ペプチド鎖との弱い結合によるマトリックスを形成したり，多の非糖質系の成分とも結合しているため，ポリマーとして，さらに大きな分子量で存在しているものと考えられる。

β-グルカンの機能性として最も広く認識されているものが脂質代謝改善効果である。β-グルカンのような高粘性食物繊維の摂取量が増えると，健常者，過体重者，肥満者および高脂血症者の血中コレステロール濃度を低下させる。しかし，非粘性食物繊維のような成分は血中脂質濃度に影響を及ぼさない。多くのヒト介入試験の結果より，単離粘性食物繊維（β-グルカン，オー

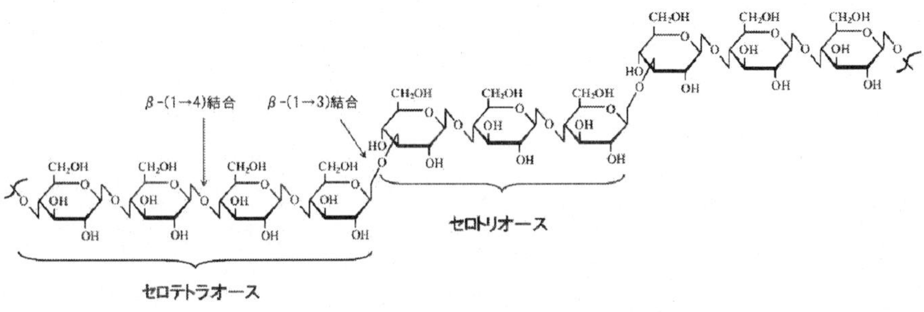

図1　(1→3), (1→4)-β-D-グルカンの構造

＊　Michihiro Fukushima　帯広畜産大学　生命・食料科学研究部門　食品科学分野　教授

ツ麦ふすま，ペクチンなど）にはコレステロール低下作用があるが，この作用は通常の食事で摂取する量よりも大量に摂取した場合でのみ，みられることが明らかにされた。しかし，Talatiら[2]が行った高コレステロール値の患者に対するメタ分析の結果，脂肪摂取を減らすなどの食事の変化に加えて，粘性タイプの食物繊維の摂取を増やすと，コレステロール濃度低下に有効であることが示された（表 1）[3]。

さらに β-グルカンの血糖値上昇抑制効果については多数検証されている。3.5 g の大麦 β-グルカンを含むクッキーで食後高血糖が抑制されること[4]，大麦 β-グルカンを 5 g 含むパスタを健康な男性 11 名に摂取させた試験でも食後高血糖の抑制作用を観察している[5]。また，健常者および糖尿病患者に 100%大麦を摂取させた試験において，健常者より糖尿病患者でより高い効果を観察している[6]。これらの研究の多くは，血糖値の上昇抑制効果と同時に，インスリン応答が改善されることも併せて報告している。小林ら[7, 8]も軽度の 2 型糖尿病患者 10 名を対象に，通常のうどん，β-グルカン濃度を高めた大麦粉を配合して調製したうどん（総食物繊維量 8.5 g，β-グルカン量 2.5 g）を摂取させ，食後の血糖値変化を調査した結果，大麦粉配合うどんで食後 30 分時における血糖値の上昇が有意に抑制されることを確認している（図 2）。このほ

表 1　Talati らが解析した大麦の血清脂質改善効果に関する無作為化試験一覧

著者・発表年	試験デザイン	被験者属性	N[a]	試験期間（週）	大麦供給形態	β-グルカン摂取量（/ 日）	血清脂質変化[b]			
							TC	LDL-C	HDL-C	TG
Shimizu ら，2007	並行群間二重盲検	高 Chol 血症	39	12	50%大麦ご飯（レトルト）	7 g	↓	↓		
Keenan ら，2007	並行群間二重盲検	高 Chol 血症	155	6	大麦濃縮シリアル，ジュース	3 または 5 g	↓	↓	→	↓
Björklund ら，2005	並行群間非盲検	高 Chol 血症	55	5	大麦飲料	5 または 10 g	↓	↓	→	↓
Keogh ら，2003	クロスオーバー盲検	高 Chol 血症	18	4	大麦抽出 β-グルカン（パン，マフィン，スパゲティなど）	9.9 g	→	↓	↑	↑
Li ら，2003	クロスオーバー盲検	健常	10	4	30%大麦ご飯	未掲載	↓	↓	→	↓
Lupton ら，1994	並行群間非盲検	高 Chol 血症	79	4	大麦糠またはカプセル入抽出オイル	未掲載	↓	↓	→↑	→
McIntosh ら，1991	並行群間非盲検	高 Chol 血症	21	4	大麦糠，フレーク	8 g	↓			
Newman ら，1989	並行群間非盲検	健常	14	4	大麦粉使用シリアル，焼成品	4.5 g	↓	↓	↓	↓

a 統計処理にかけられた人数，b 有意差の有無に関わらず平均値の差のみ評価

（文献 2 のデータを小林ら（文献 3）一部改変）

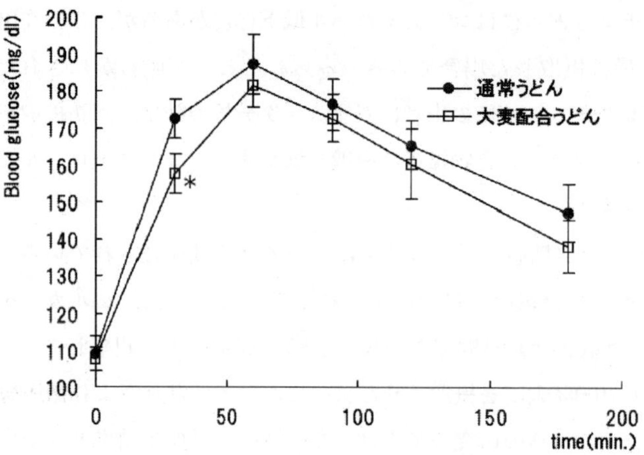

図2　大麦配合うどんが軽度の糖尿病患者の食後血糖に及ぼす影響
平均値±標準誤差（n＝10），$^{*}p<0.05$ で有意差あり。

かにも2型糖尿病患者を対象にしたヒト介入試験のメタ分析により，粘性食物繊維は血糖応答を有意に低下させることが認められた。その作用機序は，粘性食物繊維によって胃が空になる時間を遅らせ，グルコースの吸収を遅らせている。このようにβ-グルカンのような粘性食物繊維はグルコースおよびインスリン応答を効果的に低下させるので，糖尿病患者の血糖の管理に役立つ。

プレバイオティクスは，胃や小腸で消化・吸収されず結腸に到達した難消化性成分（オリゴ糖や食物繊維など）が，特定の細菌に選択的に資化されることにより，腸内細菌叢バランスを改善し，同時に産生される水素，乳酸および短鎖脂肪酸などの働きにより，宿主の健康維持に寄与するというものである。

Pieper ら[9]は，離乳後の子豚を対象に大麦をベースにβ-グルカン含量と澱粉組成を変化させた食餌を与えた結果，β-グルカン量が高まるほど，酪酸生成菌を選択的に増やす可能性があることを考察している。さらに，Dongowski ら[10]は，ファイバーリッチな大麦食を摂取させたラットで，通常食を摂取させたラットと比較して腸管における大腸菌群や *Bacteroides* が低下する一方，*Lactobacillus* が増えること，それに伴い短鎖脂肪酸量が増加することを確認している。

発酵と短鎖脂肪酸産生は腸内と糞便の pH を低下させることにより，病原性微生物の成長を阻害する。この低 pH 条件ではペプチド分解とアンモニア，フェノール性化合物のような毒性化合物および2次胆汁酸の産生が抑制される。さらに，体に有害な細菌の酵素活性も抑制される。短鎖脂肪酸は血流に取り込まれ，グルコースや脂質の代謝を改善するなど，全身的な効果を及ぼす。

6.2.2　イヌリン

イヌリンはチコリの根やキクイモの塊茎に豊富に見出される貯蔵多糖であり，難消化性の水溶性食物繊維である。イヌリンの分子構造は，スクロースのフラクトース残基にフラクトース1～60分子がβ-(2,1) 結合で直鎖状に結合したものである（図3）[11]。その鎖長には広い分散性があり，鎖長の異なるものの集合体となっているが，鎖長分布は植物種や植物のライフサイクルによって異なる。イヌリンの機能性はミネラル吸収促進効果[12~16]，脂質代謝の改善効果[17~25]および血糖値の上昇抑制効果[24, 26~28]など数多く報告されている。これらの作用はイヌリンが難消化性の多糖のため消化・吸収されず消化管の中で影響を及ぼしていることが考えられる。ここでは鎖長の異なるイヌリンの消化管での影響を示す *in vivo* および *in vitro* におけるプロバイオティクス作用について論述する。

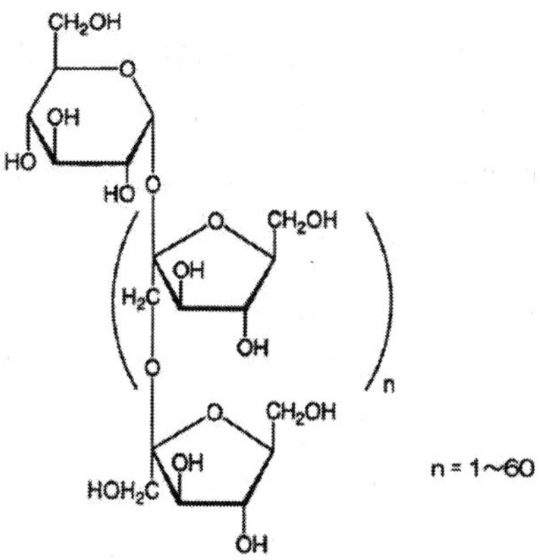

図3　イヌリンの構造

イヌリンには上記のように鎖長分布が異なっており，それぞれの機能性についていくつかの研究が行われている。平均重合度（DP）10，15，24の3種類のイヌリン（図4）を用いた *in vivo* での比較実験の報告がある[29]。その結果，盲腸内の短鎖脂肪酸濃度では，酢酸濃度がDP10，DP15およびDP24投与群でコントロール群に対して有意に増加しており，さらにプロピオン酸，酪酸および総短鎖脂肪酸ではDP15およびDP24投与群でコントロール群に対して有意に増加していた。盲腸内の微生物叢への影響についても，*Lactobacillus* ではDP15投与群でコントロール群に比べ有意に増加していた。また，*Bifidobacterium* でもDP15投与群でコントロール群に対して有意に増加していた。

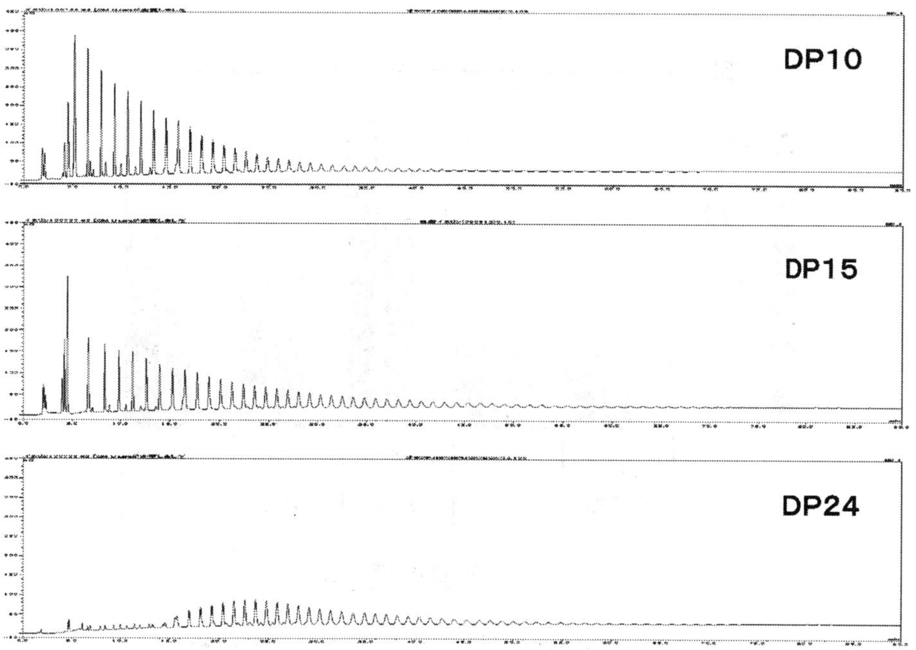

図4　DP10，DP15，DP24イヌリンの重合度分布
（日本甜菜製糖株式会社総合研究所データ提供）

ジャーファーメンターを用いた *in vitro* の試験結果[29]では，*Clostridium* では糖質無添加群およびセルロース群で24時間までに急激に増加（7.0～8.0 log10CFU/mL）しており，各イヌリン投与群では低下していた。とくに平均重合度の低いDP10では顕著な低下が認められた。大腸菌群についてもイヌリン添加群では低下していた。*Lactobacillus* および *Bifidobacterium* では，ともに各イヌリン投与群で菌数が上昇していた。とくにDP10投与群でその増加が顕著であった。逆に糖質無添加群およびセルロース群では培養時間に伴って菌数が低下していた。

腸内改善に伴って増加する短鎖脂肪酸量については，糖質無添加群およびセルロース群に対して，各イヌリン投与群で24時間，48時間とも3～4倍増加していた（図5）。とくに平均重合度の低いDP10群でその増加が顕著であった。また，腐敗物質であるアンモニア量については糖質無添加群，セルロース群で上昇しているのに対して，各イヌリン群ではその上昇を顕著に抑制していた（図6）。重合度の異なるイヌリンでは *in vivo* および *in vitro* 試験結果から発酵の違いが認められた。*in vivo* では各イヌリンの中で，低重合度から高重合度まで広範囲に分布しているイヌリン混合物が最もプレバイオティクス効果が認められたが，*in vitro* では低重合度のイヌリンほど発酵性が高くなっていた[29]。このことは，糖質の滞留性が高い培養槽中では低分子の糖質ほど微生物の炭素源になりやすいことを示唆しているのかもしれない。伊藤ら[30]は重合度の異なるフルクタンが，低重合度（DP4～8）のフルクタン摂取ではラットの盲腸内の *Lactobacillus* が上昇し乳酸が増加するのに対して，高重合度（DP16～23）のフルクタンでは *Bifidobacterium* の増加がみられ，短鎖脂肪酸も上昇することを報告している。

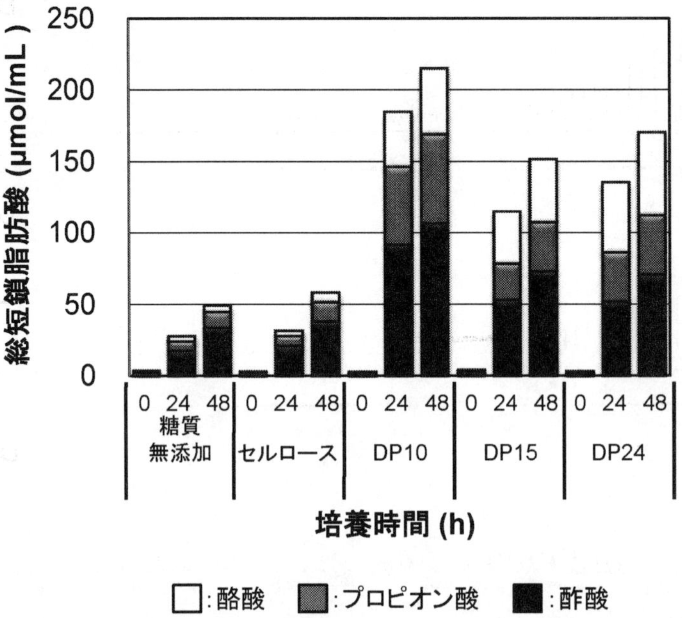

図5　ジャーファーメンターを用いたイヌリンの短鎖脂肪酸産生への影響

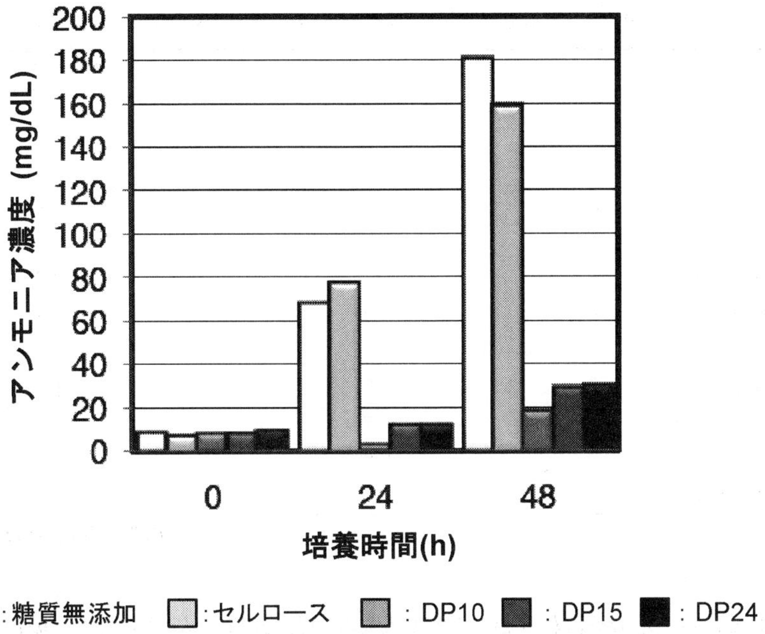

図 6　ジャーファーメンターを用いたイヌリンのアンモニア産生への影響

イヌリンはヒトにおける上部消化管の加水分解に抵抗性があるため，大腸に達した際にはじめて腸内微生物の炭素源となり発酵分解を受ける。この発酵によって約半分が微生物のエネルギー源として利用され，残りのほとんどが短鎖脂肪酸になる。その結果として排便重量や水分含量の増加，排便頻度の向上につながっていく[31]。また，ヒト介入試験では *Lactobacillus* および *Bifidobacterium* などの有益な菌の有意な増殖により，腐敗菌あるいは病原性細菌の定着や増殖が抑えられるほか，腸内 pH の低下に基づくミネラル成分可溶化による吸収促進，ビタミンの産生，腸管機能の活性化，免疫応答の刺激もあることが多数報告されている[32]。

6.2.3　レジスタントスターチ（ハイアミローススターチ，豆，ジャガイモ）

健康なヒトの小腸で吸収されないデンプンおよびデンプン分解物を「Resistant starch：RS，レジスタントスターチ」と称し，広範囲の炭水化物含有食品に多様な存在割合で含まれている（表 2）[33]。レジスタントスターチは 4 種類に分類され[34]，物理的に利用しにくいデンプン（RS 1），天然のデンプン粒（RS 2），老化デンプン（RS 3）および化学修飾デンプン（RS 4）がある。マメは主要な RS 1 源の一つで，厚い細胞壁を有するので，デンプンに対して酵素が反応しにくい。食品の調理や加工は，細胞壁を破壊することができるので，デンプンを消化させやすくする。生のジャガイモや完熟前のバナナなどのある種のデンプンは，非常に酵素水解されにくい（RS 2）。しかし，バナナと異なり，ジャガイモは調理された形で食され，通常の加熱処理でデンプンはゲル化される。それゆえ，バナナはヒトの食物で RS 2 の主要な供給源である。RS 2 のもう一つの区分は，工業用レジスタントスターチ素材としてしばしば用いられるハイアミロー

表2　食品中のデンプンおよびレジスタントスターチ含有量

食　品	総デンプン量 g/乾物 100 g	レジスタントスターチ量 g/総デンプン 100 g
精白パン	77	1.2
全粒小麦パン	60	1.7
挽き割り小麦	71	0
コーンフレーク	78	3.8
ポリッジ（オーツ麦）	65	3.1
クリスピーブレッド（ライ麦）	61	4.9
熱いゆでジャガイモ	74	6.8
冷めたゆでジャガイモ	75	13.3
調理直後のスパゲッティ	79	6.3
調理済マメ	20	25
調理済インゲンマメ	45	40

出典：Englyst *et al.*（1992）[33]

スデンプンである。水分を含む状態で加熱した加工食品を冷却・貯蔵すると，糊化デンプンの老化（再結晶）を引き起こす（RS 3)。冷凍ポテトの再加熱は，RS 3 量を低下させるが，加熱と冷却を反復すると，ポテト中の RS 3 量は次第に増加する。化学修飾デンプン（RS 4）には，デンプンエーテルおよびエステル，架橋結合させたデンプンおよび熱分解デキストリンなどがある。デンプンを化学修飾すると，小腸内での消化率は減少するので，RS 4 に分類される。

食品中のレジスタントスターチ含有量は，温度や水分含量にもよるが，貯蔵中および調理中にも変化する。したがって，摂取時の食品中レジスタントスターチを正確に定量することは不可能である。また，小腸での消化能はヒトによって異なり，効率的に消化するヒトもいれば，そうでないヒトもいる。後者ではレジスタントスターチが発生することになる。

6.2.4　ハイアミローススターチ（HAS)

HAS（70%アミロース含有）は，湿熱処理により消化性が低下し，より大腸遠位における作用が高まり，処理前の HAS とともに *Lactobacillus* や *Bifidobacterium* 増殖に有効であること[35]，ブタ門脈血中 n-酪酸濃度は，HAS を湿熱処理することにより高まるものの生ジャガイモデンプンには及ばないが，結腸上皮細胞への n-酪酸の取り込みは生ジャガイモデンプンでは低いなど RS 種の違いにより特性が異なること[36]，RS 源を HAS とした場合の結腸・直腸 n-酪酸含量の増加が試料中に共存するサイリウムにより遠位結腸方向にシフトすること[37] などが報告されている。大腸内で産生された短鎖脂肪酸の結腸上皮細胞による利用性は，n-酪酸＞プロピオン酸＞酢酸の順であり，それらの酸化は互いに影響を及ぼしている[38] ことからも RS 源の違いによる発酵特性の違いが何らかの生理効果の違いを生むことも考えられる。

HAS の腸内発酵と脂質代謝の関係については，奥村ら[39] の報告によると湿熱処理した HAS は大腸内の発酵基質として働き，プロピオン酸の増加がコレステロール低下作用や脂肪合成抑制作用を発揮することにより脂質代謝に影響することを示唆している。また，HASと湿熱処理したHASを比較すると，湿熱処理したHASの方が酢酸，プロピオン酸，n-酪酸のどの短鎖脂肪酸も発酵増進がみられ，プロピオン酸量が多くなることにより脂質代謝改善効果に優れる結果となったと報告している。

さらに，HASと腸管免疫との関係では，HASの摂取はラットにおいてD-ガラクトサミンの腹腔内投与初期に認められる門脈血中エンドトキシン濃度の上昇をほぼ完全に抑制することを見出している[40]。腸管からのバクテリア通過に対する一次防御は，消化管上皮細胞の正常な代謝回転，ムチン分泌能といった物理的要因に加え，消化管へのImmunoglobulin A（IgA）分泌による免疫学的要因に負うところが多い[41]。田邊らは[42]，HASによる大腸発酵がムチン分泌およびIgA分泌に影響を及ぼしていることを示唆している。この腸管バリア機能は，HAS摂取による腸内細菌叢の変化とグラム陰性菌の減少による腸内エンドトキシンプールの縮小が最も効いている可能性が高いと考えられる。

6.2.5　豆デンプン

豆デンプンはRS 1に分類されるが，さらに豆類から餡を製造する過程でデンプンは加熱により糊化した状態になるが，これが冷やされることでレジスタントスターチである老化デンプン（RS 3）が生じてくる。さらにその表面が熱変性したタンパク質により被覆された状態になる（写真1）。このことは煮豆において難消化性デンプンが増加し，それに伴い消化酵素の分解を受けづらくなる食物繊維様作用が起こりうる可能性を示唆している。

煮豆に含まれる難消化性デンプンの効果については水煮されたアズキ，およびインゲン豆の一種であるキントキ，テボウを用いたラットへの投与試験の報告がある[43,44]。デンプン画分にはアズキで7.7%，キントキで16.6%，テボウで23.5%のレジスタントスターチが含有している。ラットのコレステロール代謝に及ぼす影響では煮豆デンプンいずれも血清中の脂質濃度を有意に低下させることが確認されている[43,44]。また，煮豆デンプン画分を生理的条件下でペプシン，パ

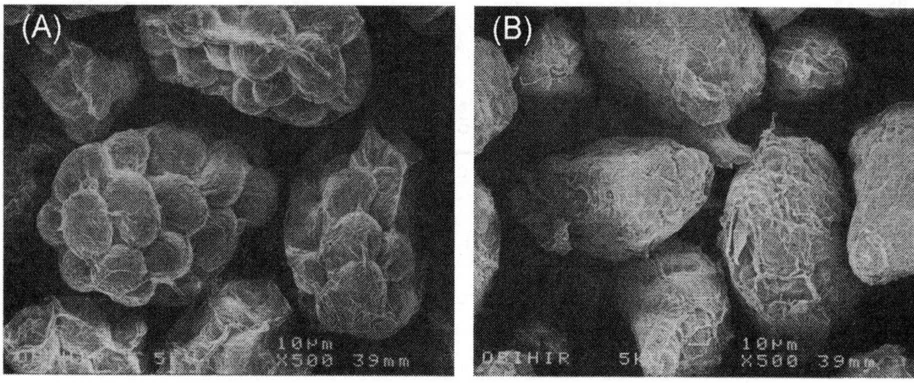

写真1　アズキの生デンプン（A）とボイルデンプン（B）のSEM
（北海道立十勝圏地域食品加工技術センター提供）

ンクレアチンなどの消化酵素で分解し，消化されなかった残渣画分ではアズキでは51.2%，キントキで64.3%，テボウで62.7%のレジスタントスターチが含有しており，上記の報告と同様にラットの血清コレステロールを低下させる作用が明らかとなってきている[45, 46]。さらにその残渣画分でもコレステロール排泄量を増加させており，胆汁酸の排泄量を有意に増加させた。この時に煮豆の脂質代謝改善効果の要因の一つとして腸内環境への影響[45, 46]を検討しており，アズキ煮豆，キントキ煮豆，テボウ煮豆で総短鎖脂肪酸濃度が増加し，とくに酪酸濃度が有意に高い値を示していた（表3）。煮豆投与においては盲腸内で増加した酪酸濃度と糞便中への中性ステロールの排泄量との間に正の相関（$r=0.658$，$p<0.001$）が認められ，上記の煮豆が中性ステロール排泄量を増加させる可能性が明らかになった。

6.2.6 ジャガイモデンプン

ジャガイモデンプンはRS 2に分類され，グルコース糖鎖中にエステル結合したリン酸基が，リン含量換算で500 ppm以上と，他のデンプンより明らかに多く存在する[47]。さらに，ジャガイモ澱粉の消化の際には，リン酸基の近傍には澱粉分解酵素が作用できず，リン酸基を有するオリゴ糖が副生物として生じる[48]。ジャガイモデンプンにおいても，消化酵素の分解を受けづらくなる食物繊維様作用が起こりうる可能性を示唆している。

湿熱処理されたジャガイモフレーク投与によるラット試験では，盲腸pHで対照群に対して，すべてのジャガイモフレークで，有意に低下していた。盲腸内酢酸，酪酸および総短鎖脂肪酸濃

表3　各種煮豆の未消化画分投与によるラット盲腸内の短鎖脂肪酸濃度への影響

短鎖脂肪酸	対照区	アズキ 未消化画分	キントキ 未消化画分	テボウ 未消化画分
		（μmol/g 盲腸内容物）		
総短鎖脂肪酸	26.0±8.9[a]	116.7±32.4[b]	126.2±45.5[b]	99.4±44.3[b]
酢酸	16.6±5.3[a]	79.5±36.1[b]	84.9±34.5[b]	59.1±33.0[b]
プロピオン酸	5.3±4.9[a]	15.0±6.9[b]	15.2±5.9[b]	15.4±6.0[b]
酪酸	4.1±1.8[a]	22.2±5.4[b]	26.2±8.4[b]	24.9±6.9[b]

平均値±標準偏差（各群n=5）。[a,b]異なる文字間で有意差あり（$p<0.05$）。

表4　各種ジャガイモフレーク投与によるラット盲腸内の短鎖脂肪酸濃度への影響

短鎖脂肪酸	対照区	ホッカイコガネ フレーク	ノーザンルビー フレーク	シャドークイーン フレーク
総短鎖脂肪酸（μmol/g 盲腸内容物）	53.9±24.5[b]	89.1±17.2[a]	90.7±9.9[a]	92.1±15.7[a]
酢酸（Ac）	42.9±21.0[b]	69.3±11.5[a]	71.2±9.8[a]	72.0±13.1[a]
プロピオン酸（Pr）	6.7±2.2[a]	9.1±3.0[a]	8.5±1.7[a]	8.9±1.6[a]
酪酸（Bu）	4.3±1.8[b]	10.7±3.8[a]	11.0±3.1[a]	11.2±3.3[a]
Ac/Pr/Bu比（%）	80/12/8	78/10/12	79/9/12	78/10/12

平均値±標準偏差（各群n=5）。[a,b]異なる文字間で有意差あり（$p<0.05$）。

度は各フレーク投与群とも対照区に比べ増加していた（表4）[49]。また，総短鎖脂肪酸に対する酪酸の比率はジャガイモフレーク投与群で対照群より高い値であった（表4）[49]。盲腸内の微生物叢では，Anaerobes レベルが各ジャガイモフレーク投与群で有意に増加しており，*Lactobacillus* レベルでも一部のジャガイモフレーク投与群で対照区に比べ有意に増加していた。

いくつかの研究報告では，結腸粘膜での利用のためにRS，とくに酪酸の発酵と盲腸内滞留時間との関係が明らかになってきている[50]。Mathers & Dawson[51]は，数種のジャガイモを摂取させたラットの盲腸で酪酸濃度と滞留時間との間に負の相関関係があることを報告している。さらに，Ferguson ら[52]は，より高濃度の酪酸は消化を刺激して，糞便重量を増加させることを報告している。ジャガイモデンプンが酪酸の好材料であることが確認された[52]。したがって，ジャガイモフレーク摂取による盲腸内容物および糞便重量の増加する傾向は盲腸内酪酸量の増加に伴う大腸の滞留時間の短縮によって説明されるかもしれない。

発酵産物は腸内微生物組成に影響を及ぼす。Dongowski ら[53]は腸内発酵が高濃度の酪酸産生によって増加し，酪酸の増加によって腸内 pH を低下させることを報告している。腸内での pH の低下は，人間での結腸がんリスクの低下に関連している[54]。総短鎖脂肪酸による pH の低下は *E. coli* や *Clostridium* などの有害菌や腐敗の抑制，および *Lactobacillus* や *Bifidobacterium* のような乳酸生成菌の増加を促進することによって腸内疾病の感染を抑制している[55]。さらに，デンプン発酵による盲腸内 pH の低下は胆汁酸の発がん誘導を抑制することを *in vivo* および *in vitro* で報告している[53, 56]。

6.3　おわりに

食物繊維およびレジスタントスターチの生理機能について解説してきた。難消化性多糖類の研究では，健康維持および疾病リスク軽減に関する知識が飛躍的に進展した。現在食物繊維およびレジスタントスターチは，これまで認識されていたものに比べ，かなり広範囲の物質に及び，大腸機能の改善作用，血中コレステロール値の低下および食後血糖値やインスリン値の抑制，腸管免疫機能など従来考えられていた以上に，より大きな生理的意義を有していることが明らかになっている。今日，日本あるいは世界中で一般的に受け入れられている食物繊維および難消化性多糖類の定義はまだ完全に確立されているものではないが，生理的意義に基づく定義が必要であるという認識では一致している。

文　献

1） 小林敏樹，ルミナコイドの保健機能と応用－食物繊維を超えて－，p.46，シーエムシー出版（2009）

2) R. Talati *et al.*, *Ann. Fam. Med.*, **7**, 157 (2009)
3) 小林敏樹, ルミナコイドの保健機能と応用－食物繊維を超えて－, p.48, シーエムシー出版 (2009)
4) M. C. Casiraghi *et al.*, *J. Am. Coll. Nutr.*, **25**, 13 (2006)
5) I. Bourdon *et al.*, *Am. J. Clin. Nutr.*, **69**, 55 (1999)
6) 佐藤祐造ほか, 総合保健体育科学, **13**, 75 (1990)
7) 小林敏樹ほか, 第 56 回日本栄養改善学会学術総会講演要旨集 (2009)
8) 小林敏樹, ルミナコイドの保健機能と応用－食物繊維を超えて－, p.49, シーエムシー出版 (2009)
9) R. Pieper *et al.*, *FEMS Microbiol. Ecol.*, **66**, 1925 (2008)
10) G. Dongowski *et al.*, *J. Nutr.*, **132**, 3704 (2002)
11) 和田正, ルミナコイドの保健機能と応用－食物繊維を超えて－, p.34, シーエムシー出版 (2009)
12) C. Coudray *et al.*, *Eur. J. Clin. Nutr.*, **51**, 375 (1997)
13) E. G. Van den Heuvel *et al.*, *Am. J. Clin. Nutr.*, **69**, 544 (1999)
14) I. J. Griffin *et al.*, *Br. J. Nutr.*, **87**, S187 (2002)
15) I. J. Griffin *et al.*, *Nutr. Res.*, **23**, 901 (2003)
16) S. A. Abrams *et al.*, *Am. J. Nutr.*, **82**, 471 (2005)
17) M. F. Fiordaliso *et al.*, *Lipids*, **30**, 163 (1995)
18) E. A. Trautwein *et al.*, *J. Nutr.*, **128**, 1937 (1998)
19) N. Kok *et al.*, *Br. J. Nutr.*, **76**, 881 (1996)
20) N. Kok *et al.*, *J. Nutr.*, **128**, 1099 (1998)
21) K. Yamashita *et al.*, *Nutr. Res.*, **4**, 961 (1984)
22) J. L. Causey *et al.*, *Nutr. Res.*, **20**, 191 (2000)
23) M. H. Davidson *et al.*, *Nutr. Res.*, **18**, 503 (1998)
24) K. Jackson *et al.*, *Br. J. Nutr.*, **82**, 23 (1999)
25) F. Brighenti *et al.*, *Eur. J. Clin. Nutr.*, **53**, 1246 (2005)
26) P. D. Cani *et al.*, *Br. J. Nutr.*, **92**, 521 (2004)
27) N. M. Delzenne *et al.*, *Br. J. Nutr.*, **93**, 157 (2005)
28) N. M. Delzenne *et al.*, *J. Nutr.*, **137**, 2547S (2007)
29) 福島道広ほか, 消化と吸収, **33**, 202 (2010)
30) 伊藤弘幸ほか, 日本食物繊維学会誌, **12**, S72 (2008)
31) M. B. Roberfroid, *Br. J. Nutr.*, **93**, S13 (2005)
32) F. Guamer, *Br. J. Nutr.*, **97**, 14 (2007)
33) H. N. Englyst *et al.*, *Eur. J. Clin. Nutr.*, **46**, S33 (1992)
34) D. L. Topping *et al.*, *Proc. Nutr. Soc.*, **62**, 171 (2003)
35) A. R. Bird *et al.*, *Br. J. Nutr.*, **97**, 134 (2007)
36) L. J. Martin *et al.*, *Br. J. Nutr.*, **84**, 689 (2000)
37) T. Morita *et al.*, *J. Nutr.*, **129**, 2081 (1999)
38) M. R. Clausen & P. B. Mortensen, *Gastroentrology*, **106**, 423 (1994)
39) 奥村久美子ほか, 日本食物繊維学会誌, **13**, 11 (2009)
40) T. Morita *et al.*, *J. Gastroenterol. Hepatol.*, **19**, 303 (2004)
41) E. A. Deitch, Multiple Organ Failure: Pathophysiology and Basic Concepts of Therapy, p.40, Thieme Publishing Company (1990)
42) 田邊宏基ほか, 日本食物繊維学会誌, **8**, 34 (2004)

43) M. Fukushima *et al.*, *Lipids*, **36**, 129 (2001)
44) K. H. Han *et al.*, *J. Nutr. Sci. Vitaminol.*, **49**, 281 (2003)
45) K. H. Han *et al.*, *Lipids*, **38**, 919 (2003)
46) K. H. Han *et al.*, *Exp. Biol. Med.*, **229**, 787 (2004)
47) S. Hizukuri *et al.*, *Starch/Stärke*, **22**, 338 (1970)
48) H. Kamasaka *et al.*, *Biosci. Biotechnol. Biochem.*, **8**, 1412 (1995)
49) K. H. Han *et al.*, *Ann. Nutr. Metab.*, **52**, 1 (2008)
50) J. H. Cummings & G. T. Macfarlane, *J. Appl. Bacteriol.*, **70**, 443 (1991)
51) J. C. Mathers & L. D. Dawson, *Br. J. Nutr.*, **66**, 313 (1991)
52) J. R. Ferguson *et al.*, *Nutr. Cancer*, **36**, 230 (2000)
53) G. Dongowski *et al.*, *J. Agric. Food Chem.*, **53**, 9257 (2005)
54) S. L. Malhotra, *J. R. Soc. Med.*, **75**, 709 (1982)
55) K. da S. Queroz-Monici *et al.*, *Nutrition*, **21**, 608 (2005)
56) S. U. Christl *et al.*, *Nutr. Cancer*, **24**, 67 (1995)

7　難消化性デキストリン

北川真知子*

7.1　難消化性デキストリンとは

難消化性デキストリンは澱粉に微量の酸を添加して高温で加熱処理し，α-アミラーゼおよびグルコアミラーゼで加水分解した後，クロマト分画により食物繊維部を分取し，活性炭による脱色，イオン交換樹脂による脱塩などの精製をして得られた物質である[1]。その構造は澱粉が本来有する1→4および1→6グルコシド結合に加え，1→2や1→3結合を含有し[2]，原料澱粉と比較して枝分かれの発達した構造を有することがメチル化分析によって明らかにされている。この特徴的な分岐構造がヒトの消化酵素で分解されない難消化部となり，食物繊維としての生理機能を発揮する。難消化性デキストリンは水溶性食物繊維の一種であり，酵素-HPLC法で分析した結果，85～95%の食物繊維を含有することが確認されている。

7.2　難消化性デキストリンの吸収および代謝（体内動態）

難消化性デキストリンは，ヒトの消化酵素によってほとんど加水分解されないため，経口摂取しても上部消化管で消化吸収されず，血糖値およびインスリン分泌に影響を及ぼさないことが報告されている[1,3]。上部消化管における消化吸収を免れた難消化性デキストリンは大腸に到達し，その一部が腸内細菌に資化される。腸内細菌による *in vitro* 資化性試験において，*Bacteroides* や *Bifidobacterium* の一部に利用されることが明らかにされており[1]，またヒトにおける試験では腸内細菌の総数が難消化性デキストリンの投与量に依存して増加することが報告されている[4]。このように難消化性デキストリンは腸内細菌による資化を受け，その発酵率は論文によって若干異なるが30～60%と報告されている[5~7]。そして腸内細菌による資化を逃れたものは便中に排泄される。ラットにおける試験では，その便中排泄率は36%であった[8]。これらの難消化性デキストリンの吸収および代謝から，エネルギー値は1 kcal/g（食物繊維部分）とされている。

7.3　難消化性デキストリンの生理機能および作用機序

難消化性デキストリンにはさまざまな生理機能が確認されており，その機能として整腸作用，血糖上昇抑制作用，中性脂肪上昇抑制作用，内臓脂肪低減作用，ミネラル吸収促進作用などが挙げられる。作用機序はそれぞれ異なることから，生理機能ごとに機序を記す。

7.3.1　整腸作用

これまでに難消化性デキストリン3～8gを含有する飲料やゼリーなどさまざまな食品を用い，整腸作用についてのヒト試験が多数実施されている。いずれの試験においても排便量および排便回数の増加が報告されている[9]。さらに新たな知見として難消化性デキストリンの摂取が腸内容物の大腸通過時間を短縮させることが報告されている[10]。摂取した難消化性デキストリンの

---

*　Machiko Kitagawa　松谷化学工業㈱　研究所　第一部2グループ　主査研究員

一部は腸内細菌によって資化され短鎖脂肪酸が生成される[11]。短鎖脂肪酸は腸の蠕動運動を刺激するため，難消化性デキストリンの摂取により排便が促進される。また，腸内細菌による資化を逃れた部分は，そのまま便中に排泄されるため便量の増加に寄与する[1, 8]。このように腸の蠕動運動を刺激し便量を増加させることにより，大腸通過時間の短縮や排便回数および排便量の増加が認められたと考察されている[10, 12]。

7.3.2　食後の血糖上昇抑制作用

水溶性食物繊維は糖質と同時に摂取した際に，食後血糖上昇抑制効果を示すことが報告されている。難消化性デキストリンも同様の効果が確認されており，例えばうどん定食と同時に難消化性デキストリン５ｇ配合飲料を摂取した際に，難消化性デキストリン非摂取群と比較して食後の血糖値が有意な低値を示している[13]（図１）。一般に，水溶性食物繊維の食後血糖上昇抑制効果は，消化管内でゲルを形成することによる胃内滞留時間の延長や，栄養素の拡散阻害などによるものと言われている。しかし，難消化性デキストリンは水に溶解させても粘度がほとんど変わらず，ゲルを形成しない。さらに，糖負荷試験において二糖類から多糖類に対して作用を示すことから，これまで考えられてきた水溶性食物繊維の作用機序とは異なる可能性が示唆された[14]。田代らは *in vitro* において，難消化性デキストリンが二糖類分解酵素であるマルターゼおよびスクラーゼに対し，拮抗的に阻害することを報告している[15]。また，ラットに難消化性デキストリンを反復摂取させ，小腸各部位のスクラーゼ，マルターゼ，イソマルターゼの活性を比較したところ，難消化性デキストリン摂取群では回腸のマルターゼおよびイソマルターゼの活性が増大し，空腸と回腸の二糖類分解酵素の活性の差が小さくなることが報告されている[16]。これらの結果か

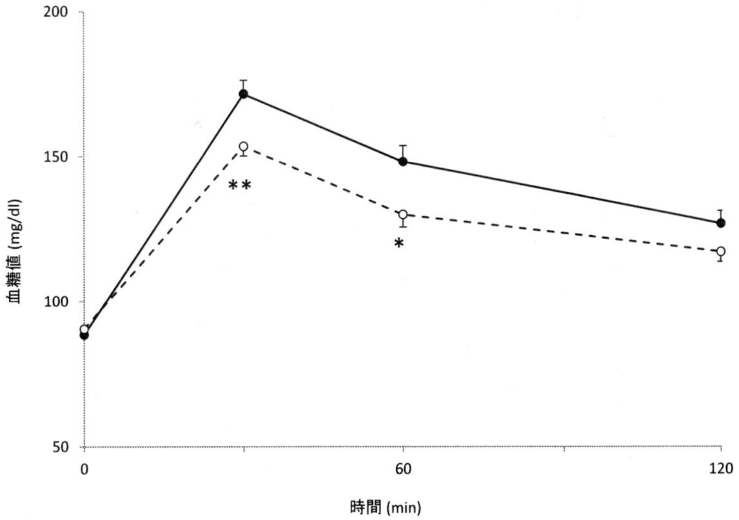

図１　難消化性デキストリンの食後血糖値に及ぼす影響
●：プラセボ飲料，○：難消化性デキストリン配合飲料
平均値±標準誤差，＊：$p<0.05$，＊＊：$p<0.01$

ら，難消化性デキストリンは食事に含まれる糖質の消化・吸収速度を遅延させ，その主要な消化・吸収部位を回腸まで含めた広い領域に移行させることによって食後の血糖上昇を抑制すると考えられている。

7.3.3 食後の中性脂肪上昇抑制作用

難消化性デキストリンを食事と共に摂取すると，食後中性脂肪の上昇が穏やかになることが報告されている。ヒトにおける試験では，脂肪を多く含む食事と共に難消化性デキストリン5g配合飲料あるいはプラセボ飲料を摂取させた際に，難消化性デキストリン摂取群で食後中性脂肪の上昇が有意に抑制された[17]（図2）。食事に含まれる脂質はリパーゼによってモノグリセリドと脂肪酸に分解され，それらがミセルを形成して消化管内を移動する。その後，そのミセルが崩壊し，モノグリセリドや脂肪酸が放出されて小腸において吸収される。難消化性デキストリンは，ミセル表面を覆うように存在することで，モノグリセリドと脂肪酸がミセルに溶解するのを防ぎ，さらにミセルからの放出を抑制することが *in vitro* の試験によって示されている[18]。また，動物実験およびヒト試験において，難消化性デキストリンの摂取により便中への脂肪排泄量が増加することが確認されている[18]。これらの結果から，難消化性デキストリンの食後中性脂肪の上昇抑制の作用機序は，上部消化管における脂肪の吸収を抑制し，便中への排泄を促進することによるものであると考えられる。

7.3.4 内臓脂肪低減作用

食事を摂取すると，血糖，インスリン，中性脂肪は一時的に上昇するが，これらの急激な上昇が肥満や高脂血症につながることが周知の事実となっている。食後血糖のコントロールが体脂肪

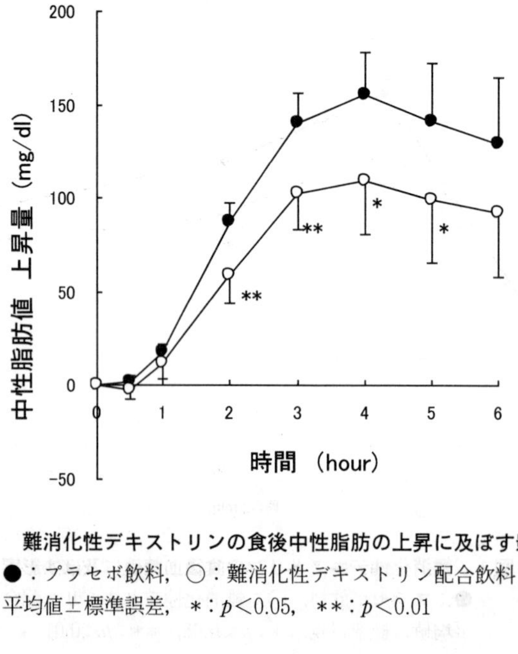

図2　難消化性デキストリンの食後中性脂肪の上昇に及ぼす影響

●：プラセボ飲料，○：難消化性デキストリン配合飲料

平均値±標準誤差，＊：$p<0.05$，＊＊：$p<0.01$

低減に有用であることが大規模な調査で証明されており，食事のグリセミック・インデックス（GI）およびグリセミック・ロード（GL）が低いほどBMIや空腹時の血糖値，中性脂肪値が低いことが明らかにされている[19,20]。また，インスリンは血液中のグルコースの細胞内への取り込みを促進し，中性脂肪として蓄積させるとともに，脂肪組織血管内壁に存在するリポ蛋白質リパーゼ活性を亢進させ，血中中性脂肪を細胞内に積極的に取り入れることによっても脂肪合成を亢進させる。さらに，インスリンは肝臓における脂肪合成も促進させるため，インスリンの過剰な分泌は高脂血症や肥満を誘発する。これらのことから食後の血糖およびインスリンの上昇を抑制することは脂肪組織あるいは肝臓における脂肪合成を抑制し，食後の中性脂肪およびインスリンの上昇を抑制することは脂肪組織への中性脂肪蓄積を抑制するといえる。そのため食後の血糖，インスリン，中性脂肪の上昇を抑制することは内臓脂肪の低減には極めて有用である。

難消化性デキストリンは食後の血糖やインスリンの過剰な上昇を抑制し，耐糖能を改善することによって脂肪合成を抑制し，体脂肪および空腹時の中性脂肪値を低下させることが，ヒト試験において確認されている[21,22]。また，難消化性デキストリンは脂質の消化吸収を遅延および抑制するため，高脂質食と同時に摂取すると，食後中性脂肪のみならずインスリンの上昇も抑制することが報告されている[23]。このように脂肪蓄積抑制の作用機序は，難消化性デキストリンの連続摂取により，耐糖能改善による内因性の脂肪合成の抑制および食事由来の外因性脂肪の吸収を遅延・抑制する作用によるものである。実際に難消化性デキストリン9gを含む茶飲料を1日3回，3ヵ月間食事の際に継続摂取させた試験において内臓脂肪が有意に減少することが報告されている[22]（図3）。

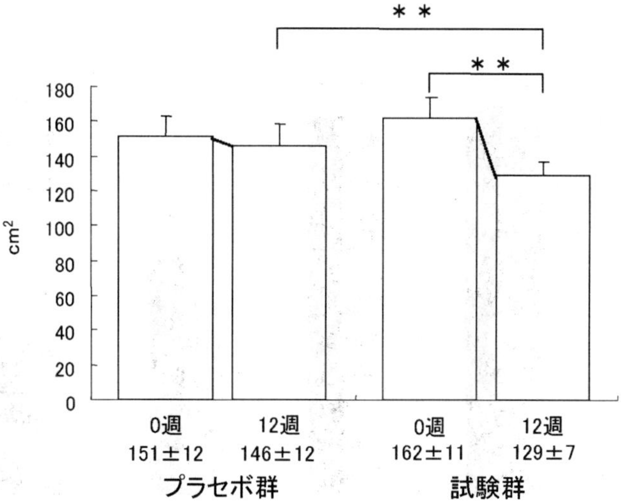

図3　難消化性デキストリン摂取による内臓脂肪の推移
平均値±標準誤差，＊＊：$p<0.01$

7.3.5 ミネラル吸収促進作用

これまで食物繊維はミネラル吸収に悪影響を及ぼすと考えられてきた。しかしこれは，ある種の食物繊維に含まれるフィチン酸によるミネラルの不溶化や，ペクチンの陽イオン交換能によるミネラル吸着による作用であり[24)]，難消化性デキストリンのような水溶性で易発酵性の食物繊維はミネラル吸収を促すことが報告されている。難消化性デキストリンを含有する飼料でラットを1週間飼育し見かけのミネラル吸収率を測定すると，カルシウム，マグネシウム，鉄および亜鉛の吸収率が増加した[25)]（図4）。ヒトにおける試験では，難消化性デキストリンの継続摂取により貧血の指標である赤血球，ヘモグロビン，ヘマトクリット値の有意な改善が認められた[26)]。また，カルシウム吸収の指標とされる尿中カルシウム排泄量は有意に増加し，カルシウム吸収率が上昇することが報告されている[27)]。ヒトでの腸内発酵器官である大腸に相当するラット盲腸では，難消化性デキストリン摂取により内容物重量が増加し，腸内細菌の代謝産物である短鎖脂肪酸量の増加に伴いpHが低下した。このことから，難消化性デキストリンが腸内細菌の資化を受けた結果，短鎖脂肪酸が産生され腸内pHが低下したことでミネラルが可溶化し，さらに短鎖脂肪酸の影響によりミネラル吸収が促進されたことが示唆された[25)]。

7.4 おわりに

難消化性デキストリンは上部消化管において消化吸収されず大腸に到達し，一部が腸内細菌により資化され，このような体内動態の特徴によりさまざまな生理機能を発揮する。近年では，腸内菌叢や代謝産物の変化が疾病や健康状態に影響を与えることが報告され注目されている。難消化性デキストリンもこれまでに研究が進められてきた食後血糖上昇抑制作用や継続摂取による内

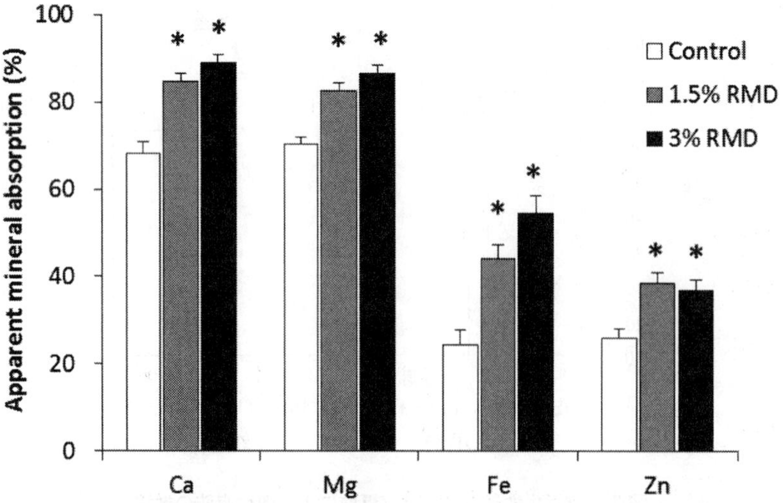

図4 難消化性デキストリンを1週間摂取したラットにおけるミネラル吸収率
＊：$p<0.05$，RMD：難消化性デキストリン

臓脂肪低減作用など上部消化管における栄養素の吸収遅延による機能だけではなく，下部消化管における腸内菌叢や代謝産物の変化による影響についても検討を進めており，ミネラル吸収促進作用，耐糖能改善に関与する消化管ホルモンであるGLP-1の分泌促進作用[28]や食欲抑制[29]などが報告されている。さらに，最新の研究では腸管免疫応答の亢進作用[30]など新たな分野についても研究が進められている。

難消化性デキストリンは水への溶解性が高く，低粘度，低甘味，低カロリーであり加工食品に利用しやすい食品素材である。そのため多くの飲料や食品に配合されている。また，さまざまな生理機能を有し，安全性も評価されていることから特定保健用食品や機能性表示食品の関与成分としても多く利用されている。その食品形態は飲料や米飯，麺類，菓子類，惣菜など多種多様であり，消費者にとっての選択肢は限りなく広い。肥満や生活習慣病などが問題となっている昨今，難消化性デキストリンが現代人の健康の一助になることが期待される。

文　献

1）大隈一裕ほか, 澱粉科学, **37**(2), 107 (1990)
2）大隈一裕ほか, *J. Appl. Glycosci.*, **50**(3), 389 (2003)
3）若林茂ほか, 日本栄養・食糧学会誌, **44**, 471 (1991)
4）D. J. Baer *et al.*, *J. Nutr.*, **144**(7), 1023 (2014)
5）奥恒行ほか, 日本食物繊維研究会誌, **6**(2), 81 (2002)
6）T. Oku *et al.*, *J. Nutr. Sci. Vitaminol.*, **60**, 246 (2014)
7）中村禎子ほか, 日本食物繊維研究会誌, **9**(1), 34 (2005)
8）若林茂ほか, 食品衛生学雑誌, **33**(6), 557 (1992)
9）梅川知洋ほか, 健康・栄養食品研究, **2**(2), 52 (1999)
10）M. S. A. Ruiz *et al.*, *Eur. J. Nutr.*, **55**(8), 2389 (2016)
11）若林茂ほか, 日本栄養・食糧学会誌, **44**(6), 471 (1991)
12）里内美津子ほか, 栄養学雑誌, **51**(1), 31 (1993)
13）徳永勝人ほか, 糖尿病, **42**(1), 61 (1999)
14）若林茂ほか, 日本栄養・食糧学会誌, **46**(2), 131 (1993)
15）田代操ほか, 日本栄養・食糧学会誌, **52**(1), 21 (1999)
16）鍛冶屋裕也ほか, 第58回日本栄養・食糧学会大会講演要旨集, 273 (2004)
17）Y. Kishimoto *et al.*, *Eur. J. Nutr.*, **46**, 133 (2007)
18）Y. Kishimoto *et al.*, *J. Health Sci.*, **55**(5), 838 (2009)
19）K. Murakami *et al.*, *Eur. J. Clin. Nutr.*, **61**, 986 (2007)
20）K. Murakami *et al.*, *Am. J. Clin. Nutr.*, **83**, 1161 (2006)
21）岸本由香ほか, 日本食物繊維研究会誌, **4**(2), 59 (2000)
22）山本卓資ほか, 肥満研究, **13**(1), 34 (2007)
23）岸本由香ほか, 薬理と治療, **38**(10), 899 (2010)
24）岸田太郎, 食物繊維学会誌, **12**(1), 1 (2008)

25） S. Miyazato *et al.*, *Eur. J. Nutr.*, **49**, 165 (2010)
26） 熊代千鶴恵ほか, 日本未病システム学会誌, **16**(2), 404 (2010)
27） 奥山祐未ほか, 日本臨床栄養学会誌, **34**(3), 151 (2012)
28） T. Hira *et al.*, *Br. J. Nutr.*, **114**(1), 34 (2015)
29） Z. Ye *et al.*, *Nutr. Res.*, **35**(5), 393 (2015)
30） S. Miyazato *et al.*, *Biosci. Microbiota Food Health*, **53**(1), 1 (2016)

第4章　脂肪酸・油脂類

1　概観：脂肪酸・油脂類の消化・吸収・代謝・体内動態

池田郁男*

1.1　はじめに

食事性の油脂のうち最も多いものはトリアシルグリセロールであり，リン脂質，ステロール，糖脂質やスフィンゴ脂質などがこれに次いでいる。日本人は1日当たりトリアシルグリセロールは数10 g の単位で摂取しており，リン脂質は数 g と見積もられ，その他の脂質は数100 mg 程度と考えられる。

1.2　トリアシルグリセロールの消化・吸収・代謝・体内動態[1~5)]

1.2.1　トリアシルグリセロールの消化・吸収

トリアシルグリセロールはグリセロールに脂肪酸3分子が結合している。一般的に食用油脂中の脂肪酸は炭素数12以上の長鎖脂肪酸が大半であるが，炭素数8や10の中鎖脂肪酸が結合している場合もある。長鎖脂肪酸が結合したトリアシルグリセロールの一部は胃リパーゼで3位の脂肪酸が加水分解され，遊離脂肪酸と1, 2-ジアシルグリセロールを生じる。この作用は補助的で，すべてが加水分解されるわけではない。これら加水分解物はリン脂質と共にトリアシルグリセロールの乳化を促進する。胃から十二指腸に移動した乳化物は小腸内腔で胆汁と混ざり，胆汁中のリン脂質や胆汁酸と共にさらに乳化され，膵臓から分泌される膵リパーゼにより加水分解を受ける。胆汁中のリン脂質の大部分はホスファチジルコリン（PC）であり，その分泌量は食事性リン脂質よりも多いと考えられる。リン脂質の加水分解物であるリゾリン脂質も生じるが，これも脂質の乳化に寄与する（リン脂質は後述する)。膵リパーゼはトリアシルグリセロールの1，3位に特異性があり，2分子の脂肪酸と1分子の2-モノアシルグリセロールを生じる。これらの加水分解産物は，胆汁酸，リン脂質，ステロールと共に，胆汁酸ミセルを形成し溶解する。胆汁酸ミセルは小腸上皮細胞表面を覆う unstirred water layer を通過し，上皮細胞表面の微絨毛膜に近づくと考えられる。しかし，ミセルはそのまま取り込まれるわけではなく，脂肪酸，モノアシルグリセロールはミセルから離れ，小腸上皮細胞の微絨毛膜から取り込まれると考えられる。この取り込みは一般的に濃度勾配依存的な単純拡散によると考えられているが，キャリアータンパク質を介した取り込みの報告もある。

なお，我々は食品や食品添加物としてジアシルグリセロールやモノアシルグリセロールも摂取している。基本的には，脂肪酸が1あるいは3位に結合していれば，膵リパーゼで加水分解さ

---

*　Ikuo Ikeda　東北大学　未来科学技術共同研究センター　教授

れ，トリアシルグリセロールの場合と同様の吸収過程を経る。1-あるいは3-モノアシルグリセロールの場合はそのまま胆汁酸ミセルに溶解し，小腸上皮細胞に取り込まれることも考えられるが，結局は上皮細胞内でさらに脂肪酸とグリセロールまで加水分解されると考えられる[6]。

オレイン酸やリノール酸などの不飽和脂肪酸を主に含むトリアシルグリセロールでは，脂肪酸の吸収は定量的に近い。しかし，飽和脂肪酸やn-3系多価不飽和脂肪酸であるエイコサペンタエン酸，ドコサヘキサエン酸，およびそれらの結合位置により消化吸収速度に影響がでることが知られている[7~13]。融点の高い飽和脂肪酸であるパルミチン酸，ステアリン酸，ベヘン酸は吸収率が低い。トリアシルグリセロール中の飽和脂肪酸の数が増えるほど融点が高くなり，吸収率は低下する[3]。また，結合位置によっても影響があり，飽和脂肪酸がグリセロールの1，3位に存在すると吸収率が低い[8]。例えば，ココアバターのトリアシルグリセロールは1，3位に飽和脂肪酸が多く，吸収率が低い[7]。この吸収低下の原因は，まず，①トリアシルグリセロールの融点の高さが挙げられる。融点が高いと胃や腸で乳化されにくく，膵リパーゼが十分作用しないと考えられる。また，②加水分解されて生じる脂肪酸の融点の高さが挙げられる。融点が高い脂肪酸は胆汁酸ミセルに溶解されにくく，吸収率が低下する。一方，2位に飽和脂肪酸が存在する2-モノアシルグリセロールは遊離飽和脂肪酸よりも吸収率が高い。また，飽和脂肪酸の多い油脂の低吸収は共存する油脂の質と量に影響を受けると考えられ，不飽和脂肪酸の多い油脂の量が増えるほど，飽和脂肪酸の吸収率は上昇する。

一方，魚油に結合しているEPAやDHAは，融点が極めて低いにもかかわらず，実験的には吸収率が低い[10~12]。特に，1，3位では吸収率が低い[13]。この原因は，EPAやDHAの構造中の多数の二重結合により炭素鎖が大きく折れ曲がるため，膵リパーゼの反応部位へのアクセスを妨げていると考えられている。EPAやDHAを含む油脂の吸収については，第4章2節を参照されたい。

小腸上皮細胞へ取り込まれた遊離脂肪酸は，主に滑面小胞体で，同様に取り込まれた2-モノアシルグリセロールの1，3位に結合しトリアシルグリセロールに再合成される（モノアシルグリセロール経路）[1]。生成したトリアシルグリセロールはリン脂質やコレステロールなどと共に油滴（プレカイロミクロン）を形成する。カイロミクロンはコレステロールエステルやトリアシルグリセロールを中心にして，表面をリン脂質（主にPC）とコレステロールが覆っている。これに粗面小胞体で合成されたアポB，アポA-IおよびA-Ⅳといったアポタンパク質が付与される。プレカイロミクロンはその後ゴルジへ移行し，糖が付加され親水性を増し，小腸上皮細胞側面の細胞壁に近づき，エキソサイトーシスにより細胞間間隙へ放出される。その後，細胞間間隙を移動し，中心リンパ腔へと入り，小腸リンパ管から胸管を経て鎖骨下静脈へ注ぐ。カイロミクロンは他のリポタンパク質に比べて，相対的にトリアシルグリセロールの割合が高い。

一部の油脂には炭素数8あるいは10の中鎖脂肪酸が少量結合している。また，中鎖脂肪酸のみを結合させた中鎖トリアシルグリセロール（MCT）は，医療用に利用されている。MCTの1，2，3位に結合する中鎖脂肪酸は膵リパーゼで容易に加水分解され，胆汁酸ミセルに溶解される必要はなく，そのまま小腸上皮細胞へ取り込まれる[4]。小腸上皮細胞内では，トリアシルグリセロールに再合成されず，血中に放出され，門脈経由で肝臓に運ばれる。このように中鎖脂肪酸は長鎖脂肪酸とは吸収経路が異なる。なお，実験的には長鎖脂肪酸と中鎖脂肪酸が同時に結合しているトリアシルグリセロールの吸収をラットで調べると，2 位に結合する中鎖脂肪酸は 1，3 位の場合よりも多い量がリンパ系へ出現するが，量的にはわずかである[14]。

1.2.2　血流でのカイロミクロン－トリアシルグリセロールの代謝

血流に入るとカイロミクロンには高密度リポタンパク質（HDL）よりアポ E と C が付加される。カイロミクロンが末梢血管に到達すると，アポ C-Ⅱが血管壁に存在するリポタンパク質リパーゼ（LPL）を活性化し，トリアシルグリセロールは加水分解され，生じた遊離脂肪酸は末梢組織に取り込まれる。LPL も膵リパーゼ同様トリアシルグリセロールの 1，3 位を優先的に加水分解するが，生じる 2-モノアシルグリセロールは，ほとんど血流では検出されないことから，結局はほとんどすべてが加水分解され，末梢組織に取り込まれると考えられる。なお，アポ C はカイロミクロンが肝臓へ直接取り込まれるのを防ぎ，末梢でのカイロミクロンの優先的利用に寄与する。脂肪酸は脂肪組織に取り込まれれば主にトリアシルグリセロールとして貯蔵に回され，筋肉や臓器であれば，主に β 酸化されてエネルギーとして利用される。トリアシルグリセロールの減少したカイロミクロンは粒子径が小さくなりカイロミクロンレムナントと呼ばれる。カイロミクロンレムナントになる過程で，アポ C などが離れアポ B-48 とアポ E が残る。カイロミクロンレムナントは肝臓のアポ E を認識するレセプターを介して，肝臓へ取り込まれる。

1.2.3　肝臓でのトリアシルグリセロールの代謝

肝臓に取り込まれたカイロミクロンレムナントのトリアシルグリセロールは，主に①トリアシルグリセロールとして蓄積，②脂肪酸として β 酸化されエネルギー源，③VLDL に組み込まれて血中への分泌のいずれかの経路をたどる。これら経路にどのように分配されるかは，栄養状態，摂食時や空腹時で刻々と変化しており，把握することは容易ではない。血中に放出された VLDL はカイロミクロンほどではないがトリアシルグリセロールに富んでおり，カイロミクロンとほぼ同様に末梢組織に脂肪酸を供給し，トリアシルグリセロールの少ない LDL へと代謝される。

1.2.4　脂肪組織でのトリアシルグリセロールの代謝

脂肪組織に取り込まれたカイロミクロンや VLDL のトリアシルグルセロール由来の脂肪酸は，トリアシルグリセロールに転換され貯蔵される。空腹時には，ホルモン感受性リパーゼの作用により加水分解され，遊離脂肪酸は血中へ放出され，肝臓，筋肉などの臓器に取り込まれ，β 酸化されエネルギー源となる。

1.3　脂肪酸の消化・吸収・代謝・体内動態

脂肪酸は食品中では遊離状態で存在する量は少なく，トリアシルグリセロール，リン脂質などに結合して存在する。従って，その消化・吸収はそれぞれの節を参照されたい。ここでは，もし，遊離脂肪酸そのものあるいは脂肪酸のエチルエステルを多量摂取した場合にどうなるかについて実験動物での成績を基に述べる。トリアシルグリセロールの消化吸収はすでに述べた。脂肪酸エチルエステルはそのままでは吸収されないことから，おそらくは膵リパーゼ[12]あるいはコレステロールエステラーゼなどにより加水分解される。DHAを用いた動物試験ではトリアシルグリセロール態に比較しエチルエステル態では脂肪酸の吸収率は低いが，これは，膵リパーゼによる加水分解率が低いためと考えられる[12]。しかし，DHAエチルエステルの場合もオレイン酸やトリオレインと共に摂取した場合には，吸収率が上昇する[15]。脂肪酸は胆汁酸ミセルへの溶解後，小腸上皮細胞に取り込まれるが，そのままでカイロミクロンに取り込まれることはなく，トリアシルグリセロールへの再合成が必要である。しかし，遊離脂肪酸が多量に吸収されると，同時に他の油脂を摂取していても，相対的に2-モノアシルグリセロールが不足することから，モノアシルグリセロール経路では合成できない脂肪酸がでてくる。この場合は，α-グリセロリン酸経路でトリアシルグリセロールに合成されると考えられる[1]。この経路はもともとリン脂質の合成経路の一部であり，小腸上皮細胞でのトリアシルグリセロール合成経路としては，モノアシルグリセロール経路よりも活性が低い。従って，トリアシルグリセロール合成に時間がかかると考えられ，吸収速度が低下する可能性がある。遊離脂肪酸やエチルエステルで摂取することはあまりないが，例えば，医薬品のEPA製剤であるエパデールはエチルエステルであり，1日1,800 mgの摂取量である。

脂肪酸のうち最も重要なのは，必須脂肪酸であるリノール酸，アラキドン酸，α-リノレン酸，EPA，DHAである。これらは主に生体膜リン脂質の2位に結合して存在し，生理作用に重大な影響を及ぼす。この点については，第4章2節を参照されたい。

1.4　リン脂質の消化・吸収・代謝・体内動態

食事リン脂質のかなりの割合はホスファチジルコリン（PC）であるが，ホスファチジルエタノールアミン（PE），ホスファチジルセリンやホスファチジルイノシトール等も存在する。リン脂質は膵臓のホスホリパーゼA_2により2位の脂肪酸が加水分解を受け，リゾリン脂質と遊離脂肪酸を形成すると言われている。しかし，コリンを放射ラベルしたPCをラットに経口投与して，2時間後の小腸内容物を調べた試験では，リゾPCよりも多い量の放射活性が水溶性のコリンおよびグリセロホスホコリン画分に検出される[16]。この試験は経口投与後2時間でのみ調べており，それぞれの物質の吸収速度が不明であることから断定はできないが，少なくともかなりの割合のPCがリゾPCからさらに脂肪酸の加水分解を受けていると考えられる。エタノールアミン部分を放射ラベルしたPEでは，この傾向はさらに顕著であり，エタノールアミンやグリセロホスホエタノールアミンへ多くが加水分解される[16]。同様の傾向はこの時の小腸上皮細胞へ取り込まれた放射活性の分布でも見られ，水溶性画分にかなりの割合で検出される。このコリンあるいはエタノールアミンをラベルした放射性PCおよびPEを胸管リンパカニュレーションを施したラットの胃内に与え，8時間リンパ液を集めたところ，8時間のリンパ液に回収されたPCの放射活性は17%に対してPEでは8%であったが，8時間目に取り出した肝臓では，PCでは

23%，PEで48%の放射活性が検出された[16]。このことは，これらリン脂質の塩基部分のかなりの割合は水溶性物質としてリンパではなく門脈で運ばれたと考えられ，脂質としてリンパ経由で運ばれる率は少ないことおよび，その傾向は特にPEで顕著であることが示唆された。小腸から分泌されるカイロミクロン中のリン脂質は大半がPCであり，PEを大量に摂取してもカイロミクロン中のPEが大きく増えるわけではないので，PEは小腸上皮細胞で水溶性成分にまで分解され門脈経由で肝臓へ運ばれる率が高いと考えられる。なお，放射性PEを投与して得られたリンパ液中では，PCの放射活性が経時的に上昇し，PEの割合は逆に低下した。このことから，PEは小腸上皮細胞でかなりの割合でPCへ転換されていることが示唆される。一方，放射性PCの投与では，PE画分には放射活性は見られない。生体にはPEからPCへの合成活性があることはすでに知られている。

リン脂質は，生体膜構成成分であり生体内で合成可能である。食事由来のリン脂質が生体膜リン脂質に直接的に取り込まれる割合は低いと考えられ，生体膜リン脂質は脂肪酸が組み替えられるなど，必要に応じて体内で合成される。生体膜リン脂質の脂肪酸のうち特に多価不飽和脂肪酸は，食事の影響を受ける。生体のリン脂質では多価不飽和脂肪酸は主に第2位に結合しているが，n-3系とn-6系多価不飽和脂肪酸の摂取量に比例してリン脂質への取り込みの増減があり，これらの系列は競合しあっている。

1.5　ステロールの消化・吸収・代謝・体内動態

我々が摂取するステロールはコレステロールと植物ステロールがある。コレステロールは我々の細胞の生体膜を構成しているが，体内で生合成されることから必須成分という訳ではない。また，植物ステロールは多くの種類があり，植物性食品や植物油に含まれる。植物ステロールは我々の体にとって不必要なものであるが，おおよそコレステロールと同程度の量を摂取している。食品中では，コレステロールも植物ステロールも脂肪酸とのエステルとしても存在する。

コレステロール，植物ステロールおよびそれらのエステルは，トリアシルグリセロール同様，胃内でリン脂質やトリアシルグリセロール消化産物と共にエマルションを形成する[17]。十二指腸に入ると，胆汁と共に更に乳化され胆汁酸ミセルに組み込まれる。しかし，コレステロールおよび植物ステロールのエステル体はミセル化されないため，膵臓コレステロールエステラーゼにより前もって遊離型に加水分解される必要がある。胆汁酸ミセルへの溶解はコレステロールの吸収にとって必須と考えられている。一方，植物ステロールのミセルへの溶解は，*in vitro*ではその種類に依存して変化する可能性が示されたが[18]，ラット小腸内容物の試験では代表的なシトステロールやカンペステロールはコレステロールに匹敵する溶解度を示す[19, 20]。シトステロールやカンペステロールはミセルに溶解されるにもかかわらず，吸収率はコレステロールに比較しかなり低い。この吸収率の違いに関して，植物ステロールは胆汁酸ミセルへの親和性が高く，ミセルから放出されにくいために吸収率が低い可能性を筆者らは示した[18, 21]。

胆汁酸ミセルが小腸上皮細胞表面に近づくと，ステロールはミセルから離れ微絨毛膜から取り込まれる。以前は，コレステロールの取り込みは単純拡散と考えられていたが，最近，取り込みのトランスポータとして，Niemann Pick C1 like 1（NPC1L1）が見出された。このトランスポータを介したコレステロールの取り込みは単純拡散よりも多いと推定される。さらに，微絨毛膜には，ABCG5/ABCG8 という ABC トランスポータが存在し，吸収されたステロールを排出していると考えられている。これらのトランスポータの現状に関しては，第4章4節を参照されたい。

ABCG5/ABCG8 は，ステロール，特に植物ステロールの排出に大きく関わっている可能性が指摘されているが，筆者らのラットを用いた試験では，ABCG5/ABCG8 のステロール排泄能は，かなり微量ではないかと考えられる結果を得ている[22]。植物ステロールはすべてが小腸上皮細胞へ取り込まれ，その大部分が ABCG5/ABCG8 により排泄されることで，植物ステロールの吸収率は低いとする考え方があるが，この考え方では小腸上皮細胞内に植物ステロールが多量に存在するはずである。しかし，筆者らがラットで調べてもそのような現象は起こらないことから，基本的に植物ステロールの小腸上皮細胞への取り込みは胆汁酸ミセルへの強い親和性のために，もともと極めて低く，少量取り込まれた植物ステロールを ABCG5/ABCG8 で排出していると推定されるが，明確な証明には至っていない。

コレステロールは，小腸上皮細胞内で 80％以上は脂肪酸でエステル化されるが，遊離型，エステル型共にカイロミクロンに取り込まれる。植物ステロールはほとんどエステル化されず，遊離型としてカイロミクロンへ取り込まれる。リンパへ放出されたカイロミクロンに含まれるコレステロールおよびそのエステルは，末梢組織へは取り込まれず，カイロミクロンレムナントとして肝臓へ取り込まれる。肝臓では，①コレステロールエステルとして貯蔵，②遊離型として細胞膜へ取り込み，③小胞体で胆汁酸へ転換，④胆汁と共に小腸内腔へ分泌，⑤VLDL に組み込まれ血中へ放出のいずれかの経路をたどる。植物ステロールもコレステロールと同様の経路をたどると考えられるが，詳細は不明である。通常ヒト血中ではコレステロールに対する植物ステロールの割合は極めて低く，１％以上になることはほとんどないことから，生理的に影響しているかどうかは明らかではない。

肝臓から血中へ放出された VLDL はトリアシルグリセロールが減少し LDL へと代謝され，相対的にコレステロールおよびそのエステルの割合が増加する。LDL は末梢組織に LDL 受容体を介して取り込まれ，そのコレステロールは細胞膜成分やステロイドホルモンの基質として利用される。LDL が酸化されると，動脈壁に存在するマクロファージに取り込まれコレステロール沈着を引き起こし，動脈硬化症の原因になると考えられているが，沈着するコレステロールは量的には極めて微量である。コレステロールはステロイドホルモンの基質になることから，ステロイドホルモン産生臓器では，重要な役割を持つが，量的にはわずかである

1.6 おわりに

消化，吸収にしても代謝にしても経時的に刻々と変化しており，その全容を知るのは容易ではない。これらの全容はまだ多くの不明な点が残されており，今後のさらなる研究が必要である。

文　　献

1） 池田郁男, Mebio, **10**, 16 (1993)
2） 池田郁男, 食品と開発, **31**, 13 (1996)
3） 池田郁男, バイオサイエンスとインダストリー, **59**, 229 (2001)
4） 池田郁男, Food Style 21, **7**, 47 (2003)
5） 紀雅美, 池田郁男, 科学と工業, **74**, 9 (2000)
6） I. Ikeda & T. Yanagita, "Diacylglycerol oil, 2nd ed.", p.67, AOCS Press (2008)
7） I. Ikeda *et al.*, *J. Nutr. Sci. Vitaminol.*, **40**, 275 (1994)
8） T. Yagi *et al.*, *J. Nutr. Sci. Vitaminol.*, **50**, 446 (2004)
9） M. Kojima *et al.*, *Lipids in Health and Disease*, **9**, 77 (2010)
10） I. S. Chen *et al.*, *J. Nutr.*, **117**, 1676 (1987)
11） I. Ikeda *et al.*, *Life Sci.*, **52**, 1371 (1993)
12） I. Ikeda *et al.*, *Biochim. Biophys. Acta*, **1259**, 297 (1995)
13） H. Yoshida *et al.*, *Biosci. Biotech. Biochem.*, **60**, 1293 (1996)
14） I. Ikeda *et al.*, *Lipids*, **26**, 369 (1991)
15） I. Ikeda *et al.*, *Lipids*, **32**, 949 (1997)
16） I. Ikeda *et al.*, *Biochim. Biophys. Acta*, **921**, 245 (1987)
17） 池田郁男, 加藤正樹, オレオサイエンス, **12**, 107 (2012)
18） T. Hamada *et al.*, *Lipids*, **41**, 551 (2006)
19） I. Ikeda & M. Sugano, *Biochim. Biophys. Acta*, **732**, 651 (1983)
20） I. Ikeda *et al.*, *J. Nutr. Sci. Vitaminol.*, **35**, 361 (1989)
21） I. Ikeda *et al.*, *J. Lipid Res.*, **29**, 1583 (1988)
22） M. Kato *et al.*, *Biosci. Biotech. Biochem.*, **76**, 660 (2012)

2　n-3系脂肪酸（α-リノレン酸，EPA，DHA），n-6系脂肪酸（リノール酸，アラキドン酸）

西川正純*

2.1　はじめに

脂肪酸は脂質を構成する主成分であるが，牛や豚，鶏などの陸上動物，植物，魚介類で組成はかなり異なる（図1，表1）。牛や豚，鶏由来の脂質は飽和脂肪酸や一価不飽和脂肪酸のオレイン酸（C18：1 n-9）が多く，植物由来の脂質はn-6系多価不飽和脂肪酸（以下，n-6系脂肪酸）のリノール酸（C18：2 n-6）が多い。また，魚由来の脂質はn-3系多価不飽和脂肪酸（以下，n-3系脂肪酸）の（エ）イコサペンタエン酸（EPA，C20：5 n-3）とドコサヘキサエン酸（DHA，22：6 n-3）が多い。動植物は体内で飽和脂肪酸や不飽和脂肪酸を *de novo* 合成できるが，二価の不飽和脂肪酸以上では一般に動物と植物で機構は異なる。例えば植物はオレイン酸からリノール酸（C18：2 n-6）やα-リノレン酸（C18：3 n-3）を生合成できるが，動物はオレイン酸からリノール酸やα-リノレン酸を生合成することができず，食物から摂取するより他ない。このことより人を含め動物においてリノール酸とα-リノレン酸は必須脂肪酸ということになる。また，動物は食物から得られたリノール酸やα-リノレン酸を原料として，さらに長鎖で二重結合の多い多価不飽和脂肪酸を生合成できる。ただ，構造内の既存の二重結合からカルボキシル基側にしか二重結合を導入できないことから，リノール酸はn-6系，α-リノレン酸はn-3

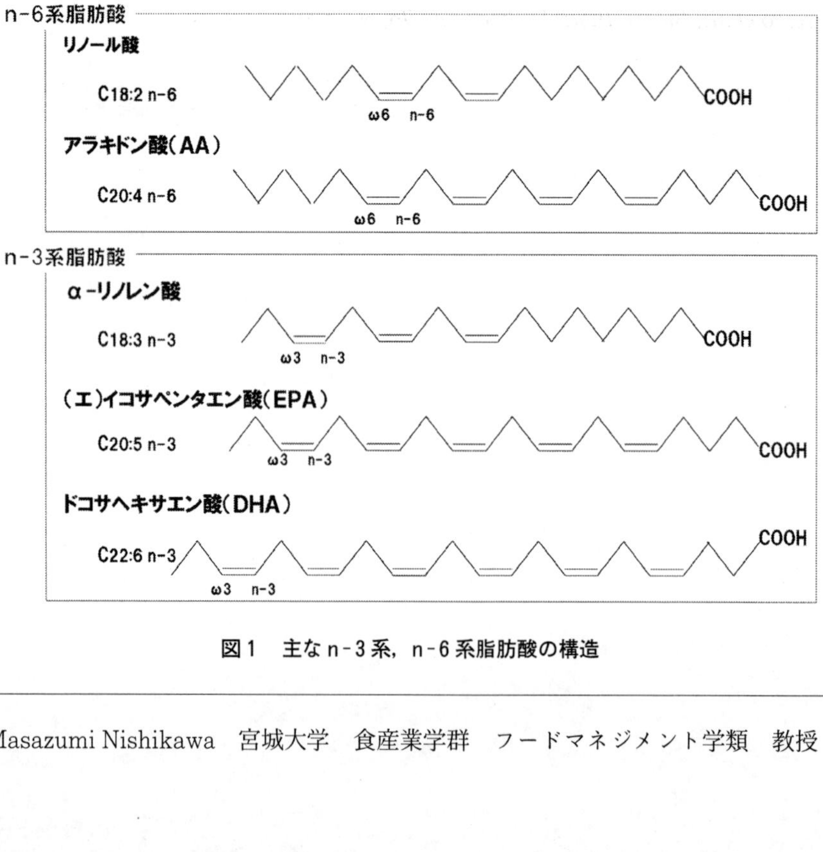

図1　主なn-3系，n-6系脂肪酸の構造

*　Masazumi Nishikawa　宮城大学　食産業学群　フードマネジメント学類　教授

表1　各種食材の主な脂肪酸組成（%）

各種食材 ＼ 脂肪酸		パルミチン酸	ステアリン酸	オレイン酸	リノール酸	α-リノレン酸	(エ)イコサペンタエン酸(EPA)	ドコサヘキサエン酸(DHA)
	脂肪酸系列	飽和	飽和	n-9	n-6	n-3	n-3	n-3
魚	マイワシ	19.0	3.3	13.0	2.6	1.0	13.0	10.7
	サンマ	11.1	1.9	6.6	1.7	1.2	6.4	10.6
	カツオ	23.6	9.7	15.7	1.4	0.5	6.2	24.8
	マグロ	23.6	12.6	13.6	1.2	0.2	2.8	29.9
畜肉	牛肉（和牛ロース）	25.5	10.8	48.8	2.3	0.1	0	0
	豚肉（ヒレ）	24.9	14.3	37.4	11.3	0.4	0.1	0.2
	鶏肉（むね）	21.2	6.8	40.3	17.4	1.5	0.2	0.8
植物油	大豆（油）	10.3	3.8	24.3	52.7	7.9	0	0
	コーン（油）	11.2	2.1	34.7	50.5	1.5	0	0
	サフラワー（油）	7.3	2.6	13.4	76.4	0.2	0	0

日本食品標準成分表2015年版（七訂）より

系の範囲での生合成に限られる。

n-3系脂肪酸に注目が集まったのは，デンマークの医師Dyerberg博士が1960年代後半から70年代にかけてグリーンランドの原住民のイヌイットを対象に実施した疫学調査[1]が発端であることはあまりにも有名である。この調査の中でイヌイットはヨーロッパ本土に住むデンマーク人に比べて，コレステロールや中性脂質等の血中脂質が低いこと，急性心筋梗塞，糖尿病，乾癬の罹患率が低いことが示され，n-6系，n-3系脂肪酸の食事摂取バランスと疾病罹患の関係が明らかになり，この分野の研究が進展した。その間，n-6系脂肪酸のアラキドン酸やn-3系脂肪酸のEPAがいわゆるアラキドン酸カスケードによってさまざまなプロスタグランジン（PG）やロイコトリエン（LT）に変換され，生体の恒常性維持や各種病態の増悪，改善に関係することが示され，また近年，炎症の収束などに関連するレゾルビン類やマレシン類が次々と発見されるなど，n-3系，n-6系脂肪酸の有用な生理機能とそのメカニズムが解明されてきた[2]。

ここでは，n-3系脂肪酸のα-リノレン酸，EPA，DHAとn-6系脂肪酸のリノール酸，アラキドン酸の吸収・代謝・作用機序について，特に新たな展開を迎えているアラキドン酸，EPA，DHAの代謝機構を中心に紹介する。

2.2　脂肪酸の吸収機構

リノール酸，α-リノレン酸，アラキドン酸，EPA，DHAなどの脂肪酸は，食品中では主にトリグリセリドやリン脂質に組み込まれて存在している。食品を摂取後，これらトリグリセリドやリン脂質は十二指腸で胆汁中の胆汁酸塩により乳化され，膵臓リパーゼの作用によりトリグリセリドは2-モノグリセドと遊離脂肪酸に，リン脂質はリゾリン脂質と遊離脂肪酸に加水分解される。それらは胆汁酸塩と混合ミセルを形成，小腸内腔の微絨毛膜を通過後小腸上皮細胞に取り込まれる。取り込まれた遊離脂肪酸と2-モノグリセリドはトリグリセリドに，遊離脂肪酸とリゾリン脂質はリン脂質に再合成され，コレステロールやタンパク質などとリポタンパク質のカイロミクロンとなってリンパ管に運ばれる[3)]。

n-3系脂肪酸のEPAやDHAは有用な食品機能性成分であることから，EPAやDHAが結合したトリグリセリド，モノグリセリド，リン脂質，エチルエステル，さらに遊離脂肪酸についての腸管吸収性が研究されている。ラットなどの動物を用いた試験では，リン脂質＞モノグリセリド＞遊離脂肪酸≒トリグリセリド＞エチルエステルの順に腸管吸収性が優れているとの報告が多い[4～7)]。ただ，ヒトではEPAやDHAが結合したリン脂質を多く含むオキアミ油で，EPAとDHAの血中動態（AUC：血中薬物濃度時間曲線下面積）は，オキアミ油が（再合成）トリグリセリド型，エチルエステル型より優れているとの報告[8)]と血漿中の濃度に差がないとの報告[9)]があり，詳細な検討が待たれる。また，他成分との分別，高純度化を目指して，天然型トリグリセリドを加水分解，脂肪酸エチルエステル化後，分別蒸留によりEPAやDHAの純度を高め，再びリパーゼ酵素によってトリグリセリドに再合成した製品が開発されている。再合成トリグリセリドの腸管吸収性については，ヒト試験の報告があり，天然型に比べ腸管吸収性に優れているという[10)]。ただし，再合成トリグリセリドの製品規格はトリグリセリドが50%以上，ジグリセリドが40%前後，モノグリセリドが1～3%の含有組成であることから，腸管吸収性が優れる理由としてジグリセリドやモノグリセリドが影響している可能性が高く，トリグリセリドとしては天然型とほぼ同等と考えるべきであろう。

近年，EPAやDHAの新たな原料ソースとして微細藻類由来脂質が注目を集めている。海外では粉ミルクへの利活用が進んでいる。オキアミ油との比較でEPAやDHAの吸収性が高いとの報告[11)]が出始めており今後の展開が興味深い。

2.3 リノール酸，α－リノレン酸の代謝と機能

リノール酸，アラキドン酸などのn-6系脂肪酸とα-リノレン酸，EPA，DHAなどのn-3系脂肪酸は，前述の通り，リノール酸やα-リノレン酸がヒトでは*de novo*合成できないことから食物から摂取するより他ない。また，これら系列の脂肪酸を相互に代謝変換することもできない。食物から摂取したリノール酸やα-リノレン酸は不飽和化酵素，長鎖化酵素によってその系列の中で，アラキドン酸やEPA，DHAに変換される（図2）。例えば，リノール酸は不飽和化酵素，長鎖化酵素によってアラキドン酸に，さらに不飽和化酵素，長鎖化酵素，β-酸化酵素で24：5 n-6を経て22：5 n-6に変換される。また，α-リノレン酸は不飽和化酵素，長鎖化酵素によってEPAに変換され，さらに不飽和化酵素，長鎖化酵素，β-酸化酵素で24：6 n-3を経てDHAに変換される。これらの代謝過程の不飽和化酵素と長鎖化酵素はn-3系脂肪酸とn-6系脂肪酸で共用しており，リノール酸やα-リノレン酸の摂取バランスが代謝効率に影響を与える。例えば，リノール酸の大量摂取はα-リノレン酸からステアリドン酸やEPA，DHAへの変換効率を低下させることが報告されている[12,13)]。実際，現在の我が国の食生活では，リノール酸／α-リ

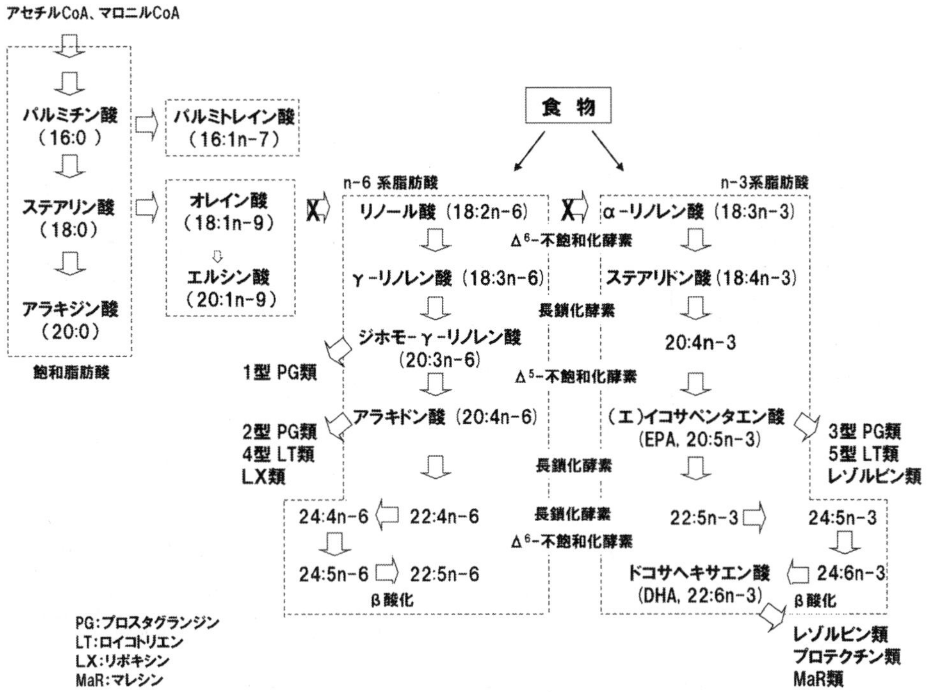

図2　動物の脂肪酸生合成経路

ノレン酸の摂取比が高いので，n-6系脂肪酸の代謝が優先され，n-3系脂肪酸のα-リノレン酸からEPA，DHAが産生されにくいことが推察される。また，摂取したα-リノレン酸は全て最終代謝生成物のDHAに変換されるか否かについても，α-リノレン酸，EPA，DHAをそれぞれラットに摂取させた報告があり，α-リノレン酸を摂取した動物はEPAを摂取した動物に比べDHAを多く生合成するが，EPAを摂取した動物は22：5 n-3（DPA）を多く生合成する[14)]。また，DHAを多く摂取した動物ではレトロコンバートされてEPAの含量が多くなる[15)]。

リノール酸やα-リノレン酸の機能については，欠乏時，生殖不全，成長阻害，皮膚障害となることが古くから知られているが，それら機能は，リノール酸はアラキドン酸で，α-リノレン酸はEPAやDHAでほぼ置き換えることができる。ただ，皮膚のバリア機能はリノール酸特異的である[16)]。

2.4　アラキドン酸の代謝と機能（図3）

アラキドン酸は生体膜リン脂質中からホスホリパーゼA_2(PLA_2）によって切り出された後，いわゆるアラキドン酸カスケードに乗って，シクロオキシゲナーゼ（COX）によりPGG_2，PGH_2を経て，PGI_2，PGE_2，PGD_2，$PGF_{2\alpha}$，トロンボキサンA_2(TXA_2）などの2型のPG類に，また5-リポキシゲナーゼ（5-LOX）によって，5-HpETE，LTA_4を経て，LTB_4，LTC_4，LTD_4，LTE_4などの4型のLT類に，さらに一部はリポキシン（LX）類に変換され，さまざま

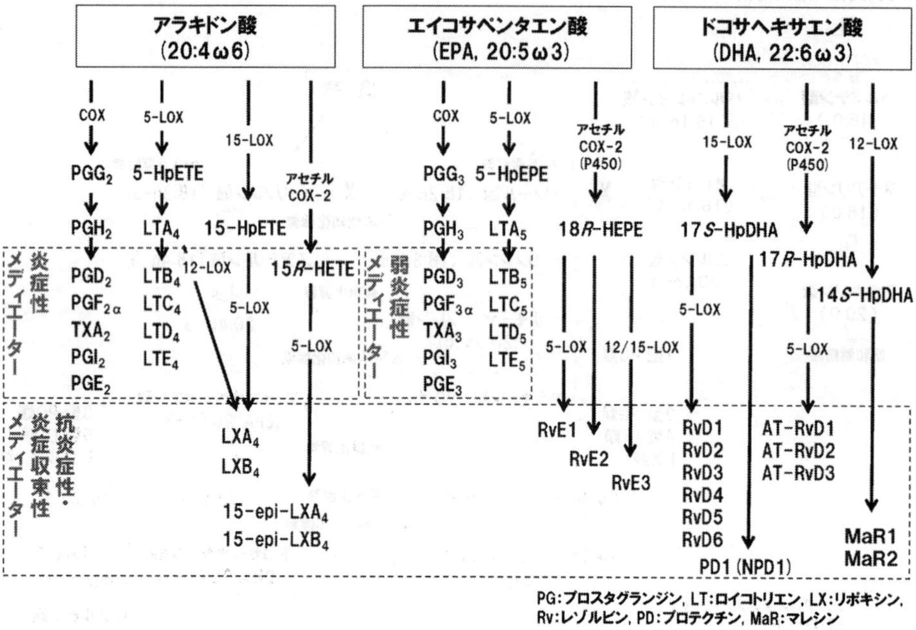

図3　アラキドン酸，EPA・DHAの主な代謝経路

な生理作用を示す。PG類やLT類は速やかに生理作用を発揮して，速やかに不活化することからオータコイド（局所ホルモン）とも呼ばれているが，アラキドン酸由来のPG類やLT類はPGE_2，PGD_2，LTB_4に代表されるように生体防御反応の中では炎症性メディエーターとして炎症惹起の中心的な働きを示す。しかしながら昨今の研究から，アラキドン酸由来のPG類の中には炎症反応を抑制する抗炎症性メディエーターの存在が明らかになってきた[17]。例えば，PGE_2にはEP_1，EP_2，EP_3，EP_4の4種の受容体が存在するが，EP_3受容体を欠損させたマウスではアレルギー性気道炎症が増悪し，EP_3受容体のアゴニストはこのワイルドタイプのアレルギー反応を抑制した[18]。さらに，EP_2，EP_4受容体を介して好中球やマクロファージからのTNF-αの分泌を抑制した報告もあり，PGE_2に炎症惹起と抑制の両面がうかがえる[19, 20]。またPGI_2では，その受容体のIPの欠損マウスにおいて血管透過性が亢進，受動皮膚アレルギー反応が増悪しTh2型サイトカインの産生が増大した[17]。さらにアレルギー性肺炎においてPGI_2が免疫反応を抑制するサイトカインのIL-10の産生を促して炎症を抑制するなど，PGI_2，PGE_2が炎症性サイトカインの産生抑制や組織の修復を促進し，炎症反応を収束する働きが明らかになっている[17]。またTXA_2においてもその受容体であるTP欠損マウスでは抗原刺激によってアレルギー皮膚炎を増悪させたことから，TXA_2のアレルギー性皮膚炎抑制作用が示唆されており[21]，PG類の炎症惹起と炎症改善の相反作用が明らかとなってきた。

1984年にSerhanによってアラキドン酸からの代謝体として発見されたリポキシン（LX）[22]は，3個のヒドロキシル基と共役テトラエンの構造を持ち，現在までにリポキシンA_4(LXA_4)

とリポキシン B_4(LXA_4) 含め4種類が知られている。これら化合物は，当初生理活性が弱いとされ注目を浴びなかったが[23]，1990年以降 LTB_4 産生抑制作用[24]を皮切りに，喘息による気道過敏性抑制作用，血管透過性の抑制，システイニルロイコトリエン（CysLT）産生抑制，Th2型サイトカインの産生抑制など抗炎症性メディエーターとしての働きが明らかとなっている[25~31]。リポキシンの産生は3経路が報告されており，1つはアラキドン酸から好中球や上皮細胞などの15-LOXにより15-HpETEに変換され，次いで好中球や単球の5-LOXによって産生される経路，1つは，5-LOXによって，5-HpETEを経て LTA_4 から血小板の12-LOXによって産生される経路である[32]。この場合，炎症惹起時にアラキドン酸は5-LOXによって，5-HpETE，LTA_4 を経て，LTB_4，LTC_4，LTD_4，LTE_4 などの炎症性メディエーターに変換され炎症を増悪させるが，炎症部位に徐々に浸透してくる血小板の12-LOXによって LTA_4 は抗炎症性メディエーターのリポキシンに変換され，炎症を減弱，収束させる方向に向かわせる。このような作用は，炎症惹起時に産生された PGE_2 が上皮細胞の15-LOXの発現を誘導し15-HpETEの産生増加を経てリポキシン産生を増やし炎症を収束に向かわせることでも示されている。さらにもう1つ注目を浴びているリポキシン産生経路がある。非ステロイド系抗炎症薬（NSAIDs）のアスピリンはアラキドン酸カスケードのCOXを阻害することで薬効を発揮することは有名であるが，そのメカニズムはCOXがアセチル化されることでPG産生酵素活性が失われることによる。COXには恒常的に発現しているCOX-1と炎症によって誘導されるCOX-2があるが，COX-2はアスピリンでアセチル化された後も水酸化活性を示し，アラキドン酸からR体の15*R*-HETEを産生し，次いで好中球や単球の5-LOXによって15-epi-リポキシン A_4（15-epi-LXA_4，またはaspirin triggered-LXA_4），15-epi-リポキシン B_4（15-epi-LXB_4，またはaspirin triggered-LXB_4）に変換される[33]。15-epi-LXA_4 は抗炎症作用を有する[29]ことから，アスピリンによる抗炎症作用はPG類の産生抑制とは別のメカニズムの存在が示されたことになり非常に興味深い。このことは，強力な抗炎症作用を期待し開発されたCOX-2選択的阻害薬の臨床効果が思ったほど高くないことの主な原因ではないかと推察されている。この代謝経路は，n-3系不飽和脂肪酸のEPAやDHAにおいても存在する。

2.5　EPA・DHAの代謝と機能（図3）

EPAはアラキドン酸と同様に生体膜リン脂質中から PLA_2 によって切り出された後，COXにより PGG_3，PGH_3 を経て，PGI_3，PGE_3，PGD_3，$PGF_{3\alpha}$，TXA_3 などの3型のPG類に，また5-LOXによって，5-HpEPE，LTA_5 を経て，LTB_5，LTC_5，LTD_5，LTE_5 などの5型のLT類に変換される。一方，DHAは1981年にCOXにより $PGF_{4\alpha}$ に変換される[34]との報告が一時なされたが，トリヒドロキシ体と訂正[35]されて以降COXの基質にはならないと考えられた。実際5-LOXや12-LOXなどにより好中球で4-HDHE，7-HDHE[36]に，血小板で11-HDHEや14-HDHEに[37]，またラット肝臓ミクロソーム画分で数種のHDHEやエポキシ体[38]に変換されるとの報告に留まっていた。EPAやDHAなどのn-3系脂肪酸はDyerberg博士の疫学調査以降多くの報告から抗炎症作用が知られるようになったが，EPA由来の3型PG類や5型LT類は，PGI_3に血小板凝集抑制作用が認められた以外他の分子種の生理作用は弱く[39]，DHA由来の各種HDHEについても生理作用は強くない[40]との見解から，EPAやDHAが示す抗炎症作用は，アラキドン酸との競合による2型PG類や4型LT類の産生減少が主なメカニズムと長年考えられていた。しかし，最近の研究からEPAやDHAが，前述のアスピリンによるアセチル化COX-2や各種LOXの基質となりレゾルビンやプロテクチンと呼ばれる抗炎症性メディエーターに変換されることが網羅的メタボローム解析で明らかになり，さらに線虫のn-3系脂肪酸合成酵素（*fat-1*）を発現したトランスジェニックマウスが開発され，n-6系脂肪酸がn-3系脂肪酸に，例えばアラキドン酸がEPAに変換され，n-3系脂肪酸の機能を選択的に評価できることから，EPAやDHAの薬理学的研究は新たな展開を迎えている[41～46]。

レゾルビンにはEPAから産生されるEシリーズとDHAから産生されるDシリーズがある。Eシリーズは3種類確認されている。EPAが内皮細胞由来のアセチルCOX-2，あるいはシトクロームP450によって18*R*-HEPEに変換され，さらに好中球の5-LOXによって5, 6-epoxy-18*R*-HEPEを経てレゾルビンE1（RvE1）に変換される[47]。また，好酸球では12/15-LOXによってレゾルビンE3（RvE3）に変換される[48, 49]。レゾルビンE1はケモカイン受容体のファミリーであるChemR23やLTB_4受容体のBLT1に結合し抗炎症作用[50]を示し，腹膜炎，喘息，炎症性腸疾患，アトピー性皮膚炎などの改善効果が報告されている[51～53]。また，レゾルビンE2，E3についても抗炎症作用を有する[47, 54]。また最近，18-HEPEが心不全モデルの心臓リモデリングを抑制する効果[55]やEPAの17, 18-エポキシ体の17, 18-EpETEが食物アレルギーの下痢症状を改善する効果[56]，加齢黄斑変性症での血管新生を抑制する効果[57]が報告されており，今後の展開が興味深い。

一方Dシリーズは，DHAが15-LOXによって17*S*-hydroperoxyDHA（17*S*-HpDHA）に変換され，次いで5-LOXによって7, 8-epoxy-17*S*-HDHAや4, 5-epoxy-17*S*-HDHAを経てレゾルビンD1，D2，D3，D4，D5，D6（RvD1，2，3，4，5，6）が産生される[58]。また別経路としてアセチルCOX-2あるいはシトクロームP450によってDHAが17*R*-hydroxyDHA（17*R*-HDHA）に変換され，次いで5-LOXによって7, 8-epoxy-17*R*-HDHAや4, 5-epoxy-17*R*-HDHAを経てaspirin triggered-レゾルビンD1，D2，D3（AT-RvD1，2，3）が産生される経路もある。いずれのレゾルビン類も強力な抗炎症作用[59]を示すが，レゾルビンD1には破骨細胞の分化を抑制することによる骨吸収抑制因子としての作用[60]，レゾルビンD2には敗血症への効果[61]，aspirin triggered-レゾルビンD1，D2には大腸炎への効果[62]が報告されている。

またDHAには，14*S*-hydroperoxyDHA（14*S*-HpDHA）を介してマレシン1（MaR1，またはMaresin1）とマレシン2（MaR2，またはMaresin2）を産生する経路と17*S*-hydroperoxyDHA（17*S*-HpDHA）を介してプロテクチンD1（PD1，またはニューロプロテクチンD1：NPD1）を産生する経路もある。マレシン1はマクロファージで産生されるが，炎症抑制性の組織修復作用を示す[63, 64]。プロテクチンD1は2003年にBazan, Serhanら[65, 66]のグループによって脳虚血再還流試験によって発見された物質で，脳保護作用[67, 68]やレゾルビン同様強力な抗炎症作用[69～71]を示すことが明らかとなっている。最近，ドコサペンタエン酸（DPA，22：5 n-3）の代謝体としてプロテクチン $D1_{n-3\,DPA}$ とレゾルビン $D5_{n-3\,DPA}$ が発見され，炎症性腸疾患モデル動物での効果が確認されている[72]。

2.6　n-3系，n-6系脂肪酸と保健機能食品

超高齢社会が進行する現代，国民の健康に対する意識が高く，食品の栄養機能が表示できる特定保健用食品，栄養機能食品，機能性表示食品などの保健機能食品に注目が集まっている。n-3系脂肪酸についても応用展開が図られており，特定保健用食品では，EPA・DHAの中性脂肪低下作用を保健効果に，ソーセージや清涼飲料水製品が認可されている。また栄養機能食品は，2015年4月1日よりn-3系脂肪酸が新たな成分として加わり，「n-3系脂肪酸は皮膚の健康維持を助ける栄養素です。」の栄養機能表示が可能となった。α-リノレン酸を多く含むエゴマ油や亜麻仁油などの食用油が上市されている。さらに，2015年4月1日より新たに施行された機能性表示食品についても，EPA・DHAの中性脂肪低下作用の機能表示を皮切りに，認知機能の一部である数・ことば・図形・状況などの情報の記憶をサポートする機能や記憶力，注意力，判断力，空間認識力を維持する機能の表示，さらにEPA・DHAとn-6系脂肪酸のアラキドン酸を組み合わせて，認知機能の一部である注意機能（重要な物事に素早く気づけることや，複数の物事に注意を払えること）の維持に役立つ機能の表示で商品が上市されている。

2.7　おわりに

n-3系脂肪酸，n-6系脂肪酸の吸収・代謝・作用機序について雑駁に述べてきたが，超高齢社会が進行している我が国では，これら機能性成分に対する国民の期待度は高い。今後も本分野のさらなる研究の発展に期待したい。

文　　献

1）　J. Dyerberg *et al.*, *Am. J. Clin. Nutr.*, **28**, 958 (1975)
2）　室田誠逸ほか, プロスタグランジンの生化学－基礎と実験－, 東京化学同人 (1982)
3）　G. J. Nelson *et al.*, *Lipids*, **23**, 1005 (1988)
4）　L. D. Lawson *et al.*, *Biochem. Biophys. Res. Commun.*, **152**, 328 (1988)
5）　M. Reicks *et al.*, *Lipids*, **25**, 6 (1990)
6）　I. Ikeda *et al.*, *Biochim. Biophys. Acta*, **1259**, 297 (1995)
7）　A. Valenzuela *et al.*, *Ann. Nutr. Metab.*, **49**, 49 (2005)
8）　J. P. Schuchardt *et al.*, *Lipids Health Dis.*, **10**, 145 (2011)

9) A. Kohler *et al.*, *Lipids Health Dis.*, **14**, 19 (2015)
10) J. Dyerberg *et al.*, *Prostaglandins Leukot. Essent. Fatty Acids*, **83**, 137 (2010)
11) M. L. Kagan *et al.*, *Lipids Health Dis.*, **12**, 102 (2013)
12) E. A. Emken, *et al.*, *Biochim. Biophys. Acta*, **1213**, 277 (1994)
13) B. Choque *et al.*, *Biochimie*, **96**, 14 (2014)
14) M. Saito *et al.*, *J. Agric. Food Chem.*, **46**, 184 (1998)
15) O. Christophersen *et al.*, *Biochim. Biophys. Acta*, **1081**, 85 (1991)
16) 菅野道廣, 脂質栄養学, p.27, 幸書房 (2016)
17) H. Nagai, *Pharmacol. Ther.*, **133**, 70 (2012)
18) T. Kunikata. *et al.*, *Nat. Immunol.*, **6**, 524 (2005)
19) K. Takayama *et al.*, *J. Biol. Chem.*, **277**, 44147 (2002)
20) H. Yamane *et al.*, *Biochem. Biophys. Res. Commun.*, **278**, 224 (2000)
21) K. Kabashima *et al.*, *Nat. Immunol.*, **4**, 694 (2003)
22) C. N. Serhan *et al.*, *Proc. Natl. Acad. Sci. USA*, **81**, 5335 (1984)
23) 腰原康子, ロイコトリエンと病態, 室田誠逸, 富岡玖夫編, p.54, 分解医学書院 (1987)
24) P. Conti *et al.*, *Immunol. Lett.*, **24**, 237 (1990)
25) N. Chiang *et al.*, *Br. J. Pharmacol.*, **139**, 89 (2003)
26) G. Bannenberg *et al.*, *Br. J. Pharmacol.*, **143**, 43, (2004)
27) O. Haworth *et al.*, *Nat. Immunol.*, **9**, 873 (2008)
28) P. R. Devchand *et al.*, *FASEB J.*, **17**, 652 (2003)
29) C. N. Serhan *et al.*, *Nat. Rex. Immunol.*, **8**, 349 (2008)
30) S. Shimizu *et al.*, *Ann. Otol. Rhinol. Laryngol.*, **122**, 683 (2013)
31) C. Barnig *et al.*, *Eur. Respir. Rev.*, **24**, 141 (2015)
32) C. N. Serhan *et al.*, *Anu. Rev. Pathol.*, **3**, 279 (2008)
33) C. N. Serhan *et al.*, *J. Exp. Med.*, **192**, 1197 (2000)
34) J. Mai *et al.*, *Prostaglandins*, **21**, 691 (1981)
35) B. German *et al.*, *Prostaglandins*, **26**, 207 (1983)
36) S. Fisher *et al.*, *Biochem. Biophys. Res. Commun.*, **120**, 907 (1984)
37) M. Aveldano *et al.*, *J. Biol. Chem.*, **258**, 9339 (1983)
38) M. VanRollians *et al.*, *J. Biol. Chem.*, **259**, 5776 (1984)
39) P. Needlema *et al.*, *Science*, **193**, 163 (1976)
40) 室田誠逸ほか, 講座プロスタグランジン第 8 巻 PG をめぐる新物質, p.193, 東京化学同人 (1988)
41) 佐和貞治, 日集中医誌, **17**, 269 (2010)
42) 有田誠ほか, 化学と生物, **46**, 316 (2008)
43) C. N. Serhan *et al.*, *J. Immunol.*, **176**, 1848 (2006)
44) T. D. Niemoller *et al.*, *Prostaglandins Other Lipid Mediat.*, **91**, 85 (2010)
45) J. Nowak *et al.*, *Carcinogenesis*, **28**, 1991 (2007)
46) S. Bilal *et al.*, *Biochim. Biophys. Acta*, **1812**, 1164 (2011)
47) S.F. Oh *et al.*, *Biochim. Biophys. Acta*, **1811**, 737 (2011)
48) Y. Isobe *et al.*, *J. Biol. Chem.*, **287**, 10525 (2012)
49) Y. Isobe *et al.*, *Front. Immunol.*, **3**, 1 (2012)
50) M. Arita *et al.*, *J. Immunol.*, **178**, 3912 (2007)
51) C. N. Serhan *et al.*, *Nature*, **510**, 92 (2014)
52) J. Y. Lim *et al.*, *Biomed. Res. Int.*, **2015**, 830930 (2015)

53) D. Jesmond *et al.*, *Front. Immunol.*, doi: 10.3389/fimmu.2017.01400 (2017)
54) S. F. Oh *et al.*, *J. Immunol.*, **188**, 4527 (2012)
55) J. Endo *et al.*, *J. Exp. Med.*, **211**, 1673 (2014)
56) J. Kunisawa *et al.*, *Sci. Rep.*, **5**, 9750 (2015)
57) R. Yanai *et al.*, *Proc. Natl. Acad. Sci. USA*, **111**, 9603 (2014)
58) M. Uddin *et al.*, *Prog. Lipids Res.*, **50**, 75 (2011)
59) M. Arita, *J. Biochem.*, **152**, 313 (2012)
60) J. Yuan *et al.*, *Prostaglandins Other Lipid Mediat.*, **92**, 85 (2010)
61) M. Spite *et al.*, *Nature*, **461**, 1287 (2009)
62) A. F. Bento *et al.*, *J. Immunol.*, **187**, 1957 (2010)
63) B. Deng *et al.*, *Plos One*, **9**, e102362 (2014)
64) C. N. Serhan *et al.*, *Biochim. Biophys. Acta*, **1851**, 397 (2015)
65) V. L. Marcheselli *et al.*, *J. Biol. Chem.*, **278**, 43807 (2003)
66) C. N. Serhan *et al.*, *J. Exp. Med.*, **196**, 1025 (2002)
67) W. J. Lukiw *et al.*, *J. Clin. Invest.*, **115**, 2774 (2005)
68) N. G. Bazan *et al.*, *Mol. Neurobiol.*, **46**, 221 (2012)
69) C. N. Serhan *et al.*, *J. Immunol.*, **176**, 1848 (2006)
70) T. D. Niemoller *et al.*, *Prostaglandins Other Lipid Mediat.*, **91**, 85 (2010)
71) N. Serhan *et al.*, *Biochim. Biophys. Acta*, **1851**, 397 (2015)
72) T. Gobbetti *et al.*, *Proc. Natl. Acad. Sci. USA*, **114**, 3963 (2017)

3　グリセロリン脂質，グリセロ糖脂質，スフィンゴ脂質

菅原達也*

3.1　グリセロリン脂質

食餌由来のグリセロリン脂質は，主としてホスファチジルコリン（レシチン）であるが，グリセロール3位の親水基の違いにより，ホスファチジルエタノールアミン，ホスファチジルセリン，ホスファチジルイノシトールなども知られている（図1）。これらのリン脂質は食餌中の脂肪酸源として3％程度寄与していると見積もられる[1]。ホスファチジルコリンは胆汁にも相当量含まれており，小腸内でのミセル形成に重要な働きを持つ。小腸内で膵由来のホスホリパーゼA_2により，2位のエステル結合が加水分解され，脂肪酸とリゾホスファチジルコリン（リゾレシチン）が生成し，小腸上皮細胞にそれぞれ取り込まれる。取り込まれた脂肪酸の一部はトリアシルグリセロール合成に用いられ，脂肪酸の一部やリゾホスファチジルコリンの一部はホスファチジルコリンに再合成される。またリゾホスファチジルコリンの一部はさらにグリセロール-3-リン酸コリンに分解され，門脈を介して肝臓へと運ばれる[2]。

小腸内でのホスファチジルコリンの加水分解は，脂溶性成分（コレステロールやカロテノイドなど）の吸収にも重要であることが知られている。消化管内で胆汁酸混合ミセル中に取り込まれたコレステロールやカロテノイドなどの脂溶性成分は，ホスファチジルコリンを多く含む胆汁酸混合ミセルから遊離されにくい。そのため，ミセル内でリゾホスファチジルコリンに加水分解されることが，これらの脂溶性成分の小腸上皮細胞への吸収に重要であることが示されている[3, 4]。一方で，親水基が異なる他のグリセロリン脂質では，ホスファチジルコリンの場合とは異なる影

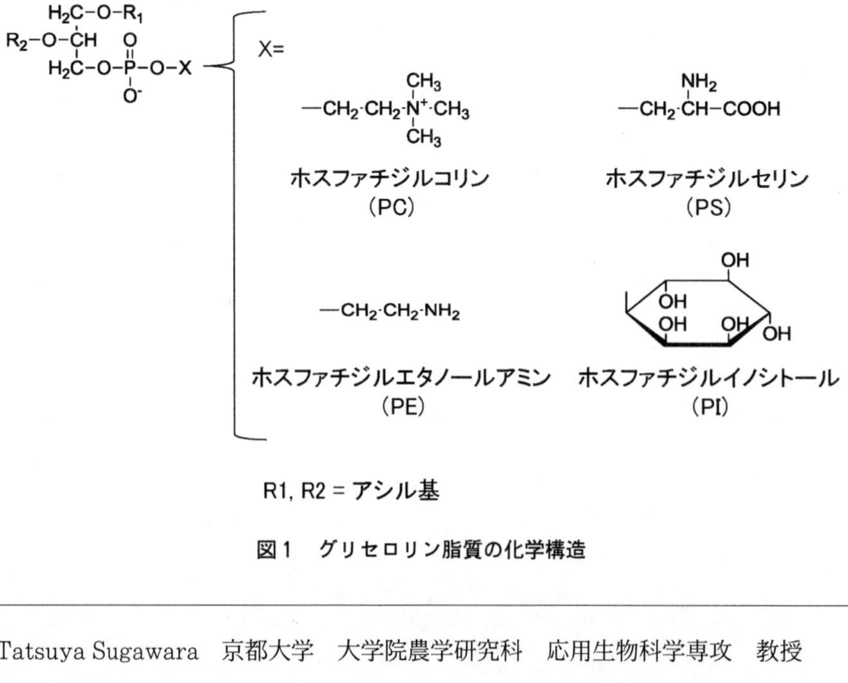

図1　グリセロリン脂質の化学構造

＊ Tatsuya Sugawara　京都大学　大学院農学研究科　応用生物科学専攻　教授

響を示すことも報告されている[5)]。

3.2　グリセロ糖脂質

グリセロ糖脂質は，主に植物の葉緑体膜脂質として存在する。主要なものは，モノガラクトシルジアシルグリセロール（MGDG）とジガラクトシルジアシルグリセロール（DGDG）である（図 2）。グリセロ糖脂質の 1 日当たりの摂取量は，日本人で約 300 mg との試算もあり，食品成分としても無視できない[6)]。経口摂取されたグリセロ糖脂質は，他のグリセロ脂質とほぼ同様に消化され，グリセロ糖脂質構造を維持したままでは吸収されない（図 3）。消化管内で，膵リパーゼ関連タンパク質 2（PLRP2）の作用により，*sn-1* 位と *sn-2* 位のアシル基が加水分解される[7)]。その際，*sn-1* 位と *sn-2* 位の両方に PLRP2 が作用できるのか，モノアシル型の MGMG や DGMG のアシル転移が必要なのかはわかってい

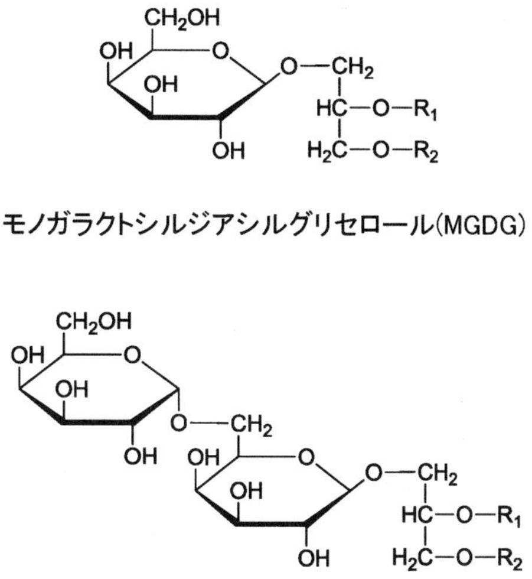

図 2　グリセロ糖脂質の化学構造

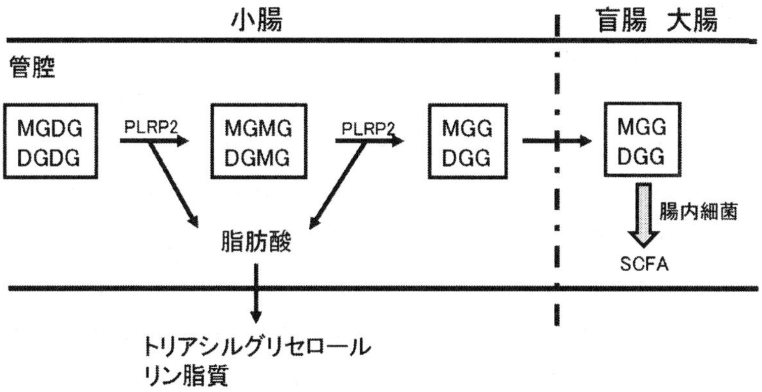

MGMG: モノガラクトシルモノアシルグリセロール
DGMD: ジガラクトシルモノアシルグリセロール
MGG: モノガラクトシルグリセロール
DGG: ジガラクトシルグリセロール
PLRP2: 膵臓リパーゼ関連タンパク質2
SCFA: 短鎖脂肪酸

図 3　グリセロ糖脂質の消化管吸収機構

ないが，生じた遊離脂肪酸は速やかに小腸上皮細胞から吸収される。吸収された脂肪酸の70%以上はトリアシルグリセロールに，残りはグリセロリン脂質に再合成され，リンパを介して体内へと吸収される[8]。マウスを用いた検討によって，グリセロ糖脂質を経口摂取した場合の脂肪酸部分の生体利用の効率は，他のグリセロ脂質と同等以上であることも報告されている[9]。

一方，小腸内で生じた脱アシル化物である糖グリセロール（モノガラクトシルグリセロールやジガラクトシルグリセロール）は門脈血からは全く検出されないこと，小腸粘膜にも膵臓にもガラクトースとグリセロールの結合を分解する活性が認められないことから，消化も吸収も受けずに盲腸や大腸などの下部消化管にまで到達することが示唆されている[10]。マウスを用いた実験により，小麦糖脂質画分の摂取が盲腸内短鎖脂肪酸を増加させることも報告されており，小腸内で生じた糖グリセロールは腸内細菌によって利用される可能性が高いと考えられる[11]。また，主要な含硫グリセロ糖脂質であるスルホキノボシルジアシルグリセロール（SQDG）もガラクトグリセロ脂質と同様に脂肪酸部分が加水分解され，生じた脂肪酸が小腸から吸収される。消化管内で生じたスルホキノボグリセロール（SQG）から，下部消化管の腸内細菌によってSO_4^{2-}が遊離し，体内に吸収されることも示されている[12]。

グリセロ糖脂質もリン脂質と同様に親水基を持つことから両親媒性であり，脂溶性成分の吸収に影響を及ぼすことも示されている。培養細胞（Caco-2細胞）を用いた小腸上皮モデル実験によって，DGDGとSQDGはカロテノイドの吸収を抑制するが，それぞれのモノアシル型であるDGMGとスルホキノボシルモノアシルグリセロール（SQMG）は，促進することが報告されている[13,14]。

3.3 スフィンゴ脂質

スフィンゴ脂質は細胞膜の構成成分として生物界に普遍的に存在しており，我々は日常的にスフィンゴ脂質を摂取している。動物起源では牛乳，卵，畜肉などの畜産物に含まれるスフィンゴミエリン，植物起源では穀類，豆類などのグルコシルセラミドが主要なものとなる（図4）。アメリカ人の1日当たりの全スフィンゴ脂質摂取量は300〜400 mgと算出されており，これは食品全体の摂取量の0.01〜0.02%程度に相当する[15]。日本人の1日当たりの摂取量は，スフィンゴミエリン50〜110 mg，グルコシルセラミド60〜80 mg程度であり[6,16]，海産物も寄与してる[17]。

経口摂取されたスフィンゴ脂質の一部は，消化管内で極性基（リン酸コリンや糖など），脂肪酸，スフィンゴイド塩基といった構成成分単位に加水分解された後，小腸上皮細胞から吸収される。しかしながら，グリセロ脂質と比べると極めて消化されにくい。吸収機構および吸収後の代謝・生体利用性などを含めたスフィンゴ脂質の消化と吸収の詳細については，近年徐々に明らかにされてきている（図5）。

主要なスフィンゴリン脂質であるスフィンゴミエリンは，小腸に存在するアルカリ性スフィンゴミエリナーゼによってセラミドとリン酸コリンに加水分解される[18,19]。この酵素は小腸の空腸部，なかでも小腸上皮細胞の微絨毛部で強く発現している。至適pHはアルカリ性8.5〜9.5であり，タウロコール酸やタウロケノデオキシコール酸などの一次胆汁酸によって活性化される。

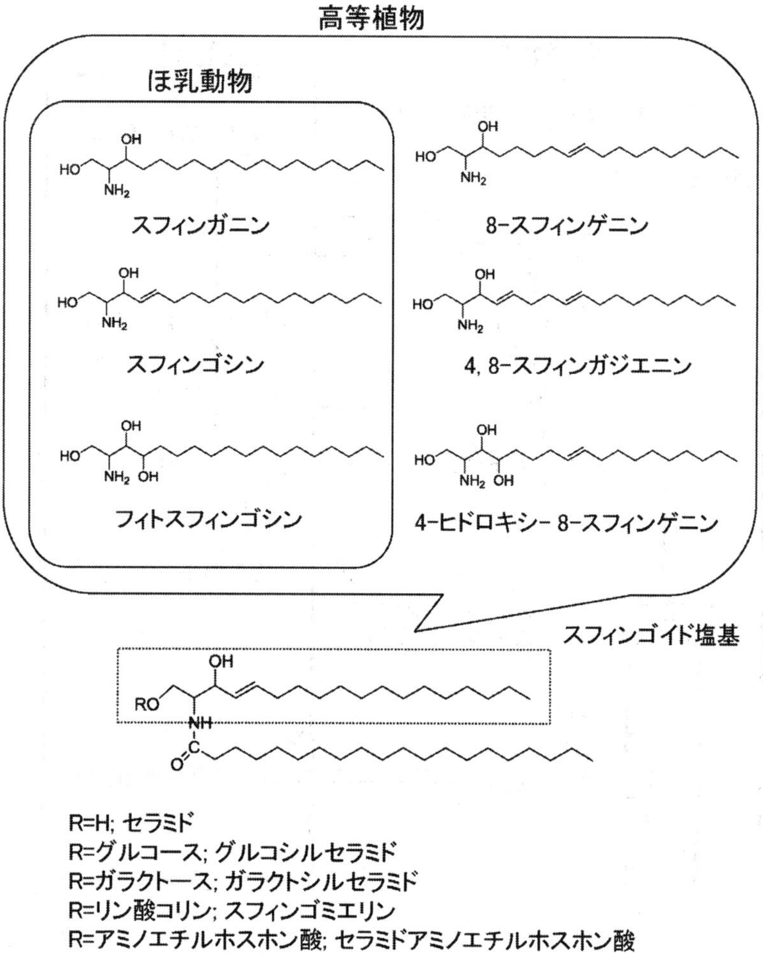

図4　スフィンゴ脂質の化学構造

さらにトリプシンの働きによってC末端側が加水分解され，粘膜から遊離することが示唆されており，消化管腔内でのスフィンゴミエリン消化に関わると考えられる[20]。また，海産の軟体動物などに含まれており，炭素原子とリン原子が直接結合したC-P結合をもつホスホノ脂質であるセラミドアミノエチルホスホン酸も，スフィンゴミエリンと同様に極性基部分が分解され，消化管内でセラミドが生じる[21]。

スフィンゴ糖脂質であるグルコシルセラミドもスフィンゴミエリンと同様に消化管内でセラミドと糖に加水分解される。小腸粘膜に存在するグルコシルセラミダーゼ活性は，小腸上皮細胞の微絨毛膜上に存在する二糖類水解酵素複合体の一つであるラクターゼ・フロリジン水解酵素のフロリジン水解活性部位であることが示されている[22, 23]。この酵素はグルコシルセラミドのみならず，ガラクトシルセラミドやラクトシルセラミドも基質としてグリコシド結合を加水分解し，セラミドを遊離する。

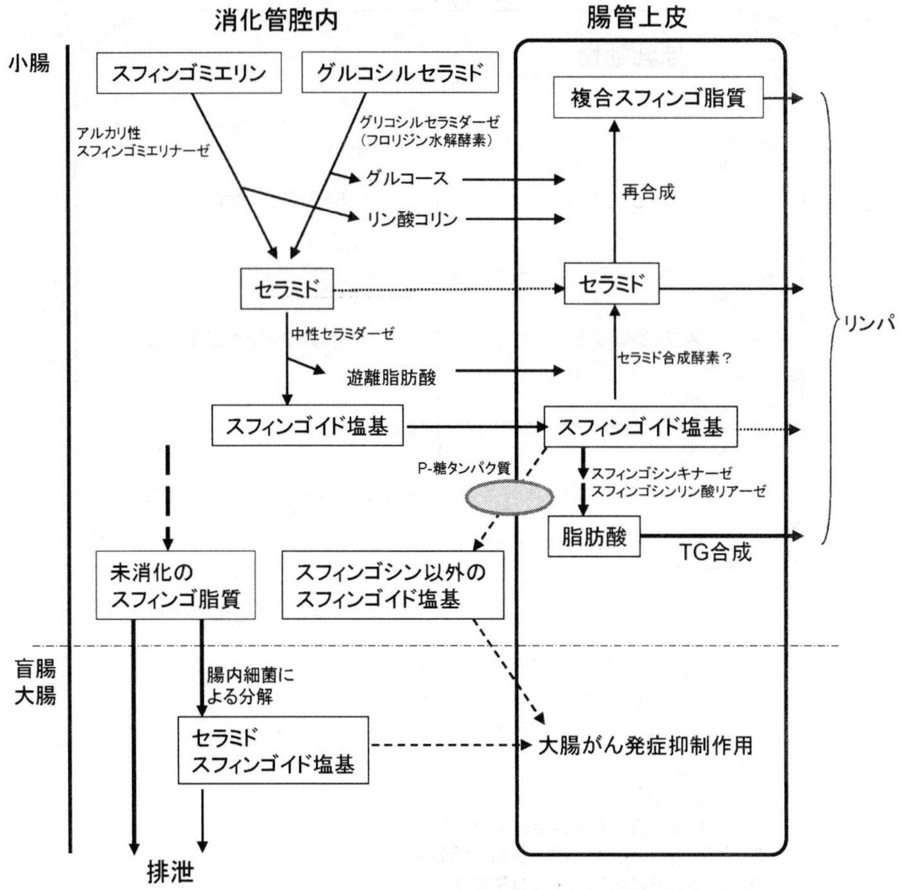

図5　スフィンゴ脂質の消化管吸収機構

スフィンゴミエリンやスフィンゴ糖脂質の極性基が加水分解されて生成したセラミドの一部は，小腸の粘膜上皮細胞で発現している中性セラミダーゼの働きによってスフィンゴイド塩基と遊離脂肪酸に加水分解される[24, 25)]。中性セラミダーゼの至適 pH は 7 付近で，胆汁酸の共存によって活性が上昇する。生理的な胆汁酸濃度で粘膜から抽出できること，トリプシンやキモトリプシンといったタンパク質分解酵素に対して耐性を持つことなどから，小腸の中性セラミダーゼは消化管腔内でもセラミドの加水分解に寄与していると考えられる。

消化管腔内で生成したスフィンゴ脂質の構成成分（脂肪酸，スフィンゴイド塩基，糖，リン酸コリンなど）はそれぞれ小腸上皮細胞から吸収される。スフィンゴ脂質の最小構成単位であるスフィンゴイド塩基について，動物細胞で主要なスフィンゴシン（*trans*-4-スフィンゲニン）の場合には，小腸上皮細胞に取り込まれた後，一部はスフィンゴ脂質（スフィンゴミエリン，グリコシルセラミド，セラミドなど）に再利用されるものの，大部分は脂肪酸に代謝変換される[26, 27)]。スフィンゴシンの一般的な異化経路では，スフィンゴシンキナーゼによってスフィンゴシンのアミノ基がリン酸化されてスフィンゴシン-1-リン酸となり，スフィンゴシンリン酸リアーゼの作用によってスフィンゴシン-1-リン酸がリン酸エタノールアミンとヘキサデセナールに分解される。小腸上皮細胞に取り込まれたスフィンゴシンから前述の異化経路で生成したヘキサデセナールは，パルミチン酸としてトリアシルグリセロールやグリセロリン脂質に合成されカイロミクロンに取り込まれる。実際に，これらのスフィンゴシン異化に関する酵素の活性と発現は，小腸で他の臓器よりも高い[28, 29]。ヘキサデセナールからパルミチン酸への変換経路については，その詳細は不明であったが，ヘキサデセナールはヘキサデセン酸へと酸化された後，ヘキサデセノイルCoAとなり，パルミトイルCoAへと飽和化されることが明らかにされた[30]。このようにして，小腸から吸収されたスフィンゴシンの50～70%，ジヒドロスフィンゴシン（スフィンガニン）の約90%は，リンパ中のトリアシルグリセロール画分にパルミチン酸として取り込まれる。一方，ラットを用いたリンパカニュレーション試験から，スフィンゴミエリンを摂取した際に消化管で生じたセラミドが，それ以上の分解を受けずに，セラミドのまま直接小腸から吸収される可能性も示唆されている[31]。

しかしながら，経口摂取されたスフィンゴ脂質はグリセロ脂質に比べて，消化も吸収もされにくい。スフィンゴミエリンの場合，経口投与24時間のリンパへの回収率は，脂肪酸部分で最大60%程度であり，スフィンゴシン部分は10%に満たない[26]。グルコシルセラミドもほぼ同様で，脂肪酸部分で20～40%程度，スフィンゴシン部分では3～4%がリンパに吸収される[27]。吸収率が低い原因の一つに消化管内のスフィンゴ脂質分解活性がそれほど高くないことが挙げられる。例えば，ラベル化したスフィンゴミエリンをマウスに経口投与した結果では，投与90分後には投与量の12%が下部消化管（盲腸，大腸）に現れ[32]，ラットの場合でも経口投与したスフィンゴミエリンの33～45%に相当する部分が糞中に排泄され，その半分以上は未分解のスフィンゴミエリンのままである。このとき糞中からは，スフィンゴミエリン分解産物のセラミドやスフィンゴシンも検出されている[33]。ヒトの腸内細菌やラット盲腸内容物からグルコシルセラミダーゼ活性が見出されており，下部消化管に達した未分解のスフィンゴ脂質は腸内細菌によってその一部が分解されることが推測される[34, 35]。スフィンゴ脂質の経口摂取による大腸がん抑制作用が報告されているが[36～38]，その理由として小腸で消化も吸収もされなかったスフィンゴ脂質が盲腸や大腸に到達し，腸内細菌によって生成したセラミドやスフィンゴイド塩基が作用する可能性も考えられる。

植物由来スフィンゴ脂質の場合，ほ乳動物とは異なった特有のスフィンゴイド塩基構造を有するが（図4），消化過程は前述のスフィンゴ脂質とほぼ同様である[35]。しかしながら，消化管内で生成した植物由来のスフィンゴイド塩基は，動物細胞に主要なスフィンゴシンと比べると，小腸上皮細胞から吸収されにくい。例えば植物の主要なスフィンゴイド塩基である4,8-スフィンガジエニンのリンパへの吸収率は，グルコシルセラミドとして摂取した場合，0.2%程度である。吸収された一部はセラミド分子へと再合成されることが示されている[39]。また，海産無脊椎動物由来の特有のスフィンゴイド塩基から成るセラミドモノヘキソシドの場合も植物のものとほぼ同様の吸収率であることが報告されている[40]。スフィンゴイド塩基の化学構造による吸収率の違いには，薬物排出トランスポーターであるP-糖タンパク質が関与している可能性が示唆されている[41, 42]。つまり，小腸上皮細胞に取り込まれたスフィンゴシンは，それ以外のスフィンゴイド塩基に比べて，P-糖タンパク質による排出を受けにくい。しかしながら，P-糖タンパク質の基質特異性はブロードであるため，スフィンゴイド塩基の微細な構造の違い（不飽和結合の位置や数）を認識できるとは考えにくく，他に重要な選択的吸収機構が存在する可能性も高い。ほ乳動物の体内には植物に特有のスフィンゴイド塩基の蓄積が認められていないことからも，経口摂取された植物由来スフィンゴ脂質が化学構造を維持したままで再利用されている可能性は低いようであるが，未だ不明な点も多く残されている。

セラミドは角質細胞間脂質の主要成分であり，皮膚バリア機能に重要であることから，スフィンゴ脂質の経口摂取による皮膚バリア機能向上作用が期待されている。実際に，様々な素材由来スフィンゴ脂質の経口摂取によって，皮膚バリア機能が改善することが動物実験などで確認されている[40, 43～45]。しかしながら，前述のように経口摂取されたスフィンゴ脂質は他の脂質成分に比べると吸収されにくいため，皮膚で再利用されているとは考えにくく，内因性スフィンゴ脂質代謝の亢進がメカニズムの一つとして推定される[43, 45]。

文　献

1） B. Åkesson, *Br. J. Nutr.*, **47**, 223 (1982)
2） C. T. Phan & P. Tso, *Front Biosci.*, **6**, D299 (2001)
3） R. Homan & K. L. Hamelehle, *J. Lipid Res.*, **39**, 1197 (1998)
4） T. Sugawara *et al.*, *J. Nutr.*, **131**, 2921 (2001)
5） E. Kotake-Nara *et al.*, *Biosci. Biotechnol. Biochem.*, **74**, 209 (2010)
6） T. Sugawara & T. Miyazawa, *Lipids*, **34**, 1231 (1999)
7） L. Andersson *et al.*, *Biochim. Biophys. Acta*, **1302**, 236 (1996)
8） L. Ohlsson *et al.*, *J. Nutr.*, **128**, 239 (1998)
9） M. Kuroe *et al.*, *Lipids*, **51**, 39 (2016)
10） T. Sugawara & T. Miyazawa, *J. Nutr. Biochem.*, **11**, 147 (2000)
11） T. Sugawara & T. Miyazawa, *J. Nutr. Sci. Vitaminol.*, **47**, 299 (2001)
12） S. D. Gupta & P. S. Sastry, *Arch. Biochem. Biophys.*, **259**, 510 (1987)
13） E. Kotake-Nara *et al.*, *Lipids*, **50**, 847 (2015)
14） E. Kotake-Nara *et al.*, *J. Oleo Sci.*, **64**, 1207 (2015)
15） H. Vesper *et al.*, *J. Nutr.*, **129**, 1239 (1999)
16） K. Yunoki *et al.*, *Biosci. Biotechnol. Biochem.*, **72**, 222 (2008)
17） J. Duan *et al.*, *J. Oleo Sci.*, **59**, 509 (2010)
18） R. D. Duan *et al.*, *J. Biol. Chem.*, **278**, 38528 (2003)
19） J. Wu *et al.*, *Biochim. Biophys. Acta*, **1687**, 94 (2005)

20) J. Wu *et al.*, *Am. J. Physiol.*, **287**, G967 (2004)
21) N. Tomonaga *et al.*, *Lipids*, **52**, 353 (2017)
22) H. J. Leese & G. Semenza, *J. Biol. Chem.*, **248**, 8170 (1973)
23) T. Kobayashi *et al.*, *J. Biol. Chem.*, **256**, 7768 (1981)
24) P. Lundgren *et al.*, *Dig. Dis. Sci.*, **46**, 765 (2001)
25) M. Kono *et al.*, *J. Biol. Chem.*, **281**, 7324 (2006)
26) Å. Nilsson, *Biochim. Biophys. Acta*, **164**, 575 (1968)
27) Å. Nilsson, *Biochim. Biophys. Acta*, **187**, 113 (1969)
28) P. P. Van Veldhoven & G. P. Mannaerts, *Adv. Lipid Res.*, **26**, 69 (1993)
29) S. Gijiber *et al.*, *Biochim. Biophys. Acta*, **1532**, 37 (2001)
30) K. Nakahara *et al.*, *Mol. Cell*, **46**, 461 (2012)
31) M. Morifuji, *et al.*, *Lipids*, **50**, 987 (2015)
32) E. M. Schmelz *et al.*, *J. Nutr.*, **124**, 702 (1994)
33) L. Nyberg *et al.*, *J. Nutr. Biochem.*, **8**, 112 (1997)
34) G. Larson *et al.*, *J. Biol. Chem.*, **263**, 10790 (1988)
35) T. Sugawara *et al.*, *J. Nutr.*, **133**, 2777 (2003)
36) E. M. Schmelz *et al.*, *J. Nutr.*, **130**, 522 (2000)
37) E. M. Schmelz *et al.*, *Cancer Res.*, **61**, 6723 (2001)
38) K. Aida *et al.*, *J. Oleo Sci.*, **54**, 45 (2005)
39) T. Sugawara *et al.*, *J. Lipid Res.*, **51**, 1761 (2010)
40) J. Duan *et al.*, *J. Agric. Food Chem.*, **64**, 7014 (2016)
41) T. Sugawara *et al.*, *Biosci. Biotechnol. Biochem.*, **68**, 2541 (2004)
42) A. Fujii *et al.*, *J. Nutr. Sci. Vitaminol.*, **63**, 44 (2017)
43) J. Duan *et al.*, *Exp. Dermatol.*, **21**, 448 (2012)
44) Y. Haruta-Ono *et al.*, *Anim. Sci.*, **83**, 178 (2012)
45) M. Morifuji *et al.*, *J. Dermatol. Sci.*, **78**, 224 (2015)

4　油脂成分（植物ステロール・ステロールエステル）

佐藤匡央[*1]，森田有紀子[*2]

4.1　植物ステロールとコレステロール－構造について－

生物の生体膜は主にリン脂質，タンパク質およびステロールで構成されている。このステロール成分は，動物の場合，コレステロールであり，植物の場合，植物ステロールである。コレステロール分子はすべての動物において同構造で１種類だが，植物ステロールは数種類ある（図１）。植物ステロールの代表格はβ-シトステロールで，次にカンペステロール，スティグマステロールと存在量が多い[1)]。また，担糸菌類（キノコ）および酵母にはエルゴステロールが含まれ，水虫原因菌である白癬菌も動物にはないエルゴステロールを含むため，エルゴステロール合成阻害薬が水虫治療薬の主流となっている。植物油には微量だが，アベナステロールなど特徴的な植物ステロールが発見されている。植物における植物ステロールの合成はシクロステロール経路だが，動物におけるコレステロールの合成はラノステロール経路である。この植物ステロールの存在と組成は油脂の識別にも用いられ，例えばナタネ油中にはブラシカステロールが７～８％含まれるので，油脂の同定にも用いられている[2)]。

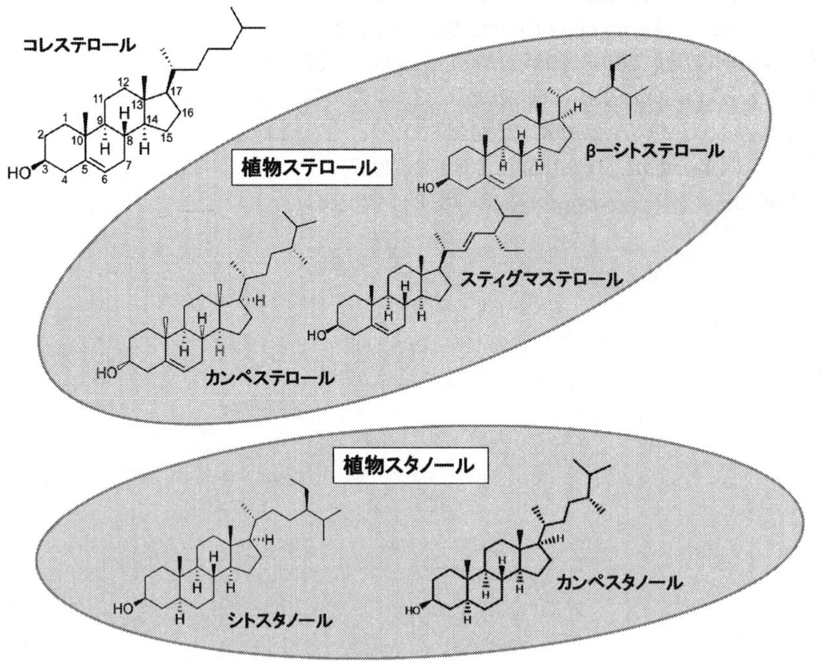

図１　ステロールの化学的構造

＊１　Masao Sato　九州大学　大学院農学研究院　教授
＊２　Yukiko Morita　九州大学　大学院農学研究院

図1のコレステロールの構造とβ-シトステロールの構造の違いは24位にエチル基が結合しただけである。化学的には少しの変化だが，動物生理学的には大きな意味をもつ。コレステロールと植物ステロールの違いは主に側鎖の違いだが，ステロール母核のB環の5，6位にある二重結合が飽和になっているコレスタノールおよび植物スタノールという分子種も存在する。植物スタノールは植物ステロールと同様な機能性を発揮するが[3]，自然界において存在量が少ないために，植物ステロールに水素添加をして，植物スタノールを製造している[4]。またコレステロールにもコレステロールエステルがあるように，植物ステロールにも植物ステロールエステル，植物スタノールエステルが存在する。2者とも3位の水酸基に脂肪酸をエステル結合させたもので，植物ステロールの効果プラス脂肪酸の恩恵的な効果が期待できる。以下の論考は遊離ステロールとステロールエステルのデータを混在させて議論するが，ステロールエステルはコレステロールエステラーゼにより，速やかに遊離脂肪酸とステロールに消化管で分解されることと，植物油中では25～80%の植物ステロールがエステル型である[5]ために，植物ステロール研究の文脈では遊離型とエステル型は同様に扱われており，41報中，19報がエステル型で試験を行っている。ただし，n-3系脂肪酸[6]およびn-6系脂肪酸[6]の付加は脂肪酸の効果として考えられるのでここでは論じない。

4.2　植物ステロールの吸収

消化管内に供給されるコレステロールは食事からのものと胆のうから分泌される胆汁に含まれるものの2経路である。一方，植物ステロールは食事供給のみである。さらにその吸収率はコレステロールよりもかなり低く，β-シトステロールの吸収率は1.5～5%とされている[7]。また植物スタノールはさらに低く，1.5 g/day以上摂取しても，血中で検出できないくらいの吸収率である。この植物ステロールの吸収率の低さを利用して，コレステロールの吸収率を算出するために実験動物およびヒト介入試験で内部標準物質として利用されていた。また，植物スタノールは，吸収率が植物ステロールより低いため，安全性が高いとされている。

植物ステロールはほとんどが吸収されないが，コレステロールは50%程度吸収される[8]。これには構造を認識する何らかの分子機構が存在しなければならない。脂溶性物質の腸管吸収は，膜を容易に通過すると考えられていた。単純拡散と呼ばれている吸収の様式はこれに相当する。植物ステロールもまたこの様式に従うと考えられていたが，非常に稀な遺伝性疾病である高植物ステロールの患者（血清植物ステロール濃度；0.4～4.5 mg/dL）[9]の家系解析により，ATP Binding Cassette G5およびG8（ABCG5/G8）というタンパク質が小腸で発現しており，この疾病を患っている患者は，これらのタンパク質に変異をもっていることが明らかになった[10]。表1に発見されている変異型をまとめた。これらの患者の変異が集中する場所“hot spot”はABCG5のExon9である。一旦，小腸粘膜細胞に取り込まれた植物ステロールは，ATPのエネルギーを使って，共役的に働くABCG5およびG8によってくみ出されていることが判明した。その後，ラットでも同様な変異をもつ系統（SHR系）が発見され[11]，モデル動物として，体内

表１　ABCG5 および ABCG8 の変異型[15, 39, 40]

ABCG5 mutation	ABCG8 mutation
Gln22Term，Glu77term	Asp19His，Tyr54Cys
Glu146term	Thr400Lys
Exon9	Ala632Val
Arg243Term，Gly269Arg，Tyr329term	
Arg389His，Arg406Gln，Arg408Term	
Arg419His，Arg419Pro，Asn437Lys	
Arg446Term，Arg550Ser，Gln574Arg，Gln604Glu	

Tern：終止

に蓄積された植物ステロールはどのように排除されるかの研究も行われるようになった[12]。

また，2004 年，コレステロールの吸収機構に大きな発見があった。コレステロールセンシングドメインを持ち，かつ小腸で発現するタンパク質である Niemann-Pick C1-Like 1 (NPC1L1) が，コレステロールの小腸細胞内への輸送担体として同定された（図２）[13]。当然，この分子認識が問題とされる。コレステロールの分子類似体として植物ステロールを NPC1L1 が認識するのかの研究が行われた。大腸がん由来細胞である Caco-2 細胞を用いた研究では NPC1L1 を過発現させたとき，シトステロールの細胞内量は上昇した[14]。また NPC1L1 欠損動物では血中植物ステロールの量は減少した[15]。したがって，NPC1L1 は植物ステロール（２つの

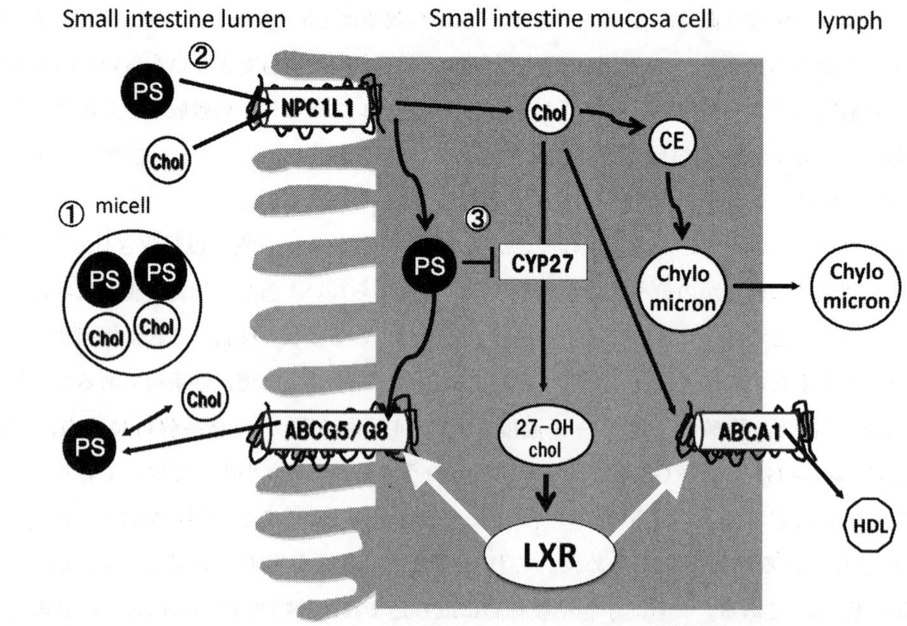

図２　植物ステロールおよびコレステロールの小腸での吸収機構
①，②，③は本文中と対応している。

実験ではβ-シトステロールとカンペステロール）を認識し，細胞内への取り込みを行っていると考えられている。一方で，NPC1L1のコレステロール取り込み機構の解明をエゼチミブで行った研究において，NPC1L1はコレステロールを吸着した後，細胞内に内在化し，コレステロールを放出することで，コレステロールの吸収を行っていることを明らかにした[16]。その報告ではエルゴステロール，β-シトステロール，カンペステロール，スティグマステロールおよびブラシカステロールといった植物ステロールはその内在化をおこさないことも解明している。コレステロールが植物ステロールに比べ最も結合しやすいNPC1L1の基質であると考えられた。また，NPC1L1阻害剤で血清コレステロール濃度低下薬であるエゼチミブを高植物ステロール血症の患者に処置した場合，約3ヵ月で87.8 μg/mLの血清β-シトステロール濃度が44.9 μg/mLまで低下した症例の報告がある[17]。このときの血清コレステロールの低下は49.9%の低下であった。またNPC1L1が取り込む分子種の量的な順序は，コレステロール≫コレスタノール＞カンペステロール＞シトステロール＞カンペスタノール＞シトスタノールである[18]。したがって，植物ステロールはNPC1L1を介して小腸細胞内に取り込まれるが，その量はコレステロール程ではないことを，これらのデータは示唆している。

植物ステロールは上記2つの機構，単純拡散とNPC1L1を介した機構により小腸細胞内へ取り込まれ，ABCG5/G8という2つの共役タンパク質により，小腸管腔内へ排泄されると考えられている（図2）。

4.3　植物ステロールの食事コレステロールの吸収阻害

植物ステロールの最大の健康機能は食事コレステロールの吸収阻害である。その機能の発揮はコレステロールの腸管内でおこるミセルへの溶解性の阻害という物理化学的な出来事により行われる[19]（図2）。当然，腸管内では構造類似体である両者は，脂溶性であるため，ミセルへと溶解することとなる。植物ステロールとコレステロールが共存する場合，拮抗的にミセルへの溶解を競りあう。①ミセルへの溶解性に加え，近年では新しいコレステロール吸収阻害機構も提案されている。前述した② NPC1L1で取り込まれるコレステロールをここでもまた拮抗阻害するという報告がある[20]。さらに③小腸コレステロール取り込み・リンパへの輸送系の分子基盤にアクセスする阻害作用というのも考えられている[21]。鍵となるタンパク質は，CYP27とLiver X receptor（LXR）である。植物ステロール（シトステロール）はコレステロールから27-ヒドロキシコレステロール（27-OHChol）を合成する酵素CYP27を阻害し，脂質の合成，コレステロールの分泌を司るLXRの体内リガンド候補の一つである27-OHCholの合成を低下させると報告された[22]。この報告によりLXRで作動する小腸からカイロミクロン形成経路を介さず，コレステロールの分泌に関わるABC1A1の発現が抑えられ，細胞内コレステロール濃度の上昇とともにコレステロールの取り込みが下がるというものである。この報告では植物ステロールの小腸内腔側のくみ出しに関わるABCG8の発現は変わらないという結果だった。一方では，ABCG5/G8はLXR支配であるという報告もある[23]。この報告は細胞実験であり，*in vivo*での検討が必要であるが，新しい植物ステロールのコレステロール吸収阻害機構であるため，ここで紹介しておく。

表2に示したように，植物ステロールの摂取量は，主に先進諸国で調べられており，平均0.5 g/dayと見積もられる。日本人は大学生協食事の測定から0.400 g/dayの摂取量[24]という1981年の報告があるが，日本人の食事摂取基準より作成した食事を分析した結果の植物ステロール摂取量は0.178 g/dayと少ない[25]。日本人については，現状どの程度摂取しているか，食品の摂取状況から算出された値は，200 mg/day程度など考えられているが，論文としての報告はない。

現在，表2に示されている日常摂取以上にサプリメントとして摂取させる場合にはどの程度で有効であるだろうかという疑問に答えるために2002年に斉藤らが総説にまとめた[7]。この時点

表2　植物ステロールの摂取量

国名	対象者	対象人数（人）	摂取量（g/day）	文献
アメリカ	一般人	50	0.470	41)
	ピュアベジタリアン	18	0.097	41)
	ラクト・オボ・ベジタリアン	50	0.485	41)
イギリス	一般人	24798	0.296	42)
	一般男性	11227	0.300	42)
	一般女性	13571	0.293	42)
日本	一般人	全国調査によるもの	0.373	43)
	大学生（大学生協の食事分析）	1	0.400	24)
	食事摂取基準より作製した食事（20～39歳）	1	0.133	25)
中国	一般人	3940	0.317	44)
ベルギー	2.5～6.2歳の少年	338	0.188	45)
	2.5～6.2歳の少女	323	0.175	45)
	15歳以上の男性	1523	0.229	45)
	15歳以上の女性	1538	0.301	45)
	フランドル人の男性	958	0.317	45)
	フランドル人の女性	936	0.244	45)
	ワロン人の男性	455	0.271	45)
	ワロン人の女性	199	0.199	45)
スペイン	一般男性	15634	0.338	37)
	一般女性	25812	0.250	37)
アイルランド	一般人	1379	0.254	46)
フィンランド	一般男性	1292	0.305	47)
	一般女性	1446	0.237	47)
オランダ	一般男性	1525	0.307	48)
	一般女性	1598	0.263	48)
	加重平均		0.288	

での有効摂取量は 0.7 g/day 以上であった。この総説にさらに新たな報告を追加して（14 報），解析を行った（図 3）。1 日摂取量に期間を掛けて，期間あたりに総植物ステロール摂取量（植物ステロールエステルの場合，β-シトステロール分子量 / β-シトステロールオレイン酸エステルの値を掛けて，β-シトステロールとして換算した）を横軸にとり，縦軸に血清コレステロール濃度低下率をとった（図 3）。図の曲線はあまりフィットしないが，有意（$P<0.05$）であり，この曲線を微分した変曲点は全期間（最小 10 日〜最大 364 日）を通して 333 g であった。この点が，投与すると効果が得られる点であると考えられる。さらに図 3 では表 2 にある国々の摂取量に期間をかけ，加えた値で見積もられる。日常およびサプリメント期間の間の総摂取量はまた，コレステロール合成阻害剤であるスタチンとの併用効果では，血清コレステロール濃度は，ステロール混合物（シトステロール，カンペステロール）で 3.9%低下，スタノール混合物（シトスタノール，カンペスタノール）で 5.4%低下することが報告されている[26]。この際の植物ステロール投与量は 2.5 g/day で 85 週間行っている。この試験の場合，血清コレステロール濃度が 200 mg/dL の正常値から実験を開始しているので，その下りが少なくなったと考えられる（このデータは図からはずしてある）。一方で，LDL コレステロール濃度の値は 10%程度低下している。ただ，残念なことにスタチンの投与量を減らして，植物ステロールに置き換える試みはなされていない。このデータの前に植物ステロールとスタチンの併用について，4 週間から 16 週間の上記の論文より短い期間の論文は総説にまとめられており[27]，長期間投与の場合と同様に LDL コレステロール濃度の 10 〜 20%程度の低下が報告されている。上記の議論は，リポタンパク質画分でも行われ，心疾患との発症と強い相関のある低密度リポタンパク質（LDL）コレステロール濃度についても同じ傾向にある[28]。つまり血清コレステロール濃度低下作用は LDL

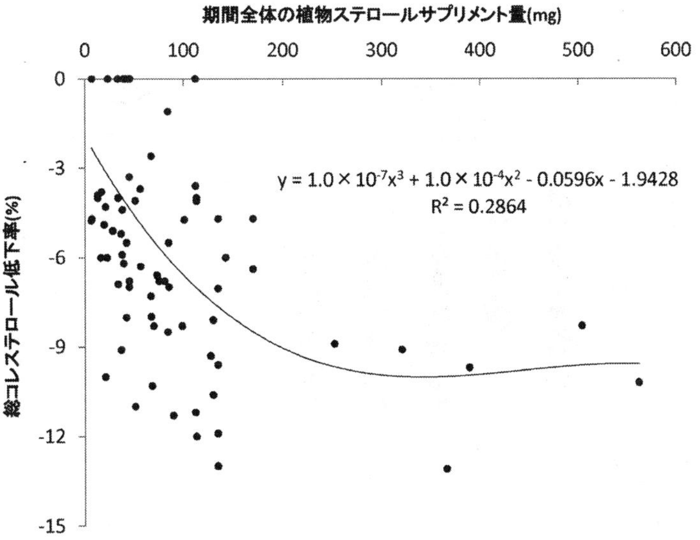

図 3　植物ステロールサプリメントによる総コレステロール低下作用の用量依存曲線[49〜62]

コレステロール濃度低下作用である。

植物ステロールの血清コレステロール低下作用を調べる方法として，疫学断面的研究がスウェーデンで行われている[29]。結果は図4に示した。植物ステロール摂取が高い程，血清コレステロール濃度が低いという有意な傾向にある。しかし，このタイプの研究では他の効果を考慮する必要がある。当然，サプリメントでない植物ステロールを摂取する場合，植物由来である食物繊維の摂取量は増加し，飽和脂肪酸摂取量は低下し，不飽和脂肪酸摂取量は上昇する。さらに摂取カロリーも低下する。これらは血清コレステロール濃度に影響する食事因子である。これらに喫煙，運動習慣，血清コレステロール濃度低下剤の使用を交絡因子とし，それを調整しても，この植物ステロール摂取が高い程，血清コレステロール濃度が低いという有意な傾向は変わらなかった。したがって，植物ステロールの含量の多い食品を選んで摂食することにも意義があると考えられる。以上様々な国で，様々な状況で介入試験および断面研究が行われ，総合的に植物ステロールおよび植物スタノールの摂取は血清コレステロール濃度低下作用に恩恵的である。

4.4 副作用

副作用で最も多く議論されているのは，脂溶性ビタミンの吸収阻害である。レチノール（ビタミンA）[30]，ビタミンK[31]およびビタミンD[30]は変化しないという報告があるが，ビタミンAのプロビタミンであるカロテノイド[32]と，トマト・スイカ等の赤色色素で抗酸化作用をもつリコピン[33]，さらにトコフェロール（ビタミンE）の血清中の濃度[34]は，極端に下がることはないが低下するという報告がある。このことについて，2010年の報告において，4週間植物スタノールを3g，6gおよび9g投与した実験では，血清コレステロール濃度は量依存的に低下した[35]が，血清中のα-トコフェロール，β-カロチン，ルテインの濃度には変化が見られなかった。こ

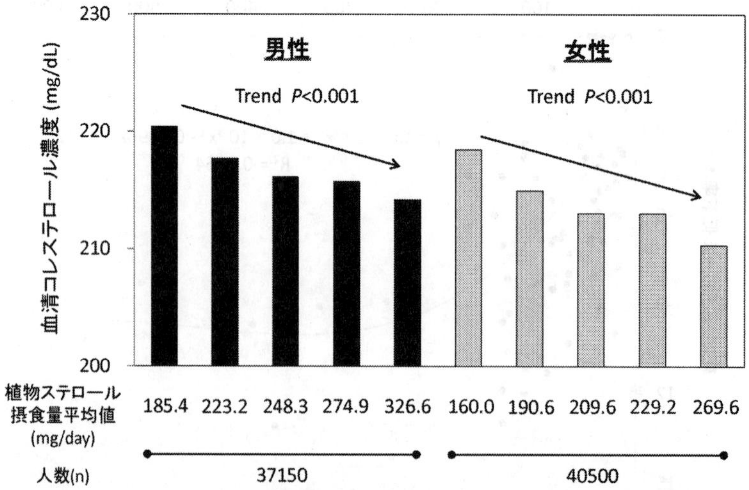

図4　植物ステロールの量的依存による血清コレステロール濃度低下[29]

れは推測だが，コレステロールの吸収阻害の機構を考えると，原因として一番大きいのはこれらビタミン類のミセルへの取り込み阻害であると考えられる。最も報告が一定しないα-トコフェロールの吸収はコレステロールの吸収阻害剤よりも，トリアシルグリセロールの吸収阻害剤の方が，その吸収が阻害される[36]。植物ステロール介入試験での血清トリアシルグリセロール濃度低下作用が顕著にみえないことから，α-トコフェロールについては副作用とは考えづらい。最も考慮しなくてはいけないのはカロテノイドと考えられる。残念ながら，このカロテノイドの吸収阻害を念頭に入れて研究をしている報告が少なく，介入試験だけではなく，断面研究も必要であろう。将来的には植物ステロールの長期間摂取もしくは摂取量による死亡率の改善というデータも考える必要がある。

4.5　おわりに

植物ステロールは毎日摂取している。植物性食品からの摂取なので，穀類・野菜・果物・ナッツ類・植物油がその主な供給源となる。これらの食品は植物ステロールだけではなく，食物繊維，不飽和脂肪酸も豊富で，そのために，血清コレステロール濃度低下作用が期待できる。しかし，現状はこれらの食品の摂取が低下傾向にあり，摂取量として少なく効果的な植物ステロールを食品に強化し，積極的な摂取が，北欧で進められた。日本人のコレステロール摂取量は300 mgと比較的高い方にあるので，有効な手段であろう。最後に一つ，興味深い報告を紹介する。植物ステロールと教育レベルとの関係を行った報告である[37]。スペイン人約15,000人を学校に行ったことのない人，小学校出の人，中学校出の人，そして大学出の人に分け，1日当たりの植物ステロール摂取量を比べると，学校に行ったことのない人に比べ，大学出の人は男性において10%程度の有意な低下が見られる。この傾向は，植物ステロールに限ったことではなく，食物繊維，コレステロール，不飽和脂肪酸摂取も同様に低下する。報告では，これらの差は少ないとされている。しかし，リテラシー（情報理解力）の高い人々に食品の健康に関する情報が行きわたっていないとも考えられる。またスペイン人の死因が北欧のように心疾患に依っていないからとも考えられる。また，世界的には教育レベルで変化する収入の差が，健康食品購入量やリテラシーの差になることが問題になっている[38]。「収入が健康を決める」とまで考えられ，不平等であると考えられている。したがって低所得者も植物ステロールを補足することが安価でできることが，これから望まれると考えられている。

文　　献

1）P. L. Benitez-Sanchez *et al.*, *Eur. Food Res. Technol.*, **248**, 13 (2003)
2）村田誠四郎ほか, 油化学便覧－脂質・界面活性剤－, p.341, 丸善 (2001)

3) K. Musa-Veloso *et al.*, *Fatty Acids*, **85**, 9 (2011)
4) S. P. Kochhar *et al.*, *Prog. Lipid Res.*, **22**, 161 (1983)
5) I. Demonty *et al.*, *Am. J. Clin. Nutr.*, **84**, 1534 (2006)
6) E. Ziv *et al.*, *Lipids Health Dis.*, **8**, 42 (2009)
7) 斉藤慎一郎ほか, 日本栄養・食糧学会誌, **55**(3), 177 (2002)
8) T. Sudhop *et al.*, *Gut*, **51**, 860 (2002)
9) K. E. Berge *et al.*, *Science*, **290**, 1771 (2000)
10) M. H. Lee *et al.*, *Curr. Opin. Lipidol.*, **12**, 141 (2001)
11) H. Yu *et al.*, *BMC Cardiovasc. Disord.*, **3**, 4 (2003)
12) M. Kato *et al.*, *Biosci. Biotechnol. Biochem.*, **76**, 660 (2012)
13) S. W. Altmann *et al.*, *Science*, **303**, 1201 (2004)
14) Y. Yamanashi *et al.*, *Exp. Ther.*, **320**, 559 (2007)
15) H. R. Davis *et al.*, *J. Biol. Chem.*, **279**, 33586 (2004)
16) L. Ge *et al.*, *Cell Metab.*, **7**, 508 (2008)
17) K. Tsubakio-Yamamoto *et al.*, *J. Atheroscler. Thromb.*, **17**, 891 (2010)
18) E. D. Smet *et al.*, *Mol. Nutr. Food Res.*, **56**, 1058 (2012)
19) I. Ikeda *et al.*, *J. Nutr. Sci. Vitaminol.*, **35**, 361 (1989)
20) L. Jakulj *et al.*, *J. Lipid Res.*, **46**, 2692 (2005)
21) G. Brufau *et al.*, *PLoS One*, **6**, e21576 (2011)
22) R. Brauner *et al.*, *J. Nutr.*, **142**, 981 (2012)
23) T. Hamada *et al.*, *Biosci. Biotechnol. Biochem.*, **75**, 2359 (2011)
24) 中島克子ほか, 臨床栄養, **58**, 263 (1981)
25) 市育代ほか, 日本栄養・食糧学会誌, **58**(3), 145 (2005)
26) E. R. Kelly *et al.*, *Atherosclerosis*, **214**, 225 (2011)
27) J. M. Scholle *et al.*, *J. Am. Coll. Nutr.*, **28**, 517 (2009)
28) I. Demonty *et al.*, *J. Nutr.*, **139**, 271 (2009)
29) S. Klingberg *et al.*, *Am. J. Clin. Nutr.*, **87**, 993 (2008)
30) H. Gylling *et al.*, *Atherosclerosis*, **145**, 279 (1999)
31) T. T. Nguyen *et al.*, *Clin. Proc.*, **74**, 642 (1999)
32) M. A. Hallikainen *et al.*, *Eur. J. Clin. Nutr.*, **53**, 966 (1999)
33) J. Plat *et al.*, *Eur. J. Clin. Nutr.*, **54**, 671 (2000)
34) H. Michael *et al.*, *J. Am. Coll. Nutr.*, **20**, 307 (2001)
35) R. P. Mensink *et al.*, *Am. J. Clin. Nutr.*, **92**, 24 (2010)
36) M. Sato *et al.*, *Exp. Biol. Med.*, **236**, 1139 (2011)
37) V. Escurriol *et al.*, *Nutrition*, **25**, 769 (2009)
38) W. P. T. James *et al.*, *BMJ*, **314**, 1545 (1997)
39) S. Keller *et al.*, *Eur. J. Med. Genet.*, **54**, e458 (2011)
40) M. C. Izar *et al.*, *Genes Nutr.*, **6**, 17 (2011)
41) P. P. Nair *et al.*, *Am. J. Clin. Nutr.*, **40**, 927 (1984)
42) S. Klingberg *et al.*, *Eur. J. Clin. Nutr.*, **62**, 695 (2008)
43) K. Hirai *et al.*, *J. Nutr. Sci. Vitaminol.*, **32**, 363 (1986)
44) P. Wang *et al.*, *PloS One*, **7**, e32736 (2012)
45) I. Sioen *et al.*, *Br. J. Nutr.*, **105**, 960 (2011)
46) A. P. Hearty *et al.*, *Int. J. food Sci. Nutr.*, **21**, 1 (2008)
47) L. M. Valsta *et al.*, *Br. J. Nutr.*, **92**, 671 (2004)

48) A. L. Normén *et al.*, *Am. J. Clin. Nutr.*, **74**, 141 (2001)
49) A. C. Gagliardi *et al.*, *Eur. J. Clin. Nutr.*, **10**, 1141 (2010)
50) O. Weingärtner *et al.*, *Eur. Heart J.*, **30**, 404 (2009)
51) H. Gylling *et al.*, *Eur. J. Nutr.*, **49**, 111 (2010)
52) S. Khandelwal *et al.*, *Br. J. Nutr.*, **102**, 722 (2009)
53) S. Devaraj *et al.*, *Arterioscler. Thromb. Vasc. Biol.*, **24**, e25 (2004)
54) M. E. Asuquo *et al.*, *Ann. Afr. Med.*, **7**, 35 (2008)
55) B. Hansel *et al.*, *Am. J. Clin. Nutr.*, **86**, 790 (2007)
56) I. Rudkowska *et al.*, *J. Am. Coll. Nutr.*, **27**, 588 (2008)
57) N. Plana *et al.*, *Eur. J. Nutr.*, **47**, 32 (2008)
58) S. Devaraj *et al.*, *Am. J. Clin. Nutr.*, **84**, 756 (2006)
59) A. B. Thomsen *et al.*, *Eur. J. Clin. Nutr.*, **58**, 860 (2004)
60) O. G. uardamagna *et al.*, *Acta Diabetol.*, **48**, 127 (2011)
61) A. L. Amundsen *et al.*, *Eur. J. Clin. Nutr.*, **58**, 1612 (2004)
62) M. Noakes *et al.*, *Eur. J. Nutr.*, **44**, 214 (2005)

5　γ-オリザノール

澤田一恵[*1]，松木　翠[*2]，橋本博之[*3]，仲川清隆[*4]

5.1　γ-オリザノールとは

γ-オリザノール（γ-Oryzanol：OZ）は，1954年に米糠油から初めて単離された化合物で，無味・無臭の淡黄白色の粉末であり，吸湿性はなく，熱に安定で水には不溶である。イネの学名「*Oryza sativa L.*」と，構造中に水酸基を持つことからオリザノールと命名された。OZはフェルラ酸とトリテルペンアルコール，もしくは植物ステロールのエステルの総称であり，10種類程度の分子種が報告されている。米糠に含まれるOZは主に4種の分子種（図1）から構成され，トリテルペンアルコールタイプの分子種がより多く含まれる（図2，3）[1,2]。コーンや大麦などにもフェルラ酸ステロールエステルは存在するが，植物ステロールタイプが主要分子種で，トリテルペンアルコールタイプはほとんど含まれていない（図2，3）[1~4]。なお，「γ」については化学的に明確な意味はなく，「γ」と名付けられたオリザノールが販売され広く利用される内に「γ-オリザノール」の名称が定着した[5]。

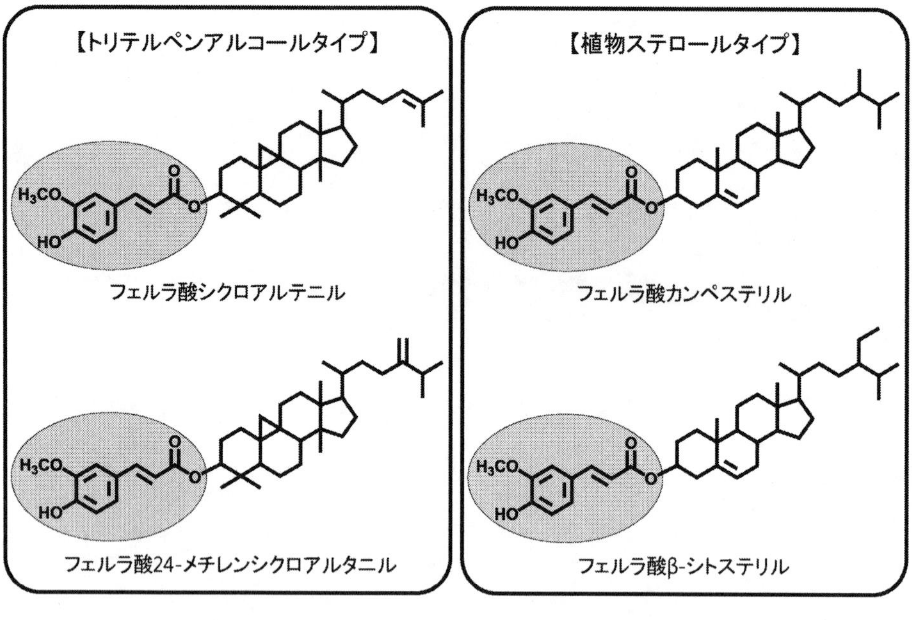

図1　米糠中のγ-オリザノールを構成する主要な分子種
淡色の円で囲んだ部分はγ-オリザノールの分子種の共通骨格であるフェルラ酸

＊1　Kazue Sawada　築野食品工業㈱　研究開発本部　基礎研究部
＊2　Midori Matsuki　築野食品工業㈱　研究開発本部　基礎研究部
＊3　Hiroyuki Hashimoto　築野食品工業㈱　研究開発本部　基礎研究部　部長
＊4　Kiyotaka Nakagawa　東北大学大学院　農学研究科　教授

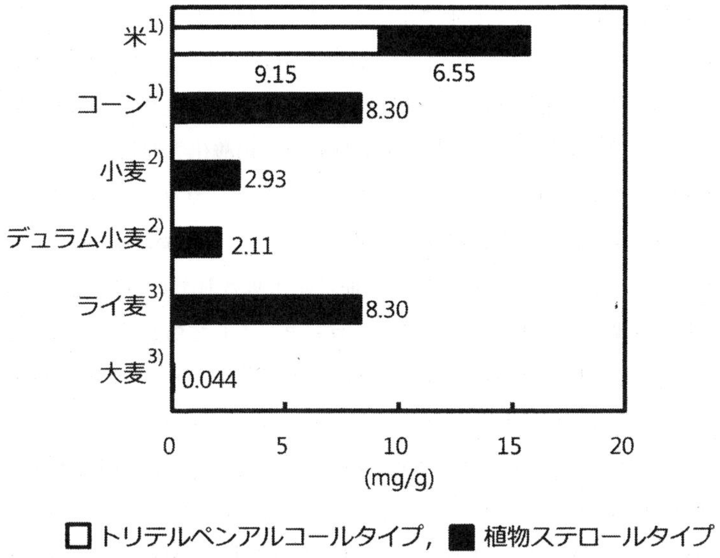

図 2　穀物糠脂質中のフェルラ酸ステロールエステル含量

穀物名に付した番号は文献番号に対応

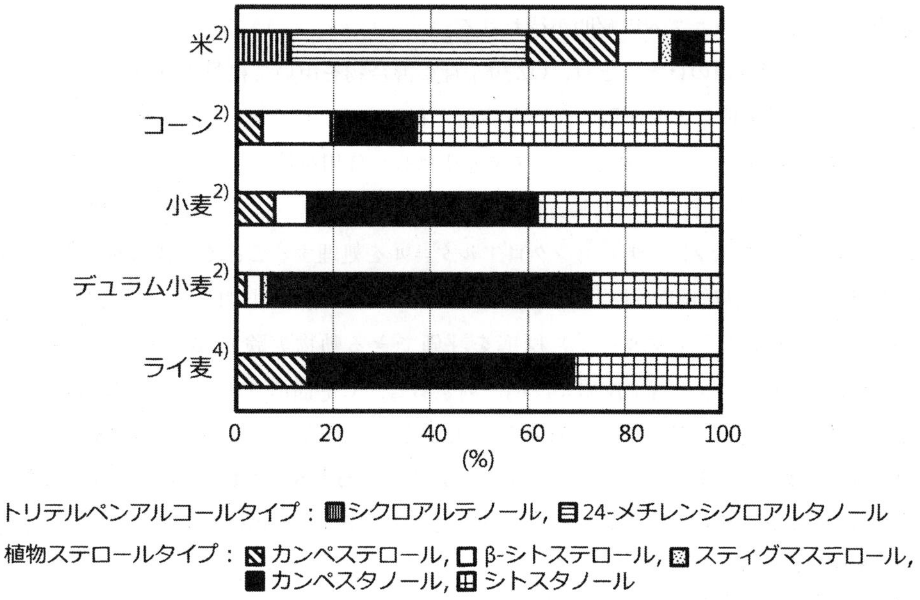

図 3　穀物糠脂質中のフェルラ酸ステロールエステルのステロール部位の組成

穀物名に付した番号は文献番号に対応

OZは，分子内に存在するフェルラ酸のフェノール性水酸基が水素供与体としてはたらくことで抗酸化作用を示す。一例として，こめ油からOZとビタミンEを除去し，この試料へOZのみを添加すると，過酸化物価の上昇が抑制される[6]。また，OZは分子内のフェルラ酸により紫外線吸収作用を示し，n-ヘプタン溶液中においては291 nmと315 nmに極大吸収を持つ[7]。

これまでに，抗酸化をはじめとするOZの様々な作用が，動物実験でいくつか報告されている。例えば，マウスへのOZの投与は血漿や赤血球脂質の過酸化を抑制したため，肥満関連疾患の予防に対してOZは有用であると示唆されている[8]。また，マウスにおいて，OZは転写因子NF-κBの活性化を抑制し，炎症の低減とアディポネクチンの分泌を改善したため，メタボリックシンドロームの予防や進行を抑制する可能性が示唆されている[9]。さらに最近では，OZは小胞体ストレスの低減[10]や，エピゲノムコントローラーとして機能すること[11]で，肥満マウスの動物性脂肪に対する嗜好性を低減させるという脳機能改善作用が報告され注目を集めている。

続いて，OZのヒトに対する作用について紹介する。日本ではOZは食薬区分で医薬品成分であり（食品としては酸化防止剤としてのみ使用可能[12]），心身症（更年期障害および過敏性腸症候群など）における身体症候ならびに不安，緊張，抑うつに対する改善および高脂血症の医薬品として用いられている[13]。食品に含まれるOZの作用に注目した最近の研究の一つに，OZを豊富に含む玄米に着目したものがある。玄米を摂取すると，前述の動物実験[10,11]のように，おそらく玄米中のOZの作用によって，ヒトにおいても動物性脂肪に対する嗜好性の低減が観察され，抗肥満・抗糖尿病作用があらわれると報告されている[14]。今後，ヒトにおいてさらなるOZの作用の検討や，そのメカニズムの解明が待たれる。

前述したOZの作用のほとんどは，OZ分子種の混合物を用いて検討されたものであるが，近年では，OZの分子種ごとの作用の違いも注目されている。例えば，OZは分子種によってその抗酸化能が異なり，フェルラ酸β-シトステリルは高い作用を持つことが，ヒドロキシラジカルの消去能を測定する電子スピン共鳴分析の結果から示されている[15,16]。乳癌細胞株を用いた細胞実験では，フェルラ酸24-メチレンシクロアルタニルを処理することで，乳癌細胞株で減少しているParvin-β（乳癌細胞の腫瘍形成を阻害するタンパク質）が増加したとの報告がある[17]。即時型アレルギー（I型アレルギー）反応を評価できる動物実験では，抗ジニトロフェニル（DNP）IgE抗体をラット背部皮膚に皮内注射すると，ヒト血清アルブミン結合DNPによって皮膚アナフィラキシー反応が誘導されるが，DNP IgE抗体とともにフェルラ酸シクロアルテニルを投与すると皮膚アナフィラキシー反応が減弱すると報告されている[18]。このような分子種による作用の違いは，生体での挙動や作用の違いに影響を及ぼす可能性を示唆するため，分子種と作用の関係性に興味が持たれる。

これまで報告されたOZの作用は，生体内でOZが加水分解されて生じるフェルラ酸，トリテルペンアルコール，植物ステロールなどの構成成分の作用であると示唆するものが多い。ただし，最近では，OZ自体が活性本体であることを示唆する論文もある。したがって，OZの生体内での挙動を明らかにすることは，OZが様々な作用を持つ理由の解明につながると考えられる。

5.2　γ-オリザノールの消化・吸収・代謝

初期の研究では，フェルラ酸部位の炭素を ^{14}C で標識した OZ（標識 OZ）を動物に投与し，血液や臓器を溶媒抽出で疎水性画分（OZ と推定）と親水性画分（フェルラ酸と推定）に分け，それぞれの放射能を測定し，TLC で成分を確認する手法で OZ の消化・吸収・代謝の評価が行われた。1968 年のラットを用いた動物実験では，標識 OZ を長期経口投与（1 日 5 回，2 mg/kg，隔日約 3 週間）すると，OZ と推定される放射能は肝臓，脾臓，脳では多く，血中では少ないこと，また，尿ではフェルラ酸と推定される放射能が多いことが報告されている[19]。なお，代謝物であるフェルラ酸については，さらに代謝を受けたと推定される化合物が生体試料から検出されたと報告されており，抱合体の形成が推察される。1972 年の家兎を用いた動物実験では，標識 OZ を単回経口投与（100 mg/kg）すると，血中で OZ と推定される放射能が上昇し，投与後 1 時間からは減少して，入れ替わるようにフェルラ酸と推定される放射能が上昇することが報告されている[20]。臓器内分布については，特に脳，ついで肝臓および腎臓から OZ と推定される放射能が多く検出され，肝臓や尿からはフェルラ酸と推定される放射能が多く検出された。1974 年のラットを用いた動物実験では，標識 OZ を経口（50 mg/kg）と皮下（25 mg/kg）で単回投与すると，血中の放射能が経口投与では約 5 時間後，皮下投与では約 10 時間後にピークを示すことが報告されている[21]。なお，この研究では，疎水性と親水性に分画していないため，血中の OZ の存在形態は確認されていない。また，長期経口投与（1 日 1 回，50 mg/kg，14 日間）での臓器内放射能分布は，副腎，肝臓，腎臓および脾臓で高く，脳では血中の 5 ～ 10 倍高い放射能を示し，1968 年の研究と同様の結果が示されたが，単回投与では，経口と皮下投与ともに脳への分布は低いことが報告されている[21]。1980 年の家兎[22] および 1983 年のラット[23] を用いた動物実験では，標識 OZ を単回経口投与（家兎：40 mg/kg，ラット：50 mg/kg）すると，1972 年の研究と同様の結果が示されるとともに，腸管から OZ はそのままの形で吸収され，その後に代謝を受けてフェルラ酸などに変換されると推察されている[22, 23]。さらに，胸管の放射能がわずかであったことから，OZ は胸管のリンパから吸収されるものはわずかであり，主に門脈を通って血中に吸収されるのだろうと推察されている[23]。こうした初期の研究では，「OZ を経口摂取すると，一部が OZ の形のまま吸収され，その後速やかに体内でフェルラ酸に代謝されている」と考えられていたことが伺える。OZ と推定されるものが体内の各臓器へ移行・分布することは各研究結果から示されているが，脳への移行については統一的なデータが得られていないと言える。

近年になると，OZ の消化・吸収・代謝を HPLC や MS で評価する研究が見られるようになる。ただし，これまでの研究で，OZ は体内で速やかにフェルラ酸に代謝されるとされたため，フェルラ酸に着目した研究が主流である。1982 年のビーグル犬および家兎による研究では，標識 OZ を単回経口投与（25，50，100 mg/kg）すると，投与量に比例して血中フェルラ酸濃度が増加したため，フェルラ酸は OZ 吸収の優れたインジケーターとなると述べられている[24]。2014 年のラットを用いた動物実験では，OZ を界面活性剤 Tween 80 を含む懸濁液にして単回経口投与（100 mg/kg）すると，血中フェルラ酸濃度が増加したことから，OZ の吸収率は投与形態によって変わることが報告されている[25]。一方で，著者らはOZそのものの挙動を捉えることも重要と考え研究を行った。その内容は次項にて紹介する。

ヒトを対象としたOZの消化・吸収・代謝の研究は非常に少ないが，一例として，OZを添加したヨーグルトを用いた研究が報告されている。OZを添加したヨーグルト（1日1回, OZ 3.4 g, 3日間）を摂取すると，投与量の大部分は糞中から検出された[26]。この試験で摂取したOZの総量は10.2 gであり，糞中からの回収率は約8割であったと示されていることから，ある程度の量のOZは体内に吸収されると推察される。ヒトのOZの消化・吸収・代謝に関する研究は，今後さらなる知見の蓄積が待たれる。

前項のOZの分子種ごとの作用の違いを踏まえると，OZの分子種にまで言及した消化・吸収・代謝の知見は大変興味深い。現時点では，*in vitro*の研究がいくつか報告されている。一例として，消化酵素を用いて生体内消化がOZに及ぼす影響について検証すると，OZは膵臓のコレステロールエステラーゼによって一部が加水分解され，植物ステロールタイプはトリテルペンアルコールタイプより分解されやすいことが報告されている[27]。この*in vitro*での現象は，*in vivo*においてもOZの代謝を考えるうえで重要な知見と考えられており，OZの最新の総説でも，OZは腸において膵臓のリパーゼで加水分解され，ステロールと吸収されたフェルラ酸が生理作用を発現すると説明されている[28]。また，Caco-2細胞による腸壁透過モデルを用いて8種類のOZ分子種の腸壁透過率を評価すると，OZ分子種の吸収率は0.04～0.23%と非常に低値であることが示されるとともに，分子種によって透過率が異なることも報告されている[29]。ヒト試験でも，OZ分子種まで言及しているものがあり，前記のOZを添加したヨーグルトの研究では，分子種によって糞中からの回収率に違いがあることが報告されている[26]。前述を踏まえると，OZ分子種により生体内での消化・吸収・代謝が異なり，作用やその強さについても分子種ごとに異なる可能性が示唆される。

これまでのOZの消化・吸収・代謝の研究は，標識OZを用いて溶媒抽出とTLCによる分離で，放射能検出にて評価した知見が主体であり，OZとその代謝物そのものを検出・測定している研究は少ない。近年では，HPLCやMSなどを用いて，OZおよびその代謝物そのものを測定した研究が増えつつあるが，OZの生体内での挙動を明らかとするにはさらなる知見の蓄積が必要である。

5.3 HPLC-MS/MSによるγ-オリザノールの消化・吸収・代謝の評価

前述してきたように，昨今，OZのような機能性成分の研究が国内外で広域に展開されている。しかし，試験管内（*in vitro*）試験で対象成分に生理機能が観察されても，その化学構造が生体内（*in vivo*）では代謝を受けて構造変化していることは多いと考えられるため，機能性成分の消化管での消化・吸収と体内での代謝の理解は重要であると言える。このため，機能性成分の生体内での評価では，“選択性が高く高感度な分析手法を開発し，消化・吸収や体内での代謝と代謝型を十分に考慮する”，このようなストラテジーで著者らは研究を進めている。特に，特定保健用食品をはじめとする機能性食品などの開発では，その成分の消化・吸収・代謝を理解することは重要と言えよう。こうした考えの下，最近，著者らはこめ油中の OZ を分子種毎に測定できる HPLC-MS/MS 分析法を開発した（図 4）。本法は，多重反応モニタリング（multiple reaction monitoring：MRM）による高い選択性と，標品のフェルラ酸シクロアルテニルでは 300 フェムトグラムが検出限界（S/N＝3）という高い感度を有するため，生体内での OZ の挙動を評価するには非常に有用な方法である。

著者らは，こめ油から OZ 濃縮物（フェルラ酸シクロアルテニル換算で 52.2%）を調製し，これをマウスに単回経口投与（600 mg/kg）して，得られた血液（血漿）を開発した HPLC-MS/MS 分析法にて分析した。その結果，前述の従来の学説（体内で OZ は速やかにフェルラ酸へ分解される）とは異なり，OZ はそのままの形で消化管から吸収され，体内に十分量（血液 1 mL あたり数十 ng）存在することを見出した（図 5，OZ 投与群）[30]。さらに，実はマウスの市販固形食には OZ が少なからず含まれており，ゆえに，通常の市販固形食で飼育しているだけのマウスの血中にも OZ が存在することを認めた（図 5，OZ 非投与群）。本結果と，これまでのほかの研究者の研究結果から，OZ を経口摂取した場合の体内の挙動は以下のようであろうと考えている。すなわち，経口摂取した OZ は，消化管で一部はフェルラ酸とトリテルペンアルコールおよび植物ステロールに加水分解されるが，体内への吸収は，ほとんどが OZ の形のままであると推察される。そして，体内に吸収された OZ はフェルラ酸とトリテルペンアルコールおよび植物ステロールに加水分解されるものの，OZ の形のまま十分量は体内に存在すると推察される。OZ が有する，フェルラ酸やトリテルペンアルコールおよび植物ステロールとの類似の作用は，加水分解で生じたフェルラ酸とトリテルペンアルコールおよび植物ステロールそのもの，もしくはその代謝物（抱合体など）によるものであり，一方，各臓器や血中にそのままの形で存在する OZ や OZ の代謝物（抱合体など）が，フェルラ酸とトリテルペンアルコールおよび植物ステロールにはない作用を発揮するのではないだろうか（図 6）。ヒトの食事を考えると，おそらく常時，OZ（および代謝物）は体内に存在している可能性があり，その確固たる活性・薬理作用

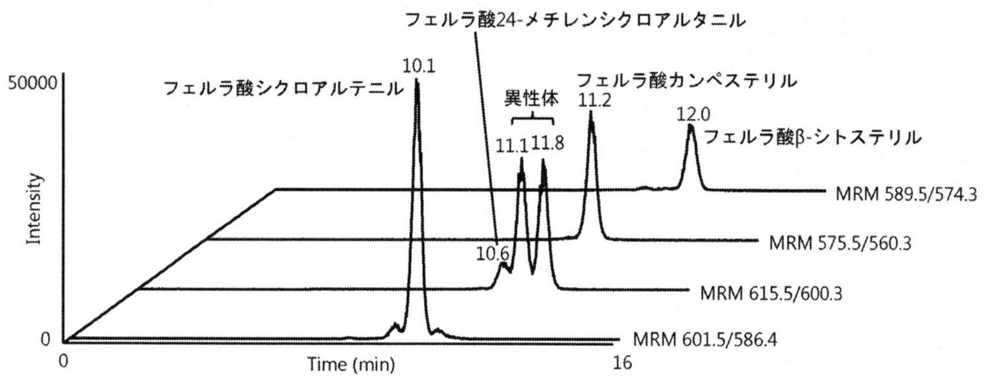

図 4　こめ油から調製した γ-オリザノール濃縮物の HPLC-MS/MS 分析

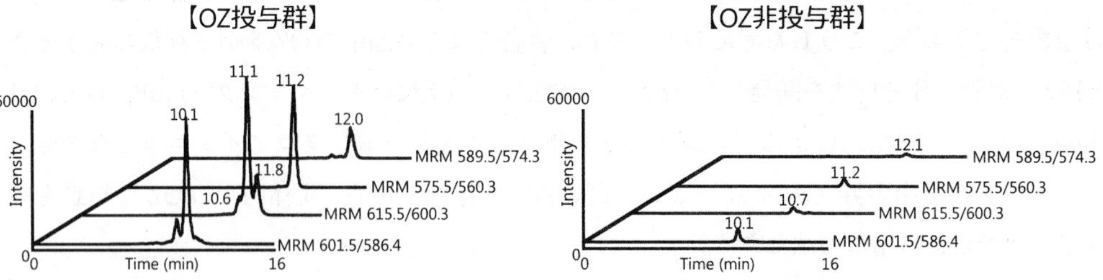

	OZ投与群 (ng/mL)	OZ非投与群 (ng/mL)
フェルラ酸シクロアルテニル	17.6 ± 3.2	1.3 ± 0.2
フェルラ酸24-メチレンシクロアルタニル と異性体	28.2 ± 2.7	Trace level *
フェルラ酸カンペステリル	15.6 ± 2.2	Trace level *
フェルラ酸β-シトステリル	5.1 ± 0.6	Trace level *

(Mean±SD, n=3-4, *< 1.0 ng/mL)

図5　こめ油から調製したγ-オリザノール濃縮物を単回経口投与したマウスの血漿の分析結果
こめ油から調製したγ-オリザノール濃縮物をマウスへ単回経口投与し，5時間後の血漿をHPLC-MS/MSにて分析

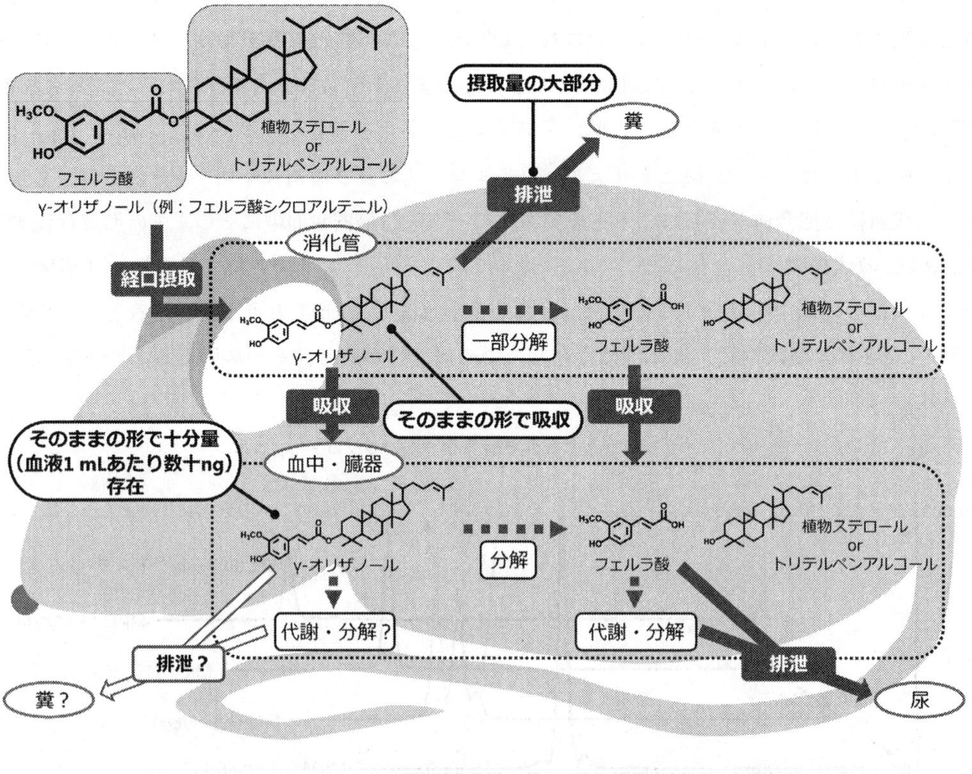

図6　γ-オリザノールの経口摂取時の体内挙動（著者らの推定）

を踏まえると，体内におけるOZの重要性が伺える。ここで紹介した著者らの研究では，HPLC－MS/MSを用いてOZそのものを測定することで，これまでのOZの消化・吸収・代謝の概念とは異なる新たな知見が得られた。OZの体内への吸収経路，臓器への分布，代謝形態など，まだデータの蓄積を必要とする課題は多いが，今後，OZの各分子種の挙動までを捉えた研究が進むことで，OZの様々な作用とそのメカニズムの理解が深まり，OZの活用の幅が一層広がることを期待したい。

文　　献

1） R. A. Norton *et al.*, *LIPIDS*, **30**(3), 269 (1995)
2） Y. Jiang *et al.*, *J. Am. Oil Chem. Soc.*, **82**(6), 439 (2005)
3） F. Shahidi, Nutraceutical and Specialty Lipids and their Co-Products, CRC Press (2006)
4） L. M. Seitz, *J. Agric. Food Chem.*, **37**(3), 662 (1989)
5） E. Graf, *Free Radic. Biol. Med.*, **13**(4), 435 (1992)
6） 福士敏雄ほか, 北海道立衛生研究所報, **16**, 111 (1966)
7） 土屋知太郎ほか, 東京工業試験所報告, **53**(6), 30 (1958)
8） M. J. Son *et al.*, *J. Clin. Biochem. Nutr.*, **46**(2), 150 (2010)
9） 尾崎博ほか, 食の安全科学の展開, p.135, シーエムシー出版 (2010)
10） C. Kozuka *et al.*, *Diabetes*, **61**(12), 3084 (2012)
11） C. Kozuka *et al.*, *Diabetologia*, **60**(8), 1502 (2017)
12） 第4版既存添加物自主規格, p.290, 日本食品添加物協会 (2008)
13） 大塚製薬㈱, 医薬品インタビューフォーム, ハイゼット錠25 mg ハイゼット錠50 mg ハイゼット細粒20%, 日本標準商品分類番号87 2189, 87 1129, 第7版 (2016)
14） M. Shimabukuro *et al.*, *Br. J. Nutr.*, **111**(2), 310 (2014)
15） M. S. Islam *et al.*, *J. Pharmacol. Sci.*, **111**(4), 328 (2009)
16） S. H. Moon *et al.*, *Toxicol. Rep.*, **4**, 9 (2017)
17） H. W. Kim *et al.*, *Biochem. Biophys. Res. Commun.*, **468**(4), 574 (2015)
18） T. Oka *et al.*, *Phytomedicine*, **17**(2), 152 (2010)
19） 近藤弘之ほか, 応用薬理, **2**(1), 29 (1968)
20） 藤原寛ほか, 薬物療法, **5**(11), 123 (1972)
21） 野田弘子ほか, 基礎と臨床, **8**(1), 35 (1974)
22） 藤原茂ほか, 薬学雑誌, **100**(10), 1011 (1980)
23） S. Fujiwara *et al.*, *Chem. Pharm. Bull.*, **31**(2), 645 (1983)
24） S. Fujiwara *et al.*, *Chem. Pharm. Bull.*, **30**(3), 973 (1982)
25） Y. Pan *et al.*, *Eur. Rev. Med. Pharmacol. Sci.*, **18**(2), 143 (2014)
26） T. Lubinus *et al.*, *Eur. J. Nutr.*, **52**(3), 997 (2013)
27） G. Bhaskaragoud *et al.*, *Biochem. Biophys. Res. Commun.*, **476**(2), 82 (2016)
28） C. Perez-Ternero *et al.*, *J. Funct. Foods*, **32**, 58 (2017)
29） D. Zhu *et al.*, *Mol. Nutr. Food Res.*, **59**(6), 1182 (2015)
30） E. Kobayashi *et al.*, *Food Funct.*, **7**(12), 4816 (2016)

第5章　ビタミン様物質

1　コエンザイム Q_{10}

川上祐生*

1.1　はじめに

コエンザイム Q_{10}（CoQ_{10} あるいは Q_{10}）は，ベンゾキノン構造に長いイソプレノイド鎖を有する脂溶性の化合物であり，強力な抗酸化活性をもつ[1)]。コエンザイム Q_{10} は，生体内で合成できることからビタミンではないが，生体の電子伝達系に必須の化合物であり，ビタミン様物質として知られている。しかしながら，生体内に投与されたコエンザイム Q_{10} の吸収・代謝や生理作用に関する情報は少ないのが現状である。ここでは，コエンザイム Q_{10} の構造と生合成経路について述べた後，これまで報告されている吸収・代謝に関する知見について最近の研究報告を交えて紹介する。

1.2　コエンザイム Q_{10} の化学構造

コエンザイム Q_{10} は，単離したミトコンドリアをイソオクタンで処理すると，ミトコンドリアがもつ酸化力が失われることから発見された。生物界に広く存在する（ユビキタス）キノンであることからユビキノンと呼ばれることもある。コエンザイム Q は，ベンゾキノン誘導体（2, 3-ジメトキシ-5-メチル-6-ポリプレニル-1, 4-ベンゾキノン）に，炭素数5のイソプレン単位が多数結合したもので，生物種によってイソプレノイド鎖におけるイソプレン単位の数が異なる。イソプレン単位が1～12のものが天然に存在し，ヒトではイソプレン単位が10のコエンザイム Q_{10}（CoQ_{10}）が利用されている（図1）。出芽酵母ではイソプレン単位が6のコエンザイム Q_6（CoQ_6），大腸菌ではイソプレン単位が8のコエンザイム Q_8（CoQ_8），ラットではイソプレン単位が9のコエンザイム Q_9（CoQ_9）が利用されている[1)]。イソプレン単位が7以上のコエンザイム Q は室温で橙黄色の結晶で，イソプレン単位が6以下のものは橙赤色の油状物質であることが知られている。

イソプレノイド鎖はコエンザイム Q の疎水性の性質を示し，キノン骨格は電子の伝達に関わり抗酸化活性に関係している。酸化型コエンザイム Q_{10}（ユビキノン）は1個の電子を受け取ってセミキノン型コエンザイム Q_{10}（セミキノンラジカル）になるか，あるいは2個の電子を受け取って還元型コエンザイム Q_{10}（ユビキノール）になる（図1）。コエンザイム Q_{10} は分子量1,000以下で分子量が小さく，脂溶性の化合物で疎水性を示すので，ミトコンドリア内膜の脂質二重層内を自由に拡散することができる。

＊　Yuki Kawakami　岡山県立大学　保健福祉学部　栄養学科　准教授

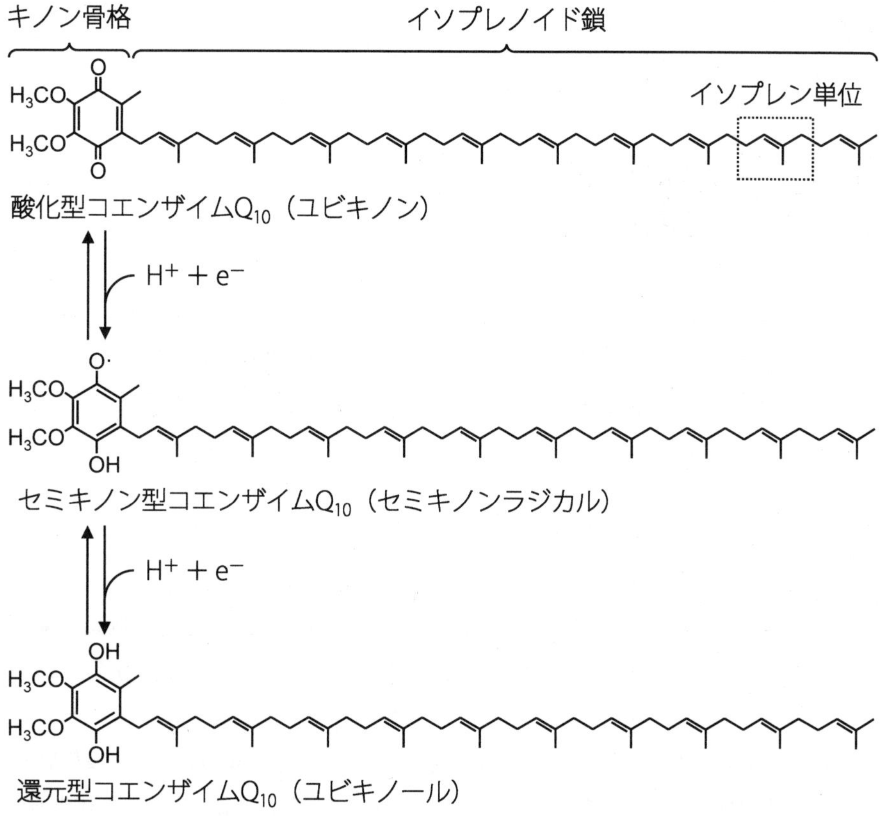

図1　コエンザイム Q_{10} の化学構造

1.3　コエンザイム Q_{10} の生合成経路

コエンザイム Q_{10} は，イソプレノイド鎖の合成，イソプレノイド鎖へのキノン骨格の結合，キノン骨格を形成する芳香族基の生成を経て生合成される[1, 2)]。イソプレノイド鎖のヒトでの生合成は，コレステロール生合成系と共通している。2分子のアセチル-CoAが細胞質の酵素であるチオラーゼの触媒によって縮合し，アセトアセチル-CoAを生成する。アセトアセチル-CoAは，さらにアセチル-CoAと3-ヒドロキシ-3-メチルグルタリル-CoA（HMG-CoA）合成酵素の触媒によって縮合し，HMG-CoAを生じる。次に，HMG-CoAはHMG-CoA還元酵素によって，NADPHによる還元を受けてメバロン酸となる。このHMG-CoAからメバロン酸を生じる反応は，コレステロール生合成の律速段階として知られている。メバロン酸は3種類のリン酸化酵素によってATP存在下でリン酸化され，脱炭酸反応を介して，炭素数5のイソペンテニル二リン酸を形成する。イソペンテニル二リン酸からジメチルアリル二リン酸，ゲラニル二リン酸を経てファルネシル二リン酸が形成される。ファルネシル二リン酸はさらに7個のイソペンテニル二リン酸と結合し，イソプレン単位10のデカプレニル二リン酸になる。これがチロシンに由来しているキノン骨格に付加されるとともに，キノン骨格へのメチル基の転移などの修飾によってコエンザイムQ_{10}が合成される。チロシンとイソペンテニル二リン酸からコエンザイムQが生合成される過程の合成酵素群はミトコンドリア内膜に存在する。コエンザイムQ_{10}の生合成は，転写因子であるPPARαとNF-κBによって高度に調節されている[3~5]。

1.4 コエンザイムQ_{10}の吸収・代謝

1.4.1 コエンザイムQ_{10}の吸収

コエンザイムQ_{10}は脂溶性の化合物であることから，その吸収は脂質と同じ過程をたどり，同じ脂溶性の抗酸化物質であるビタミンEと類似している。コエンザイムQ_{10}は脂質とともに摂取すると小腸からの吸収が向上する。小腸では，膵臓からの脂質分解酵素や界面活性作用をもつ胆汁酸の存在下で，脂質の吸収に必要な乳化およびミセルの形成が促進される。ビタミンEや他の脂溶性化合物と同様に，コエンザイムQ_{10}は，小腸からの吸収後に最初にキロミクロンに取り込まれ，リンパ管を介して血液中に移行される[6]。キロミクロンは，リポタンパク質リパーゼによってトリアシルグリセロールが分解されてキロミクロンレムナントとなり，肝臓に取り込まれる。肝臓では，コエンザイムQ_{10}はほとんどがVLDLに再び取り込まれ，α-トコフェロールと同様に血液中を循環する[7,8]。コエンザイムQ_{10}は小腸からの吸収過程または吸収後に還元型コエンザイムQ_{10}となる[9]。血液中のコエンザイムQ_{10}の約95%は，還元型として存在している[10,11]。ラットにコエンザイムQ_{10}を経口投与すると，その吸収効率は約2～3%であることが報告されている[12]。このように，コエンザイムQ_{10}の吸収効率は高くないと考えられるが，投与形態の影響が大きく，可溶化製剤として投与することにより，吸収効率が改善されるといった報告もある[13]。

1.4.2 コエンザイムQ_{10}の組織分布

コエンザイムQ_{10}は，ヒトのすべての組織に存在し，とくにATP産生能の高い心臓，腎臓，肝臓および筋肉などに，比較的高濃度で存在している[13]。また，コエンザイムQ_{10}は脂溶性の化合物であるので，その組織分布は組織の脂質含量にも依存している。脳や肺以外の組織では，コエンザイムQ_{10}のほとんどはヒドロキノン型または還元型で存在している。血液細胞の中では，リンパ球および血小板には比較的多くコエンザイムQ_{10}が含まれている。細胞内のコエンザイムQ_{10}の大部分はミトコンドリア内膜に局在するものであり，ミトコンドリアを欠く赤血球はわずかな量しか含んでいない。非常に低濃度（約9 pM）であるが，脳脊髄液中にも還元型として存在しているという報告もある[14]。

健常な米国人に毎日300 mgの還元型コエンザイムQ_{10}の経口投与を4週間行うと，血液中のコエンザイムQ_{10}濃度が1 μg/mL（1.2 μM）から2.3 μg/mL（2.7 μM）に増加した[15]。また同様に，健常な日本人に毎日300 mgの還元型コエンザイムQ_{10}の経口投与を4週間行った研究では，血液中のコエンザイムQ_{10}濃度が0.6 μg/mL（0.7 μM）から7.3 μg/mL（8.4 μM）まで増加したことが報告されている[16]。ラットにコエンザイムQ_7を経口投与した研究では，最高血中濃度到達時間が6時間であった[17]。同様に，ヒトにおいてもコエンザイムQ_{10}を経口投与した場合に最高血中濃度到達時間が約6時間であった[18]。このようにコエンザイムQ_{10}が比較的ゆっくりと吸収されることは，コエンザイム Q_{10} の高い疎水性と分子量の大きさによるものと考えられる。

動物実験におけるコエンザイム Q_{10} 投与による組織への分布についていくつかの報告があり，投与方法によって組織分布に違いがあるようである。ラットに経口投与した場合には，コエンザイム Q_{10} は心臓や腎臓では認められず，血液中や肝臓，脾臓において検出された[12]。比較的多量のコエンザイム Q_{10} を継続的に経口投与した場合には，げっ歯類の心臓や脳のミトコンドリアでコエンザイム Q_{10} の濃度が増加することも報告されている[19～21]。一方，コエンザイム Q_{10} を静脈内投与した場合には，心臓や腎臓にも取り込まれることが報告されている[22]。さらに，ラット腹腔内に投与した場合には，血液中への効率的な移行が見られ，脾臓，肝臓，白血球に高濃度に取り込まれ，副腎，卵巣，胸腺，心臓には比較的低濃度で分布していた。肝臓の細胞内では，大部分が細胞内小器官で検出され，ミトコンドリアではなく，主にリソソームに局在していた[23]。

コエンザイム Q_{10} の濃度は，細胞や組織の内部で高度に調節されているが，その濃度は各組織や臓器によって異なり，食習慣や年齢によっても異なる[24, 25]。コエンザイム Q は，アルツハイマー病，心筋症，ニーマンピック，糖尿病などの疾病においても大きく変化する。

1.4.3　コエンザイム Q_{10} の代謝

ヒトにおけるコエンザイム Q_{10} の代謝についてはほとんど報告がなく，ラットやモルモットでわずかに報告があるだけである[12, 17, 20, 21, 26, 27]。ラットではコエンザイム Q_9 が主要なコエンザイム Q 化合物であるが，ラットにコエンザイム Q_7 を経口投与すると，吸収されたコエンザイム Q_7 は肝臓から胆汁を介して主に腸管へ分泌され，糞便中へ排泄される。その一部は腸肝循環により再吸収される。また，ラットでは投与したコエンザイム Q_{10} がコエンザイム Q_9 へ変換されることも報告されている[9]。このことは，コエンザイム Q_{10} の投与がラットにおける内因性コエンザイム Q_9 の合成を抑制しないことを示しているとともに，肝臓におけるコエンザイム Q_9 とコエンザイム Q_{10} の濃度の上昇がコエンザイム Q_9 の合成を抑制する制御がないことを示している。コエンザイム Q_{10} の投与が，組織中のコエンザイム Q_9 の含量を増加させるという知見は，他の動物実験においても確認されている。このような変換がヒトで起こるかどうかは現時点では不明である。

モルモットを用いた研究では，肝臓におけるコエンザイム Q_{10} の主な代謝産物として 2, 3-ジメトキシ-5-メチル-6-(3'-メチル-5'-カルボキシ-2-ペンテニル)-1, 4-ベンゾヒドロキノンのグルクロニドが報告されており，尿中にはこれ以外に 2, 3-ジメトキシ-5-メチル-6-(3'-カルボキシプロピル)-1, 4-ベンゾキノンとその抱合体の存在が明らかとなっている[26]。投与したコエンザイム Q およびその代謝物は，主に糞便中に排泄され，尿中には水溶性代謝物として排泄される。

1.4.4　コエンザイム Q_{10} の安全性と応用

コエンザイム Q_{10} の安全性は，高用量のコエンザイム Q_{10} の経口投与を長期間行ったヒトを対象とした研究[28, 29]や動物の慢性毒性研究[30]によって検討されている。ヒトの研究では，少数の被験者に悪心や胃の不調などの軽度の胃腸症状が副作用として認められている。ハンチントン病[31]やパーキンソン病[32]では，1日に600～1,200 mgを投与したが，悪影響は観察されていない。また，パーキンソン病患者および筋萎縮性側索硬化症患者において，1日当たり3,000 mgの投与で悪影響は認められていない[33]。

HMG-CoA還元酵素の阻害薬を使用している高脂血症患者は，コレステロールの合成とともにコエンザイム Q_{10} の合成が阻害されるためにコエンザイム Q_{10} の血液濃度が低く，心筋症のリスクが高まる可能性が指摘されている。この対策として，HMG-CoA還元酵素の阻害薬と一緒にコエンザイム Q_{10} を摂取することで，コエンザイム Q_{10} の低下が抑えられるとの報告がある[34～36]。しかしながら，HMG-CoA還元酵素の阻害薬の利用によって，どの程度のコエンザイム Q_{10} が低下し，その低下がどのような影響を及ぼすかについては研究例が少なく明確になっているとは言えない。

コエンザイム Q_{10} の合成に関わる遺伝子の突然変異は，コエンザイム欠損症の原因となり，ミトコンドリア病を引き起こす可能性がある[37～39]。コエンザイム Q_{10} 欠損症で見られるコエンザイム Q_{10} 含量の減少は，コエンザイムQ生合成経路またはその調節に関わるタンパク質をコードしている遺伝子の突然変異に起因している[40, 41]。コエンザイム Q_{10} 欠損症は，コエンザイム Q_{10} の投与が有効な治療法とされている。還元型コエンザイム Q_{10} は，最近コエンザイム Q_{10} 欠損症の治療薬として承認され，一部の患者では改善が認められている[42]。高用量のコエンザイム Q_{10} の経口投与は，脳症の進行を止めることができ，腎障害を改善させたと報告されている[43]。また，コエンザイム Q_{10} のイソプレノイド鎖合成に関わるPDSS2の欠損マウスにおいて，高用量のコエンザイム Q_{10} 投与は腎障害の発症を予防することができたとの報告もある[44]。さらに，コエンザイム Q_{10} は，コエンザイム Q_{10} を欠乏させたヒト線維芽細胞のミトコンドリア機能を回復させることができた[45]。コエンザイム Q_{10} 欠損症の患者において，コエンザイム Q_{10} の投与は治療につながる可能性が期待される。

文　　献

1) M. Kawamukai, *Biosci. Biotechnol. Biochem.*, **80**, 23 (2016)
2) S. Q. Lee *et al.*, *Microb. Cell Fact.*, **16**, 39 (2017)
3) M. Turunen *et al.*, *J. Mol. Biol.*, **297**, 607 (2000)
4) M. Bentinger *et al.*, *Biofactors*, **32**, 99 (2008)
5) G. Brea-Calvo *et al.*, *PLoS One*, **4**, e5301 (2009)
6) K. Katayama *et al.*, *Chem. Pharm. Bull.*, **250**, 2585 (1972)
7) P. G. Elmberger *et al.*, *Lipids*, **24**, 919 (1989)
8) M. G. Traber *et al.*, *Lipids*, **27**, 657 (1992)
9) H. N. Bhagavan *et al.*, *Free Radic. Res.*, **40**, 445 (2006)
10) F. Aberg *et al.*, *Arch. Biochem. Biophys.*, **295**, 230 (1992)

11) M. V. Miles *et al.*, *Clin. Chim. Acta*, **332**, 123 (2003)
12) Y. Zhang *et al.*, *J. Nutr.*, **125**, 446 (1995)
13) L. Ernster *et al.*, *Biochim. Biophys. Acta*, **1271**, 195 (1995)
14) K. Lonnrot *et al.*, *Free Radic. Biol. Med.*, **21**, 211 (1996)
15) R. J. Bloomer *et al.*, *Oxid. Med. Cell. Longev.*, **2012**, 465020 (2012)
16) K. Hosoe *et al.*, *Regul. Toxicol. Pharmacol.*, **47**, 19 (2007)
17) T. Fujita *et al.*, *J. Biochem.*, **69**, 53 (1971)
18) Y. Tomono *et al.*, *Int. J. Clin. Pharmacol. Ther. Toxicol.*, **24**, 536 (1986)
19) R. T. Matthews *et al.*, *Proc. Natl. Acad. Sci. USA*, **95**, 8892 (1998)
20) L. K. Kwong *et al.*, *Free Radic. Biol. Med.*, **33**, 627 (2002)
21) S. Kamzalov *et al.*, *J. Nutr.*, **133**, 3175 (2003)
22) M. G. Alessandri *et al.*, *Int. J. Tiss. React.*, **10**, 99 (1988)
23) M. Bentinger *et al.*, *Free Radic. Biol. Med.*, **34**, 563 (2003)
24) C. Parrado-Fernandez *et al.*, *Free Radic. Biol. Med.*, **50**, 1728 (2011)
25) G. Lopez-Lluch *et al.*, *Biogerontology*, **16**, 599 (2015)
26) T. Nakamura *et al.*, *Biofactors*, **9**, 111 (1999)
27) K. Lönnrot *et al.*, *Biochem. Mol. Biol. Intern.*, **44**, 727 (1998)
28) P. H. Langsjoen *et al.*, *Am. J. Cardiol.*, **65**, 521 (1990)
29) K. Jones *et al.*, *Altern. Ther. Health Med.*, **4**, 42 (2002)
30) K. D. Williams *et al.*, *J. Agric. Food Chem.*, **47**, 3756 (1999)
31) The Huntington Study Group, *Neurology*, **57**, 397 (2001)
32) C. W. Shultz *et al.*, *Arch. Neurol.*, **59**, 1541 (2002)
33) K. L. Ferrante *et al.*, *Neurology*, **65**, 1834 (2005)
34) P. Langsjoen *et al.*, *Biofactors*, **18**, 101 (2003)
35) A. Braillon, *Mayo. Clin. Proc.*, **90**, 420 (2015)
36) M. Potgieter *et al.*, *Nutr. Rev.*, **71**, 180 (2013)
37) G. S. Gorman *et al.*, *Nat. Rev. Dis. Primers.*, **2**, 16080 (2016)
38) E. A. Schon *et al.*, *Trends Mol. Med.*, **16**, 268 (2010)
39) C. M. Quinzii *et al.*, *Mol. Syndromol.*, **5**, 141 (2014)
40) M. Doimo *et al.*, *Mol. Syndromol.*, **5**, 156 (2014)
41) M. A. Desbats *et al.*, *J. Inherit. Metab. Dis.*, **38**, 145 (2015)
42) G. Montini *et al.*, *N. Engl. J. Med.*, **358**, 2849 (2008)
43) J. C. Rodríguez-Aguilera *et al.*, *J. Clin. Med.*, **6**, E27 (2017)
44) R. Saiki *et al.*, *Am. J. Physiol. Renal Physiol.*, **295**, F1535 (2008)
45) L. C. Lopez *et al.*, *PLoS One*, **5**, e11897 (2010)

2 PQQ

池本一人*

2.1 PQQ とは（物質，分布，摂取，安全性）

ピロロキノリンキノン（PQQ）は図1で示されるトリカルボン酸でキノン構造を有する物質である。バクテリアの脱水素酵素から見出された補酵素である。水溶性の物質でキノン構造が酸化還元して様々な機能を発揮させている。微量であるが自然界に広く分布し食品として摂取している。PQQ の1次生産者は微生物で，身体に含まれる PQQ は食事由来と考えられている。植物（ジャガイモ，ほうれん草，パセリ，ピーマン），発酵食品（納豆，豆腐，味噌），動物（牛乳，卵）にフリー体換算で1～30 ng/g 含まれ，特に納豆で多く 61 ng/g 含まれている[1]。PQQ は食品中のアミノ酸と反応して誘導体イミダゾピロロキノリンキノン（IPQ）としても含まれている[2]。これまでの研究から PQQ およびその誘導体を通常の食事で 0.1～1 mg を1日に摂取していると考えられている。ヒトおよびラットの組織に含まれる PQQ の量が GC-MS によって測定されている。脳，心臓からは検出されなかったが，脾臓，すい臓，肺，腎臓で検出された。ヒト脾臓では 5.9 ± 3.4 ng/g 組織で PQQ が含まれていた[3]。

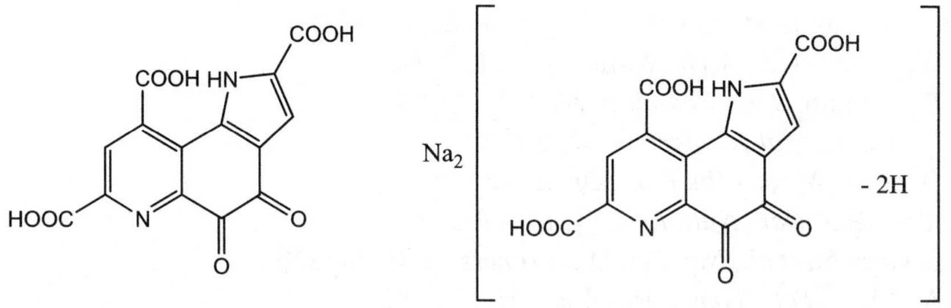

図1 ピロロキノリンキノン（左）とピロロキノリンキノン二ナトリウム塩（右）

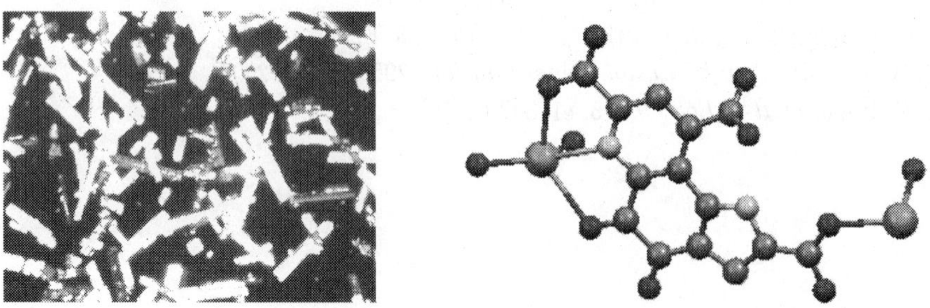

図2 結晶の偏光顕微鏡写真とピロロキノリンキノン二ナトリウム塩三水和物構造
（水素原子は表示していない）

---

* Kazuto Ikemoto 三菱ガス化学㈱ 新潟研究所 主席研究員

表1　ピロロキノリンキノン二ナトリウム塩の物性

色	赤色	臭い	無臭
分子式 *	$C_{14}H_4N_2Na_2O_8$	融点	300℃以上（分解）
分子量 *	374.17	味	なし
CAS 番号	122628-50-6	保存	室温
溶解性	水溶性（3 g/L, 25℃）	定性分析	XRD, MS
	油に不溶，エタノールに難溶	定量分析	HPLC

* 水分なしとして表記

PQQ は非常に微量ではあるが通常の食事で摂取されている。多くの摂取が行われるのは機能性食品，いわゆるサプリメントである。サプリメントとしてピロロキノリンキノン二ナトリウム塩（図1）の3水和物結晶が1日に5～20 mg 摂取されている[4]。この3水和物結晶（製品名：BioPQQ）が臨床試験，機能試験に使用され，日本，米国当局からサプリメントとしての使用を承認されている。そのため実質的にはピロロキノリンキノン二ナトリウム塩3水和物が PQQ と呼ばれている。図2に結晶写真と結晶構造を示す。この物質は赤色の結晶で水溶性である。空気，熱，光に安定で，におい，味を有していない。ピロロキノリンキノン二ナトリウム塩の性質を表1にまとめる。このピロロキノリンキノン二ナトリウム塩は微生物による発酵生産で作られ，高純度精製を行って製品化されている。

ラット（経口）単回投与による LD50 は 1,000～2,000 mg/kg，90日間反復毒性は NOAEL ＞ 100 mg/kg/day である[5]。また，ヒト試験では 20 mg/day を24週にわたって摂取しても安全性上問題なかった。また，以下に紹介する臨床試験すべてで有害事象はなかった。

2.2　吸収，代謝[2, 6, 7]

PQQ の吸収，代謝に関してアイソトープを使った実験が報告されている。^{14}C で標識された PQQ をマウスに経口投与し，腸で6時間後に 3.3%，24時間後に平均 62%（19～89%）吸収された。吸収性の個体差は大きい。吸収された PQQ の 81%が24時間以内に腎臓から排泄される。吸収された PQQ の 81%は血液中に存在する。摂取6時間後には血漿 0.4%，赤血球 10.6%，肝臓 5.4%，腎臓 3.5%，脳 0.2%，皮膚 0.3%，摂取24時間後には血漿 0.1%，赤血球 1.2%，肝臓 1.5%，腎臓 10.7%，脳 0%，皮膚 1.3%の割合で含まれる。皮膚，腎臓に比較的多く残留する。経口摂取24時間後の PQQ の分布について図3にまとめる。PQQ から二酸化炭素になったものはなかった。アイソトープによる分析であるため，詳細な構造変化情報は得られていないが，二酸化炭素への代謝はなく，排出が迅速に行われている。

ヒト試験では 0～0.3 mg/kg/day の投与で血中の PQQ 濃度は投与した量に応じて上昇し，最大血中 14 nM であった。血中濃度と尿中の濃度は比例していた。尿に 0.1%が入っていた。PQQ の血中濃度のピークは2時間で，半減期は5時間であった。この試験では PQQ 濃度測定はグルコース脱水素酵素の活性より算出された。

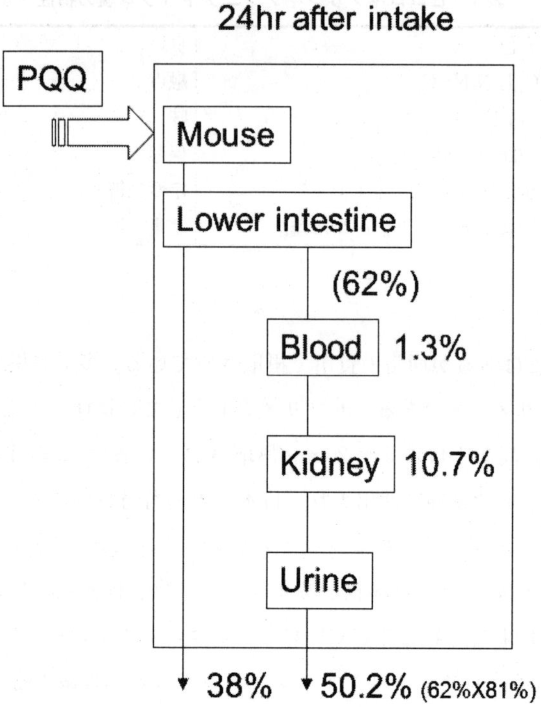

図3　摂取後24時間のPQQの分布
C. Harris *et al.* の文献[2]から作製

ヒト反復投与試験で1日1回1週間，超高感度HPLCを用いた血中濃度測定が行われた。1日当たり100 mgを摂取して血中濃度が測定された。摂取後3時間で16.4～53.8 nMに達し，24時間ではほぼ排出されていた。1日目と比較して1週間の反復投与では摂取後3時間で平均，最大血中濃度も上昇した。血中濃度の個人差は非常に大きい。

上記の結果をまとめるとPQQの代謝吸収については以下のようにまとめられる。

① PQQの吸収は速く，2時間で血中濃度が最大になる。
② 投与量に比例して血中濃度が上がる。
③ 血中濃度の半減期は5時間で，1日後にはほぼなくなる。
④ 吸収されたPQQは尿として排出され，二酸化炭素への代謝はない。
⑤ 皮膚，腎臓にはとどまりやすい。
⑥ 反復投与は血中濃度を僅かに上げる。

2.3 機能

2.3.1 概況

PQQはラットについて欠乏症があることが報告されている[8]。また，笠原らはビタミンである可能性が高いことを報告している[9]。PQQがビタミンであるか，決着はついていないが[10]重要な

表2　PQQの機能

部位	機能
全体	寿命延長，放射線障害防止
細胞	エネルギー代謝向上，ミトコンドリア増加，ミトコンドリア活性化，抗酸化，増殖因子
脳	NGF増強，記憶力改善，認知機能，気分・睡眠向上（ストレス解消），脳梗塞，鬱予防
心臓	心筋梗塞
皮膚	乾燥防止
関節	リュウマチ防止
目	白内障防止
内分泌	血糖値改善，脂質改善，尿酸値改善

栄養成分であるといえる。実際，PQQは脳機能改善，抗酸化作用，ミトコンドリア新生の重要な機能を有し，他にも多くの機能について報告されている（表2）[11~13]。記憶，神経保護，鬱，放射線障害防止，リュウマチ，血糖値改善，白内障防止，心筋梗塞や脳梗塞からの血流回復時の損傷防止など体の色々な場所に作用する。

脳への関連として神経成長因子（NGF）を増やすことが報告されている[14]。NGFは神経細胞の分化・成長・増殖や大脳の神経細胞の活性化作用を持ち，記憶や学習に関与する物質である。NGFを産生するL-M細胞にPQQを作用させた場合，NGF産生量が作用前の最大40倍に増加したことが報告されている。抗酸化作用についてPQQはそのままでは抗酸化作用を有していないが還元型になることで活性化する。還元型PQQは活性酸素である一重項酸素の消費速度がビタミンCの6.3倍と非常に高く，水溶性抗酸化物質の中では最強クラスである[15]。ミトコンドリアはエネルギーを作り出す重要な細胞内小器官である。PQQの欠乏と補給したラットの比較では，PQQ補給ラットは肝臓のミトコンドリア量が上昇した。また，乳酸脱水素酵素と結合して活性を上げることが見つかっている[16]。

また，最近では線虫*C. elegance*を使った実験から寿命延長効果が非常に高いことが報告されている。図4に線虫の生存曲線を示す。PQQの濃度依存的に生存率が上がり，5 mMで最大になった。老化を抑制する働きがある[17]。

2.3.2　脳機能臨床試験[18]

健常者を対象とした試験結果について認識能力に及ぼす効果に関する臨床試験，中でも注意力やワーキングメモリといった脳機能の維持，改善にPQQが有効であった試験結果を解説する。健康な中高齢者41名を対象とし，ランダムに割り付けを行いPQQ摂取群（平均年齢58.6 ± 5.1（SD），男性7名，女性14名，計21名）とプラセボ群（平均年齢58.4 ± 5.2（SD），男性7名，女性13名，計20名）の2群に分けた。PQQ摂取群とプラセボ群ともに12週間にわたってハードカプセルを1日1回朝食後に摂取した。PQQ摂取群は三菱ガス化学製BioPQQを20 mg（10 mg/カプセル× 2）摂取した。

認識能力に関する試験としてストループ試験とタッチエム試験を実施した（図5）。

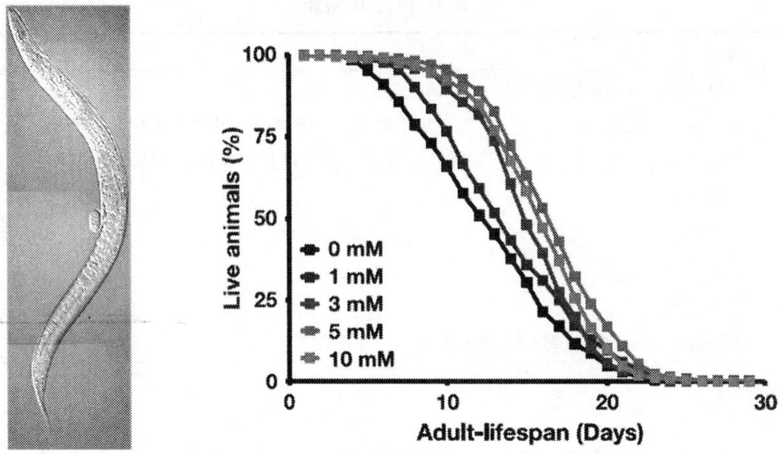

図4　寿命延長効果：線虫の顕微鏡写真（左）と寿命曲線（右）

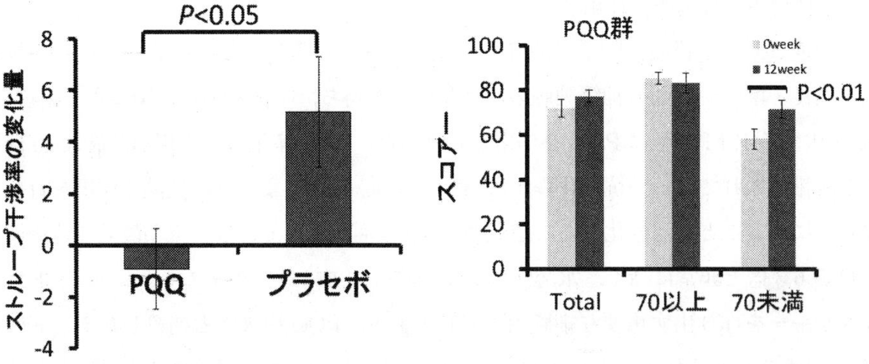

図5　ストループ干渉率の変化（左）とタッチエムのスコアー（右）

(1)　ストループ試験

色を示す文字とその文字色が一致しない文字列を被験者に示し，その文字を読み上げ，その色を答える試験で，選択的な注意力を測る試験である[17]。具体的には赤インクで書かれた「あか」，青インクで書かれた「あか」では，青インクで書かれた「あか」を読むには時間がかかる。ストループ干渉率の変化量においてPQQ群0.9に対しプラセボ群5.2と，PQQ群とプラセボ群で有意な差が見られた（$P<0.05$）。このことはPQQの摂取は注意力の維持に有効であることを示している。

(2)　タッチエム試験

タッチMは，12インチのサイズ・スクリーンのタブレットを利用するワーキングメモリを視覚的に評価するためのシステムである。タッチM（0から100ポイントまで）の得点はスクリーンを分割して順番に点滅させ，被験者は点滅の順序を再生してパネルを押し，その正確さと時間を合わせて評価する。この成績によって空間認識機能およびワーキングメモリの評価を行う。PQQ群，プラセボ群いずれもPQQ摂取前後で試験成績に有意差は見られなかった。摂取前の得点について70点を境に上位と下位の層別解析を行った結果，下位グループではPQQ摂取前に対し摂取後で有意に得点が改善し（$P<0.01$），下位グループではPQQ摂取によってワーキングメモリの改善が認められた。被験者を対象にNIRSによる脳血流量を評価した結果，PQQ摂取群においては試験前に対し試験後で脳血流量の増加が認められた。このようにPQQは脳機能について衰えがあるヒトにより効果的である。

2.3.3　睡眠・ストレスへの効果[19]

ストレスへの対処は健康を維持するためには重要である。睡眠に問題があると自覚し，疲労感のある成人勤労男女を対象とし，BioPQQ 20 mg/day経口摂取8週間の試験を実施した。睡眠調査票（OSA）への記入と気分や感情を評価する質問紙（POMS）への記入により調査した。また，QOL調査票の定法に従い，被験者の回答から各項目（食欲，睡眠，排便，排尿，運動，体の状態へのとらわれ，疼痛，性生活の満足感，社会的役割の遂行感，家庭生活の幸福感，生活全体の充実感）も調べた。試験開始時には睡眠障害が疑われるレベルであった値が正常値に近づいた。また，高いストレスレベルであった被験者が正常値になっていた。このうち，活気が上昇し，それに伴って不安やイライラ感，抑うつ感などのネガティブな感情が低減しており，ストレス状態が緩和された。このことからPQQはストレス緩和効果があり，睡眠の質を上げる。

2.3.4　肌の保湿[20]

化粧品ではなく経口摂取によって皮膚への影響を試験した。ドライスキンを自覚する29～49歳の女性を対象とし，二重盲目試験を行った。BioPQQ 20 mg/day経口摂取2ヵ月でプラセボに対して有意に皮膚の水分量の改善が見られた。肌のバリア機能を改善している。ドライスキンのモデルマウスでは皮膚のマスト細胞（炎症と関連する細胞）の数を減少させた。皮膚のバリア機能改善に効果がある。

2.4　作用機序

PQQの特徴は酸化還元性である。キノン構造が還元されて還元型PQQが生成する。この還元型PQQは容易に酸素によって酸化する。このサイクルが作用機序に大きな役割を有している。

抗酸化性が作用機序として多くの機能で説明されてきた。高次脳機能に関与する脳神経系の障害が，酸化ストレスにより引き起こされていることはすでに知られている。前記のように還元型PQQは非常に強い抗酸化性を有している。神経細胞に与えた酸化ストレスに対し，PQQが有意に神経を保護したことが報告されている[21]。ラットを用いたモリス水迷路による試験結果が報告されているが，PQQ摂取群で学習能力が向上し，CoQ10との併用でより高い効果を示す。このとき，学習によって記憶されたものは強力な酸化ストレスを与えることにより消失するが，PQQ摂取群では酸化ストレスによる記憶の消失を抑え，記憶を維持した[22]。

一般的にミトコンドリア機能不全と脳機能障害の間には強い関連性があることが報告されてい

るが，PQQはミトコンドリアを増す効果がある。また，PQQが乳酸脱水素酵素に結合して酸化還元サイクルを上げる効果が見出された。このことは，PQQ摂取によりミトコンドリア活性が上昇し，エネルギー産生の活性化により機能を発現させる可能性がある。また，アルツハイマーのモデルマウスにおいてPQQを含む食品摂取で認識能力の改善が見られたことが報告されているが，ここではPQQによる活性酸素減少とともに，脳内のミトコンドリアの保護効果が観察された[23]。このように，PQQは抗酸化作用，神経保護作用，NGF発現増強作用とともに，ミトコンドリア保護，増加，活性化といった多様な作用機序で脳機能改善に働いていると考えられる。

これらについて近年，分子レベルでの解明が進んでいる[12,15,16,24]。PQQは酸化還元性でシグナルを動かして機能を発現させている。酸化還元サイクルで生じる過酸化水素が受容体を制御するPTB1Bを酸化して抑制する。これによって，細胞増殖活性，血糖値低下を生じさせている。また，体内の酸化還元酵素の活性を向上させることが機能につながっている。乳酸脱水素酵素に結合することで酸化還元サイクルを上昇させている。これによりエネルギーの産生を向上させている。また，寿命延長に関してはNADPH酸化酵素の活性を上げることで生じていると報告されている。加えてSIRT1/PGC1-αパスウェイを活性化してミトコンドリア新生を行っている。このようにPQQの作用機序はPQQの酸化還元性，抗酸化力が重要な要素である。これらの物性が多様な機能につながっていると考えられる。

2.5 まとめ

ピロロキノリンキノンは経口摂取後，直ちに吸収され，排出も迅速に行われる。血中濃度を維持するには反復投与が効果的である。ピロロキノリンキノンが有する酸化還元性が機能発現させている。脳機能改善，ミトコンドリア新生，活性化，抗酸化を代表とし，多様な機能を発現している。今後，さらに多くの機能が見つかると期待される。

文　献

1) T. Kumazawa *et al., Biochem. J.*, **307**, 331 (1995)
2) C. Harris *et al., J. Nutr. Biochem.*, **24**, 2076 (2013)
3) T. Kumazawa *et al., Biochim. Biophys. Acta*, **1156**, 62 (1992)
4) K. Ikemoto *et al., Chem. Cent. J.*, **6**, 57 (2012)
5) M. Nakano *et al., Regul. Toxicol. Pharmacol.*, **70**, 107 (2014)
6) C. Smidt *et al., Proc. Soc. Exp. Biol. Med.*, **197**, 27 (1991)
7) M. Fukuda, *et al., J. Pharm. Biomed. Anal.*, **145**, 814 (2017)
8) J. Killgore *et al., Science*, **245**, 850 (1989)
9) T. Kasahara *et al., Nature*, **24**, 422 (2003)
10) 外山博英, 日本農薬学会誌, **30**, 256 (2005)

11) 池本一人, 食品加工技術, **35**, 127 (2015)
12) 池本一人, ジャパンフードサイエンス, **55**, 15 (2016)
13) M. Akagawa *et al., Biosci. Biotechnol. Biochem.*, **80**, 13 (2015)
14) K. Yamaguchi *et al., Biosci. Biotechnol. Biochem.*, **57**, 1231 (1993)
15) K. Mukai *et al. J. Agric. Food Chem.*, **59**, 1705 (2011)
16) M. Akagawa *et al., Sci. Rep.*, **27**, 26723 (2016)
17) H. Sasakura *et al., J. Cell Sci.*, **4**, 202119 (2017)
18) Y. Itoh *et al., Adv. Exp. Med. Biol.*, **876**, 319 (2016)
19) M. Nakano *et al., Functional Foods in Health and Disease*, **2**, 307 (2012)
20) M. Nakano *et al., J. Nutr. Sci. Vitaminol.*, **61**, 241 (2015)
21) K. Nunome *et al., Biol. Pharm. Bull.*, **31**, 1321 (2008)
22) K. Ohwada *et al., J. Clin. Biochem. Nutr.*, **42**, 29 (2008)
23) D. Sawmiller *et al., Heliyon*, **3**, e00279 (2017)
24) K. Saihara *et al., Biochemistry*, **56**, 6615 (2017)

3 α-リポ酸

松郷誠一[*1]，生田直子[*2]

3.1 リポ酸とは

リポ酸はオクタン酸の誘導体であり，不斉炭素を C_6 位に有しているためR体とS体の2つの鏡像異性体が存在するが，天然に存在するのはR体である。このため，天然のリポ酸を示す場合，正確にはR-リポ酸と表記する。R-リポ酸は牛レバーから単離されたが，そのとき同時にR-リポ酸とR-リポ酸のジチオラン環に存在する硫黄原子の1つが酸化された形のリポ酸誘導体が得られた[1)]。リポ酸とこの酸化型リポ酸をそれぞれ，α-リポ酸，β-リポ酸と呼ぶようになった（図1）。(正確には，R-α-リポ酸とR-β-リポ酸と表記するのがよい。本稿では，酸化型・還元型をまとめて指す場合に「リポ酸」と表記している。)

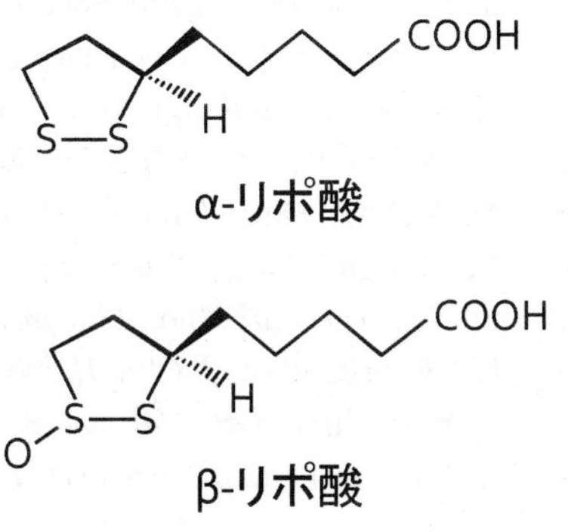

図1 α-リポ酸とβ-リポ酸の化学構造（いずれもR体）

3.1.1 R-リポ酸のエネルギー代謝における役割

R-リポ酸はタンパク質に結合した形で存在し，ピルビン酸をアセチルCoAに変換するピルビン酸デヒドロゲナーゼやTCA回路で働くα-ケトグルタル酸の酸化的脱炭酸反応に関わるビタミンB1などと同様な補酵素であり，こうした補酵素が不足すると代謝プロセスがうまく機能しない。R-リポ酸は糖代謝に関わるピルビン酸デヒドロゲナーゼだけではなく，TCA回路においても補酵素としての機能を担うことより，糖の代謝だけではなく，脂肪酸やある種のアミノ酸代謝にも関わっており，三大栄養素の代謝に関わる重要な物質と位置付けることができる（図2）。

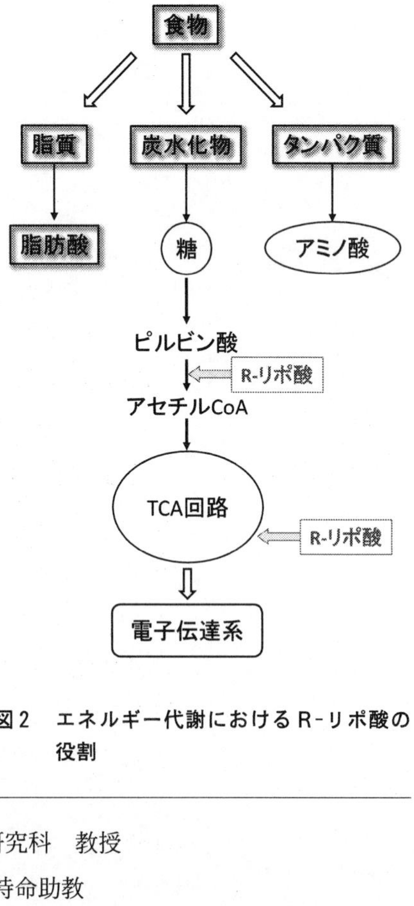

図2 エネルギー代謝におけるR-リポ酸の役割

3.1.2 リポ酸の定量

R-リポ酸は腸内細菌などにより生合成されることもあるので，ビタミン様物質として取り扱われて

＊1 Seiichi Matsugo 金沢大学 大学院自然科学研究科 教授
＊2 Naoko Ikuta 神戸大学 大学院医学研究科 特命助教

いる[2]（厳密なビタミンの定義に当てはまらない）。腸内細菌叢のバランスは年齢とともに変動することが知られているため，仮に腸内細菌叢が変化すると生体に供給されるR-リポ酸量が変動することも十分にあり得る。R-リポ酸をどのような食材から摂取することができ，またどのような臓器分布をしているのかを考えることを目的として，我々は各食材に含まれるリポ酸量（タンパク質のリジン残基に結合したリポ酸）を酵素法により分解させたのちに，リポイルリジンに変換しその量を定量した[3, 4]。その結果，動物の臓器では，腎臓や心臓，肝臓などのミトコンドリア含量の高い臓器に比較的多く含まれるが，肺や膵臓などでは少ないことが明らかになった。また，食材の種類によりリポ酸の含有量は大きく異なり，ほうれん草やブロッコリーなどには多く含まれる一方，米胚芽などにはあまり含まれていないことが明らかになった（表1，2）。

3.1.3　リポ酸の抗酸化力

リポ酸の抗酸化能力が初めて報告されたのは，1959年のことである[5]。ビタミンC欠乏のモルモットの壊血病症状がリポ酸の投与により改善されたことなどが報告された。また，リポ酸が糖代謝に関わることが関連していると思われるが，糖尿病性の神経症状などの改善にリポ酸投与が有効である事例が報告されたこともあり[6]，リポ酸の抗酸化力が調べられるようになった。先述したように，リポ酸は中級脂肪酸であるオクタン酸の誘導体であり，疎水性の炭素鎖と親水性のカルボン酸部位を分子内にもつ両親媒性構造をしている。リポ酸の分配係数は約4であり[7]，このことはリポ酸が水相，油相いずれにも分布することが可能であることを示す。こうした特色は他の抗酸化

表1　動物組織中のリポイルリジン量

組織	μg/g（乾燥重量）	μg/mg（タンパク質）
腎臓	2.64 ± 1.23	50.57 ± 5.51
心臓	1.51 ± 0.75	41.42 ± 2.76
肝臓	0.86 ± 0.33	15.49 ± 0.01
脾臓	0.36 ± 0.08	5.69 ± 1.27
脳	0.27 ± 0.08	4.85 ± 1.69
膵臓	0.12 ± 0.05	1.97 ± 0.97
肺	0.12 ± 0.08	3.20 ± 0.04

表2　植物中のリポイルリジン量

植物名	μg/g（乾燥重量）	μg/mg（タンパク質）
ほうれん草	3.15 ± 1.11	92.51 ± 4.03
ブロッコリー	0.94 ± 0.25	41.01 ± 1.02
トマト	0.56 ± 0.23	48.61 ± 1.69
エンドウ	0.39 ± 0.07	17.13 ± 1.23
スプラウト	0.39 ± 0.21	18.39 ± 2.42
米ぬか	0.16 ± 0.02	4.44 ± 2.12
バナナ	検出されず	検出されず

物質には見出しにくいリポ酸特有のものである。例えば，水溶性の抗酸化物質として知られているビタミンCは油相の酸化反応を単独では阻害できない。また，ビタミンEは脂質の抗酸化には威力を発揮するが，水相での酸化抑制にはほとんど能力を発揮できないことが知られている。リポ酸のさらなる特色は糖代謝における反応にも見られるように，リポ酸の歪んだ1, 2-ジチオラン環が開閉することにある。α-リポ酸は二電子還元を受けると，ジヒドロリポ酸に変換される。ジヒドロリポ酸はチオール基2個を分子内に持っているため，比較的親水性も高く，また，酸化されるとα-リポ酸に戻る。こうしたチオールの酸化－還元反応は，例えばグルタチオンの酸化型と還元型の比率など，生体の恒常性維持（細胞の酸化－還元状態の調整による生理状態維持）とも深く関わっていることが知られている。リポ酸とジヒドロリポ酸の酸化還元電位は－0.32 Vであり，グルタチオンの酸化還元電位－0.24 Vより大きい[8]（表3）。生体においてグルタチオンは抗酸化物質として重要な役割を担うことが知られているが，リポ酸は酸化型のグルタチオンを還元型に戻すことによって生体の抗酸化ネットワークの維持に役立っていると考えられている[9]（図3）。

3.1.4 リポ酸とグルタチオンの相関

前述のように，リポ酸は強い還元能力を有しており，図3に示すように酸化された抗酸化物質の再生に関わっていると考えられている。リポ酸はそうしたグルタチオンなどの抗酸化物質の酸化還元比を維持する役割でも重要であるが，リポ酸の投与がグルタチオン量自体の上昇を引き起こしたという報告例もある[10]。これは細胞外のシスチンがシステインに還元されたことにより，細胞内へのシステインの取り込み量が増加し，結果としてグルタチオン量が増大したものと考えられた。一方，ラットを用いた動物実験において，R-リポ酸の投与が脳内のグルタチオン酸化還元比GSH/GSSGを回復させることが観察された[11]。また，同じ研究グループは，老齢ラット（月齢24～28）では若齢ラット（月齢2～5）に比べるとグルタチオン合成に関わる酵素であるγ-グルタミンシステインリガーゼ（GCL）の活性および発現量ともに肝臓において低下していることを見出した[12]。GCLの発現はARE（抗酸化応答エレメント）を介して，転写因子Nrf2の支配を受けることが知られている。ここで，老齢ラットにα-リポ酸（40 mg/kg）を静注したところ，核内Nrf2の増加とAREへの結合促進が認められ，24時間後には細胞内のグルタチオンレベルの上昇とGCL活性の増加が観測された。これらの実験事実はリポ酸とグルタチオン量の間の強い相関を物語るものである（図4）。

表3　各チオールの酸化還元電位（E_0）

チオール	E_0（V）
グルタチオン	−0.24
システイン	−0.22
ジヒドロリポ酸	−0.32
チオフェノール	−0.31
エルゴチオネイン	−0.06
チオレドキシン	−0.20

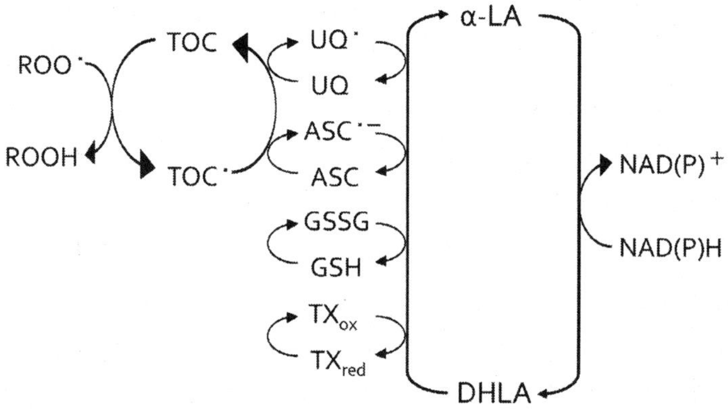

ROO˙ ⇆ H^+/ROOH　　E°′= +1000 mV

R˙ ⇆ H^+/RH　　E°′= + 600 mV

Toc˙ ⇆ H^+/Toc　　E°′= + 500 mV

Asc˙ ⇆ H^+/$AscH^-$　　E°′= + 280 mV

図3　抗酸化ネットワークと各ラジカル反応の酸化還元電位

・はラジカルを示す。略語。α-LA：α-リポ酸，DHLA：ジヒドロリポ酸，UQ：ユビキノン，ASC：アスコルビン酸，GSSG：グルタチオン（酸化型），GSH：グルタチオン（還元型），TX：チオレドキシン，TOC：トコフェロール，ROOH：脂質，NAD(P)H：ニコチンアミドアデニンジヌクレオチドリン酸（還元型），$NAD(P)^+$：ニコチンアミドアデニンジヌクレオチドリン酸（酸化型）

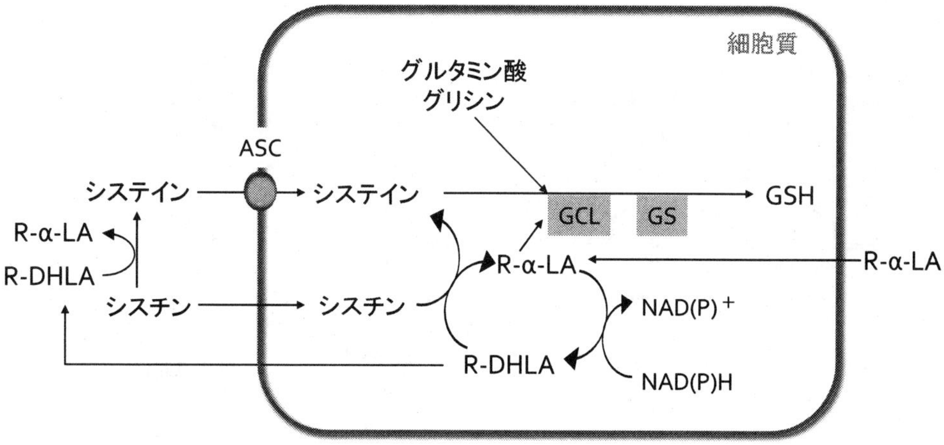

図4　リポ酸とグルタチオンの相関

略語。R-α-LA：R-α-リポ酸，R-DHLA：R-ジヒドロリポ酸，GSH：グルタチオン（還元型），GSSG：グルタチオン（酸化型），GCL：グルタチオン−システインリガーゼ，GS：グルタチオン合成酵素，ASC：アラニン−セリン−システイン トランスポーター

3.1.5 リポ酸の代謝経路

リポ酸の代謝経路に関する研究は，ラットや*Pseudomonas putida* PL（グラム陰性桿菌）などを用いて古くから検討されてきた[13, 14]。他の脂肪酸同様にリポ酸もβ-酸化され炭素鎖が2個ずつ減少していく経路により代謝が進行していくことが観測された。^{14}Cラベル標識したα-リポ酸を用いた体内動態に関する研究も行われている[15]。マウス，ラット，イヌを用いてラベル化したα-リポ酸を経口投与したところ，24時間以内に80%以上の放射能が尿中に排泄されることが明らかになった。一方，リポ酸の代謝速度を調べることを目的として，犬にα-リポ酸を静注し，尿中のリポ酸の検出を試みたところ，リポ酸が検出できたのは静注5分後だけであった。リポ酸は生体内で速やかに代謝され，投与された形で体内にとどまる可能性は低いと考えられる。さらに，尿中の代謝産物についてHPLC分析，マススペクトル解析を行い，10種類以上の代謝産物が同定されている（図5）。代謝産物を見ればわかるように，①炭素鎖の短縮，②ジチオラン環の開裂，③ジチオラン環の開裂に伴うジチオール基の修飾，④短縮したカルボン酸とアミノ酸の縮合反応物の生成，⑤修飾された化合物のさらなる酸化，などの反応が起こっている。

3.1.6 リポ酸の恒常性機能低下に及ぼす影響

老化研究において，老化に伴って肝臓におけるグルタチオン量が減少することが知られてい

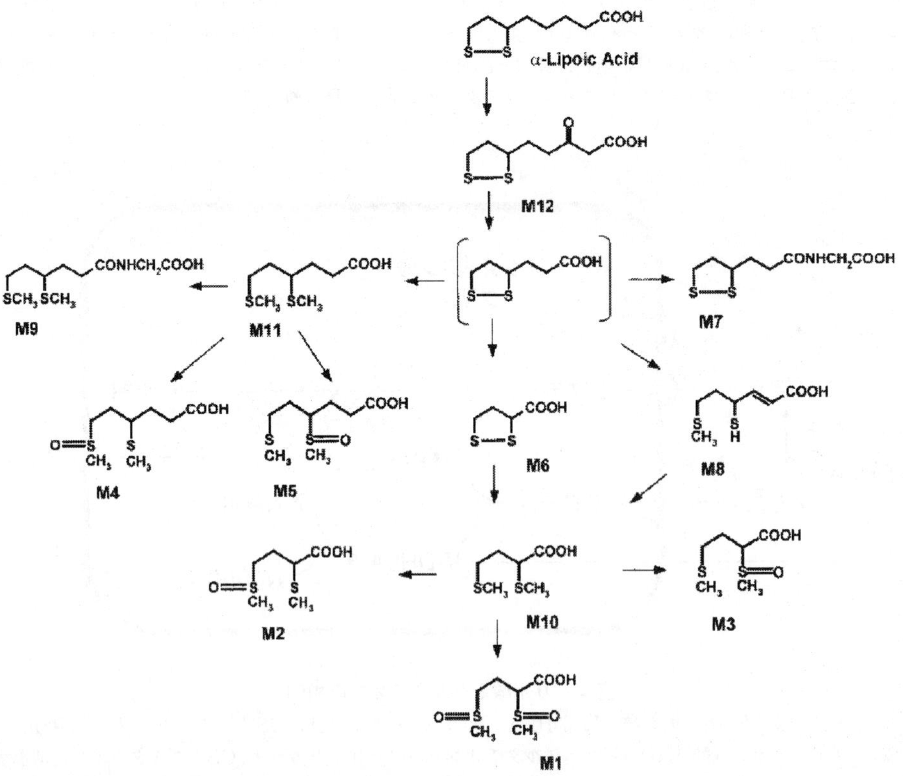

図5　リポ酸の代謝経路

る。グルタチオンは抗酸化物質であると同時に，外来異物代謝を行う酵素の骨格となる分子である。また，酸化型グルタチオンと還元型グルタチオンの比率の変化はチオールレドックスバランスの変調をきたす恐れがある。また，先述のように還元型グルタチオン量の減少は細胞内外からのストレス（酸化ストレスを含む）に対する抵抗力の低下につながる。リポ酸の投与は細胞のグルタチオン量の増大に寄与し，ひいては各種ストレス状態への抵抗性を増大させ，老化防御などにつながる可能性が考えられる。こうした老化研究における試みの一つが15年ほど前に行われた。Leeらのグループは中年マウス（14月齢，C57BL/6xC3H）にリポ酸（600 mg/kg）およびコエンザイムQ10（CoQ10）（100 mg/kg）の投与とカロリー制限（41%カロリー制限）を行い，寿命や循環器疾患の有無，がん発症率などを検証した[16)]。その結果，寿命延長効果が認められたのはカロリー制限をした時だけであり，がん発生率においてもリポ酸の投与は対照群と比べて大きな変化はなかった。一方，マイクロアレイを用いた代謝研究の結果においては，細胞外マトリックスや細胞構造などに関係する遺伝子の年齢依存的な発現変化の阻害が認められた。年齢依存的な発現変化の阻害が観察されたことより，リポ酸とCoQ10の投与が細胞機能の老化を防ぐ可能性が示唆された。また，老化との関連で興味が持たれているミトコンドリアの機能低下とリポ酸の関係についても様々な研究が進められている。ミトコンドリアはエネルギー産生を担う細胞内小器官であり，ミトコンドリアの酵素機能の低下は細胞の恒常性維持の低下につながり，ひいては老化を引き起こす。また，アセチル-L-カルニチンとリポ酸の同時摂取はミトコンドリアの機能を回復することが報告されている[17, 18)]。

3.1.7　リポ酸の鏡像異性体

リポ酸は前述したように，C_6位に不斉炭素を持っているので，R体およびS体が存在するが，生体内に元々存在するのはR体である。一般的な化学合成法を用いた場合，R体とS体が等量含まれるラセミ体が生成する。立体化学が異なる鏡像異性体は異なった分子として認識されるために，生体内に取り込まれた場合は別の生理作用を示すことが多い。リポ酸についてもこうした観点から研究が進められてきた。我々は，R体とS体，ラセミ体のα-リポ酸を，BSO処理によってグルタチオンを枯渇させておいた神経細胞SH-SY5Yに投与し，細胞生存率の違いを調べたところ，いずれのα-リポ酸においてもコントロールに比べて有意に生存率の上昇が認められ，鏡像異性体による違いは観測されなかった[19)]。また，別の肺がん細胞（PC-9，HCC827）を用いて細胞の増殖抑制効果を調べたところ，いずれのα-リポ酸においても細胞増殖抑制効果は観測されたが，鏡像異性体による大きな違いは観測されなかった[20)]。これらの研究では，鏡像異性体の違いによって細胞の生死に直接関わるような強い効果の差は認められなかったが，細胞の調整因子に何らかの影響を与える可能性が考えられる。

この作業仮説を実証するため，我々はリポ酸のエネルギー代謝における補酵素としての役割に着目し，ラット肝がん由来培養細胞の代謝に及ぼすリポ酸の作用について，R体とラセミ体の比較実験を行った。その詳細については後述の項に記す。

3.2 α-リポ酸の吸収性

ラセミ体のα-リポ酸の薬物動態についてはこれまでにいくつかの研究で調べられている[21~23]。臨床試験は多くの場合，糖尿病患者を対象とし600～1,800 mg/dayの投与量で行われている[24,25]。Gleiterらは，健常人を対象に600 mgのラセミ体のα-リポ酸の単回投与による吸収性試験を行い，さらに食事の影響について調べた[21]。その結果，食後では絶食時に比べてリポ酸の吸収性は低下することが分かった。また，鏡像異性体に着目し，GleiterらのグループおよびBreithaupt-Groglerらのグループはそれぞれ，ラセミ体のα-リポ酸を被験者に投与した場合，S体よりもR体の吸収性のほうが高かったことを報告している。彼らの結果は，我々のグループが行ったラットを用いた実験結果と同様の傾向を示している[26]。R体のみを投与した吸収性試験については，2007年に初めてCarlsonらによって実施された[27]。Carlsonらは，600 mgのR-α-リポ酸ナトリウム塩を健常人に投与し，その薬物動態（PK）を調べ，PKパラメーターは個人差が大きいことを報告している。また，彼らは同じ研究の中で，性差についても評価し，男性と女性の間でR-α-リポ酸ナトリウム塩の吸収性に統計学的有意差はなかったと報告している。

3.2.1 吸収性向上のための製剤化技術

前述の通り，α-リポ酸は両親媒性の物質であり，食品などに応用される場合にコエンザイムQ10やクルクミンのような難溶性物質に比べると吸収性が問題となるケースは比較的少ないと考えられる。しかしながら，α-リポ酸は熱や酸に対して不安定な物質で，とりわけ，ラセミ体に比べてR体はより不安定である[28]。空気，熱，光などの物理的刺激により容易に分解し，不溶性ポリマーを形成するので，たとえばR-α-リポ酸を経口摂取した場合，胃酸などによって一部がポリマー化し，生体に吸収されにくくなってしまう。このポリマーは摩擦熱，圧縮，低pH条件下においても生成するため，R体を安定に配合したサプリメントなどの食品の製造はこれまで困難であった。ナトリウムなどのアルカリ金属イオンやアミノ酸などの塩基性物質と塩を作る方法，セレンなどの無機物と誘導体を合成する方法，キトサンや環状オリゴ糖などの多糖類と複合化させる方法，などこれまでにR-α-リポ酸の安定化にむけた試みがいくつか行われてきた。詳細は書籍『食品機能性成分の安定化技術』（第Ⅱ編第2章　R-α-リポ酸）[29]をご一読いただきたい。

3.2.2 シクロデキストリンを用いたR-α-リポ酸の安定化技術

本稿では，シクロデキストリンを用いてα-リポ酸を安定化し，その吸収性を評価した事例について紹介する。シクロデキストリン（CD）とはグルコース分子がα-1, 4グリコシド結合で環状に連なった化合物で，天然に存在する環状オリゴ糖である。CDは図6に示すようなバケツ構造を有しており，外部は親水性を，内部は疎水性を示す非常にユニークな構造をとっている。CDはこの疎水性空洞内にいろいろな分子を包みこむように取りこむ。これを「包接」といい，内部に分子を取りこんだ状態のCDを「包接体」という。この包接体を形成する性質（包接作用）を活かすことにより多種多様な用途への応用が可能である。CDを用いた安定化技術は，ラセミ体よりも安定性が低いR-α-リポ酸の安定化にも適していることが判明しており，以下に詳しく紹介する。また，グルコース単位が 6，7，8 個連なったものをそれぞれα-CD，β-CD，γ-CD(図 6）と呼んでいる。中でも，γ-CD は生体内で単糖にまで分解されるのでエネルギー源として利用することができる。

筆者らのグループは，R-α-リポ酸-γ シクロデキストリン包接体（RALA-CD）を作製し，その安定性が非常に高いことを確認したのち，その吸収性について，ラット[30]およびヒト[31]での評価を行っている。ラットを用いた *in vivo* の吸収性試験においては，γ-CD 包接により R-α-リポ酸（RALA）の吸収量が増大すること，また経口摂取した場合，吸収が非常に速く胃からも吸収される可能性があることを見出している。また，健康な日本人ボランティアが参加した 2 期クロスオーバー試験の結果，RALA-γ CD は，未包接の RALA に比べて AUC が 2.5 倍，C_{max} が 2.4 倍に有意に増加した。この理由としては，γ-CD 包接により RALA の安定性が向上し，酸などの物理刺激によってポリマーなどの凝集物が生成しにくくなったためと推察される。また，T_{max} については有意差がなかったが RALA-γ CD で 17.5 分，RALA で 20.8 分と吸収が速いことが確認された（図 7，表 4）。

3.3　α-リポ酸の抗糖尿作用，エネルギー産生作用，抗がん作用

α-リポ酸の生理活性についてはこれまでに多くの報告例がある。細胞内シグナリングへの作用を介したリポ酸の生理作用の例として，リポ酸の糖尿病治療効果と関連が深いインスリンシグナリング系を通じた血糖値の調整作用について複数の研究グループが報告している[32〜34]。

3.3.1　抗糖尿作用

リポ酸は古くから糖尿病の合併症の治療に使われてきた医薬品でもあるが，糖尿病における血糖コントロールや糖代謝に対するリポ酸の作用をインスリンシグナリング系との関連で説明する研究も進展してきている[35, 36]。リポ酸はインスリン受容体とインスリン受容体基質タンパク質（IRS-1）のリン酸化を促進し，PI3 キナーゼ，Akt の活性化を通じて細胞膜への GLUT4 の移行を促し，それによって細胞内へのグルコースの取り込みが促進されることが，骨格筋細胞や脂

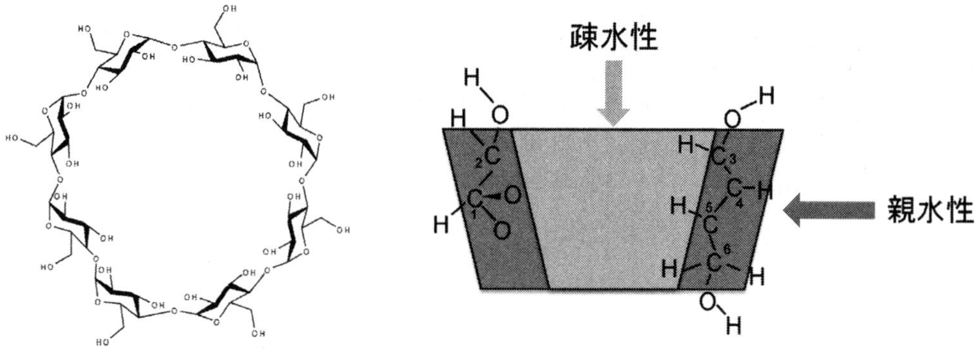

図 6　γ-シクロデキストリン（γ-CD）の環状構造（左）と横から見た模式図（右）

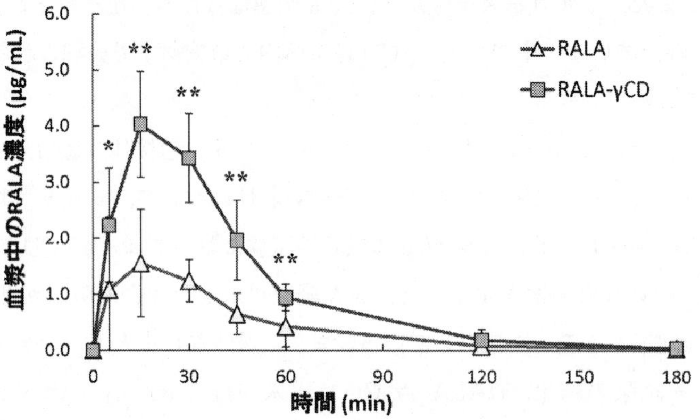

図7　健常人6名によるR-α-リポ酸600 mgおよびR-α-リポ酸-γシクロデキストリン包接体6 gを経口摂取後の血中α-リポ酸濃度の時間的推移

値は，平均値 ± S.D.。$^{*}p<0.05$, $^{**}p<0.01$ vs RALA；RALA-γ CD（R-α-リポ酸-γ CD包接複合体）；RALA（R-α-リポ酸）。6 g RALA-γ CDは600 mg RALAに相当。

表4　R-α-リポ酸600 mgもしくはR-α-リポ酸-γシクロデキストリン包接体6 gを経口摂取後の健常人6名の薬物動態パラメーター

	RALA	RALA-γ CD
C_{max}（µg/mL）	1.68 ± 1.01	4.10 ± 0.96**
$AUC_{0-180min}$（µg・min/mL）	78.0 ± 43.5	195.9 ± 17.7**
T_{max}（min）	20.8 ± 10.7	17.5 ± 6.1
$T_{1/2}$（min）	38.9 ± 12.2	23.3 ± 10.3

値は，平均値 ± S.D.。$^{**}p<0.01$ vs PALA；RALA-γ CD（R-α-リポ酸-γ CD包接体）；RALA（R-α-リポ酸）；C_{max}（最大血中濃度）；AUC（血中濃度曲線下面積）；T_{max}（最大血中濃度到達時間）；$T_{1/2}$（半減期）

肪細胞を用いた実験によって明らかとなってきている[34]。一方，リポ酸のMAPK系への作用も報告されている。例えば，MadduxらはGLUT4を過剰発現させたL6培養ラット筋細胞系で2-デオキシグルコースの取り込みに対する酸化ストレスの影響を調べ，酸化ストレスによりグルコースの取り込みが阻害され，同時に細胞内のグルタチオン量が約50%減少し，ストレス感受性のp38 MAPKの急激な活性化が起きるが，細胞をマイクロモルレベルのリポ酸で処理しておくとこれらの反応が抑えられることを示し[37]，Blairらは同じL6細胞をH_2O_2に曝すとp38 MAPKの活性化が起こり，同時にインスリン作用が阻害されることを報告している[38]。このことは，リポ酸がこの阻害キナーゼの活性化を抑えることで酸化ストレスによるインスリン耐性の出現を抑えたものと考えられ，筋細胞におけるグルコース取り込みにはインスリンシグナル系とMAPK系のクロストークがある可能性を示すものである。リポ酸の生化学的な作用に関する最近の総説はTibulloらによって2017年にまとめられているのでそちらも参考にされるとよい[39]。

糖尿病患者にリポ酸を短期，長期に投与すると，血糖値コントロール，糖代謝の改善が見られるが，この作用はインスリンの作用と類似したものである。Wangら[40]はC57/BL6マウスと

C2C12培養細胞を用いて老化に関わる実験を行っている。リポ酸を高齢のマウスに投与すると，AMPK/PGC-1αを介したミトコンドリアにおける生合成や機能が高まることによって，骨格筋でのエネルギー代謝が促進されると結論付けている。また，おそらくmTORのシグナリングを制御することによって骨格筋でのタンパク質合成を抑制し体重を減少させたことから，高齢者の糖尿病やインスリン抵抗性に対してもリポ酸の効果が期待できるのではないかと提案している。

3.3.2　エネルギー産生作用

RALA-γCD包接複合体の生理活性についてはこれまでに動物を用いた実験が行われている。高齢（16週齢）のマウスにRALAもしくはRALA-γCD包接体を高脂肪食に混ぜ4ヶ月間自由摂食させたところ，RALA-γCD包接体投与群では1日のエネルギー消費量がコントロール群（高脂肪食群）に比べて有意に増大したが，RALA投与群では増大しなかった（表5）[41]。これは，γ-CD包接化によってRALAのバイオアベイラビリティーが向上したためであると示唆される。この結果は，γ-CD包接を用いた機能性成分の安定化により吸収性を向上させるというアプローチが，機能性発揮のために有効な一手法になる可能性を示したものといえる。

この実験の結果からは，マウスの非活動期（light phase）においても常にRALA-γCD包接体投与群のエネルギー消費量がRALA単体を投与した群よりも上回っていたことから（図8），高齢のマウスにおいてもRALA-γCD包接体を摂取すると基礎代謝が上がることが推察される。作用機序については次のように説明されている。RALA-γCD包接体の摂取は，褐色脂肪細胞中の転写に影響を及ぼす，すなわち，Sirt3あるいはDio2を介してその下流のUCPレベルを増大させることによってエネルギー産生を促進する可能性がある，と筆者らは結論付けている（図9）。

3.3.3　肝がん細胞へのリポ酸の影響－メタボローム解析

先述のラット肝がん由来H4IIEC3培養細胞の代謝に及ぼすα-リポ酸の影響を調べた研究成果を我々は2017年に報告している[42]。α-リポ酸のラセミ体とエナンチオピュアなR体が細胞のエネルギー代謝に異なる影響を及ぼす結果が得られたことに非常に意義があると考えられる。我々は培養したH4IIEC3細胞をα-リポ酸のラセミ体，R体で処理後，30分，1時間，3時間，

表5　高脂肪食，あるいはR-α-リポ酸もしくはR-α-リポ酸-γシクロデキストリン包接体を配合した高脂肪食を投与したマウスのエネルギー消費量とエサの摂取量[41]

	高脂肪食群	高脂肪食＋R-αリポ酸群	高脂肪食＋R-αリポ酸-γCD包接体群
エネルギー消費量－非活動期（明期）(kcal•h•kg^{-1})	5.76 ± 0.12	5.83 ± 0.07	6.53 ± 0.11*
エネルギー消費量－活動期（暗期）(kcal•h•kg^{-1})	6.58 ± 0.24	6.41 ± 0.11	7.24 ± 0.25
エネルギー消費量－24時間（kcal•h•kg^{-1}）	6.17 ± 0.16	6.12 ± 0.09	6.79 ± 0.16*
エサ摂取量－24時間（g）	2.71 ± 0.10	3.03 ± 0.46	2.85 ± 0.74

値は，平均値± SEM（n = 4）。*p<0.05 v.s. 高脂肪食群。

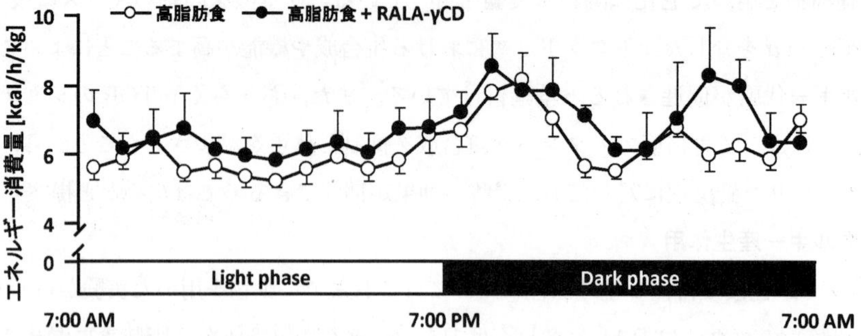

図8　高脂肪食あるいはR-α-リポ酸-γシクロデキストリン包接体（RALA-γ CD）を配合した高脂肪食を投与したマウスのエネルギー消費量を1時間毎に測定した結果（カロリメトリーを用いて24時間測定）

数値は，平均値± SEM（n = 4）。

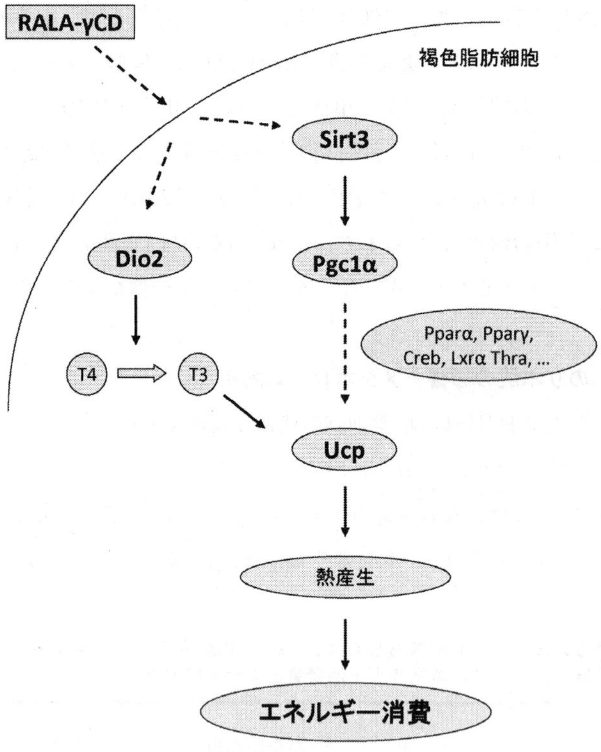

図9　R-α-リポ酸-γシクロデキストリン包接体のエネルギー産生促進メカニズム

6時間，12時間，24時間後の細胞内の水溶性代謝物についてGC/MSを用いたメタボローム解析を行った。その結果，R-α-リポ酸はグルコースを欠乏させたH4IIEC3細胞において，解糖とアミノ酸代謝経路の一部（トレオニン－グリシン－セリン経路）およびピルビン酸からの乳酸産生を抑制することが分かった（図10)。一方，ラセミ体のαリポ酸にはその作用は観察されな

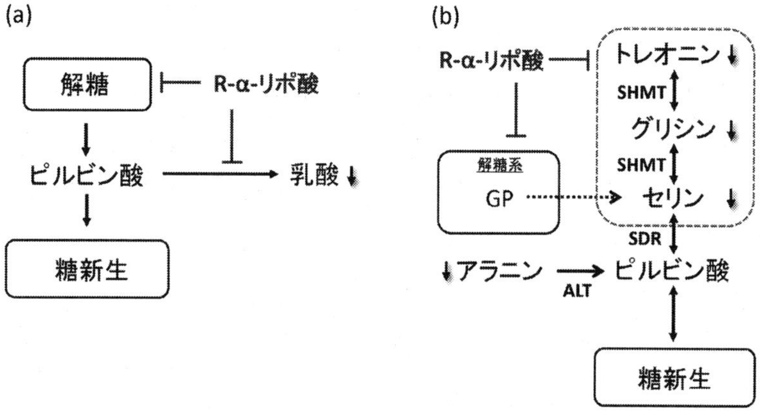

図10　R-α-リポ酸の解糖(a)およびトレオニン－グリシン－セリン経路(b)への作用
略語。GP：3-ホスホグリセリン酸，SHMT：セリンヒドロキシメチルトランスフェラーゼ，SDR：セリン脱水素酵素，ALT：アラニンアミノ基転移酵素

かった。このことは，これまでに報告されていたα-リポ酸が肝がん細胞のアポトーシスを誘導するメカニズムを説明する結果であり，また，細胞のエナンチオ選択性を示す重要な実験結果である。

3.4　おわりに

本稿では，リポ酸の化学構造，その構造に起因する強い抗酸化力と生体内での抗酸化ネットワークにおける役割，特にグルタチオンとの関わりなどについて紹介した。また，生体内でのリポ酸の代謝経路や老化との関わりについてもまとめた。これらの実験の多くでは化学合成されたラセミ体のα-リポ酸が用いられているが，キラル分離技術の向上により，近年はR体のみに着目した研究，あるいはR体とS体，ラセミ体を比較した研究についても報告例が増えてきている。一般の市場で取り扱われているサプリメントなどに配合されているα-リポ酸の多くはラセミ体であり，その吸収性に関しては広く調べられている。もともと生体内に存在するR体のα-リポ酸のみを配合した製品はまだ少ないが，その吸収性については2007年のCarlsonらによる報告をはじめとし，筆者らのグループも健康な日本人において600 mg（α-リポ酸として）の単回投与における吸収性を評価した。このとき，有害事象が発生しなかったことも併せて報告している。R-α-リポ酸の吸収性向上のための製剤化技術として，CDを利用した化合物の包接による安定化についても簡単にまとめた。上述の健常人における吸収性試験では，RALA-γ CD包接体を経口摂取した場合，包接化処理を施していないR-α-リポ酸（RALA）に比べて吸収されやすくなることがわかった。

α-リポ酸の生理活性については，古くからその抗糖尿作用に着目した研究がなされてきたが，リポ酸の補酵素としての役割に加え，褐色脂肪細胞におけるUCPを介したエネルギー産生作用が近年報告されていることを紹介した。こうしたリポ酸の作用にダイエット効果を期待し，BMI

が高めの人を対象とした臨床研究がいくつか行われている[43~46]。本稿では，α-リポ酸の抗がん作用について，とくにR-α-リポ酸に特化してがん細胞のアポトーシス誘導の作用機序について紹介した。この作用機序はラット肝がん由来の培養細胞を用いた実験結果を基にしているが，今後，十分に *in vivo* で検証されることを期待する。今回紹介したリポ酸に関する情報，とりわけR-α-リポ酸に関しては筆者らの論文成果ならびに前著[29, 47]をもとに加筆修正し概説した。なお，記述には万全を期したつもりであるが，不明な点，不備な箇所などがあれば，遠慮なくご指摘頂ければ幸いである。

文　献

1） L. J. Reed *et al.*, *Science*, **114**, 93 (1951)
2） 小池吉子ほか, ビタミン, **75**, 253 (2001)
3） J. K. Rodge *et al.*, *J. Appl. Nutr.*, **49**, 3 (1997)
4） S. Akiba *et al.*, *Anal. Biochem.*, **258**, 299 (1998)
5） H. R. Rosenberg *et al.*, *Arch. Biochem. Biophys.*, **80**, 86 (1959)
6） J. Jorg *et al.*, *Nervenartz*, **59**, 36 (1988)
7） S. Matsugo *et al.*, *Biochem. Mol. Biol. Int.*, **38**, 51 (1996)
8） P. C. Joselyn ed., Biochemistry of the SH group, chapter 2, 47, Academic Press (1972)
9） L. Packer *et al.*, *Nutrition*, **17**, 888 (2001)
10） D. Han *et al.*, *Biochem. Biophys. Res. Commun.*, **207**, 258 (1995)
11） J. H. Suh *et al.*, *Arch. Biochem. Biophys.*, **423**, 126 (2004)
12） J. H. Suh *et al.*, *Proc. Natl. Acad. Sci.*, **101**, 3381 (2004)
13） E. H. Harrison *et al.*, *Arch. Biochem. Biophys.*, **160**, 514 (1974)
14） H. C. Furr *et al.*, *Arch. Biochem. Biophys.*, **185**, 576 (1978)
15） H. Schupke *et al.*, *Drug Metabol. Dispos.*, **29**, 855 (2001)
16） C. K. Lee *et al.*, *Free Rad. Biol. Med.*, **36**, 1043 (2004)
17） T. M. Hagen *et al.*, *Proc. Natl. Acad. Sci.*, **99**, 1870 (2002)
18） J. Liu *et al.*, *Proc. Natl. Acad. Sci.*, **99**, 1876 (2002)
19） T. Yamada *et al.*, *Neurochem. Int.*, **59**, 1003 (2011)
20） H. Michikoshi *et al.*, *Cancer Lett.*, **335**, 472 (2013)
21） C. H. Gleite *et al.*, *Eur. J. Pharmacol.*, **50**, 513 (1996)
22） K. Breithaupt-Grögler *et al.*, *Eur. J. Pharm. Sci.*, **8**, 57 (1999)
23） J. Teichert *et al.*, *J. Clin. Pharmacol.*, **45**, 313 (2005)
24） D. Ziegler *et al.*, *Diabetes Care*, **20**, 369 (1997)
25） M. Reljanovic *et al.*, *Free Radic. Res.*, **31**, 171 (1999)
26） R. Uchida *et al.*, *Int. J. Mol. Sci.*, **16**, 22781 (2015)
27） D. A. Carlson *et al.*, *Altern. Med. Rev.*, **12**, 343 (2007)
28） N. Ikuta *et al.*, *Int. J. Mol. Sci.*, **14**, 3639 (2013)
29） 生田直子ほか, 食品機能性成分の安定化技術, p.39, シーエムシー出版 (2016)

30) R. Uchida *et al.*, *Int. J. Mol. Sci.*, **16**, 10105 (2015)
31) N. Ikuta *et al.*, *Int. J. Mol. Sci.*, **17**, 949 (2016)
32) V. Saengsirisuwan *et al.*, *Am. J. Physiol. Endocrinol. Metab.*, **287**, E529 (2004)
33) K. Yaworsky *et al.*, *Diabetelogia.*, **43**, 294 (2003)
34) D. Konrad *et al.*, *Diabetes*, **50**, 1464 (2001)
35) D. Konrad *et al.*, *Antioxid. Redox. Signal.*, **7**, 1032 (2005)
36) H. Moini *et al.*, *Toxicol. Appl. Pharmacol.*, **182**, 84 (2002)
37) B. A. Maddux *et al.*, *Diabetes*, **50**, 404 (2001)
38) A. S. Blair *et al.*, *J. Biol. Chem.*, **274**, 36293 (1999)
39) D. Tibullo *et al.*, *Inflamm. Res.*, **66**, 947 (2017)
40) Y. Wang *et al.*, *Metab. Clin. Exp.*, **59**, 967 (2010)
41) S. Nikolai *et al.*, *Nutrition*, **30**, 228 (2014)
42) N. Ikuta *et al.*, *J. Med. Food*, **20**(3), 211 (2017)
43) E. H. Koh *et al.*, *Am. J. Med.*, **124**, 85. e1 (2011)
44) A. E. Huerta *et al.*, *Obesity*, **23**, 313 (2015)
45) M. G. Carbonelli *et al.*, *Curr. Pharm. Des.*, **16**, 840 (2010)
46) N. Li *et al.*, *Clin. Endocrinol.*, **86**, 680 (2017)
47) 生田直子ほか, シクロデキストリンの科学と技術, p.176, シーエムシー出版 (2013)

第6章　植物二次代謝産物

1　アントシアニン

津田孝範*

1.1　はじめに

アントシアニンはフラボノイド系の植物色素で，ブドウやリンゴ，イチゴ，ブルーベリー等の果実，ナス，シソ，マメ種子の美しい赤色や紫色の色素成分の多くはアントシアニンで構成されている。アントシアニンは食用色素としてもすでに多くの種類が開発され，実際に食品の着色に用いられている。園芸面からは，花の色の変換が実現している。これはアントシアニンの生合成に関わる遺伝子とその発現機構が解明され，遺伝子工学的手法を用いた花の色の変換が可能になったからである。アントシアニンに関する研究は，化学的な研究あるいは植物での生合成に関する研究が主体であったが，この20年ほどの間に，食品に含まれる生理機能成分として注目すべき研究対象となり，その生理機能研究に加えて，代謝やバイオアベイラビリティに関しても研究が進展している。現在，アントシアニンやアントシアニンを豊富に含むベリー類の健康機能は抗酸化作用だけでは説明できない，いわゆる“beyond antioxidant”の機能を持つ食品素材として，強い関心が集まっている。

本稿では，アントシアニンとその含有食品の健康機能に関して，給源と摂取量について簡単に述べた後，健康機能の説明の上で重要となる最近の代謝・吸収に関する知見，さらに健康機能として特に肥満・糖尿病の予防・抑制に関わる研究を通した作用機序を紹介し，最後に今後の課題と展望を述べる。

1.2　給源と摂取量，代謝・吸収

1.2.1　給源と摂取量

アントシアニンは，一般には植物中では糖と結合した形（配糖体）として存在する。色素本体である糖以外の部分（アグリコン）は，アントシアニジンと呼ばれる。アントシアニンは，強酸性ではフラビリウム型といわれる構造をとり，赤色を呈し比較的安定であるが，弱酸性，中性領域では，水分子と反応して無色のプソイド塩基に変換し，不安定である（図1）[1]。アントシアニンの含量は，植物や品種により大いに異なり，収穫時期によっても異なる。日本国内の食品中のアントシアニン量に関するデータはないが，米国で流通している食品中に含まれる平均的なアントシアニン量を表1に示す[2]。主にベリー類の果実に多く含まれ，米国人は1日に12.5 mgを食事から摂取していると報告されている[2]。1日あたりの総アントシアニン摂取量は，個人差が

---

*　Takanori Tsuda　中部大学　応用生物学部　食品栄養科学科　教授

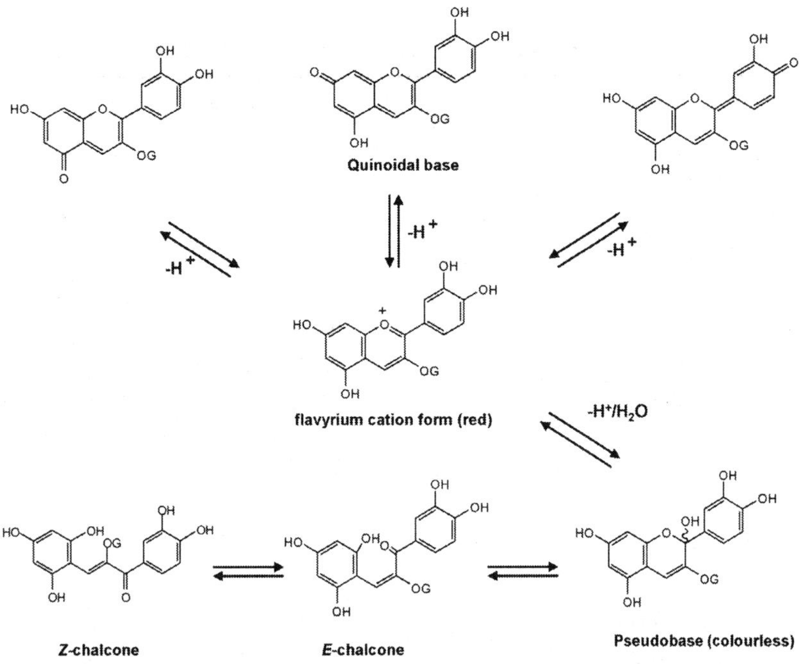

図1　アントシアニンのpHによる構造変化[1)]

大きいと考えられるが，日本人はおそらく米国人より摂取量は少ないかもしれない。摂取量については，2011年にEuropean Prospective Investigation into Cancer and Nutrition studyとしてヨーロッパ10ヵ国の3万6,037人（年齢35～74歳）のアントシアニジン摂取量に関する詳細な研究成果が発表されている[3)]。この報告によるとアントシアニジンの平均摂取量は，男性の場合には19.8 mg/日から64.9 mg/日，女性の場合は18.7 mg/日から44.1 mg/日であった。ヨーロッパ北部から南部に向うに従い，その平均摂取量が高くなり，主要な給源は，果物，ワイン，ノンアルコール飲料や野菜であった。日本人にとっては，アントシアニンの給源を考えた場合，ベリー類などの果実はアントシアニンを多く含むが，毎日毎食の摂取を実現しようとする場合，野菜からの摂取の方が容易かもしれない。野菜類のアントシアニン含量は比較的低いため，アントシアニンを豊富に含む野菜の作出が安定的なアントシアニンの摂取に貢献するかもしれない。さらに農産物についても機能性表示が可能になったことから，アントシアニンの高含有野菜あるいは果実は重要な研究開発の対象となるであろう。

1.2.2　代謝・吸収と機能発現

アントシアニンの代謝・吸収については，著者らの報告をはじめ，その多くは配糖体のままで直接生体内へ吸収されると報告されている[4, 5)]。著者らはアントシアニンの代謝物として，cyanidin 3-glucoside（C3G）のB-環に由来するprotocatechuic acidが検出されることを報告していた[4)]。最近では，アントシアニンの腸内細菌による分解と生成されたフェノール酸の関与が重要視されている。アントシアニンの代謝物として，その化学構造に由来するprotocatechuic

表1　米国で流通している食品中のアントシアニン含量[2)]

Food	Total anthocyanins (mg/100 g of fresh weight or form consumed)	Total anthocyanins per serving (mg)
1. Apple		
(Fuji)	1.3	1.8
(Gala)	2.3	3.2
(Red Delicious)	12.3	17.0
2. Blackberry	245.0	353.0
3. Blueberry		
(cultivated)	386.6	529.0
(wild)	486.5	705.0
4. Cherry, sweet	122.0	177.0
5. Chokeberry	1,480.0	2,147.0
6. Cranberry	140.0	133.0
7. Currant		
(black currant)	476.0	533.0
(red currant)	12.8	14.3
8. Elderberry	1,375.0	1,993.0
9. Grape		
(red grape)	26.7	42.7
(Concord)	120.1	192.0
10. Nectarine	6.8	9.2
11. Peach	4.8	4.7
12. Plum	19.0	12.5
13. Strawberry	21.2	35.0
14. Black bean	44.5	23.1
15. Eggplant	85.7	35.1
16. Red cabbage	322.0	113.0
17. Red onion	48.5	38.8

acid，syringic acid，vanillic acid，phloroglucinol aldehyde，phloroglucinol acid，gallic acid などのフェノール酸が検出されるとする報告が相次いでいる[6〜13)]。アントシアニンが腸内細菌による代謝を受けること，あるいは化学変化によりこれらのフェノール酸が生成すると考えられ，ヒトにおいてもその存在が認められている[14)]。アントシアニンの健康機能への関与として，これらの代謝物の作用を考慮する必要がある（図2）[5)]。

これまでアントシアニンのバイオアベイラビリティはかなり低い（0.1%程度）と考えられてきたが，Kay らの研究グループは，^{13}C でラベルした C3G を用いたヒトでの代謝・吸収に関する研究成果を報告している[15)]。この研究では8名の成人男性ボランティアに 500 mg の ^{13}C ラベル化 C3G を摂取してもらい，48 時間にわたり血液，尿，糞，呼気への排出を調べた。これによると，${}^{13}C$ は24～48時間後でも排泄され，検出された抱合体や代謝物は多様であり，バイオアベイラビリティは12.38±1.38％以上と算出された。さらにこの研究グループはC3Gに由来する分解物，代謝物についても検討しており，C3Gやそのアグリコン（シアニジン）の抱合体以外に，分解物としてprotocatechuic acidとそのグルクロン酸抱合体や硫酸抱合体，vanillic acidとその関連化合物とその抱合体，phenylacetic acids（3,4-dihydroxyphenyl acetic acid，4-hydroxyphenylacetic acid），phenylpropenoic acids（caffeic acid，ferulic acid），hippuric acidが検出された。C3Gは化学的な分解，さらに腸内細菌等でかなり複雑な代謝を受け，これらが再吸収されていると考えられる。同研究グループは，C3Gの多様な代謝物を調製し，この代謝物が生理的な濃度でもヒト血管内皮細胞での炎症を抑制することも報告している[16～19]。

Spencerらの研究グループもブルーベリードリンクを摂取すると，血漿に多様なフェノール酸が認められることを報告している[20]。これらの化合物は，摂取後すでに1時間で血中に検出され，最大ピークを示す化合物と，数時間後になって検出される化合物があり，アントシアニン等の分解物あるいは代謝物と考えられる。

Kaltらの研究グループは，ヒトにおいて250 mLのブルーベリージュース（C3G量換算で216 mgのアントシアニンを含む）の摂取後のアントシアニンの代謝物を調べた。その結果，アントシアニンを含まない食事を摂取していても5日間にわたり尿中にその代謝物が排泄されることを報告している[21]。さらに同グループは最近，28日間にわたるブルーベリージュース（C3G量換算で216 mgのアントシアニンを含む）の摂取において，ヒト尿中の代謝物の解析から親アントシアニンと比較して20倍以上の代謝物に長期にわたって生体内がさらされていることを報

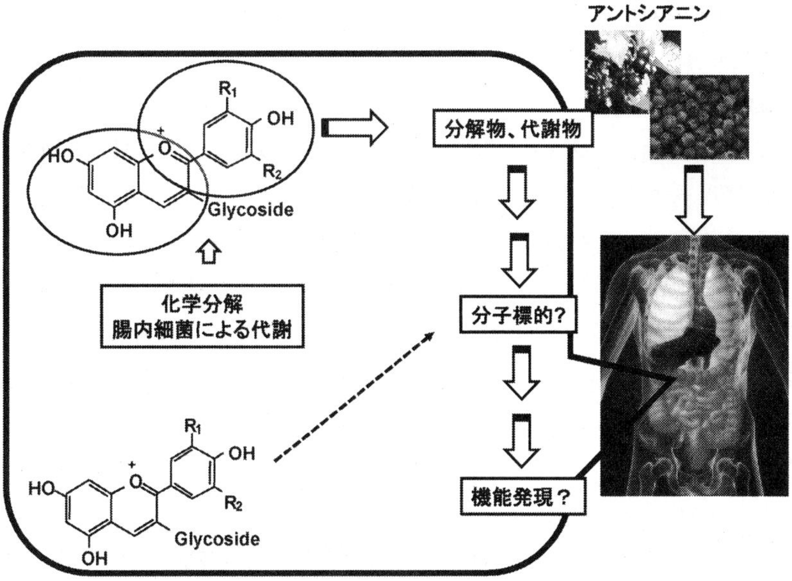

図2　アントシアニンの分解物，代謝物と機能発現[5)]

告している[22]。この現象はアントシアニンの代謝物が腸肝循環し，長く留まっていることを示唆する。

ベリー類の健康機能がアントシアニンの腸内細菌による分解と生成されたフェノール酸で説明できるかは，ノースカロライナ州立大学の研究グループの事例がある。この研究では，マウスに1％のブラックカラント抽出物を含む食餌（32％アントシアニン）を8週間摂取させると体重増加の抑制や糖代謝の改善効果を示した。この効果は通常の gut microbiome を持つマウスのみで認められ，抗生物質により腸内細菌叢を破壊したマウスはこの効果がなかった[23]。これは，アントシアニンを含むベリー類成分の腸内細菌による代謝物が健康機能の発現に関与することを示すものであり興味深い。

以上の最近の知見をまとめると，アントシアニンに由来するフェノール酸関連化合物等の代謝物や分解物のみでアントシアニンの健康機能が説明できるかは，まだエビデンスが不足しているものの，健康機能の作用機序と強い関連を示すものとして興味あるところである。この研究進展と詳細な分子レベルでの解明により，アントシアニンは化学的に不安定で，極めて低いバイオアベイラビリティにも関わらず，なぜ多様な健康機能を示すのか，という疑問に対する有力な説明になり得ると考えられている。

1.3 肥満・糖尿病予防・抑制作用の視点からのアントシアニンの機能と作用機序

アントシアニンの健康機能に関わる研究は，抗酸化作用から始まっているが，これまでに種々の健康機能が報告されている。特にこの10年ほどの間でアントシアニンの健康機能とその分子レベルでの作用メカニズムの解明に関わる研究は大きく進展している。この項では，アントシアニンの肥満・糖尿病に対する予防・抑制作用に関してヒト試験でのいくつかの報告の紹介とともに作用機序研究を示す。

1.3.1 ヒト試験

米国の研究グループは，インスリン抵抗性を持つ32名の男女による二重盲検無作為化比較試験において，ブルーベリーパウダーを6週間摂取することにより（アントシアニンとして668 mg/日），インスリン感受性が改善されることを報告している[24]。さらに米国，英国およびシンガポールの合同研究チームは，疫学調査からアントシアニンの高摂取群では2型糖尿病の発症リスクが有意に低下することを報告している[25]。また米国の12万4,086名の男女を対象とした前向きコホート研究においてアントシアニンの摂取は体重の維持管理に貢献していること[26]，さらにメタアナリシスによるアントシアニン，ベリー類の摂取による2型糖尿病のリスク低下[27]などの報告が認められる。一方でベリー類やアントシアニンを含む食品摂取に関しては，前述の結果と相反する内容の論文も散見するため，さらに検証する必要がある。以下に細胞や動物個体レベルでのアントシアニンによる肥満や糖尿病予防・抑制作用の機序について調べた種々の報告を紹介する。

1.3.2 肥満

アントシアニンの体脂肪蓄積抑制に関する最初の報告は2003年に著者らにより報告された[28]。C3G（2 g/kg）を含む食餌（C3G食）の摂取は，C57BL/6Jマウスにおいて，高脂肪食（エネルギー源の60％が脂肪由来）により誘導される体脂肪蓄積を有意に抑制した。このメカニズムについては，肝臓，白色脂肪組織の脂肪合成の低下によるものであると報告している[28, 29]。

アントシアニンは脂肪細胞に作用してアディポサイトカインの発現変化等を引き起こす。著者らは，C3Gもしくはそのアグリコンである Cy が単離ラット白色脂肪細胞，ヒト白色脂肪細胞においてインスリンの感受性を高める adiponectin の発現を上昇させることを報告している[30, 31]。しかしこの作用は *in vivo* においては観察されていない。Scazzocchio らは，マウス3T3-L1脂肪細胞，ヒト脂肪細胞においてC3Gとその代謝物である protocatechuic acid は PPARγの活性化をもたらすと同時にGlut4とアディポネクチンの発現上昇を誘導することを報告している[32]。しかし著者らの研究では，C3GはPPARγのリガンドとして作用せず，*in vivo* でのアディポネクチン発現上昇をもたらさない[30, 31, 33]。さらに前述の研究グループの protocatechuic acid の作用は血中濃度や脂肪組織への取り込みなどの点から疑問が残る。

1.3.3 糖尿病

アントシアニンの摂取は2型糖尿病モデルにおいて血糖値の上昇抑制，インスリン感受性の改善をもたらす。これまでに著者らにより高純度のアントシアニン（C3G）の摂取[29, 33]，多様な種類のアントシアニンを含むビルベリーアントシアニン（BBE）の摂取[34]，黒大豆成分（C3G，プロシアニジン）の作用が報告されている[35]。

BBEの糖尿病抑制効果の作用機序はAMP-activated protein kinase（AMPK）シグナルから説明できる。BBEの摂取は，骨格筋や白色脂肪組織，肝臓においてAMPKを活性化する。この活性化は，骨格筋や白色脂肪組織においてGlut4の発現上昇をもたらし，肝臓においては糖新生を抑制する。一方，脂質代謝においても脂肪の利用を促進するために結果として血糖値上昇の抑制とインスリン感受性の増加をもたらす。以上のことからBBEの糖尿病予防・抑制作用メカニズムの概略を図3に示す[34]。BBEのように多種類のアントシアニン分子を含むことがAMPKの活性化作用を介した糖尿病抑制作用に重要かもしれない。さらに1.2.2項で述べたように代謝物・分解物で説明できるのか，さらに primary molecular target などの解明は重要な課題の一つである。

アントシアニンの糖尿病予防・抑制作用とその作用機序については，最近著者らのグループがインクレチンの一つである glucagon-like peptide-1（GLP-1）の分泌促進作用を見出しており，この作用からも説明され得ることを報告している。インクレチンとは，食事摂取に伴い消化管から分泌され，膵β細胞に作用して血中グルコース濃度に依存してインスリン分泌を促進するペプチドホルモンの総称である。インクレチンにはGLP-1を含めた2種類が知られており，GLP-1作用を高めることは2型糖尿病の予防・治療に有効なため，GLP-1の分解阻害薬や分解抵抗性のGLP-1受容体作動薬が治療に用いられている。食品機能学，栄養学的な視点から

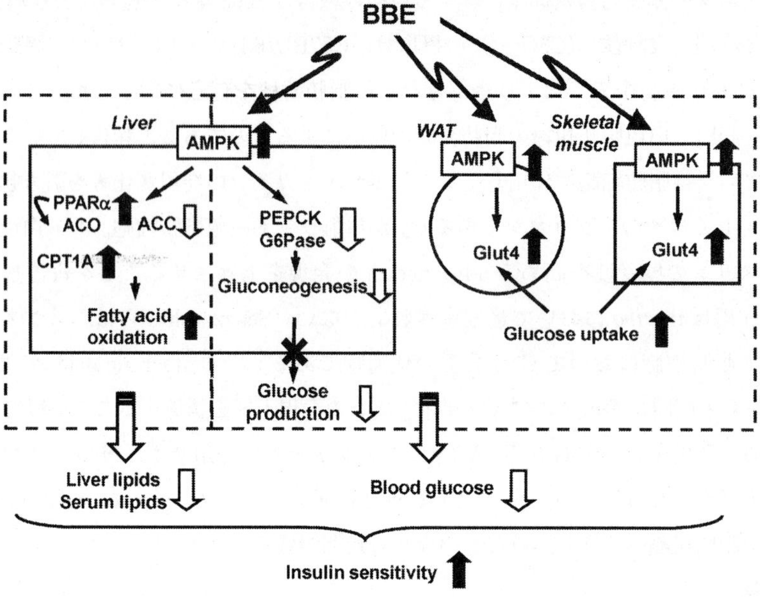

図3　BBE摂取による糖尿病予防・抑制作用機序の概要[34]

は，血中GLP-1濃度を増やすために，食品由来因子により内因性のGLP-1の分泌を促進させることが最も良い戦略と考えられる[36]。一方アントシアニンの糖尿病予防・抑制作用については，アントシアニン分子自体が不安定で吸収性が低いため，その作用機序には未だ疑問も多い。前述のように腸内細菌で代謝されたアントシアニンの代謝物や化学的な分解物の生理機能発現への関与は，この疑問に答えることができる可能性がある。アントシアニンには種々の分子種があり，それぞれの分子種毎の作用は不明であり，アントシアニンの糖尿病予防・抑制作用にはGLP-1が関与する可能性が考えられる。この観点から各種アントシアニンの分子種毎のGLP-1分泌促進作用を検討し，delphinidin 3-rutinoside（D3R）やD3Rを豊富に含むブラックカラント果実抽出物で見出した[37,38]。さらに著者らは，この分泌促進作用機序についても明らかにした。その結果，D3RはGタンパク質共役受容体を介したcalcium-calmodulin-dependent protein kinase II経路の活性化により引き起こされること，さらに腸管内容物の分析から少なくとも短時間では，GLP-1分泌刺激にD3Rの分解物であるgallic acidやphloroglucinol aldehydeは関与しないことを明らかにしている（図4）[38]。これらの知見は，アントシアニンが腸管内で直接作用して機能発現に関与することを示すものであり，現在さらに詳細な検討を進めている。

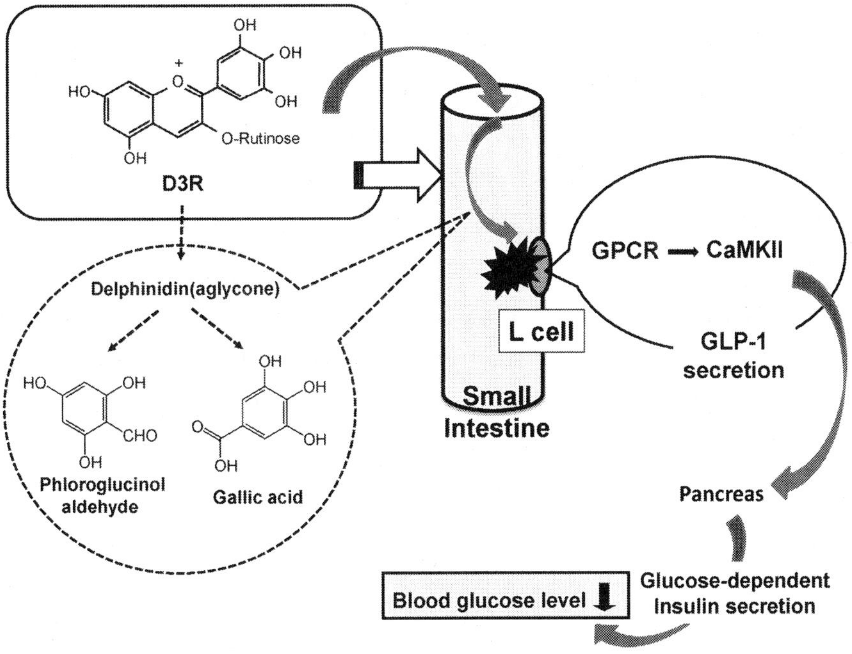

図 4　D3R を豊富に含むブラックカラント摂取による GLP - 1 分泌刺激作用と血中グルコース濃度上昇抑制作用機序[38)]

1.4　アントシアニンの健康機能：代謝・吸収の知見も踏まえた課題，今後の展望

アントシアニンの健康機能について，代謝・吸収に加えて肥満・糖尿病予防・抑制作用に関わる作用機序から概説した。最後にまとめとしてアントシアニンの健康機能研究に関する課題と今後の展望を提示する。

アントシアニンの体脂肪蓄積抑制作用，糖尿病抑制作用の研究をはじめとする多くの研究においては，一部の研究を除くが，アントシアニン分子の中でどのような化学構造を持つことが種々の健康機能の発現に必要なのか不明確である。一方，多様な種類のアントシアニンを摂取する方が高い効果を示す可能性もある。したがって個々の健康機能に対して，どのアントシアニンの分子種や組成が最も効果的なのかを明らかにする必要があるだろう。この点については，アントシアニンに由来する代謝物，分解物の生成と機能発現との関係から考える必要がある。すでに述べたようにアントシアニン親化合物に由来する分解物や代謝物がかなり長時間にわたり体内や尿中などに検出されることが報告されている。したがってアントシアニンの健康機能を説明する場合，どのような代謝物・分解物がどのくらい生成し，どの構造が効果的なのか，さらに親化合物のアントシアニンをどのくらい摂取するべきかを検証すべきである。加えて代謝物，分解物の生成には腸内細菌叢も関連するため，この点に関する情報も必要となるであろう。

これまでの研究において，アントシアニンの単離精製品での健康機能に関する報告はあるが，アントシアニンを豊富に含む粗抽出物として検討されている例が多い。食品としてアントシアニンの摂取を考えた場合，確かにアントシアニンは，アントシアニン以外のポリフェノールなどの多様な食品成分と同時に摂取されるだろう。しかし実験的には，アントシアニン単独で健康機能を発現するのか，あるいはアントシアニンとそれ以外の成分が同時に共存することが効果の発現に重要なのかを知る必要がある。さらにアントシアニンのヒトにおける健康機能の効果の検証は近年相次いでいるが，十分とはいえず，今後さらに検証する必要があるだろう。

数十年前までは，アントシアニンは分解されやすく，化学構造の解明と食品成分としてその利用や貯蔵中の変化，アントシアニンの色の安定化などの研究が主流であった。現在では，アントシアニンは健康機能に関与する成分の一つとして認識され，その研究は以前に比べると分子レベルで大きく発展している。今後もアントシアニンの研究は花色の改変も含めて魅力的なものであり続けるであろう。種々の課題はあるが，アントシアニンの健康機能研究は，機能性表示食品の開発の点からもさらに研究が進むと予想される。

文　献

1） T. Tsuda, *Mol. Nutr. Food Res.*, **56**, 159 (2012)
2） X. Wu *et al.*, *J. Agric. Food. Chem.*, **54**, 4069 (2006)
3） R. Zamora-Ros *et al.*, *Br. J. Nutr.*, **106**, 1090 (2011)
4） T. Tsuda *et al.*, *FEBS Lett.*, **449**, 179 (1999)
5） T. Tsuda, *Antioxidants*, **5**, 13 (2016)
6） K. Keppler *et al.*, *Bioorg. Med. Chem.*, **13**, 5195 (2005)
7） A. M. Aura *et al.*, *Eur. J. Nutr.*, **44**, 133 (2005)
8） J. He *et al.*, *J. Agric. Food Chem.*, **53**, 2859 (2005)
9） S. C. Forester *et al.*, *J. Agric. Food Chem.*, **56**, 9299 (2008)
10） S.C. Forester *et al.*, *J. Agric. Food Chem.*, **58**, 5320 (2010)
11） M. Avila *et al.*, *Food Res. Int.*, **42**, 1453 (2009)
12） M. P. Gonthier *et al.*, *J. Nutr.*, **133**, 461 (2003)
13） G. Borges *et al.*, *Mol. Nutr. Food Res.*, **51**, 714 (2007)
14） P. Vitaglione *et al.*, *J. Nutr.*, **137**, 2043 (2007)
15） C. Czank *et al.*, *Am. J. Clin. Nutr.*, **97**, 995 (2013)
16） H. P. Amin *et al.*, *Mol. Nutr. Food Res.*, **59**, 1095 (2015)
17） M. Edwards *et al.*, *J. Agric. Food Chem.*, **63**, 2423 (2015)
18） E. F. Warner *et al.*, *J. Nutr.*, **146**, 465 (2016)
19） E. F. Warner *et al.*, *Mol. Nutr. Food Res.*, **61**, 1700053 (2017)
20） A. Rodriguez-Mateos *et al.*, *Am. J. Clin. Nutr.*, **98**, 1179 (2013)
21） W. Kalt *et al.*, *J. Agric. Food Chem.*, **62**, 3926 (2014)
22） W. Kalt *et al.*, *J. Agric. Food Chem.*, **65**, 1582 (2017)
23） D. Esposito *et al.*, *J. Agric. Food Chem.*, **63**, 6172 (2015)
24） A. J. Stull *et al.*, *J. Nutr.*, **140**, 1764 (2010)

25) N. M. Wedick *et al.*, *Am. J. Clin. Nutr.*, **95**, 925 (2012)
26) M. L. Bertoia *et al.*, *BMJ*, **352**, i17 (2016)
27) X. Guo *et al.*, *Eur. J. Clin. Nur.*, **70**, 1360 (2016)
28) T. Tsuda *et al.*, *J. Nutr.*, **133**, 2125 (2003)
29) T. Tsuda, *J. Agric. Food Chem.*, **56**, 642 (2008)
30) T. Tsuda *et al.*, *Biochem. Biophys. Res. Commun.*, **316**, 149 (2004)
31) T. Tsuda *et al.*, *Biochem. Pharmacol.*, **71**, 1184 (2006)
32) B. Scazzocchio *et al.*, *Diabetes*, **60**, 2234 (2011)
33) R. Sasaki *et al.*, *Biochem. Pharmacol.*, **74**, 1619 (2007)
34) M. Takikawa *et al.*, *J. Nutr.*, **140**, 527 (2010)
35) Y. Kurimoto *et al.*, *J. Agric. Food Chem.*, **61**, 5558 (2013)
36) T. Tsuda, *Mol. Nutr. Food Res.*, **59**, 1264 (2015)
37) M. Kato *et al.*, *PLoS One*, **10**, e0126157 (2015)
38) T. Tani *et al.*, *Food Sci. Nutr.*, **5**, 929 (2017)

2　カロテノイド

小竹英一*

2.1　カロテノイドとは

カロテノイドは主に植物の葉緑体・有色体で生合成される黄色から赤色を呈する脂溶性色素で，天然に700種類以上が存在している。カロテノイドは葉緑体ではクロロフィルと一緒に光合成に関わっている。トマト，ピーマンなどの実は熟して赤色や橙色を呈することで捕食者に見つけてもらいやすくなり，カロテノイドには種子を遠くまで運んでもらう役割があるのかもしれない。

ヒトはカロテノイドを生合成できず，通常の食事下で約40種類ものカロテノイドを摂取している。カロテノイドのいくつかの種類はプロビタミンAとして重要なだけではなく，着色料として使われたりするほか，抗酸化[1,2]，抗癌[3]，抗炎症[4,5]，抗肥満作用[6~9]などの多様な機能性を有していることから，大変注目されている成分の1つである。実際，機能性表示食品では，カロテノイドを機能性関与成分とするものは少なくない[10]。

機能（性）成分には消化管から吸収された後に効果を発揮するものと，吸収されなくても機能を発揮できると考えられているものがある。カロテノイドも種類によるが吸収されてからその機能を発揮しているものと，吸収されない（ように見える）が効果を発揮するものの両方があるようである。少なくともビタミンAとなるには（プロビタミンA）カロテノイドは吸収されてから代謝される必要があるが，非プロビタミンAにおいても，その多くは，吸収されて体内で様々な効果を発揮していると考えられる。

ある種の魚類，鳥類，爬虫類などにおいては，体色を司るカロテノイドは，配偶者選別のために重要である[11~13]。体色は食事の状況，健康状態，縄張りの質などを反映しており，より良いオスをメスが選別する際の判断基準になると考えられている。体色とカロテノイドの抗酸化作用や免疫へ及ぼす効果との関連性が指摘されており，鳥類ではウイルス感染や腸管に寄生虫がいると，血中，肝臓中のカロテノイドが減少し体色が悪くなる[14]。つまり，好ましい配偶者として認識されるための婚姻色を形成するためにはカロテノイドは体内に蓄積される必要がある。

ヒトでも野菜や果物を通じて摂取したカロテノイドが皮膚の色やカロテノイドの血中濃度に影響を与える[15]。健康との関連性は不明ながら，実際にカロテノイド色を呈する顔色がヒトとしての魅力度を高めることも報告されている[16,17]。さらに，カロテノイド血中濃度と死亡率[18]，ヒト免疫不全ウイルスやマラリア原虫の感染[19]との相関が示されているほか，カロテノイドは精液の質にプラスの影響を与える[20]。これらの報告は食品カロテノイドが体内で吸収されてから何らかの効果（魅力度上昇効果を含む）を発揮していることを示している。

本稿では，次にカロテノイドの食品中の含有量，消化/可溶化，吸収，代謝，機能性について順に述べる。

＊　Eiichi Kotake-Nara　(国研)農業・食品産業技術総合研究機構　食品研究部門
食品分析研究領域　成分特性解析ユニット　上級研究員

2.2　食品中のカロテノイド含有量

図1に通常の食事で摂取している代表的なカロテノイドを示した。日本人が摂取する食品中にこれらのカロテノイドがどれくらい含まれているかという情報は限られている。日本食品標準成分表（7訂）には3種類のプロビタミンAカロテノイド（α-カロテン，β-カロテン，β-クリプトキサンチン）が収載されているのみである。

野菜（70種類）に含まれるカロテノイドについては，α-カロテン，β-カロテン，β-クリプトキサンチン，リコペン，カプサンチン，ルテイン，ゼアキサンチンの7種類の含有量についての報告[21]と果物（90種類）に含まれるカロテノイドについては，α-カロテン，β-カロテン，β-クリプトキサンチン，リコペン，フィトエン，ζ-カロテン，ルテイン，ゼアキサンチン，バイオラキサンチン（シス，トランス別）の10種類の含有量についての報告[22]があるが，これらからは，例えば，リコペンはトマトを除けば野菜では金時ニンジンに，果物ではスイカに多く含まれていること，ルテインは野菜に普遍的に含まれていること，ゼアキサンチンが多く含まれている野菜や果物はあまりないが，甘唐辛子（オレンジタイプ）に多く含まれていること，などがわかる。日本の食品における分析結果は日本人のカロテノイド摂取量を推定するための基礎的データとして有用である。次に，カロテノイドの消化，可溶化過程について述べる。

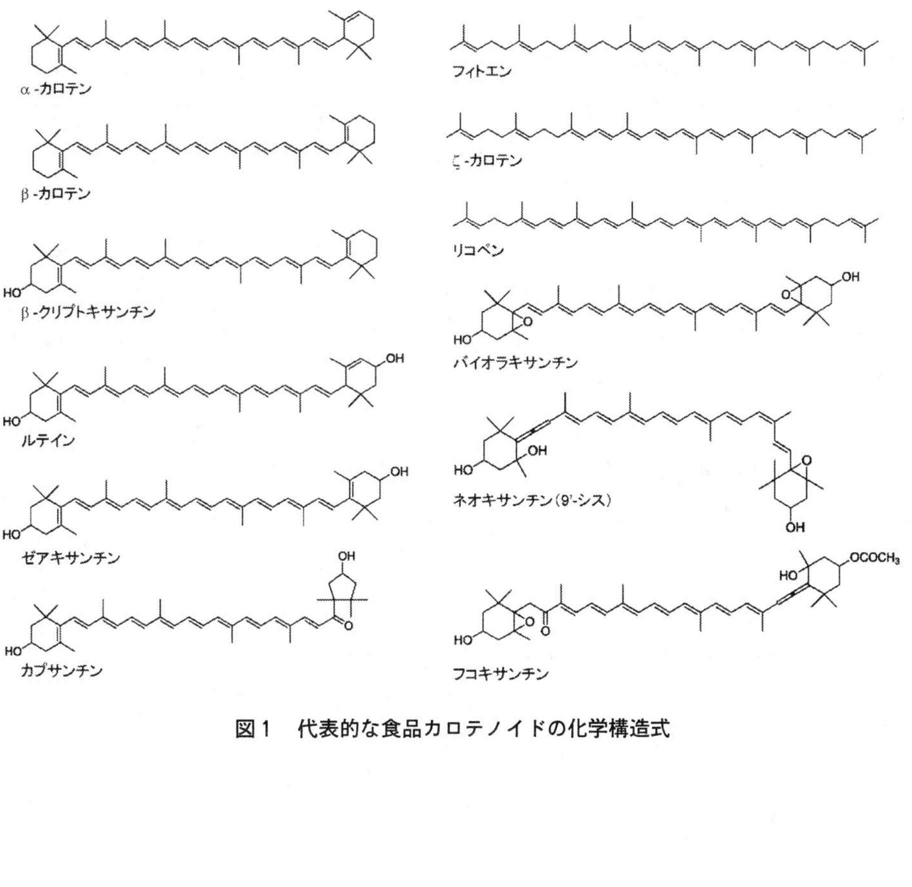

図1　代表的な食品カロテノイドの化学構造式

2.3 カロテノイドの消化／可溶化

すでに述べたようにカロテノイドは吸収されてから機能（性）を発揮しているとすると，下記に説明するように，単純に摂取量に比例して吸収量が増加するものでもないため，カロテノイドを多く含む食品を摂取した分の機能性を享受できるとは考えにくい。

カロテノイドはいくつかの過程を経て腸管から吸収されるが，最初に食品マトリックスから遊離される。生野菜では細胞壁のような硬い食品マトリックスが存在するので遊離しにくいが，加熱・調理・加工・咀嚼などにより細胞壁が破壊されるとカロテノイドの遊離が促進される。ただし，卵黄のような動物性食品の場合は細胞壁のような硬いマトリックスがないので，カロテノイドは遊離しやすい。

遊離後にカロテノイドは摂取した油脂に溶解し，胆汁により消化液中にエマルションとして分散する。膵臓リパーゼによりエマルションを構成する油脂の消化が進んで，より粒径が小さい混合ミセルが生成する。混合ミセルは，胆汁酸，リン脂質，コレステロール，脂肪酸，モノアシルグリセロールからなり，カロテノイドはこのようなミセル中に組み込まれ（可溶化され），はじめて腸管上皮細胞からの吸収が可能となる。混合ミセルは，盤状型とされるが[23]，様々な混合ミセル成分の組成比を変えてのX線小角散乱解析の結果からは，共存する構成成分によりミセル構造が球状，楕円状，円柱状へ変化することが示されている[24]。このような構造変化が腸管での吸収に影響を与える可能性もある。

ここで示したような消化過程を鑑みれば，食品カロテノイドを沢山摂取しても，マトリックスから遊離しなければ消化の過程に進めないし，胆汁や膵液を無制限に分泌できるわけでもないので，カロテノイドが可溶化される量はその摂取量の一部にとどまることが理解できる。また，カロテノイドの可溶化のされやすさは，その構造によって大きく異なる。食品カロテノイドの可溶化を調べた試験管消化試験では，極性の低いカロテノイドほど可溶化されにくい。例えば，ホウレンソウからのカロテノイドの可溶化率はネオキサンチン，ルテイン，β-カロテンの順に高い[25]。このように同じマトリックス中に存在するカロテノイドでもその構造によって可溶化率は大きく異なる。ただし，可溶化されやすいカロテノイドが吸収されやすいわけではないことを次に述べる。

2.4 カロテノイドの吸収選択性

通常の食生活下でヒト組織中に存在する主要なカロテノイドは，α-カロテン，β-カロテン，β-クリプトキサンチン，リコペン，ルテイン，ゼアキサンチンの6種類と，それらの代謝産物と考えられるものであることが報告されていた[26]。緑葉野菜からはβ-カロテンやルテインと共にネオキサンチンとバイオラキサンチン（後者2つは構造的特徴として分子中にエポキシ基を持つ）を摂取している。さらに，日本などでは海産物である貝，ウニ，褐藻類などからフコキサンチン（ネオキサンチンと類似した化学構造を持つ）も摂取している。しかし，これらのエポキシカロテノイドは極性が高くて可溶化されやすいが，通常の食生活下ではヒト組織中に見出されていない。後述するように，β-カロテン-5,6-エポキサイド（図2）は吸収されやすいので[27]，エポキ

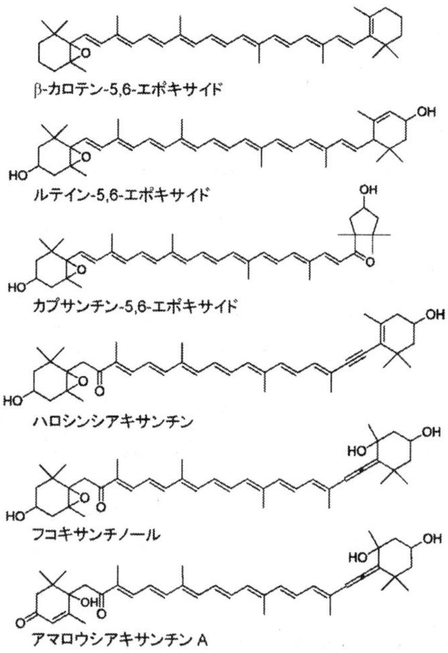

図 2　カロテノイドの化学構造式

シカロテノイドが吸収されないわけではなく，エポキシ基を有することで結果としてより極性が高い構造を有するカロテノイドが吸収されない / されにくいようである。このように，ヒトでは極性の高いカロテノイドが吸収・蓄積されにくいが，予想されるメカニズムについて述べる。

腸管上皮細胞による吸収メカニズムには，腸管上皮細胞膜を介しての単純拡散[28, 29]とコレステロールの吸収に関わる scavenger receptor class B type 1（SR - B1）による促進拡散[30]が知られており，実際には両方が関与していると考えられる[31]。例えば，Caco - 2 細胞を使った実験では，極性の低いカロテノイドほど吸収されやすく，カロテノイドの親油性と吸収性に相関関係が示され，単純拡散による吸収が示唆されている[32]。また，促進拡散を示す報告では，SR - B1 がカロテノイドの吸収に関与する依存割合は，全吸収量の 50％（β-カロテン），20％（β-クリプトキサンチン），7％（ルテイン / ゼアキサンチン）であると報告されている[30]。どちらの経路であっても極性の低いカロテノイドが吸収されやすいと言える（上述したように可溶化されやすいのは極性が高いカロテノイドであり，吸収とは逆の傾向となる）。したがって，極性の高いカロテノイドほど吸収されにくくなり，ヒト血中などに見出されないのかもしれない。

実際に，食品エポキシカロテノイドに関するヒト試験では，ホウレンソウの油炒め（3.0 mg ネオキサンチン，6.5 mg バイオラキサンチン含有）を 1 週間摂取し続けた後の血漿中のカロテノイドは，ネオキサンチンとバイオラキサンチンの濃度は定量限界以下であった[33]。β-カロテンとルテインの血漿濃度は増加していたのに加えて，すでに述べたように試験管消化試験によるホウレンソウからのネオキサンチンの可溶化率はルテインや β-カロテンより高かったため[25]，マトリックスの影響はない。したがって，ネオキサンチンとバイオラキサンチンはヒトではほとんど吸収・蓄積されないと考えられる。

ワカメ中のフコキサンチンのヒト試験[33]でも同様の結果が報告されている。試験管消化試験によるワカメからのフコキサンチン可溶化率は70%以上と十分に高かったが，ワカメの油炒め（フコキサンチン6.1 mg含有）摂取後のヒト血漿中フコキサンチノール（フコキサンチンの代謝産物，図2）濃度も定量限界以下であった。やはり，上述のネオキサンチンやバイオラキサンチン同様に吸収されにくいと考えられる。

食品からではなく，精製エポキシカロテノイド，オレオレジンなどの濃縮物中のエポキシカロテノイドのヒトでの吸収を調べた報告がいくつかある。パプリカオレオレジン（カプサンチン-5,6-エポキサイド，図2，を1.8 mgとバイオラキサンチンを2.4 mg含有）摂取後のカイロミクロン中に，これらは検出されなかった[34]。さらに，精製バイオラキサンチンあるいは精製ルテイン-5,6-エポキサイド（図2）を10 mg摂取後の血漿中に，これらは検出されなかった[35]。コンブ濃縮物（フコキサンチン31 mg含有）を摂取した場合で，血中フコキサンチノール濃度が44.2 nMに達した[36]。ただし，精製β-カロテン-5,6-エポキサイド（5 mg）を摂取した場合の血漿中の濃度2,290 nM[27]に比べると非常に低い濃度であり，これらの実験結果から，極性の高いエポキシカロテノイド（高極性エポキシカロテノイド）はヒトに極めて吸収されにくいといえる。

一方で，高極性エポキシカロテノイドはマウスを含むいくつかの動物種[37~41]に吸収・蓄積されることが知られている。これらの動物種とは異なり，ヒトにはβ-カロテンやルテインなどの特定のカロテノイドが吸収・蓄積されるような選択的吸収機構が存在するのであろう。この機構の詳細は不明であるが，ネオキサンチン，バイオラキサンチン，フコキサンチン同様，日常的にかなりの量を摂取しているにもかかわらず，ヒトにほとんど吸収されない脂溶性の食品成分として植物ステロールが知られており，カロテノイドの吸収に対しても似たようなメカニズムが介入している可能性がある。

植物ステロールの腸管吸収には，ステロールのミセル溶解性（可溶化）とミセルからの放出されやすさが関係している[42]。つまり，ステロールは混合ミセルに可溶化されなければならないが，可溶化されやすくても混合ミセルとの親和性が強すぎてミセル内に留まってしまうと放出されないので腸管で吸収されない。このようなミセル親和性はカロテノイドの吸収性にも影響を与える要因となるだろう。

さらに，植物ステロールが吸収されないメカニズムとして，排泄トランスポーター，ATP-binding cassette transporter G5/8（ABCG5/8）の関与が知られている。このようなトランスポーターによる腸管細胞内から管腔側へのカロテノイドの排泄を考えると高極性カロテノイドの低吸収性も説明しやすいが，この点に関しては鶏卵を摂取したヒトでのルテインの吸収性へのABCG5/8の関与[43]やヒト網膜におけるルテインやゼアキサンチンの蓄積とABCG5との関連性についての報告[44]がある程度で情報が少なく，その解明が課題である。

以上をまとめると，カロテノイドの吸収はカロテノイドと混合ミセル間の親和性，単純拡散，促進拡散，管腔側への排泄，これらの機構により総合的に調節されているのだろう。

2.5　カロテノイドの代謝（骨格の開裂）と機能性

腸管での吸収過程に加えて，その後の化学的な分解や酵素的な代謝もカロテノイドの蓄積に影響している。さらに，分解物や代謝産物がカロテノイドの機能性を発揮している可能性もある。注意したいのは，吸収同様に代謝も動物種間で異なることがある点である。例えば，ハロシンシアキサンチン（図2）は，ホヤでのフコキサンチン（フコキサンチノール）代謝物と考えられる[45]が，マウスでの代謝産物は，アマロウシアキサンチンA（図2）である[46, 47]。アマロウシアキサンチンAは上述したフコキサンチンの摂取後ではヒト血中から検出されていない[36]。したがって，ある動物種でカロテノイドの代謝産物の生成が確認できても，それがそのままヒトやほかの動物の場合にも当てはまるとは限らない。

カロテノイドの代表的な代謝は，β-carotene-15,15'-oxygenase（BCO1）による中央開裂産物への変換であり，ビタミンAが生成してこれが機能する場合は，カロテノイドの一次機能ということになる。ヒトの組換えBCO1は，非プロビタミンAのリコペンに対しても中央を開裂することが報告されているので，BCO1はプロビタミンAのみに作用するとは限らない可能性も残されているようであるが，組換え体の場合でもルテインやゼアキサンチンとは反応しない[48]。本稿ではBCO1以外の酵素による産物の生成とその機能性（三次機能）について述べる。

β-Carotene-9',10'-oxygenaze（BCO2）は，ルテイン，ゼアキサンチン，リコペンなどのプロビタミンA以外の様々なカロテノイドも基質とし，それらのC-9'とC-10'間の二重結合を開裂する[49～51]。BCO2によってリコペン開裂産物（図3），アポ-10'-リコペナールが生成し，さらにアポ-10'-リコペノイン酸に変換されて何らかの機能性を発揮することが期待される。実際，アポ-10'-リコペノイン酸には，マウスの肺癌予防作用[52]，マウスに対するsirtuinの発現上昇による肝脂肪変性抑制作用[53, 54]や肝臓の腫瘍化抑制作用[55]，ヒト気管支上皮細胞でのnuclear factor E2-related protein 2（Nrf2，抗酸化酵素の発現を調節する転写因子）の活性化を通したheme oxygenase-1（HO-1）とNAD(P)H：quinone acceptor oxidoreductase 1（NQO1）の発現による細胞内活性酸素低下作用[56]，ヒト単球由来マクロファージでの転写因子NF-κBの活性化を介したcyclooxygenase-2発現による細胞内活性酸素増加に対する抑制作用[57]などの報告がある。

アポ-14'-リコペノイン酸[57]やアルデヒド体であるアポ-10'-リコペナール[56]，アポ-8'-リコペナール[58]も同様の効果を示すことが報告されている。これらの代謝産物に共通の構造として，α,β-不飽和カルボニルがあり，このような構造に由来するNrf2の活性化を通したHO-1の発現がメカニズムとして示唆されている[58]。ただし，α,β-不飽和カルボニル構造をもたないアルコール体のアポ-10'-リコペノールでも同様の効果を示すことも報告されている[56]ほか，リコペンと代謝産物の機能性のメカニズムが同じである場合[57]と異なる場合[54]があるなど，開裂によ

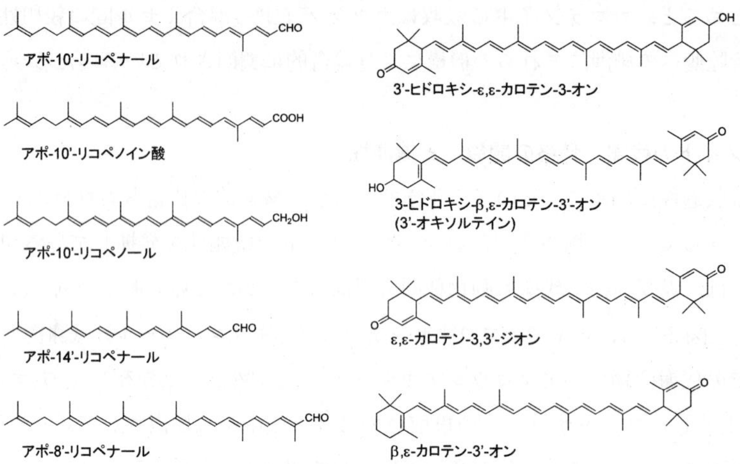

図3　カロテノイド代謝産物の化学構造式

る代謝とメカニズム発現については，いまだ不明な点も残されている。

これらの代謝産物では，アポ-10'-リコペナールがトマトジュース摂取後のヒト血中に存在しており[59]，ヒトでの効果にも期待が持てる。また，すでに述べたように，BCO2酵素は様々なカロテノイドも開裂できることから，リコペン以外のカロテノイド開裂産物も同様に体内で生成されて，機能性を発揮している可能性がある。次に骨格の開裂による代謝ではなく，末端環の代謝について述べる。

2.6　カロテノイドの代謝（末端環の変換）と機能性

次に述べる酵素は二級水酸基を有するカロテノイドを代謝する。マウスに与えたフコキサンチンはアマロウシアキサンチンAへと代謝されることはすでに述べたが，この酵素による変換である。このような酸化的変換を触媒する脱水素酵素活性がマウス肝臓に存在すること，補酵素としてNAD^+が必要なこと，ヒト肝細胞モデルHepG2でも同様の変換が起こる[47]ことが分かっているが，酵素の本体や遺伝情報については不明なままである。

ルテインを含む飼料を与えたマウスの血漿，肝臓，腎臓，脂肪組織中には，図3に示す代謝産物（3'-ヒドロキシ-ε,ε-カロテン-3-オン，ε,ε-カロテン-3,3'-ジオン）が著しく蓄積し[60]，マウス肝臓のルテイン代謝産物は未変換ルテインに対して約2.5倍に達する。ヒトでも以前からルテインあるいはゼアキサンチンの代謝産物と考えられる成分が血漿，母乳，肝臓，網膜中に存在することは知られていた[61~66]。温州みかんジュース（β-クリプトキサンチン1.9 mg含有）を摂取した場合のヒト血漿には，β-クリプトキサンチンと一緒に，その代謝産物であるβ,ε-カロテン-3'-オン（図3）の増加が認められている[67]。つまり，摂取したβ-クリプトキサンチンの一部が代謝されてβ,ε-カロテン-3'-オンに変換されたと考えられる。

ヒト血中に認められる代表的なカロテノイドのβ-クリプトキサンチン，ルテイン，ゼアキサンチンだけではなく，他のカロテノイドでも同様の変換が認められている。パプリカジュース（カプサンチン含有）の摂取後，ヒト血漿中にはカプサンチンに加えてカプサントン（カプサンチンの3'-ヒドロキシ基が3'-ケト基へ変換されたと考えられる）が見出された[68]。以上の結果は，ヒトを含めた哺乳類の体内で様々な種類のカロテノイド末端環の二級水酸基が酸化され，ケトカロテノイドに代謝変換される可能性を示している。

開裂産物の機能性についてはすでに述べたが，末端基が変換された代謝産物が機能性を発揮している可能性もある。カロテノイドの代表的な機能性の1つに抗炎症作用がある。マウスマクロファージ細胞のポリリポサッカライド刺激による nitric oxide（NO）産生に対して，アスタキサンチン，β-カロテン，リコペン，ルテイン，フコキサンチンが抑制効果を示すことが報告されている[69~73]。代謝前後のルテインとβ-クリプトキサンチンでマウスマクロファージ細胞を用いて同様にNO産生抑制効果について評価した研究では[67]，ルテインには効果は認められなかった。しかし，代謝産物，ε,ε-カロテン-3,3'-ジオンに強い効果が認められた。β-クリプトキサンチンにはそれ自体にもNO産生抑制効果が認められたが，その代謝産物，β,ε-カロテン-3'-オンにはより強い効果が認められた。抗肥満効果も，フコキサンチン，ネオキサンチン，β-カロテン，β-クリプトキサンチンについてマウス前駆脂肪細胞3T3-L1の脂肪細胞への分化誘導抑制効果が報告されている[6~9]。しかし，ルテインにはそのような効果はない[7]。ルテインとその代謝産物の抗肥満効果について3T3-L1を用いて比較した研究[74]においても，ルテインに分化誘導抑制効果は認められなかったが，同じ条件下で3'-ヒドロキシ-ε,ε-カロテン-3-オンに効果が認められた[74]。

これらの結果は，代謝産物が機能性を発揮，もしくはより強い機能性を発揮していることを示している。末端環の変換による代謝産物に共通する化学構造として，開裂産物のところでも述べたが，α,β-不飽和カルボニル構造がある。ルテインおよびβ-クリプトキサンチンと同じ環状構造を有する3-ヒドロキシ-β-ダマスコンと，代謝産物と同じα,β-不飽和カルボニル構造を有する3-オキソ-α-ダマスコンの抗炎症作用を比較した研究[75]が報告されているが，後者の方が強い効果を示し，α,β-不飽和カルボニル構造がNrf2を活性化させて，HO-1の発現を高めることでNO産生を抑制していると考えられている。

Nrf2活性化を経由したHO-1の発現は，抗炎症作用だけではなく抗肥満作用の方でもメカニズムとして報告されている[76,77]。さらに，マウスでもルテインの投与による高脂肪食誘導アテローム性動脈硬化の防止にHO-1の関与が報告されている[78]。ルテインのマウスへの投与で代謝産物が大量に蓄積することはすでに述べたが，この場合も実際にはルテイン代謝産物がHO-1の発現を増加させて抗肥満効果を発揮している可能性が高い。

ルテインは網膜に特異的に蓄積し，抗酸化作用[1,2]やブルーフィルター[79]として作用することで加齢性網膜黄斑変性症などの眼病予防に深く関わっていると考えられている。ヒトの網膜にはルテインの代謝産物として，α,β-不飽和カルボニル構造を有する3'-オキソルテイン（3-ヒドロキシ-β,ε-カロテン-3'-オン，図3）の存在が知られており[64]，ここでもルテインの効果に加えて代謝産物も効果を発揮している可能性がある。カロテノイドが直接活性酸素などを消去する抗酸化作用に加えて，やはりこの場合もNrf2活性化を経由したHO-1の抗酸化酵素の発現による網膜での抗酸化作用が期待できるが，実際にそのようなメカニズムに関する報告[80, 81]がある。

酸化的変換酵素の本体が解明できれば，組換え体，ノックアウトマウスなどの作製も可能となり，さらなる研究の進展が期待できる。

カロテノイドの可溶化，腸管吸収，代謝過程を考慮することで摂取量は同じでもより効率よく吸収，あるいはより効果的な機能性の発揮が可能かもしれない。例えば，カロテノイドの腸管吸収率を高める，代謝酵素の発現を高める，そのような食品成分を共存させる調理法，加工法，作物の開発などである。

文　　献

1） N. J. Miller *et al.*, *FEBS Lett.*, **384**, 240 (1996)
2） P. Di Mascio *et al.*, *Arch. Biochem. Biophys.*, **274**, 532 (1989)
3） E. Kotake-Nara *et al.*, *J. Nutr.*, **131**, 3303 (2001)
4） W. Soontornchaiboon *et al.*, *Biol. Pharm. Bull.*, **35**, 1137 (2012)
5） J. Marcotorchino *et al.*, *Mol. Nutr. Food Res.*, **56**, 725 (2012)
6） H. Maeda *et al.*, *Int. J. Mol. Med.*, **18**, 147 (2006)
7） T. Okada *et al.*, *J. Oleo Sci.*, **57**, 345 (2008)
8） G. P. Lobo *et al.*, *J. Biol. Chem.*, **285**, 27891 (2010)
9） Y. Shirakura *et al.*, *J. Nutr. Sci. Vitaminol.*, **57**, 426 (2011)
10） 小竹英一, 食品の試験と研究, **51**, 25 (2016)
11） J. A. Endler, *Environ. Biol. Fish.*, **9**, 173 (1983)
12） M. J. P. Simons and S. Verhulst, *Behav. Ecol.*, **22**, 755 (2011)
13） M. A. Kwiatkowski and B. K. Sullivan, *Evolution*, **56**, 2039 (2002)
14） E. A. Koutsos *et al.*, *Comp. Biochem. Physiol. A*, **135**, 635 (2003)
15） P. Kristine *et al.*, *J. Acad. Nutr. Diet.*, **116**, 1257 (2016)
16） C. E. Lefevre *et al.*, *Biol. Lett.*, **9**, 20130633 (2013)
17） Y. Z. Foo *et al.*, *Behav. Ecol.*, **28**, 570 (2017)
18） M. D. Shardell *et al.*, *Nutr. Res.*, **31**, 178 (2011)
19） H. Friis *et al.*, *Am. J. Clin. Nutr.*, **73**, 1058 (2001)
20） P. Zareba *et al.*, *Fertil. Steril.*, **100**, 1572 (2013)
21） K. Aizawa and T. Inakuma, *Food Sci. Technol. Res.*, **13**, 247 (2007)
22） M. Yano *et al.*, *Food Sci. Technol. Res.*, **11**, 13 (2005)
23） D. M. Small *et al.*, *Biochim. Biophys. Acta*, **176**, 178 (1969)
24） H. Aizawa *et al.*, *J. Disper. Sci. Technol.*, in press
25） A. Asai *et al.*, *J. Nutr.*, **134**, 2237 (2004)
26） F. Khachik *et al.*, *Anal. Chem.*, **69**, 1873 (1997)
27） A. B. Barua, *Biochem. J.*, **339**(Pt 2), 359 (1999)

28) D. Hollander and P. E. Ruble, Jr., *Am. J. Physiol. Endocrinol. Metab.*, **235**, E686 (1978)
29) G. Scita *et al.*, *J. Nutr. Biochem.*, **3**, 118 (1992)
30) A. During *et al.*, *J. Nutr.*, **135**, 2305 (2005)
31) E. Kotake-Nara and A. Nagao, *Biosci. Biotechnol. Biochem.*, **76**, 875 (2012)
32) T. Sugawara *et al.*, *J. Nutr.*, **131**, 2921 (2001)
33) A. Asai *et al.*, *Br. J. Nutr.*, **100**, 273 (2008)
34) A. Perez-Galvez *et al.*, *Br. J. Nutr.*, **89**, 787 (2003)
35) A. B. Barua and J. A. Olson, *J. Nutr.*, **131**, 3212 (2001)
36) T. Hashimoto *et al.*, *Br. J. Nutr.*, **107**, 1566 (2012)
37) T. Matsuno and M. Ookubo, *Tetrahedron Lett.*, **22**, 4659 (1981)
38) T. Matsuno *et al.*, *J. Nat. Prod.*, **48**, 606 (1985)
39) A. Strand *et al.*, *Comp. Biochem. Physiol. A Mol. Integr. Physiol.*, **119**, 963 (1998)
40) R. K. Sangeetha *et al.*, *Mol. Cell Biochem.*, **333**, 299 (2010)
41) T. Matsuno *et al.*, *Comp. Biochem. Physiol. B Biochem. Mol. Biol.*, **124**, 341 (1999)
42) T. Hamada *et al.*, *Lipids*, **41**, 551 (2006)
43) K. L. Herron *et al.*, *J. Nutr.*, **136**, 1161 (2006)
44) K. J. Meyers *et al.*, *Invest. Ophthalmol. Vis. Sci.*, **54**, 2333 (2013)
45) H. Nishino *et al.*, *Anticancer Drugs*, **3**, 493 (1992)
46) T. Sugawara *et al.*, *J. Nutr.*, **132**, 946 (2002)
47) A. Asai *et al.*, *Drug Metab. Dispos.*, **32**, 205 (2004)
48) C. dela Sena *et al.*, *J. Biol. Chem.*, **288**, 37094 (2013)
49) C. Kiefer *et al.*, *J. Biol. Chem.*, **276**, 14110 (2001)
50) K. Q. Hu *et al.*, *J. Biol. Chem.*, **281**, 19327 (2006)
51) J. R. Mein *et al.*, *Arch. Biochem. Biophys.*, **506**, 109 (2011)
52) F. Lian *et al.*, *Carcinogenesis*, **28**, 1567 (2007)
53) J. Chung *et al.*, *J. Nutr.*, **142**, 405 (2012)
54) B. C. Ip *et al.*, *J. Nutr.*, **145**, 268 (2015)
55) B. C. Ip *et al.*, *Cancer Prev. Res.*, **6**, 1304 (2013)
56) F. Lian and X. D. Wang, *Int. J. Cancer*, **123**, 1262 (2008)
57) A. Catalano *et al.*, *Food Chem. Toxicol.*, **51**, 71 (2013)
58) C. M. Yang *et al.*, *J. Agric. Food Chem.*, **60**, 1576 (2012)
59) R. E. Kopec *et al.*, *J. Agric. Food Chem.*, **58**, 3290 (2010)
60) L. Yonekura *et al.*, *J. Nutr.*, **140**, 1824 (2010)
61) F. Khachik *et al.*, *Pure Appl. Chem.*, **63**, 71 (1991)
62) F. Khachik *et al.*, *Invest. Ophthalmol. Vis. Sci.*, **38**, 1802 (1997)
63) F. Khachik *et al.*, *Invest. Ophthalmol. Vis. Sci.*, **43**, 3383 (2002)
64) P. Bhosale and P. S. Bernstein, *Anal. Biochem.*, **345**, 296 (2005)
65) P. Bhosale *et al.*, *Invest. Ophthalmol. Vis. Sci.*, **48**, 1435 (2007)
66) F. Khachik *et al.*, *Invest. Ophthalmol. Vis. Sci.*, **47**, 5234 (2006)
67) A. Nagao *et al.*, *J. Lipid Res.*, **56**, 449 (2015)
68) H. Etoh *et al.*, *Biosci. Biotech. Biochem.*, **64**, 1096 (2000)
69) K. Ohgami *et al.*, *Invest. Ophthalmol. Vis. Sci.*, **44**, 2694 (2003)
70) S. K. Bai *et al.*, *Exp. Mol. Med.*, **37**, 323 (2005)
71) M. M. Rafi *et al.*, *J. Food Sci.*, **72**, S069 (2007)
72) M. M. Rafi and Y. Shafaie, *Mol. Nutr. Food Res.*, **51**, 333 (2007)

73) S. J. Heo *et al.*, *Food Chem. Toxicol.*, **50**, 3336 (2012)
74) E. Kotake-Nara *et al.*, *Biosci. Biotech. Biochem.*, **80**, 518 (2016)
75) C. Gerhauser *et al.*, *Mol. Nutr. Food Res.*, **53**, 1237 (2009)
76) J. Lee and S. Kim, *Toxicol. Appl. Pharmacol.*, **281**, 87 (2014)
77) S. Sasaki *et al.*, *Biosci. Biotechnol. Biochem.*, **77**, 2131 (2013)
78) H. Han *et al.*, *Lipids*, **50**, 261 (2015)
79) A. Junghans *et al.*, *Arch. Biochem. Biophys.*, **391**, 160 (2001)
80) A. Koskela *et al.*, *Mol. Vis.*, **20**, 760 (2014)
81) K. Frede *et al.*, *J. Agric. Food Chem.*, **65**, 5944 (2017)

3　緑茶カテキン

立花宏文*

3.1　はじめに

緑茶は紀元前の中国で発見されたとされ，唐時代には薬として利用されていたとする文献がある。我が国においても鎌倉時代の栄西禅師は「喫茶養生記」において，“茶をとる人は長命で，養生の良薬，万病の薬”，と記している。現代では，体脂肪低減作用，コレステロール低下作用，血圧降下作用，脳卒中予防作用などの生理作用が緑茶にあることが明らかにされ，こうした作用を担う成分を詳らかにするための研究が盛んに行われてきた[1]。緑茶葉1gの熱湯抽出で250～350mgの抽出物が得られるが，その内30～40%（乾燥重量）がフラバン-3-オール構造をもつカテキン類である。本稿では緑茶カテキンの生体調節作用とそのしくみについて紹介する。

3.2　緑茶カテキン

(−)-エピガロカテキンガレート（EGCG），(−)-エピカテキンガレート（ECG），(−)-エピガロカテキン（EGC），(−)-エピカテキン（EC）などのカテキン類（図1）が緑茶の主要な成分である。特にEGCGは緑茶に特有な成分であるのに加え，前立腺がんや大腸がんの予防作用やEGCGのメチル化体である（−)-エピガロカテキン-3-(3-*O*-メチル）ガレート（EGCG3”Me）を多く含む緑茶品種を摂取することによるアレルギー症状の緩和効果が示されるなど，緑茶の生理作用の多くにEGCGが深く関係していると考えられている。加熱処理されたカテキン類はエピマー化されることから加熱殺菌されたペットボトル飲料中にはガロカテキンガレートなどが多く存在している。

3.3　緑茶カテキンの吸収と代謝

ECおよびEGCは血中では主に包合体化されているが，EGCGは70%以上が遊離体の形で存在する。EGCG摂取後の血中濃度は1.5～2.5時間後にピークに達し，その後24時間後には消失する。EGCGの吸収率は動物種による差が大きいが（ラットとマウスでは100倍以上の差），ヒトの場合摂取形態に違いはあっても，血中濃度の最大は1 μM程度である[2,3]。

カテキン類は消化管から吸収されたのち，遊離型もしくはグルクロン酸抱合化，硫酸抱合化，メチル化された後，血漿中を循環し，末梢組織に運ばれる。血流中のカテキン類は最終的に尿から排泄される。マウスにトリチウム標識したEGCGを投与すると脳，肝臓，心臓，肺，腎臓，皮膚，骨など幅広い組織から検出される[4]。また，ヒトの臨床標本において血漿や腸粘膜への分布が報告されている[5]。ECの場合，ほとんどが小腸上皮でグルクロン酸抱合化を受け門脈を経て肝臓において硫酸抱合化やメチル化を受け，一部は胆汁から消化管腔へと排出される。摂取された緑茶カテキンの大部分は消化管粘膜との相互作用を経て糞中に排出される。

＊　Hirofumi Tachibana　九州大学　大学院農学研究院　生命機能科学部門　主幹教授

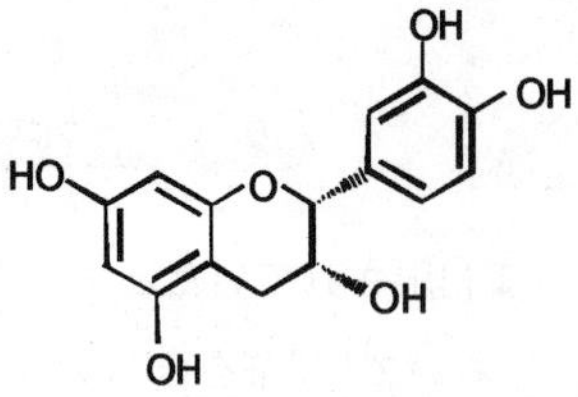

(−)- Epicatechin (EC)

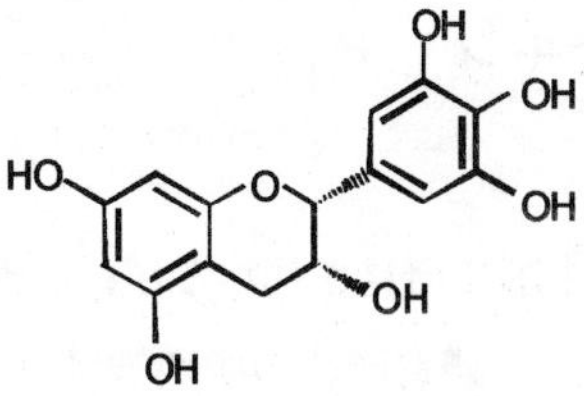

(−)- Epigallocatechin (EGC)

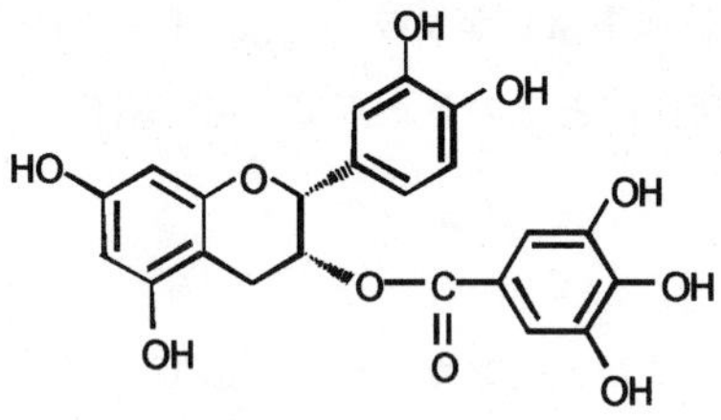

(−)- Epicatechin-3-gallate (ECG)

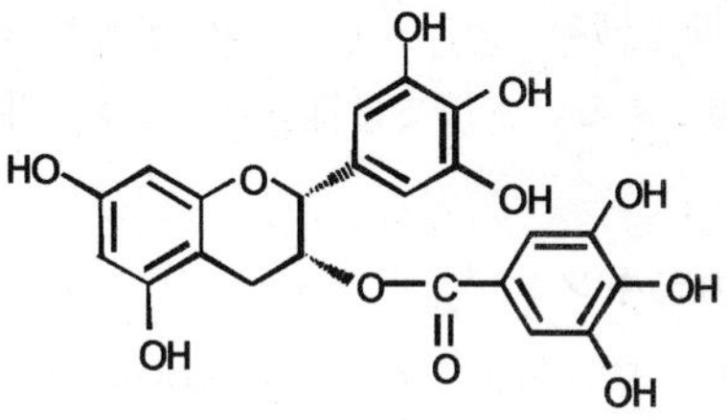

(−)- Epigallocatechin-3-gallate (EGCG)

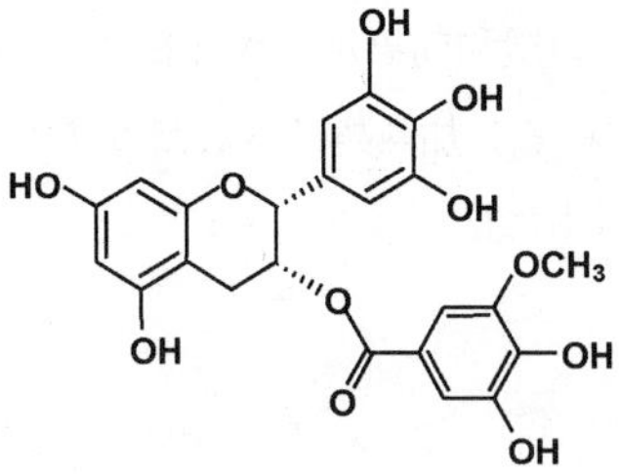

(−)-Epigallocatechin-3-*O*-(3-*O*-methyl) gallate (EGCG3"Me)

図1　主要な緑茶カテキンの化学構造

緑茶を摂取したヒト血漿や尿にはEGCやECが腸内細菌の作用で生じたvalerolactone類が検出される[6]。つまり，緑茶カテキンの生体調節作用はこれら腸内細菌代謝産物の効果も寄与しているものと考えられる（後述）。

3.4　緑茶カテキンの生体調節作用とそのしくみ

3.4.1　緑茶カテキン受容体

生体は外部からの様々な刺激を感知し，適切に応答することで恒常性を保っている。例えば，病原細菌やウイルスの侵入はパターン認識受容体であるToll様受容体（TLR）等によって感知され，自然免疫系が発動する。こうしたしくみが食品因子の機能性発現においても存在する。例えば，栄養素であるビタミン類や脂肪酸，アミノ酸等は，生体内においてそれらと結合する受容体を介してその生理作用を発現することはよく知られている。2004 年に EGCG の生理作用の発現に関与する分子，すなわち「緑茶カテキン受容体」として 67LR が同定された[7]。67LR はラミニンに結合する細胞膜タンパク質であり，様々な組織において発現している。67LR は EGCG 以外にも EGCG3"Me の機能性発現に関与しているが，EGC や EC は結合せず機能性発現にも関与していない。最近，細胞表面に発現する 67LR 分子上における EGCG の集合体形成が EGCG の生理活性発現に重要なファーストステップであることが明らかになった[8]。

3.4.2　緑茶カテキンの抗がん作用

EGCG を主成分とするカテキン製剤ポリフェノン E の臨床試験において，顕著なヒト前立腺がん予防作用が報告されたこともあり[9]，EGCG の抗がん予防作用は特に注目されている。メラノーマを移植したマウスにおける EGCG の腫瘍成長抑制作用が 67LR の発現を抑制した腫瘍では観察されないなど，67LR は生体内における EGCG の抗がん作用を仲介するセンサーとして機能する[10]。ポリフェノン E の作用に 67LR を介した免疫増強作用が関与することやがん細胞表面に高発現する 67LR に EGCG が特異的に結合する性質を利用することでがん細胞に EGCG - 抗がん剤複合体を集積させて殺傷するドラッグデリバリーシステムも考案されている[11,12]。

多発性骨髄腫に対して EGCG はアポトーシス誘導活性を示すが，この活性発現において EGCG は 67LR を介して Akt ならびに内皮型一酸化窒素合成酵素（eNOS）を活性化することで一酸化窒素産生を誘導する。それに続いて，可溶性グアニル酸シクラーゼ（sGC）依存的に cGMP 産生を促進する[13]。EGCG によって産生誘導された cGMP はプロテインキナーゼ Cδ（PKCδ）ならびに酸性スフィンゴミエリナーゼ（ASM）を活性化する[14]（図 2）。EGCG による ASM の活性化後の細胞内イベントとして注目すべき点は細胞膜におけるセラミド量の増加と脂質ラフトの崩壊である[15]。ASM によって産生されるセラミド量を下方制御するスフィンゴシンキナーゼ（SphK1）が多発性骨髄腫や慢性リンパ性白血病において高発現しており，SphK1 の阻害はこれらのがん細胞に対する EGCG の致死作用を増強する[15,16]。

一方，多くのがん細胞において cGMP 分解酵素の一種であるホスホジエステラーゼ 5（PDE5）が高発現しており，EGCG による cGMP 産生誘導を阻害しているが，PDE5 阻害薬剤は EGCG のがん細胞致死活性を顕著に増強する[13]。こうした PDE5 阻害剤による EGCG の抗がん作用の増強は，膵臓がん，前立腺がん，胃がん，乳がん，急性骨髄性白血病，慢性リンパ性白血病においても観察されている[13,17,18]。また，cGMP 分解酵素の一種である PDE3 は膵臓がん幹細胞において発現が亢進しているが，PDE3 阻害剤と EGCG の併用はがん幹細胞形質発現を強力に阻害するとともに肝転移を抑制する[19]。

EGCG はメラノーマ細胞に対して 67LR 依存的に細胞増殖を抑制するが，このメラノーマに対する EGCG の増殖抑制作用には 67LR を介したアデニル酸シクラーゼ（AC）/cAMP/ プロテインキナーゼ A（PKA）経路を介したプロテインホスファターゼ 2A（PP2A）の活性化が関与している[20]。活性化された PP2A は CPI - 17（PKC - potentiated inhibitory protein of 17 kDa）を脱リン酸化することでミオシンホスファターゼを活性化し，がん抑制因子として知られる

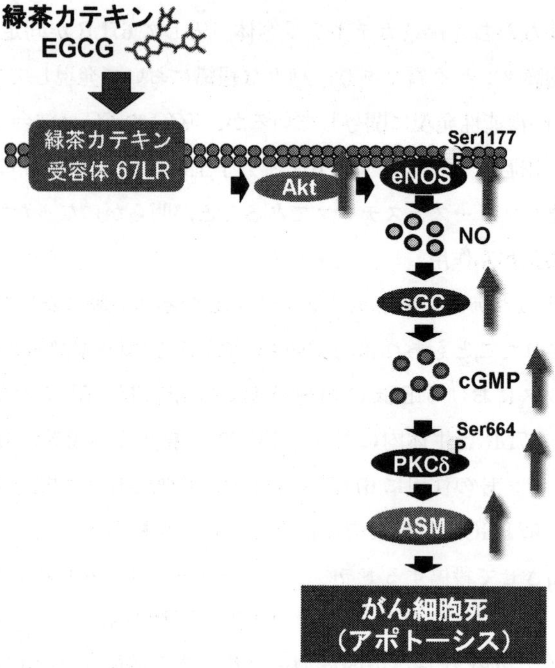

図2　緑茶カテキン受容体67LRを介したEGCGのがん細胞致死誘導メカニズム

Merlinを活性化する（図3）。

3.4.3　緑茶カテキンの抗アレルギー作用

EGCGのメチル化体であるEGCG3"Me（図1）を含有するべにふうき緑茶の花粉症患者に対する介入試験では，やぶきた緑茶（メチル化カテキンを含まない）をコントロールとして飲用している群に比べ症状スコアの改善が認められた[21]。こうした結果をふまえ，メチル化カテキンを機能性関与成分としたべにふうき緑茶飲料やリーフティーが免疫機能調節作用を訴求した機能性表示食品として上市されている。EGCGやメチル化カテキンは好塩基球の細胞表面に存在する67LRへの結合を介してアレルギー発症因子であるヒスタミンの放出阻害作用[22]を示すとともに高親和性IgE受容体FcεRIの発現を低下させる[23,24]。

3.4.4　緑茶カテキンの抗炎症作用

敗血症誘導モデルにおけるマウス致死阻害作用をはじめとするEGCGのマクロファージの炎症応答に対する抑制作用は強力である。この抗炎症作用にはTLR2やTLR4を介した炎症応答を阻害するTollip[25,26]ならびにTLR4を標的とするユビキチンリガーゼRNF216の発現誘導作用[27]が関与している。EGCGによるこれら遺伝子の発現誘導も67LR依存的な作用である（図4）。また，こうした抗炎症作用はEGCGの脂質代謝異常抑制作用に寄与していることが示唆されている[27]。また，動脈硬化発症要因の一つである血管内皮における炎症の抑制作用にも67LRが関与している[28]。

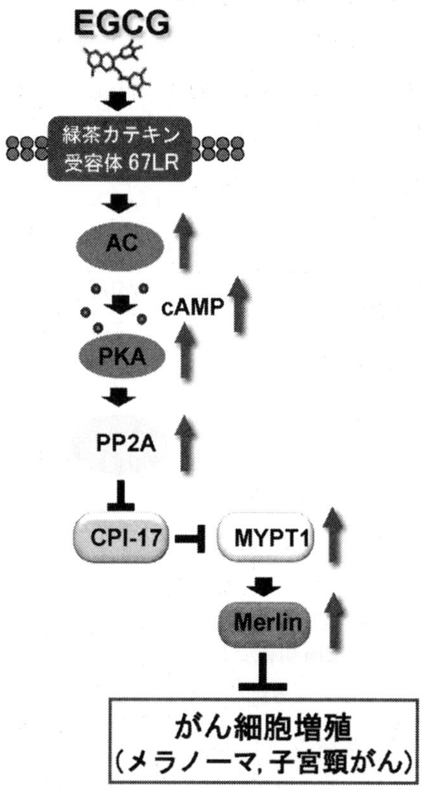

図 3　緑茶カテキン受容体 67LR を介した EGCG のがん細胞増殖抑制メカニズム

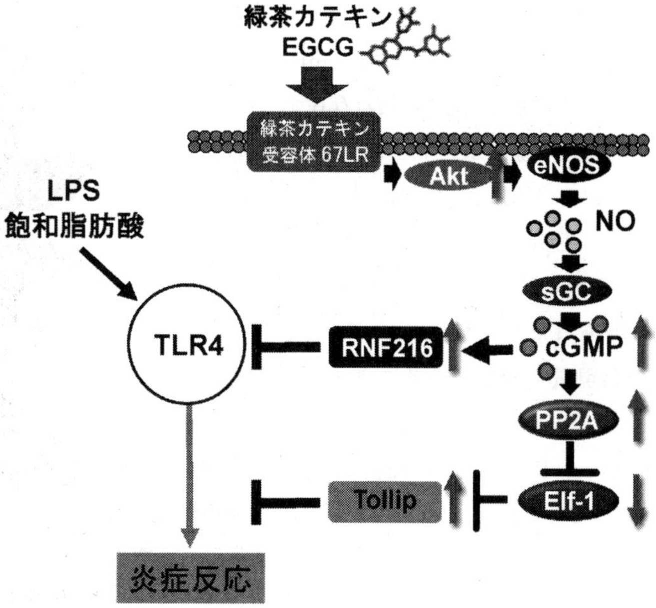

図 4　緑茶カテキン受容体 67LR を介した EGCG の炎症応答抑制メカニズム

3.4.5 緑茶カテキンのマイクロ RNA 発現調節作用

近年，生体機能分子として microRNA（miRNA）などのタンパク質に翻訳されないノンコーディング RNA が注目されている。miRNA は約 20 塩基長の一本鎖 RNA であり，標的となる mRNA の 3' 非翻訳領域に相補的に結合し mRNA の分解を誘導する，あるいはタンパク質への翻訳を阻害することで標的遺伝子の発現を制御している。ヒト生体内において約 3 分の 1 の遺伝子の発現が miRNA によって制御されているといわれており，細胞増殖やアポトーシス，脂質代謝，炎症反応など多岐にわたる生命現象に miRNA が関与している。また，がんや関節リウマチなどの疾患で miRNA の異常発現がみられることが報告されている。そのため，特定の miRNA を補充する，あるいは miRNA を阻害するというコンセプトで疾患を治療する核酸医薬の開発も行われている。

メラノーマ細胞において EGCG が miRNA の発現に与える影響をマイクロアレイにより網羅的に解析した結果，多くの miRNA の発現量が変動した[29]。こうした変化は 67LR の発現を抑制した細胞では認められなかったことから，EGCG が 67LR 依存的に miRNA の発現量を調節していることが示唆された[29]。EGCG によって発現量が増加した miRNA の中でも特に発現量の増加率の高かった let-7b は，正常皮膚組織と比較してメラノーマにおいて発現が異常に低下していることや強制発現させるとメラノーマ細胞の転移が抑制されることが報告されている。そこで，メラノーマ細胞を肺転移させたマウスに EGCG を投与し，肺に形成された転移腫瘍における let-7b の発現量を測定したところ，EGCG 投与群では非投与群と比較して let-7b の発現量が高値を示した[29]。

High mobility group A2（HMGA2）は様々ながんで発現が亢進しており，がん細胞の増殖や上皮間葉転移に関与するがん遺伝子として知られている。HMGA2 の mRNA の 3' 非翻訳領域には let-7b と相補的な配列が複数存在するため，let-7b は HMGA2 を直接の標的遺伝子とし，HMGA2 の発現を低下させる。そこで，HMGA2 発現に対する EGCG の効果を検討したところ，EGCG を作用させた B16 細胞では，HMGA2 のタンパク質発現量が減少し，let-7b 阻害剤はこうした発現低下作用を消失させた[29]。これらの結果から，EGCG は let-7b の発現量を増加させることで HMGA2 の発現量を減少させることが示された（図 5）。Let-7b は HMGA2 の他にも Myc や Ras などがん細胞の細胞増殖に関わる遺伝子を標的としているため，EGCG は let-7b の発現調節を介してがん細胞の増殖シグナル経路に影響を与えることで，その生理作用を発揮していることが考えられる。

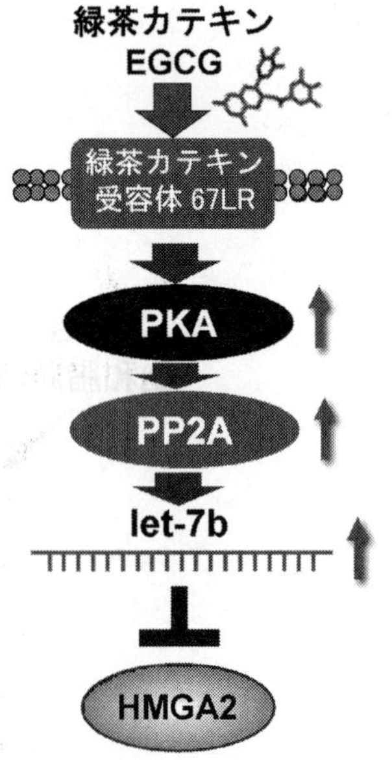

図 5　緑茶カテキン受容体 67LR を介した EGCG のマイクロ RNA（let-7b）発現調節メカニズム

前述したように，EGCG はメラノーマに対し 67LR を介して PKA を活性化させ，その下流の PP2A を活性化させる。EGCG の let-7b 発現増加作用にも 67LR/PKA/PP2A 経路が関与している[29]。

3.5　緑茶カテキン代謝物の生体調節作用

緑茶カテキン代謝物の生体調節作用については不明な点が多いが，緑茶カテキンの腸内細菌代謝産物の免疫賦活作用が報告されている。主要な緑茶カテキンはいずれも免疫賦活作用の指標の一つである $CD4^+$T 細胞の ATP 産生誘導能を示さなかったのに対して，緑茶カテキンの腸内細菌代謝物である valerolactone 類は ATP 産生誘導能を示した[30]。特に，B 環に 4'-hydroxyl 構造を持たない valerolactone 類が $CD4^+$T 細胞を活性化させた。EGC に由来する 5-(3',5'-dihydroxyphenyl)-γ-valerolactone を経口投与したマウスの脾臓由来のナチュラルキラー細胞の細胞傷害活性およびインターフェロンγ産生は EGC 投与群と比べ増加していた[30]。

3.6　食品因子による緑茶カテキンの活性調節

活性型ビタミン A（ATRA）はメラノーマに対して 67LR 発現量を増加させるが，メラノーマを移植したマウスに ATRA を併用摂取させることで EGCG の抗メラノーマ作用が増強された[31]。柑橘類に多く含まれるエリオジクチオールは，EGCG によって活性化される 67LR 依存的な細胞致死誘導経路を担う Akt の活性化を促進することで EGCG の抗がん作用を増強する[32]。こうした作用は同じフラバノン類のヘスペレチンやナリンゲニンにおいても観察された。エリオジクチオールは緑茶の体脂肪蓄積抑制作用や脂質代謝異常予防作用[33]においても相乗的な効果を示す。

ネギ属植物に多く存在する成分に由来するジアリルトリスルフィドやジアリルジスルフィドといった含硫化合物は PDE5 の発現を抑制するとともに，EGCG の抗腫瘍活性や緑茶抽出物の体脂肪蓄積抑制作用を増強する。

文　　献

1）衛藤英男ほか編, 新版茶の機能, 農文協 (2013)
2）H.-H. Chow *et al.*, *Clin. Cancer Res.*, **9**, 3312 (2003)
3）S. Kim *et al.*, *Nutr. Cancer*, **37**, 41 (2000)
4）M. Suganuma *et al.*, *Carcinogenesis*, **19**, 1771 (1998)
5）宮澤陽夫ほか, 化学と生物, **38**, 104 (2000)
6）C. Li *et al.*, *Chem. Res. Toxicol.*, **13**, 177 (2000)
7）H. Tachibana *et al.*, *Nat. Struct. Mol. Biol.*, **11**, 380 (2004)
8）Y. Huang *et al.*, *Chem. Commun.*, **53**, 1941 (2017)

9）S. Bettuzzi *et al.*, *Cancer Res.*, **66**, 1234 (2006)
10）D. Umeda *et al.*, *J. Biol. Chem.*, **283**, 3050 (2008)
11）G. Santilli *et al.*, *Clin. Cancer Res.*, **19**, 1116 (2013)
12）R. Shukla *et al.*, *Proc. Natl. Acad. Sci. USA*, **109**, 12426 (2012)
13）M. Kumazoe *et al.*, *J. Clin. Invest.*, **123**, 787 (2013)
14）S. Tsukamoto *et al.*, *Biochem. J.*, **443**, 525 (2012)
15）S. Tsukamoto *et al.*, *Mol. Cancer Ther.*, **14**, 2303 (2015)
16）S. Tsukamoto *et al.*, *Br. J. Haematol.*, **178**, 155 (2017)
17）M. Kumazoe *et al.*, *FEBS Lett.*, **587**, 3052 (2013)
18）M. Kumazoe *et al.*, *Br. J. Haematol.*, **68**, 610 (2014)
19）M. Kumazoe *et al.*, *Sci. Rep.*, **7**, 1917 (2017)
20）S. Tsukamoto *et al.*, *J. Biol. Chem.*, **289**, 32671 (2014)
21）M. Maeda-Yamamoto *et al.*, *Allergol. Int.*, **58**, 437 (2009)
22）Y. Fujimura *et al.*, *Biochem. Biophys. Res. Commun.*, **348**, 524 (2006)
23）Y. Fujimura *et al.*, *Biochem. Biophys. Res. Commun.*, **336**, 674 (2005)
24）Y. Fujimura *et al.*, *Biochem. Biophys. Res. Commun.*, **364**, 79 (2007)
25）E. H. Byun *et al.*, *FEBS Lett.*, **585**, 814 (2011)
26）E. H. Byun *et al.*, *J. Immunol.*, **185**, 33 (2010)
27）M. Kumazoe *et al.*, *J. Biol. Chem.*, **292**, 4077 (2017)
28）E. W. Holy *et al.*, *J. Mol. Cell Cardiol.*, **48**, 1138 (2010)
29）S. Yamada *et al.*, *Sci. Rep.*, **6**, 19225 (2016)
30）Y. H. Kim *et al.*, *J. Agri. Food Chem.*, **64**, 3591 (2016)
31）J. H. Lee *et al.*, *PLoS One*, **5**, e11051 (2010)
32）M. Kumazoe *et al.*, *Sci. Rep.*, **5**, 9474 (2015)
33）M. Yamashita *et al.*, *J. Nutr. Sci. Vit.*, **62**, 249 (2016)

4　イソフラボンの吸収，代謝，作用機序

石見佳子*

4.1　イソフラボン概要

イソフラボンはマメ科の植物である大豆やクズ（葛根）に多く含まれているイソフラボノイドである。イソフラボンは女性ホルモンであるエストロゲンに類似した構造をしており，エストロゲン受容体には弱い親和性を示す。その強さは，エストロゲンに比べて約1,000分の1程度である。食品中には配糖体の形で含有されているが，腸管内で配糖体が切断されてアグリコンとなって吸収される。近年，ダイゼインの代謝産物であるエクオールが注目されている。イソフラボンの機能性については，疫学研究で大豆の摂取と健康との関連が検討されており，大豆を多く摂取する地域では，虚血性心疾患ならびに前立腺がん，乳がんといったホルモンに関連した疾病の発症リスクが低いことが報告されている。これらの作用の一部はイソフラボンを介していると考えられている。

4.2　食品中の大豆イソフラボン組成とその含量

大豆に含まれている主なイソフラボンは，ダイゼイン，ゲニステイン，グリシテインおよびそれぞれの7-*O*-グルコース配糖体であるダイジン，ゲニスチン，グリシチン，さらにマロニル配糖体，アセチル配糖体，サクシニル配糖体の15種類である（図1）。この他自然界には数百種類のイソフラボノイドが存在している。

イソフラボンは，大豆食品中では配糖体と糖の結合していないアグリコンの混合物として存在している。1グラム当たりの総イソフラボン量がもっとも多いのが，きなこであり（2.58 mg/g），次いで，納豆（1.27 mg/g），油揚げ（0.70 mg/g），煮豆（0.64 mg/g），豆腐（0.51 mg/g），豆乳（0.36 mg/g），みそ（0.37），しょうゆ（0.016 gm/g）の順である[1)]。きなこでは，焙煎によりマロニル配糖体は完全に分解されるため，配糖体とアセチル配糖体が殆どを占める。豆腐や豆乳はマロニル配糖体の割合が50%以上を占めており，次いでグルコース配糖体の割合が多い。一方，煮豆では，熱によりマロニル配糖体が分解されるため，その含量が減少する。みそやしょうゆでは，発酵により配糖体の分解が進みアグリコンの割合が50%以上となる。納豆には発酵食品の中でも配糖体が最も多く含まれており，また，配糖体からアグリコンへの中間体であるサクシニル配糖体が多いのが特徴である[1)]。

日本人のイソフラボンの摂取量

日本人の1日当たりのイソフラボン摂取量は，平成14年の国民健康・栄養調査の結果から得られた食品安全委員会による試算では，50パーセンタイル値で18 mg，95パーセンタイル値で70 mgであった[2)]。平成28年の国民健康・栄養調査では，日本人成人の1日当たりの豆類の摂取

*　Yoshiko Ishimi　（国研）医薬基盤・健康・栄養研究所　国立健康・栄養研究所　シニアアドバイザー

アグリコン

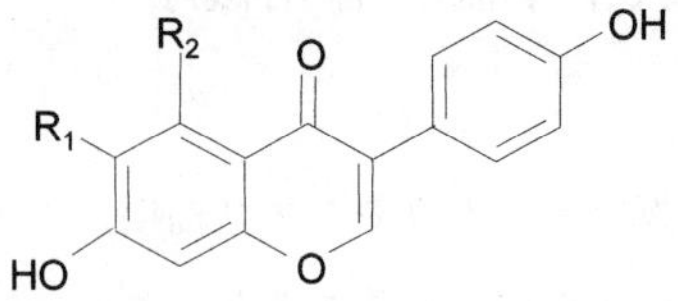

化合物	R_1	R_2
ダイゼイン	H	H
グリシテイン	OCH_3	H
ゲニステイン	H	OH

配糖体

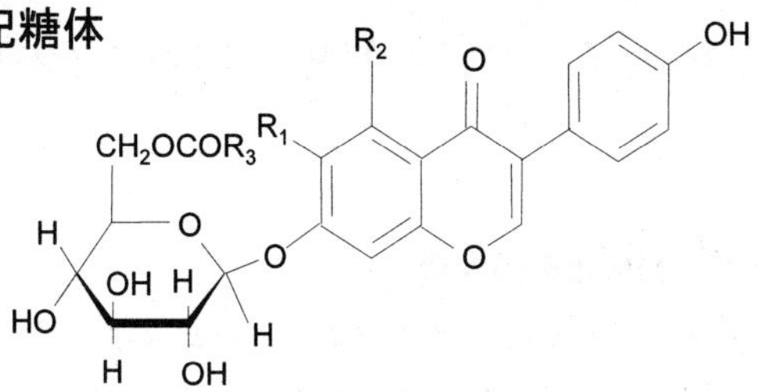

化合物	R_1	R_2	R_3
ダイジン	H	H	H
グリシチン	OCH_3	H	H
ゲニスチン	H	OH	H
マロニル配糖体			CH_2COOH
アセチル配糖体			CH_3
サクシニル配糖体			CH_2CH_2COOH

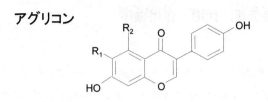

図1　大豆イソフラボンのアグリコンと配糖体の化学構造

量は平均58.6 gであり[3]，平成14年の平均58.9 gとほぼ同等であることから，イソフラボン摂取量も同程度であると推察される。

イソフラボンは特定保健用食品の関与成分や機能性表示食品の機能性成分として，また，健康食品素材として利用されている。我々は，健康食品中に含有される12種類のイソフラボンの含有量を定量した[4]。飲料において含有量は，1本当たり8～29 mg含まれており，その成分は，配糖体のダイジンとゲニスチンおよびそのマロニル配糖体が80%以上を占めていた。粉末状の食品では，イソフラボンは1回の摂取量当たり6～18 mg含まれており，ダイジン，ゲニスチン，グリシチンの配糖体が90%以上を占める食品が多かった。また，錠剤型の食品では，イソフラボンは，1日の摂取目安量当たり5.9～46 mg/g含まれており，配糖体のダイジンおよびグリシチンが90%を占めていた。別途，サクシニル配糖体の定量分析を行ったところ，一般的な大豆食品ならびに日本や海外の健康食品中でもっとも多く含まれる食品は納豆であり，イソフラボン含量の4.1～10.9%（30～80 μg/g）を占めていた[4]。また，米国より輸入された錠剤型のサプリメントにサクシニル配糖体が確認された[5]。よって，健康食品中のサクシニル配糖体を定量しない場合は，イソフラボン総含有量を過少評価する可能性がある。

4.3　イソフラボン配糖体とアグリコンの腸管における吸収

イソフラボンは，多くの食品中では配糖体として存在しており，ヒトが摂取した場合，腸管において糖が切断された後にアグリコンとなって吸収される。イソフラボンの腸管における吸収は，二相性を示すことが報告されている[6]。大豆食品を摂取すると，イソフラボンの血中濃度は，摂取後1～2時間および4～6時間にピークに達することから，異なる吸収機構が存在すると考えられている。1～2時間後のピークは小腸における吸収で，小腸上皮刷子縁膜上の lactase phlorizin hydrolase（LPH）による加水分解が関与するものであり[7]，4～6時間後のピークは，大腸に常在する腸内細菌のβグルコシダーゼによって配糖体が切断され，アグリコンとなって吸収されたものと推察されている[6]。

イソフラボンの吸収に影響を与える因子としては，化合物が配糖体か否か，食品中の他の素材や配合割合，加工の度合い，摂取する側の特性，摂取量，腸内細菌叢，腸内滞留時間等が挙げられる。アグリコン型と配糖体のヒトにおける生体利用性の違いに関しては，アグリコン型のイソフラボンは配糖体と比較して吸収速度が速く，吸収率も高いことから，生体利用性は配糖体に比べてより高いという報告がある[8~10]。一方，配糖体のほうが生体利用性がより高いという報告もある[11]。Nielsen らによる16の論文のシステマティックレビューによると，同等の用量を摂取した場合の血中濃度は，配糖体のダイジンはアグリコンのダイゼインに比べて1.8倍，ゲニスチンはそのアグリコンに比べて1.6倍高値であり，これは，恐らく生体内では配糖体がアグリコンに比べてより安定であること，生体内での溶解性がより高いためであると考察されている[12]。一方で，両者の生体利用性は変わらないという報告もあり[13]，結果は一致していない。この要因として，イソフラボンの生体利用性は前述したような様々な因子の影響を受けるためであると考えられている[14]。また，食物や食品の形態によっても吸収率や体内動態が異なると考えられる。固形食品から摂取した場合に比べて，豆乳などの液状の食品から摂取したほうが血中濃度が高値を示すことも報告されている[15]。豆乳，豆腐，煮豆，納豆に含まれるイソフラボンの生体吸収性を日本人男性において血中濃度を測定することで比較した研究では，豆乳および煮豆が豆腐に比べて高いこと，ダイゼインに比べてゲニステインの吸収量が多いことが報告されている[16]。動物を用いたマロニル配糖体の生体利用性を評価した報告では，マロニル配糖体の血中および尿中濃度は，対応する配糖体に比べて低いことが示されている[17]。

4.4　生体内における大豆イソフラボンの代謝

大豆に含まれている主なイソフラボンは，ダイゼイン，ゲニステイン，グリシテインである。ダイゼインはジヒドロダイゼインに代謝され，さらに腸内細菌によってエストロゲン活性のより強いエクオールあるいは活性の弱い *O*-デスメチルアンゴレンシン（*O*-DMA）に代謝される

(図2)。ヒトではエクオール産生能に個人差があるとされており，産生者の割合は，約30～50%である[18]。イソフラボンの生理活性は，エクオール産生能の有無に依存する可能性が示唆されているが，我々の日本人を対象とした試験においても，エクオール産生者は，非産生者に比べてイソフラボンの骨量減少抑制作用が有意に認められた[19]。

一方，エクオールの産生は，食物繊維，緑茶，魚油の摂取量および炭水化物からのエネルギー摂取量に相関することが報告されている[20,21]。骨粗鬆症モデルマウスを用いて検討した試験では，フラクトオリゴ糖およびレジスタントスターチ等の食物繊維がダイゼインからのエクオール産生を促進し，骨量減少に対しても，ダイゼイン単独に比べて有意に抑制効果を示すことが確認された[22,23]。ダイゼインとレジスタントスターチを併用摂取させた群の糞便を用いて腸内細菌叢を解析したところ，対照群に比べて *Bifidobacterium* が増加し，*Clostridium* cluster XI が有意に減少していた[23]。これらのことから，マウスにおいては，ある種の食物繊維はビフィズス菌の増殖を介してエクオール産生を亢進し，エストロゲン欠乏に起因する骨量減少を抑制する可能性が示される。

ヒト由来のエクオール産生菌は，これまでに世界中で単離・同定されている。内山らは，健常なヒトの糞便中からエクオールを産生する乳酸菌「ラクトコッカス20-92株」を単離した[24]。我々の試験に参加した閉経後女性の35%がこの乳酸菌を保有していたが，保有者が必ずしもエクオール産生者ではなかった。現在のところ，エクオール産生能は特定の産生菌と腸内環境の両方に依存すると考えられている。

ゲニステインは腸管内においてジヒドロゲニステインに代謝された後，6-ヒドロキシ*O*-DMAに代謝される。グリシテインは，腸管内においてジヒドログリシテインに代謝される。イソフラ

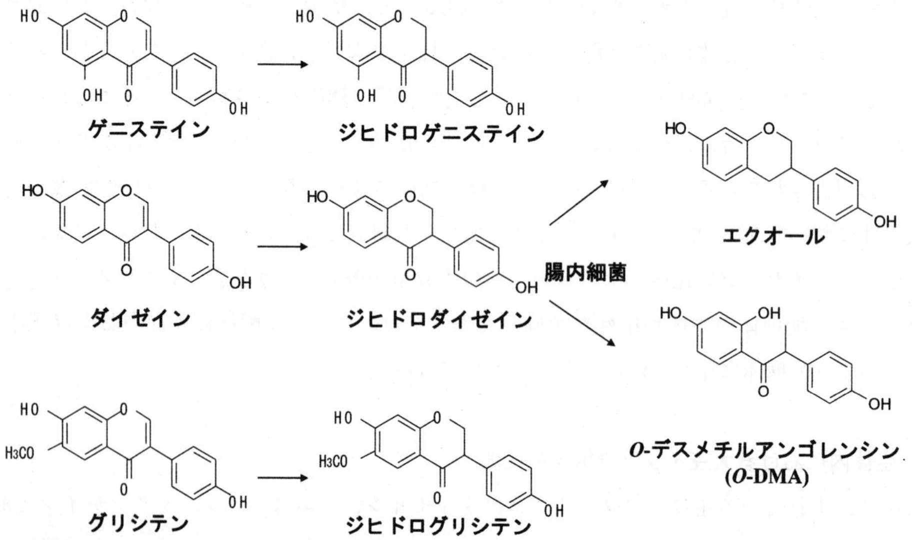

図2　主な大豆イソフラボンアグリコンとその代謝産物の化学構造

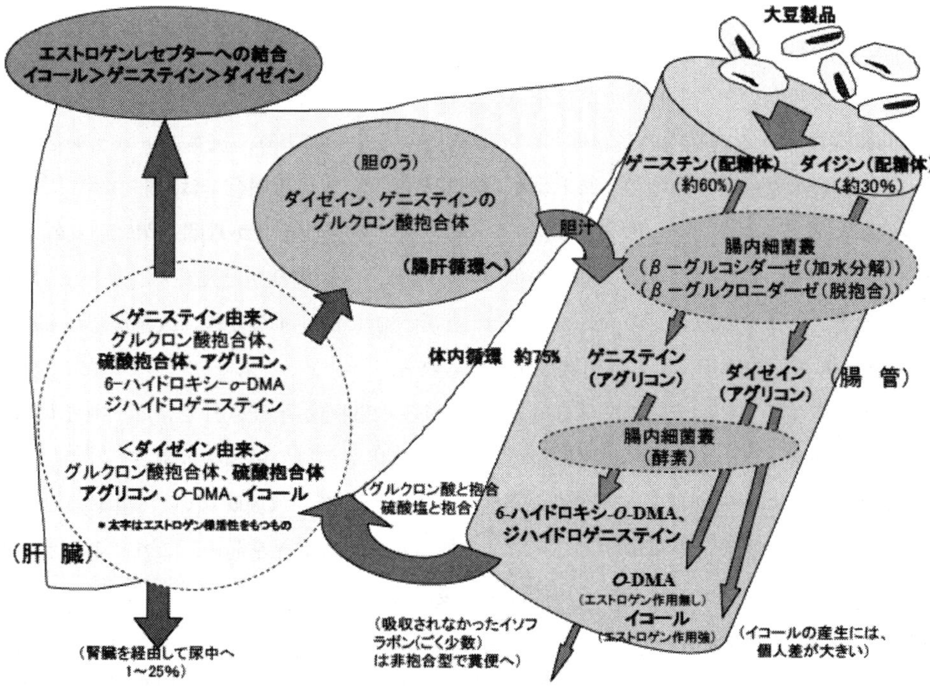

図 3　大豆イソフラボンの体内動態
（文献 2 より抜粋）

ボンアグリコンおよび代謝産物は腸管から生体内に吸収され，一部は組織へ分布する。その他は肝臓でグルクロン酸抱合または硫酸抱合されたのち尿中へ排泄されるが，その一部は胆汁中に排泄され，腸肝循環により腸管で脱抱合されて再び吸収される（図 3)。

4.5　イソフラボンおよび代謝産物の機能性

4.5.1　イソフラボン化合物の違いとその生理活性

各イソフラボン配糖体はアグリコンに変換されてから吸収されることから，配糖体の機能性は，対応するアグリコンと同様であると考えられる。骨粗鬆症モデルラットの骨および脂質代謝に対するイソフラボン配糖体の作用を検討した結果では，ダイジン，ゲニスチン，グリシチン等のイソフラボン配糖体は，いずれもアグリコンと同様に，骨量減少を抑制した[25]。

一方，マロニル配糖体を多く含む食品においては，マロニル配糖体の生体利用性が低いことから，アグリコンや配糖体を多く含む食品に比べて生理活性は低いと考えられる。大豆中のマロニル配糖体は，95℃の熱処理や 120℃のスチーム調理により分解され配糖体に変換されることから[26]，イソフラボンの生体利用性は，大豆に熱をかけて摂取することで向上するといえる。これらのことから，実際に摂取する場合のイソフラボンの有用性については，食物の形態や組成，イソフラボンの組成や調理法等に左右される。

4.5.2 イソフラボンの機能性

(1) エストロゲン様作用と抗エストロゲン作用

イソフラボンは弱いエストロゲン活性を持つことから，生体内にエストロゲンが存在する場合は，標的組織における細胞内の受容体レベルで拮抗することにより，抗エストロゲン活性を示す。一方，閉経後女性等，血中のエストロゲン濃度が低下している場合では，弱いエストロゲン活性を示すと考えられる。イソフラボンを57 mg含有する豆乳を2か月間，閉経前女性が摂取した介入試験では，血中エストロン濃度の低下がみられ，月経周期が延長した[27]。一方，閉経後女性を対象としたイソフラボンの介入試験では，不定愁訴に関連する変化に改善が認められるなど[28]，女性ホルモン様作用による作用機序が考えられる。

大豆の摂取と生活習慣病予防の関係は疫学研究において関連が示唆されている。中でも厚生労働省の多目的研究では，大豆食品の摂取量と乳がんの発生率が負の相関を示すこと，イソフラボンの摂取量が多いグループほど，乳がんの発症率が低かったことは興味深い[29]（図4）。これらの結果は，日常的に大豆食品を摂取することで，女性ホルモンの働きを弱め，これによりホルモン依存性のがん発症のリスクを低減する可能性を示唆するものである。

(2) 骨代謝に対する作用

イソフラボンは弱いエストロゲン様活性により，骨からのカルシウムの溶出を抑える可能性が示唆されている。ヒトを対象とした大豆イソフラボンの介入試験では，尿中へのデオキシピリジノリンの排泄が抑えられることから，イソフラボンの骨に対する作用は，骨吸収を抑制することによるものと考えられる[30]。大豆イソフラボンは，現在「骨の健康が気になる方」の特定保健用食品の関与成分として，消費者庁から「骨のカルシウムを維持する」旨の表示が許可されている。一方，閉経後女性を対象としたイソフラボンの骨密度に対する影響について，イソフラボンの介入試験のメタ解析が実施されているが，一致した結果が得られていない[31]。これは，前述したイソフラボンのエクオールへの代謝能や試験条件の違いによるものと考えられる。

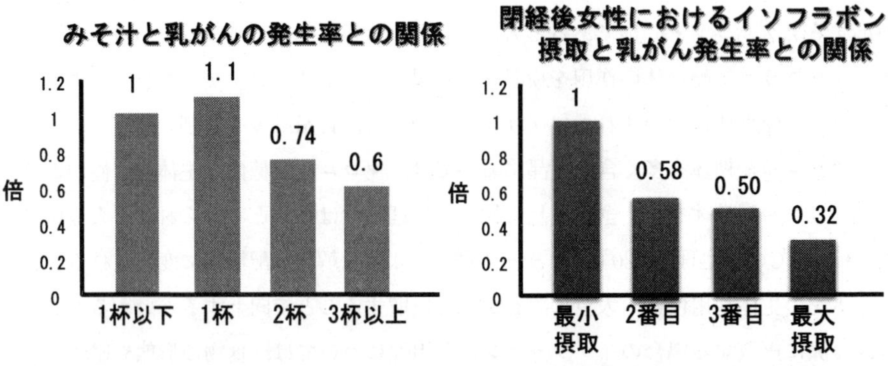

図4 大豆・イソフラボン摂取と乳がん発生率との関係
厚生労働省研究班「多目的コホート研究」（文献29より）

(3)　脂質代謝に対する作用

生活習慣病の発症には「酸化ストレス」が関与していると考えられている。すなわち，老化や過食などにより発生した活性酸素やフリーラジカルは，生体内の様々な成分や因子を酸化し，健康障害を引き起こす。とりわけ細胞膜の成分である不飽和脂肪酸は酸化されやすく，脂質過酸化物が血管に蓄積することで動脈硬化や糖尿病等の生活習慣病を引き起こす。一方，野菜や果物には抗酸化能をもつカロテノイドやポリフェノールが豊富に含まれている。疫学研究では野菜や果物の摂取量が多いほど，がんや心疾患の罹患率が低いことが報告されている。イソフラボンは分子構造内に，フェノール性のヒドロキシ基を有していることから，抗酸化活性を示す。実際，イソフラボンの摂取量と LDL コレステロールの血中濃度の関係を調査したメタ解析では，両者に負の相関が認められている[32]（図 5）。イソフラボン摂取により，血中の過酸化脂質の低下が認められることから，血中 LDL コレステロールの低下は，イソフラボンの抗酸化活性によるものと考えられるが，一方でイソフラボンが肝臓における LDL コレステロールのレセプターを活性化させることで，血中濃度を低下させるという報告もある。40 歳から 59 歳の日本人男女 4 万人を対象とした厚生労働省の多目的コホート研究では，女性においてイソフラボンの摂取量と脳梗塞

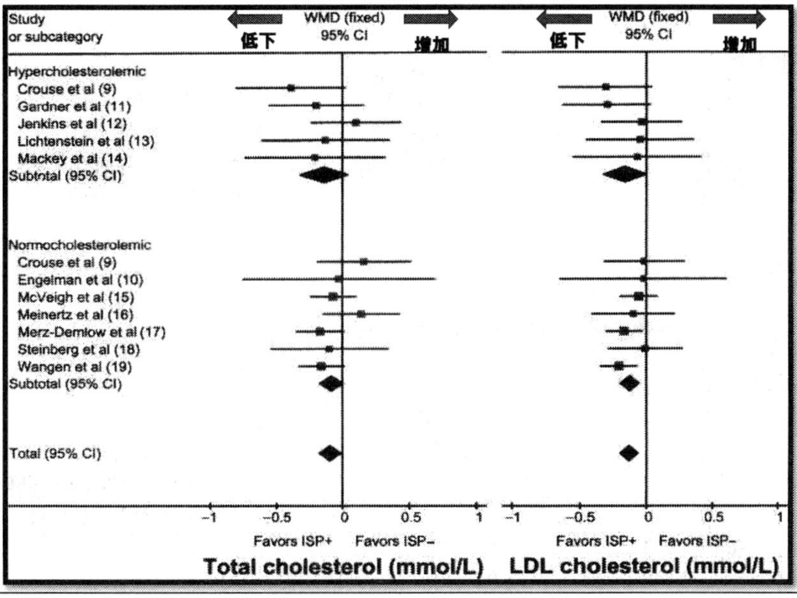

イソフラボンが豊富な大豆タンパク質（ISP＋）と除去した大豆タンパク質（ISP－）を摂取させた群間のエンドポイントにおける総コレステロール（Total cholesterol）とLDLコレステロール（LDL cholesterol）の加重平均差（WMD）（固定効果モデル（fixed）による解析）。水平線は95%信頼区間（CI）、■は各研究の効果（正方形の大きさは加重因子に相当）、♦はプールした治療効果を示す。

図 5　大豆タンパク質中のイソフラボンがヒトの血中脂質に及ぼす影響

無作為化割付比較試験（11 報）のメタ分析（文献 32 より）

および心筋梗塞の罹患率が負の相関を示すことが報告されている[33]。これらの結果は，イソフラボンの弱い女性ホルモン様作用によるものかもしれない。

(4)　ダイゼインの代謝産物エクオールの機能性

近年，ダイゼインの代謝産物であるエクオールの機能性が注目されている。エクオールは，腸内細菌によりダイゼインから代謝されて産生される。近年，エクオール産生能の有無と健康との関連が報告されており，特に，エクオール産生者では乳がんや前立腺がんの罹患率が低いこと等が報告されている[28]。エクオールの骨代謝調節作用については，閉経後骨粗鬆症モデル動物ならびに閉経後女性を対象に評価されている。我々は，エクオールがダイゼインやゲニステインと同様に骨粗鬆症モデルマウスの骨量減少を抑制することを報告した[34]。さらに，エクオールを含む大豆発酵食品の摂取により，閉経後女性の尿中の骨吸収マーカーである尿中デオキシピリジノリンが低下することを明らかにした[35]（図6）。デオキシピリジノリンは，骨のコラーゲンの架橋構造の分解物であることから，骨の破壊が抑えられた可能性がある。また，閉経後女性を対象としたイソフラボンの介入研究では，エクオール産生者は非産生者に比べて骨量減少が緩徐であった[19]。これらの結果から，ダイゼインの骨代謝における有用性は，個体のエクオール産生能の有無により影響を受ける可能性が示唆される。

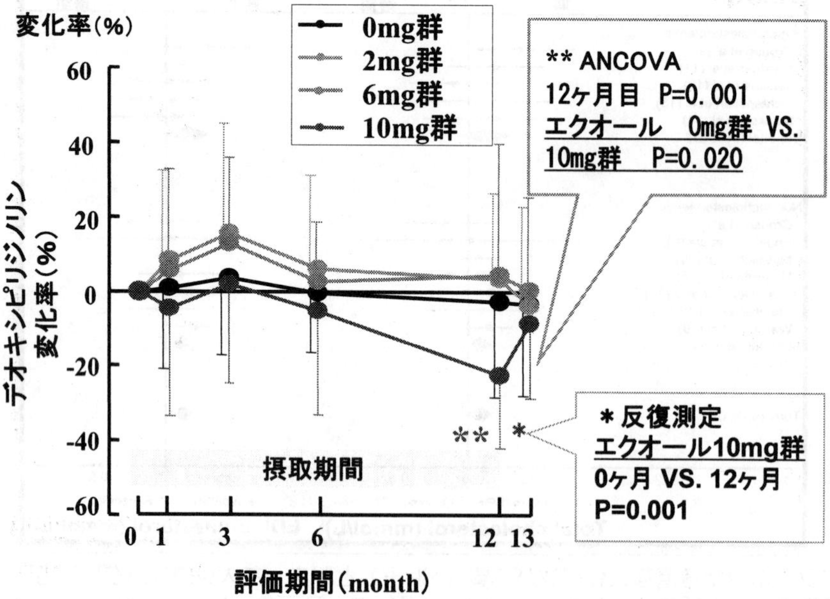

図6　エクオールの尿中骨吸収マーカーに対する影響（%）
（文献35より改編）

文　　献

1) T. Toda *et al., FFI Journal*, **172**, 83 (1997)
2) 内閣府食品安全委員会, 大豆イソフラボンを含む特定保健用食品の安全性評価の基本的な考え方, http://www.fsc.go.jp/iken-bosyu/pc_isoflavone180309_4.pdf
3) 厚生労働省, 平成 28 年国民健康・栄養調査, http://www.mhlw.go.jp/stf/houdou/0000177189.html
4) 石見佳子ほか, 栄養学雑誌, **67**, 49 (2009)
5) K. Yanaka *et al., J. Agric. Food Chem.*, **60**, 4012 (2012)
6) A. A. Franke *et al., Nutr. Cancer*, **50**, 141 (2004)
7) R. A. King and D. B. Bursill, *Am. J. Clin. Nutr.*, **67**, 867 (1998)
8) K. D. Setchell *et al., Am. J. Clin. Nutr.*, **76**, 447 (2002)
9) Y. Okabe *et al., J. Sci. Food Agric.*, **91**, 658 (2011)
10) T. Izumi *et al., J. Nutr.*, **130**, 1695 (2000)
11) C. E. Rüfer *et al., Am. J. Clin. Nutr.*, **87**:1314, 2008
12) I. L. Nielsen and G. Williamson, *Nutr. Cancer*, **57**, 1 (2007)
13) L. Zubik and M. Meydani, *Am. J. Clin. Nutr.*, **77**, 1459 (2003)
14) S. de Pascual-Teresa *et al., J. Nutr. Biochem.*, **17**, 257 (2006)
15) M. S. Faughnan *et al., Br. J. Nutr.*, **91**, 567 (2004)
16) 板東紀子ほか, 日本栄養・食糧学会誌, **68**, 25 (2015)
17) V. Yerramsetty *et al., J. Nutr.*, **144**, 631 (2014)
18) C. Atkinson *et al., Exp. Biol. Med.*, **230**, 155 (2005)
19) J. Wu *et al., Menopause*, **14**, 624 (2007)
20) J. W. Lampe *et al., Proc. Soc. Exp. Biol. Med.*, **217**, 335 (1998)
21) I. R. Rowland *et al., Nutr. Cancer*, **36**, 27 (2000)
22) A. Ohta *et al., J. Nutr.*, **132**, 2048 (2002)
23) Y. Tousen *et al., Br. J. Nutr.*, **116**, 247 (2016)
24) 内山成人ほか, 腸内細菌学雑誌, **21**, 221 (2007)
25) T. Uesugi *et al., Biol. Pharm. Bull.*, **24**, 368 (2001)
26) T. Toda *et al., Food Sci. Technol. Res.*, **6**, 314 (2000)
27) C. Nagata *et al., J. Natl. Cancer Inst.*, **90**, 1830 (1998)
28) 麻生武志, 内山茂人, 日本女性医学学会雑誌, **20**, 313 (2012)
29) S. Yamamoto *et al., J. Nutr. Cncer Inst.*, **95**, 906 (2003)
30) 寺本孝則ほか, 健康・栄養食品研究, **3**, 53 (2000)
31) 石見佳子, *Vitamins*, **90**, 415 (2016)
32) K. Taku *et al., Am. J. Clin. Nutr.*, **85**, 1148 (2007)
33) Y. Kokubo *et al., Circulation*, **116**, 2553 (2007)
34) M. Fujioka *et al., J. Nutr.*, **134**, 2623 (2004)
35) Y. Tousen *et al., Menopause*, **18**, 563 (2011)

5　ヘスペリジンおよびヘスペリジン誘導体

宅見央子*

5.1　ヘスペリジンとは

ヘスペリジンは，柑橘類の果皮に多く含まれるフラボノイドの一種で，毛細血管を強化し，血管透過性亢進を抑制する作用をもつ成分として発見された[1)]。ヘスペリジンは，アグリコンであるヘスペレチンに，グルコースとラムノースが結合した構造をしている（図1）。ヘスペリジンは，漢方薬の陳皮（ちんぴ）の主成分でもあり，欧州では医薬品として使用されており，毛細血管の強化作用のほか，抗酸化作用，抗炎症作用などの多くの生理機能があることが報告されている[2)]。

5.2　ヘスペリジン誘導体の開発

ヘスペリジンは，多機能性食品成分として注目を集めているが，水溶性が極めて低いために，用途は限定されていた。現在までに，ヘスペリジンを食品に利用しやすくする試みが実施されている。サイクロデキストリン合成酵素により，ヘスペリジンにα-1, 4結合でグルコースを転移させた構造である糖転移ヘスペリジンは，ヘスペリジンに比べて水溶性が著しく高く，食品に利用しやすい成分になっている（図1）。糖転移ヘスペリジンの生理機能については，血流改善作用[3, 4)]，血清脂質改善作用[5)]，骨代謝改善作用[6)]などの多くの報告がある。

糖転移ヘスペリジンの研究を進める一方，我々は新しい素材の開発を目指して，ヘスペリジンの骨格構造であるヘスペレチンを取り出した。ヘスペレチンもヘスペリジンと同様に難水溶性の

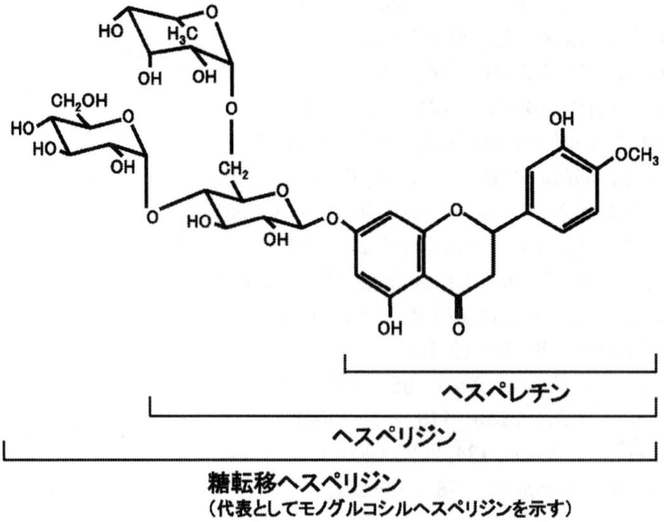

図1　ヘスペレチン，ヘスペリジン，糖転移ヘスペリジンの構造

*　Hiroko Takumi　江崎グリコ㈱　商品開発研究所　マネージャー

固体である。そこで，ヘスペレチンを微粒子化し，ヘスペレチン粒子の周りに乳化剤や安定剤で被膜を作ることで，水溶液中でも分散して微粒子状態を維持できるように加工した。我々は，この新しく開発した素材を「分散ヘスペレチン」と名づけた[7]。

5.3　ヘスペリジンの吸収と代謝

ヘスペリジンが体内に吸収される際には，他のフラボノイドと同様に，腸管内において配糖体の糖鎖部分が加水分解除去され，ヘスペレチンとして吸収される。糖鎖はフラボノイドのフェノール性水酸基とβ結合しているため，膵液や小腸に存在する主要な酵素であるα-グルコシダーゼでは除去できず，ヘスペリジンの大部分は腸内細菌によって糖鎖が除去された後に吸収されることになる。

ヘスペリジンは，まず腸管上皮細胞内に取り込まれ，配糖体の一部が乳糖-フロリジン加水分解酵素やβ-グルコシダーゼの作用によって加水分解されアグリコンのヘスペレチンになる。腸管上皮細胞に取り込まれたヘスペレチンは，グルクロン酸転移酵素によりグルクロン酸抱合体に，硫酸転移酵素により硫酸抱合体になり，循環血流中に入る。循環血流中に分泌されたヘスペレチン代謝物は肝臓において，フェーズII肝臓代謝酵素によって，さらにグルクロン酸抱合化または硫酸抱合化を受け水溶性となる。一部の抱合体代謝物は胆汁を介して消化管に戻される（腸肝循環）。循環血流中のヘスペレチン代謝物は腎臓で一部脱抱合され，尿中に排出される。一方，吸収されなかったヘスペレチン代謝物はそのまま大腸に到達する。大腸に存在する多様な腸内細菌叢はヘスペレチン代謝物を分解し，フェノール酸や水酸化ケイ皮酸エステルといった低分子に分解する。これらの分解物の一部は大腸上皮細胞から吸収され，循環血流中に分泌され，再び肝臓で二次代謝を受ける[8,9]。

前述のように，ヘスペリジンは吸収の過程で糖鎖が切断されてヘスペレチンとなって吸収される。したがって，ヘスペリジン，糖転移ヘスペリジン，分散ヘスペレチンは，腸管上皮細胞に取り込まれてから後は，同じように代謝される。分散ヘスペレチンは吸収が良いので，代謝を把握しやすいことから，分散ヘスペレチンの血中動態や血流改善作用等の生理機能について紹介する。

5.4　分散ヘスペレチンの血中動態

ヘスペレチンを150 mg含む分散ヘスペレチンを試験食品とし，10名の被験者を対象に，経口摂取24時間後まで血清中のヘスペレチン代謝物濃度を調べた。フラボノイドは，生体内では代謝されて，主にグルクロン酸抱合体や硫酸抱合体となって存在しているので，血中動態を見るために，脱抱合化処理を行った後に血清中のヘスペレチン濃度をHPLCで分析した。

ヘスペレチンやヘスペリジン，糖転移ヘスペリジンは，経口摂取4～8時間後に最大血中濃度を示す[10~12]のに対し，分散ヘスペレチンは経口摂取してから約1時間で最大血中濃度を示し，非常に吸収が速いという特徴が見られた（図2A）。

そこで，未加工のヘスペレチン（150 mg）と，等量のヘスペレチンを含む分散ヘスペレチンを

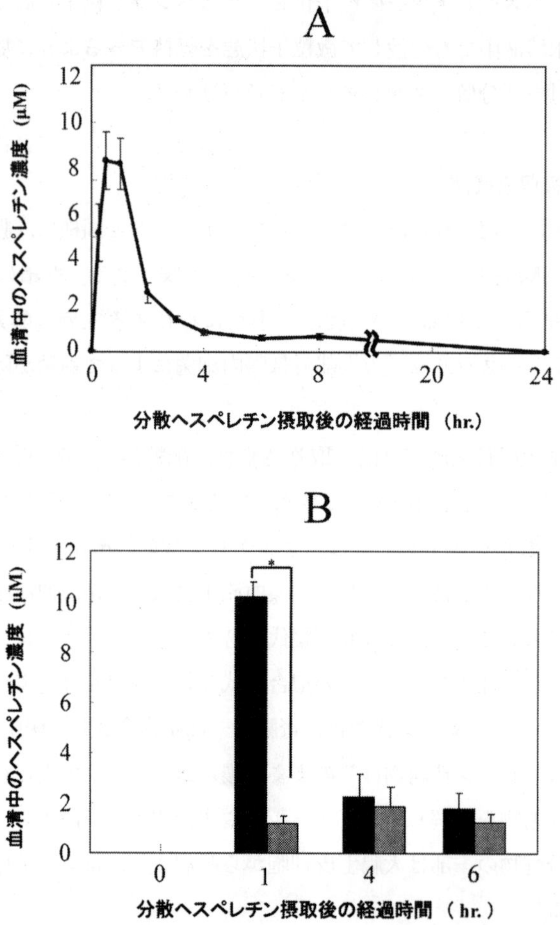

図2　分散ヘスペレチン経口摂取後の血清中のヘスペレチン代謝物に由来するヘスペレチン濃度

A：分散ヘスペレチン（ヘスペレチン 150 mg 含有）経口摂取後の血清中のヘスペレチン代謝物に由来するヘスペレチン濃度（n=10）。B：分散ヘスペレチン（ヘスペレチン 150 mg 含有）または未加工のヘスペレチン（150 mg）を経口摂取し，1，4，6 時間後に測定した血清中のヘスペレチン代謝物に由来するヘスペレチン濃度（n= 9）。分散ヘスペレチン（■），未加工のヘスペレチン（▩）。means ± SEM。$^{*}p<0.01$ (paired t-test)。

健康成人 9 名が摂取した場合の血中濃度を比較した。採血のタイミングは，分散ヘスペレチンが摂取 1 時間後に最大血中濃度を示したこと，そして，ヘスペレチンは摂取 4 時間後から 6 時間後に最大血中濃度を示すという報告[11, 12]があることから，摂取前と，1 時間後，4 時間後，6 時間後とした。

その結果，分散ヘスペレチンはヘスペレチンよりも明らかに最大血中濃度が高く，総吸収量も多いことが確認された。分散ヘスペレチンを摂取した場合，最大血中濃度は平均で 10 μM まで上昇した（図 2 B）。

5.5　血中代謝物の構造

次に，血中の代謝産物の構造を見るために，脱抱合化処理を行わずに，LC/MS 分析を行った。ヘスペレチンが摂取 1 時間後では，わずかにしか吸収されていなかった（図 2 B）のに対し，分散ヘスペレチンは吸収が速く，摂取 1 時間後に 3 つの大きなピークが見られた（図 3 A）。

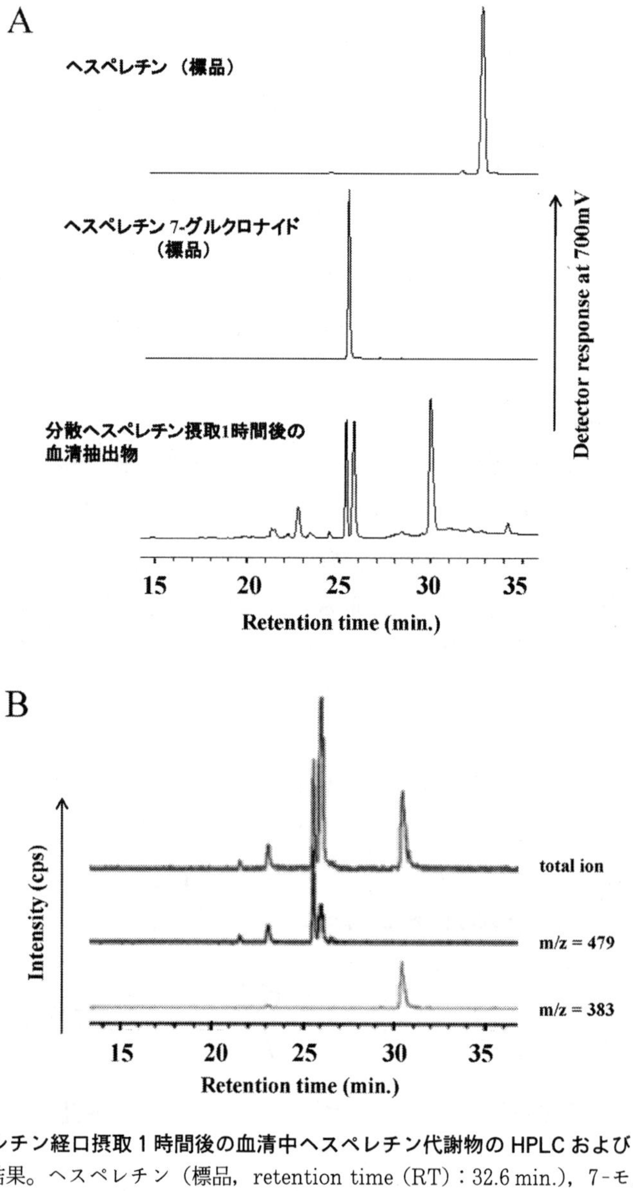

図 3　分散ヘスペレチン経口摂取 1 時間後の血清中ヘスペレチン代謝物の HPLC および LC/MS 分析結果
A：HPLC の分析結果。ヘスペレチン（標品，retention time（RT）：32.6 min.），7-モノグルクロナイドヘスペレチン（Hp7GA，RT：25.6 min.），分散ヘスペレチン摂取 1 時間後の血清抽出物の 3 つの主要なピーク。B：LC/MS の分析結果。total ion chromatogram および single ion monitoring mode で，m/z 479（モノグルクロナイドヘスペレチン（$[M+H]^+=479$）），m/z 383（モノサルフェイトヘスペレチン（$[M+H]^+=383$））。

これらの3つのピークは，グルクロン酸抱合体か硫酸抱合体であると考えられるので，グルクロン酸抱合体と硫酸抱合体の分子量からsingle ion monitoring（SIM）モードで分析した結果，リテンションタイムが早い2つのピークは，グルクロン酸が1つ結合した抱合体であり，3つ目のピークは硫酸が1つ結合した抱合体であることが明らかになった（図3B)。また，ヘスペレチンは，立体構造から3’位もしくは7位に抱合化されやすいと推測されるので，標品を用いて分析した結果，最初のピークが7-グルクロナイド，2つ目のピークが3’-グルクロナイドであることがわかった（モノ硫酸抱合体の硫酸が結合した位置は調べていない)。

摂取4時間後および6時間後では，ヘスペレチン摂取時も分散ヘスペレチン摂取時と同様に，グルクロン酸や硫酸が1個および2個結合した代謝産物が検出された。

以上より，分散ヘスペレチンはヘスペレチンに比べて吸収が速く，生体への吸収量も多い素材であることが示された。分散ヘスペレチン摂取時に，最大血中濃度を示すタイミングにおいて単純な構造の代謝産物が多く生成されているのは，ヘスペレチンが短時間で吸収されるので腸内で複雑な代謝を受けにくく，腸肝循環の影響も少ないことによると考えられる。

5.6 血流改善の作用機序

分散ヘスペレチンの血流改善の作用機序について検討した。分散ヘスペレチンは，吸収が速いという特徴があるので，短時間で起こる反応に着目した。一酸化窒素（NO）は，一酸化窒素合成酵素（eNOS）により生成される血管拡張物質として知られている。しかし，NOは，スーパーオキシド（O_2^-）と反応すると，強力な活性酸素であるペルオキシナイトライト（$ONOO^-$）になり，血管拡張に利用されるNOが減少する（図4）[13, 14]。分散ヘスペレチンの血中代謝物がNADPHオキシダーゼ活性阻害作用を有しているなら，スーパーオキシドが減少し，血管拡張に利用できるNOが増加すると推測される。

ヒト臍帯静脈内皮細胞（human umbilical vein endothelial cell）を用い，ヘスペレチンや代

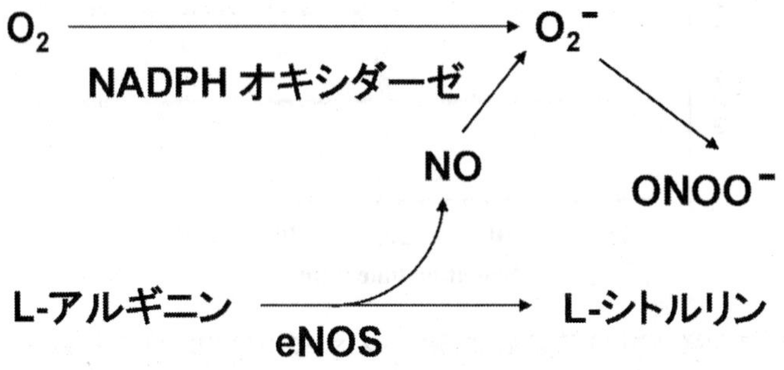

図4　血流改善の作用機序

一酸化窒素（NO）は血管拡張物質として知られているが，スーパーオキシドと反応すると，強力な活性酸素であるペルオキシナイトライトになり，血管拡張に利用されるNOが減少する。分散ヘスペレチンの血中代謝物がNADPHオキシダーゼ活性阻害作用を有しているなら，スーパーオキシドが減少し，血管拡張に利用できるNOが増加すると推測される。

表的な代謝物である 7-モノグルクロナイドヘスペレチン（Hp7GA）を添加して NO 産生量を測定[15]した結果，濃度依存的に NO 産生量が増加することが確認できた。また，スーパーオキシドが減少し，結果，NADPH オキシダーゼ活性阻害作用が確認された（図 5）。ヘスペレチンや

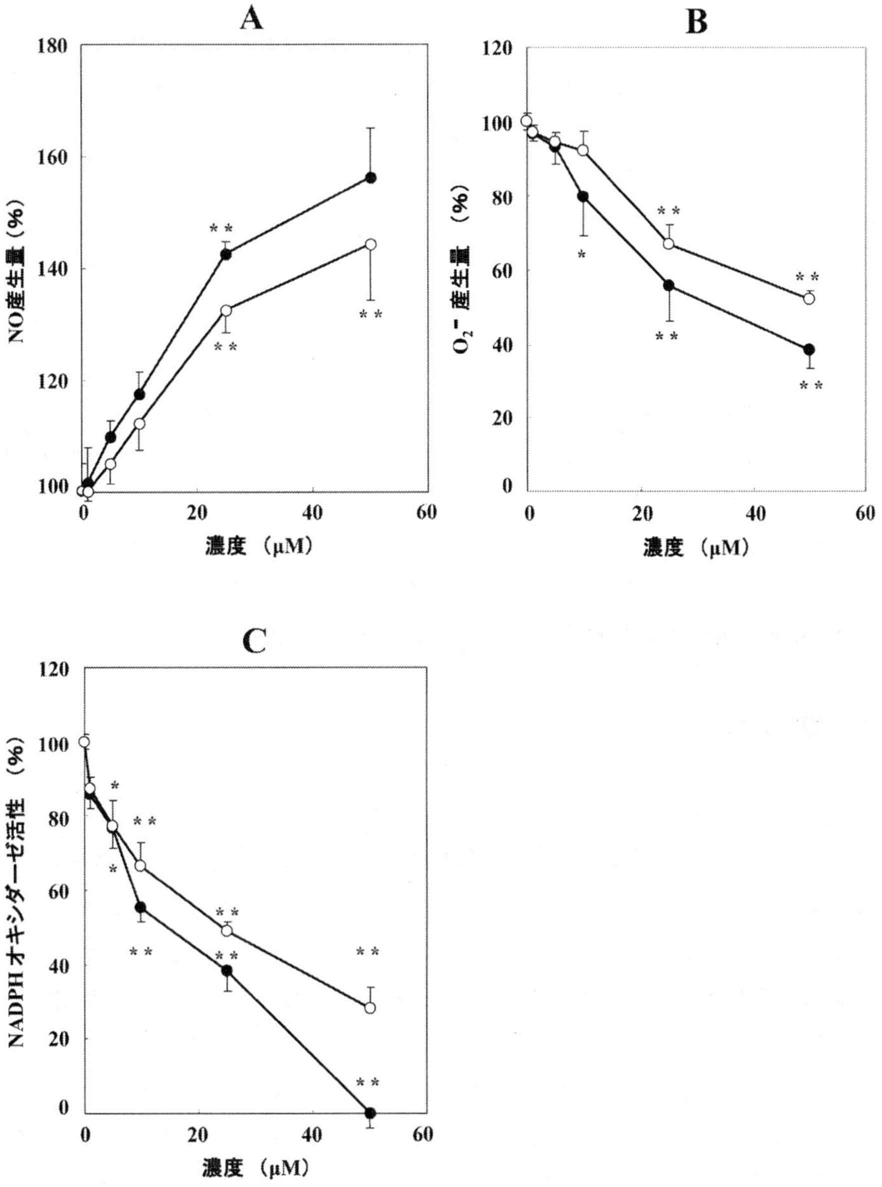

図 5　ヒト臍帯静脈内皮細胞を用いたヘスペレチンおよび 7-モノグルクロナイドヘスペレチン（Hp7GA）の血管拡張作用の検証結果

ヘスペレチン（●），Hp7GA（○）。means ± SEM。$^{**}p<0.01$，$^{*}p<0.05$（ダネットの多重比較検定）。A：HUVEC 由来 NO 産生量変化率（n=5）。B：HUVEC 由来 O_2^- 産生量変化率（n=3）。C：NADPH オキシダーゼ活性変化率（n=3）。

Hp7GAは，この機構により血管拡張に寄与できるNOを増加させる作用があり，この作用が血流改善機構の1つであると考えられる。

5.7 身体局部を冷却した冷え性改善試験

分散ヘスペレチンの血流改善作用を検証するために，身体局部を冷却する試験系で，分散ヘスペレチンの冷え性改善作用について検討した。冷え性の原因には諸説あるが，その主な原因は局所的な血液循環不全や自律神経活動の低下であると考えられている。冷え性は女性に多い不定愁訴であり，女性の半数以上が冷えを訴えると言われている。実際，我々の調査でも冷えを感じる女性は7割を超え，足先や手先などの身体の末端部分の冷えを訴える人が多かった[4)]。

そこで，寺澤による冷え症診断基準[16)]に基づいた問診表により冷え性と判断された女性6名を対象に，15℃の流水中へ左手首までの浸水を5分間行った後の皮膚表面温度の回復を調べる試験を無作為二重盲検交差法で行った。試験室の環境は，室温25℃，湿度50%に維持し，試験食品は，分散ヘスペレチン（ヘスペレチン34 mgを含む）飲料とプラセボ飲料を用いた。

試験開始2時間前から水以外の飲食を禁止し，被験者は流水中へ手を浸水する30分前に試験食品を摂取した。手を冷却する30分前から33℃の水に手を浸した後，15℃の水で5分間手を冷却した。その後，手の皮膚表面温度を20分間測定した。

分散ヘスペレチンおよびプラセボ単回摂取時における手の皮膚表面温度の変化を図6 Aに示した。両者とも，手を冷却することで皮膚表面温度が低下したが，分散ヘスペレチン摂取時の方がプラセボ摂取時に比べて皮膚表面温度の回復が速かった（$p<0.05$）。

5.8 全身を緩慢に冷却した冷え性改善試験

冷え性は一般に寒冷期に起こりやすいとされているが，最近では夏場の冷房による冷えに悩まされる人も多く，四季を通して起こる症状となっている。そこで，冷房で全身がやや冷える環境において，分散ヘスペレチンが皮膚表面温度に影響を及ぼすかどうかを調べる試験を実施した。

身体局部を冷却した試験と同様の診断基準で冷え性と判断された女性10名を対象とした。試験は，無作為二重盲検交差法により，試験食品は分散ヘスペレチン（ヘスペレチン17 mgもしくは170 mg）を含む飲料とプラセボ飲料とした。被験者は，室温22℃に設定された控え室で30分間環境に順応した後，22℃に設定された測定室に入室し，手の中指にセンサーを取り付け，30分間静かに待機した。試験食品を摂取後，中指指先の皮膚表面温度と，中指指先の血流量の測定を70分間実施した。1週間のウォッシュアウト期間をとった後，もう一方の試験食品で同様の試験を行った。

分散ヘスペレチン（ヘスペレチン17 mgもしくは170 mg）の経口摂取により，いずれの場合においても，手指先の皮膚表面温度の低下が抑制される結果が得られ（$p<0.0001$），分散ヘスペレチン摂取時の皮膚表面温度が高く維持された（図6 B）。また，分散ヘスペレチンの摂取量に応じて皮膚表面温度の低下抑制効果に違いが見られた。

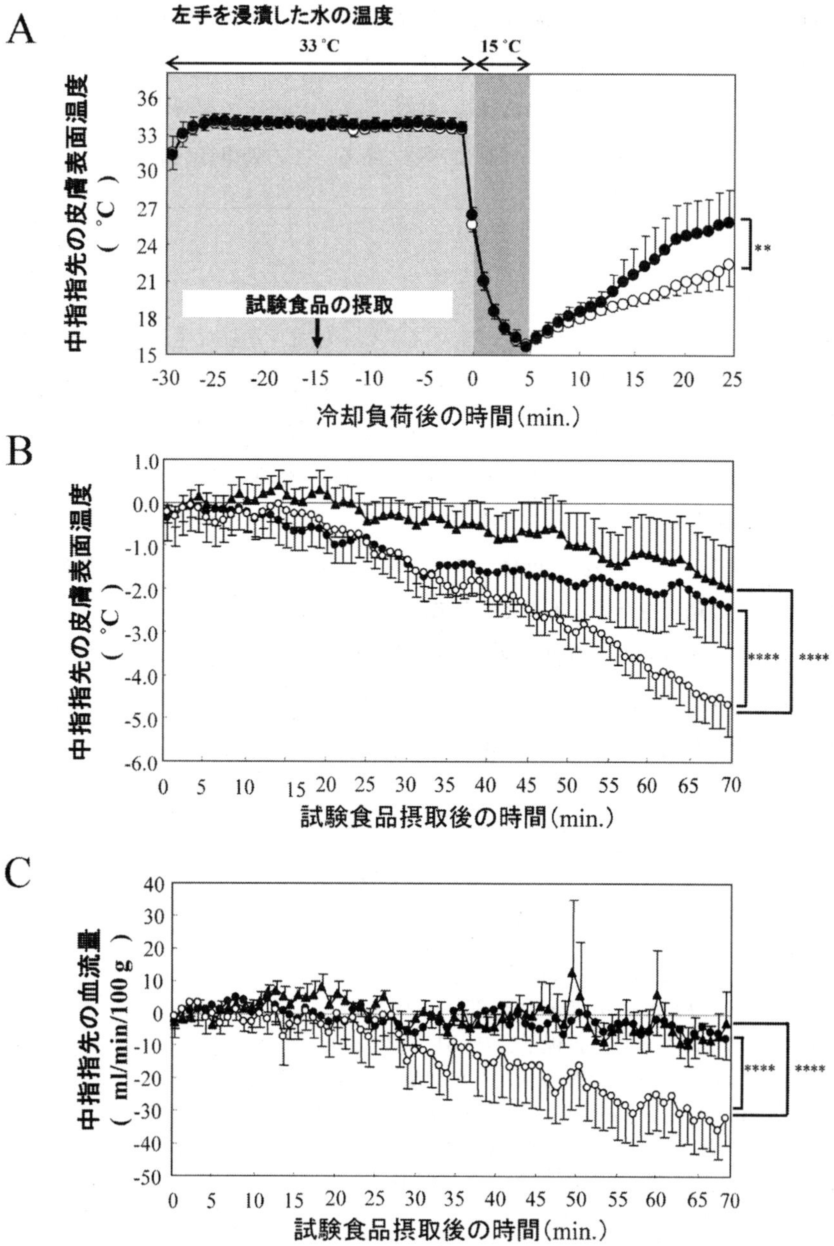

図 6　経口摂取した分散ヘスペレチンがヒトの皮膚末梢表面温度および皮膚末梢血流量に及ぼす影響
A：冷水（15℃）に手を浸漬した後の皮膚表面温度の回復。分散ヘスペレチン（ヘスペレチン 34 mg 含有）摂取時（●），プラセボ摂取時（○）（n=6）。Means ± SEM。** $p<0.01$（繰り返しのある二元配置分散分析）。B，C：全身が緩慢に冷える環境（室温 22℃）での分散ヘスペレチン（ヘスペレチン 170 mg 含有）（▲），分散ヘスペレチン（ヘスペレチン 17 mg 含有）（●），プラセボ（○）摂取が，手指先皮膚表面温度（B）および血流量（C）に及ぼす影響（n=10）。Means ± SEM。**** $p<0.0001$（繰り返しのある二元配置分散分析）。

また，中指指先の血流量の変化においても，分散ヘスペレチン（ヘスペレチン 17 mg もしくは 170 mg）の経口摂取により，血流量の低下が抑制される結果が得られ（$p<0.0001$），分散ヘスペレチン摂取時の血流量が高く維持された（図 6 C）。

以上の結果より，分散ヘスペレチンは体の一部が局所的に冷える場合にも，夏の冷房冷えのように体全体が冷える場合にも，冷えの抑制に有効であり，この効果は分散ヘスペレチンの血流改善作用によると考えられる。

5.9 まとめ

ヘスペリジンは，柑橘類に含まれるフラボノイドの一種で，多様な生理機能を有するが，難溶性であるために食品に利用しにくく，吸収率も低い。そこで，食品へ利用しやすく，吸収率を高めた糖転移ヘスペリジンや分散ヘスペレチンが開発され，食品に利用されている。

ヘスペリジンは，他のフラボノイドと同様に糖鎖が加水分解除去されて，ヘスペレチンとなって腸管上皮細胞に取り込まれる。循環血流中では，グルクロン酸抱合体や硫酸抱合体になり，水溶性を高めた構造になっている。糖転移ヘスペリジン，分散ヘスペレチンの代謝も，体内に取り込まれた後は同様の過程をたどると考えられる。

本節では，分散ヘスペレチンの血流改善作用を紹介したが，糖転移ヘスペリジンや分散ヘスペレチンは，体内への吸収効率を高めているので，少量の摂取で生理機能を発揮することができる。今後のさらなる研究が期待される素材である。

文　献

1） A. Bentsáth *et al.*, *Nature*, **138**, 798 (1936)
2） A. Garg *et al.*, *Phytother. Res.*, **15**, 655 (2001)
3） 吉谷佳代ほか, 日本栄養・食糧学会誌, **61**, 233 (2008)
4） H. Takumi *et al.*, *Biosci. Biotechnol. Biochem.*, **74**, 707 (2010)
5） M. Yamada *et al.*, *J. Nutr. Sci. Vitaminol.*, **51**, 460 (2005)
6） H. Chiba *et al.*, *J. Nutr.*, **133**, 1892 (2003)
7） H. Takumi *et al.*, *Food Funct.*, **3**, 389 (2012)
8） J. Terao, ビタミン, **79**, 3 (2005)
9） C. P. Bondonno *et al.*, *Nutr. Rev.*, **73**, 216 (2015)
10） M. Yamada *et al.*, *Biosci. Biotechnol. Biochem.*, **74**, 1386 (2006)
11） F. I. Kanaze *et al.*, *Eur. J. Clin. Nutr.*, **61**, 472 (2007)
12） K. S. Krogholm *et al.*, *Eur. J. Clin. Nutr.*, **4**, 432 (2010)
13） Y. Steffen *et al.*, *Arch. Biochem. Biophys.*, **469**, 209 (2008)
14） U. Forstermann, *Nat. Clin. Pract. Cardiovasc. Med.*, **5**, 338 (2008)
15） A. Balcerczyk *et al.*, *Free Radic. Biol. Med.*, **39**, 327 (2005)
16） 寺澤捷年, 生薬学雑誌, **41**, 85 (1987)

6　クロロゲン酸

永塚貴弘*

6.1　はじめに

クロロゲン酸は，ヒドロキシケイ皮酸類（C6-C3骨格を有するフェニルプロパノイド）とキナ酸がエステル結合した化合物の総称であり，ヒドロキシケイ皮酸にはコーヒー酸（カフェ酸とも呼ばれる），フェルラ酸，*p*-クマル酸などの誘導体が存在する（図1）。クロロゲン酸は，コーヒー，茶，ココア，ベリー類，リンゴや洋ナシなどの果実に多く含まれている[1)]。コーヒー豆から初めて単離され，その主要な成分はキナ酸の5位のヒドロキシ基とコーヒー酸が脱水縮合した5-*O*-カフェオイルキナ酸であるため，狭義には本化合物をクロロゲン酸と称する。また，キナ酸の結合位置の違いによって，クリプトクロロゲン酸（4-*O*-カフェオイルキナ酸），ネオクロロゲン酸（3-*O*-カフェオイルキナ酸）などの異性体も知られている（図1）。なお，1976年にIUPAC（International Union of Pure and Applied Chemistry）はキナ酸の炭素骨格のナンバリングを逆回りに変更したため，旧来は3-*O*-カフェオイルキナ酸がクロロゲン酸と定義されていた。現在でもこの旧名称を採用している文献が散見されるが，本稿ではIUPACの命名法にしたがって，5-*O*-カフェオイルキナ酸をクロロゲン酸と呼ぶ。

植物によるクロロゲン酸の生合成には，フェニルプロパノイドの合成経路が重要な役割を果たしている。フェニルアラニンからケイ皮酸を経て*p*-クマル酸が合成され，4-クマロイルCoAリガーゼにより*p*-クマロイルCoAができる。*p*-クマロイルCoAから5-*O*-*p*-クマロイルキナ酸またはカフェオイルCoAを経ることで5-*O*-カフェオイルキナ酸が生じる[2)]（図2）。

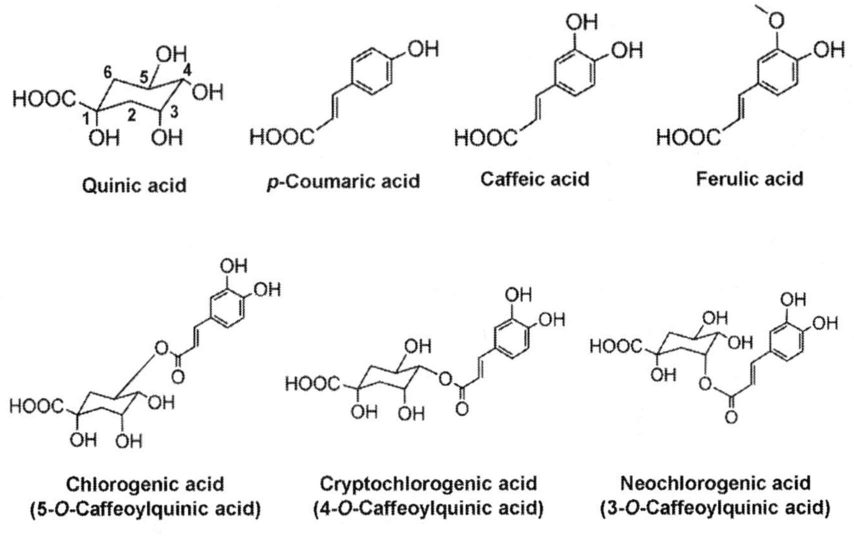

図1　クロロゲン酸とその構成成分の化学構造

*　Takahiro Eitsuka　東北大学　大学院農学研究科　准教授

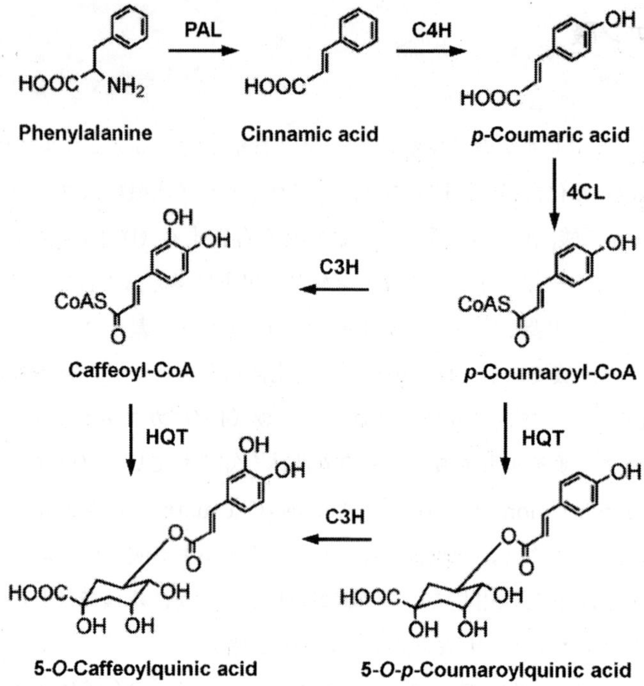

図2　クロロゲン酸の生合成経路

略字は以下のとおり。PAL（phenylalanine ammonia lyase），C4H（cinnamate 4'-hydroxylase），4CL（4-coumaroyl CoA ligase），HQT（hydroxycinnamoyl CoA：quinate hydroxycinnamoyl transferase），C3H（p-coumaroyl-3'-hydroxylase）

本稿では，クロロゲン酸の吸収代謝に関する最近の知見を紹介し，さらにその機能性について動物実験とヒト試験のデータを中心に概説する。

6.2　クロロゲン酸の吸収・代謝

コーヒーを摂取したヒトの血中からクロロゲン酸やその代謝物が見出され，主な代謝物としては，フェルラ酸，イソフェルラ酸，コーヒー酸，さらにそれらの抱合体やジヒドロ型の化合物が検出されている。Stalmach ら[3]は健常者にコーヒーを飲ませた結果，摂取量の約30%のクロロゲン酸代謝物が尿中に検出されることを明らかにした。このことから，フラボノイド類やフェノール性化合物と比較してクロロゲン酸の吸収率は高いと考えられる[4]。クロロゲン酸は主に小腸と大腸で吸収される[5]。腸管で吸収されるクロロゲン酸のうち，約1/3が小腸で吸収されるが[6]，その一部はクロロゲン酸として，大部分はエステラーゼにより加水分解を受けてコーヒー酸として取り込まれる。残りの2/3は大腸に到達して吸収されるが，その際に腸内細菌による加水分解（*Escherichia coli*，*Bifidobacterium lactis*，*Lactobacillus gasseri* はシンナモイルエステラーゼ活性を有することが知られている[7]）を受け，さらには還元酵素によりジヒドロコーヒー酸を生じ，体内に取り込まれる。また，コーヒー酸の一部はメチル化（カテコール-*O*-メチル基転移酵素が関与）によりフェルラ酸やイソフェルラ酸へと変換される。腸管から吸収されたこれらの化合物は，肝臓でフェーズⅡ代謝と呼ばれるグルクロン酸や硫酸との抱合化反応を受ける（図3）。

200 mL のコーヒー（146 mg（412 μmol）のクロロゲン酸類を含有。カフェオイルキナ酸はこの内の65％を占める。）摂取後の血漿中の濃度（最高血中濃度）を調べると，少量のクロロゲ

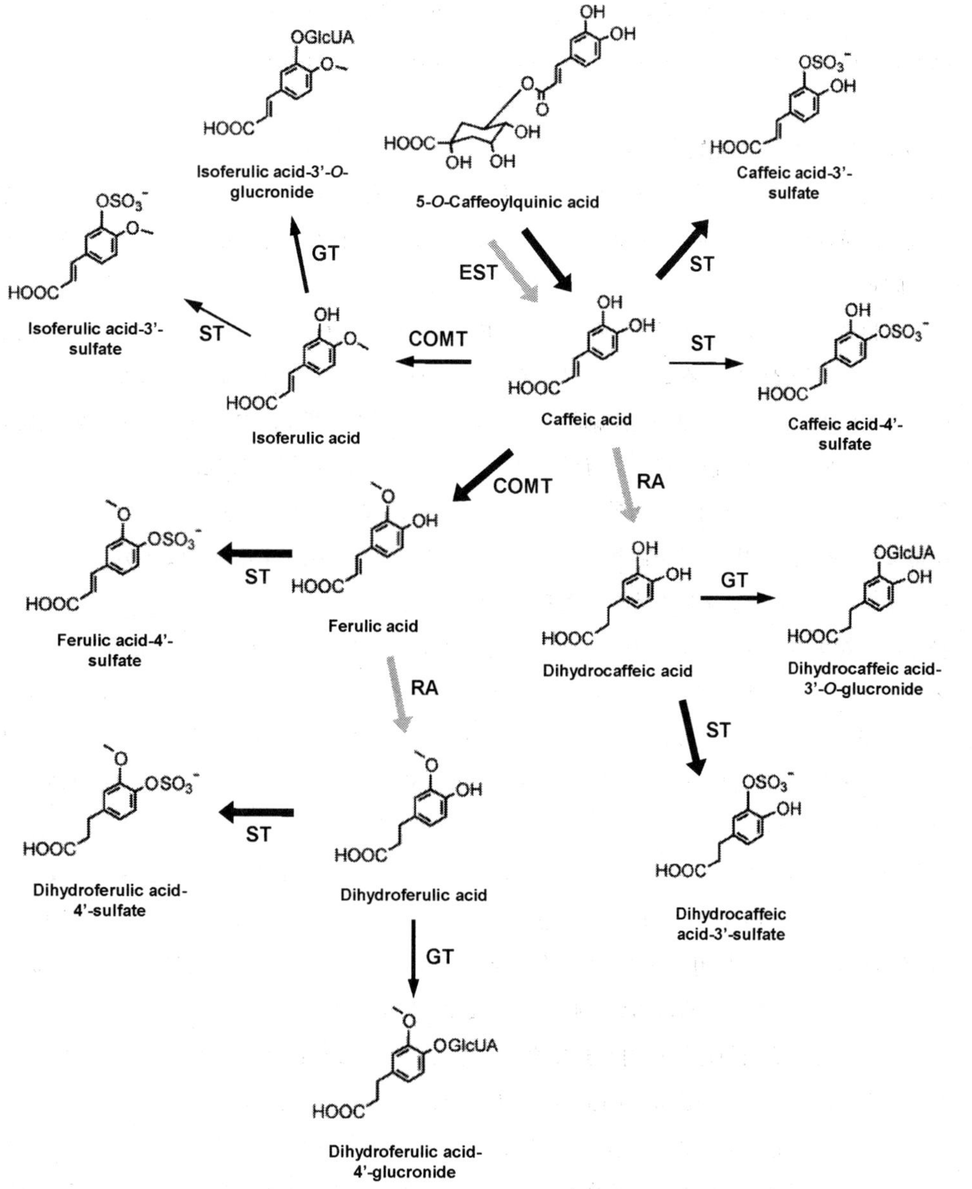

図3　クロロゲン酸の代謝経路（推定）

太い矢印：主要な経路。黒矢印：ヒト由来の酵素による反応。灰矢印：腸内細菌由来の酵素による反応。略字は以下のとおり。GlcUA (glucuronic acid), COMT (catechol-*O*-methyltransferase), EST (esterase), RA (reductase), GT (UDP-glucuronyltransferase), ST (sulfuryl-*O*-transferase)

ン酸（5-O-カフェオイルキナ酸：2.2 ± 1.0 nM）が検出され，ジヒドロフェルラ酸（385 ± 86 nM），ジヒドロコーヒー酸-3'-硫酸抱合体（325 ± 99 nM），ジヒドロフェルラ酸-4'-硫酸抱合体（145 ± 53 nM），コーヒー酸-3'-硫酸抱合体（92 ± 11 nM）などが主な代謝物として観察された[3]。したがって，ヒト体内でクロロゲン酸は以下のような経路で主に代謝されると考えられる。クロロゲン酸はコーヒー酸に加水分解され，これがメチル基の付加や還元を受けてフェルラ酸やジヒドロコーヒー酸に変換される。フェルラ酸は還元されてジヒドロフェルラ酸となり抱合反応を受ける。また，ジヒドロコーヒー酸も同様に抱合化される（図 3）。

6.3 クロロゲン酸の生理作用

動物実験やヒト試験でクロロゲン酸の抗酸化，血圧低下，抗糖尿病，抗肥満，発癌予防，認知機能改善，抗炎症などの効果が報告されている[8]。これらの有益な作用は，クロロゲン酸の代謝物に起因すると考えられる。

高血圧自然発症ラット（SHR）にコーヒー生豆抽出物（クロロゲン酸含量 28%）を長期投与（餌に 0.25 ～ 1 %混合）することで，用量依存的に収縮期血圧の低下が認められた[9]。クロロゲン酸の血圧低下作用には，血管内皮細胞を介した一酸化窒素の産生，アンジオテンシン変換酵素の阻害，活性酸素種の抑制などの関与が示唆されている。水に溶解した 140 mg のクロロゲン酸を健常者に摂取させると血圧に変動はなかったが[10]，等量のクロロゲン酸を含んだ野菜ジュースの摂取により有意な血圧低下が観察された[11]。このことから，混在する食品成分がクロロゲン酸のバイオアベイラビリティに影響を与えると考えられる。

糖尿病に対するクロロゲン酸の有効性が，種々の糖尿病モデルマウスを使って示されている。例えば，クロロゲン酸は db/db マウスにおいて AMPK（AMP-activated protein kinase）の活性化を介してグルコースの骨格筋への取り込みを促進した[12]。一方，1 g のクロロゲン酸摂取が過体重の男性の血糖値を低下させ，インスリン抵抗性を改善することがグルコース負荷試験により明らかになった[13]。

過体重の被験者にクロロゲン酸を豊富に含んだコーヒー（200 mg/日）を 12 週間摂取させると，通常のコーヒー摂取群と比較して有意に体重が減少した[14]。750 mL のコーヒー（580 mg クロロゲン酸/L）を毎日飲用することで，健常者の体重と体脂肪が減少し，DNA の損傷も緩和された[15]。クロロゲン酸は肝臓において脂肪酸の酸化を促進しつつ，コレステロールや脂肪酸の生合成を抑制することで抗肥満作用を発揮すると考えられ，こうした脂質代謝の亢進には PPAR α（peroxisome proliferator-activated receptor α）の関与が示唆されている。

クロロゲン酸は優れた抗酸化能を有することから，動物実験で発癌予防効果が検証されている。アゾキシメタン投与によって誘導したラットの大腸における前癌病変をクロロゲン酸が改善した[16]。また，クロロゲン酸は N-メチル-N-ニトロソウレア処理によって引き起こされる胃癌を抑制した[17]。発癌物質から細胞や組織を保護する機構として，Nrf2（nuclear factor E2-related factor 2）-ARE（antioxidant response element）経路の活性化が考えられる。実際に，コーヒー（750 mL/日）を 4 週間摂取したヒトの末梢血リンパ球で Nrf2 - ARE 経路の誘導が認められた[18)]。

アルツハイマー病やパーキンソン病の発症に，酸化ストレスによる神経障害の関与が示されている。クロロゲン酸とその代謝物が脳組織から検出されることから[19)]，クロロゲン酸の抗酸化作用が脳機能の改善に重要な役割を果たすと考えられる。老化促進モデルマウス（SAMP）にクロロゲン酸を溶解させた水（6.7 mg/kg/日）を 1 ヶ月飲ませることで，モリスの水迷路試験の成績が向上した[20)]。また，カフェイン除去のコーヒーを飲んだ場合と比較して，高濃度のクロロゲン酸を含有したカフェイン除去コーヒーの摂取により高齢者の気分と認知機能が改善した[21)]。

クロロゲン酸の抗炎症作用については動物実験で明らかにされており，Wister ラットにクロロゲン酸（40 mg/kg）を投与することでインターロイキン 4（IL - 4）や IL - 10 の発現上昇と IL - 2 や IL - 12 の発現抑制が観察されている[22)]。

6.4　おわりに

コーヒーの健康機能性が多くの疫学研究で解明されている。コーヒーは 2 型糖尿病や心血管疾患の予防に役立つというメタ解析論文が報告され[23)]，運動をして体重をコントロールしながらコーヒーを飲むこと，肥満者で特にリスクが軽減されること，カフェイン除去が好ましいことなどが指摘されている。コーヒー摂取と癌のリスク低減に関するメタ解析も存在し，口腔癌・咽頭癌（6 研究：−31%），大腸癌（10 研究：−13%），肝臓癌（9 研究：−54%），前立腺癌（14 研究：−11%），子宮内膜癌（12 研究：−27%），悪性黒色腫（6 研究：−11%）のように，種々の癌に対する有効性が示されている[24)]。その他，認知機能[25)]や死亡率[26)]に関するメタ解析が報告されている。

一方で，コーヒーの副作用としてカフェインによる血圧上昇が広く知られているが[27)]，健康な成人ではカフェイン摂取を 1 日 400 mg 以下に控えれば悪影響はないと見積もられている[28)]。

分析機器の進歩に伴い，食品成分の吸収・代謝についての研究が近年進んでいるが，実際に摂取した際に観察される生理機能をもたらす構造体が何であるかは不明な点が多い。この研究分野のさらなる進展は，ヒト試験や疫学研究で示されているクロロゲン酸やコーヒーの健康機能の理解に役立つと考えられ，予防医学への応用の道が拓かれると期待できる。

文　献

1） M. N. Clifford *et al.*, *J. Sci. Food Agric.*, **80**, 1033 (2000)
2） M. N. Clifford *et al.*, *Nat. Prod. Rep.*, **34**, 1391 (2017)
3） A. Stalmach *et al.*, *Drug Metab. Dispos.*, **37**, 1749 (2009)

4) C. Manach *et al.*, *Am. J. Clin. Nutr.*, **81**, 230S (2005)
5) M. Renouf *et al.*, *Mol. Nutr. Food Res.*, **54**, 760 (2010)
6) M. Naveed *et al.*, *Biomed. Pharmacother.*, **97**, 67 (2018)
7) D. Couteau *et al.*, *J. Appl. Microbiol.*, **90**, 873 (2001)
8) N. Tajik *et al.*, *Eur. J. Nutr.*, **56**, 2215 (2017)
9) A. Suzuki *et al.*, *Hypertens. Res.*, **25**, 99 (2002)
10) R. Ochiai *et al.*, *Hypertens. Res.*, **27**, 731 (2004)
11) T. Watanabe *et al.*, *Clin. Exp. Hypertens.*, **28**, 439 (2006)
12) K. W. Ong *et al.*, *Biochem. Pharmacol.*, **85**, 1341 (2013)
13) A. E. van Dijk *et al.*, *Diabetes Care*, **32**, 1023 (2009)
14) E. Thom *et al.*, *J. Int. Med. Res.*, **35**, 900 (2007)
15) T. Bakuradze *et al.*, *Mol. Nutr. Food Res.*, **55**, 793 (2011)
16) K. Matsunaga *et al.*, *Asian Pac. J. Cancer Prev.*, **3**, 163 (2002)
17) M. Shimizu *et al.*, *J. Toxicol. Sci.*, **24**, 433 (1999)
18) N. Volz *et al.*, *J. Agric. Food Chem.*, **60**, 9631 (2012)
19) T. de Paulis *et al.*, *Eur. J. Pharmacol.*, **442**, 215 (2002)
20) J. Han *et al.*, *Neuroscience*, **169**, 1039 (2010)
21) V. Cropley *et al.*, *Psychopharmacology (Berl)*, **219**, 737 (2012)
22) P. S. Chauhan *et al.*, *Phytother. Res.*, **26**, 1156 (2012)
23) R. M. van Dam, *Nutr. Metab. Cardiovasc. Diseases*, **16**, 69 (2006)
24) A. Wang *et al.*, *Sci. Rep.*, **6**, 33711 (2016)
25) L. Wu *et al.*, *Clin. Nutr.*, **36**, 730 (2016)
26) A. Crippa *et al.*, *Am. J. Epidemiol.*, **180**, 763 (2014)
27) M. Noordzij *et al.*, *J. Hypertens.*, **23**, 921 (2005)
28) P. Nawrot *et al.*, *Food Addit. Contam.*, **20**, 1 (2003)

食品機能性成分の吸収・代謝・作用機序《普及版》(B1449)

2018年 4月27日 初 版 第1刷発行
2024年12月10日 普及版 第1刷発行

監　修 宮澤陽夫 Printed in Japan
発行者 辻　賢司
発行所 株式会社シーエムシー出版
東京都千代田区神田錦町 1-17-1
電話 03 (3293) 2065
大阪市中央区内平野町 1-3-12
電話 06 (4794) 8234
https://www.cmcbooks.co.jp/

〔印刷 柴川美術印刷株式会社〕

ISBN978-4-7813-1785-4 C3047 ¥4800E